国家卫生健康委员会“十三五”规划教材
全国高等职业教育教材

供临床医学专业用

眼耳鼻喉口腔科

主 编 黄 健

副主编 范珍明 何 伟 常 新 李 燕

编 委（按姓氏笔画排序）

王 锐（大庆医学高等专科学校）
王 锐（长春医学高等专科学校）
巩 玲（山东医学高等专科学校）
刘 博（济宁医学院）
闫锡秋（南阳医学高等专科学校）
李 燕（昆明医科大学第一附属医院）
杨坤娜（沧州医学高等专科学校）
何 伟（湖北职业技术学院）
余青松（肇庆医学高等专科学校）
陈钢钢（山西医科大学第一医院）（兼秘书）
邵广宇（首都医科大学燕京医学院）
范珍明（益阳医学高等专科学校）
皇甫辉（山西医科大学第一医院）
秦江波（长治医学院附属和平医院）
黄 健（九江学院临床医学院）
常 新（大连医科大学附属第二医院）
鄢斌成（四川卫生康复职业学院附属自贡市第一人民医院）
熊均平（漯河医学高等专科学校）

人民卫生出版社
·北 京·

图书在版编目（CIP）数据

眼耳鼻喉口腔科学/黄健主编. —北京：人民卫生出版社，2022.7（2025.1重印）

ISBN 978-7-117-33367-2

Ⅰ.①眼… Ⅱ.①黄… Ⅲ.①眼科学②耳鼻咽喉科学③口腔科学 Ⅳ.①R77②R76③R78

中国版本图书馆 CIP 数据核字(2022)第 128228 号

人卫智网	www.ipmph.com	医学教育、学术、考试、健康，购书智慧智能综合服务平台
人卫官网	www.pmph.com	人卫官方资讯发布平台

眼耳鼻喉口腔科学

Yan-er-bi-hou-kouqiangkexue

主　　编：黄　健
出版发行：人民卫生出版社（中继线 010-59780011）
地　　址：北京市朝阳区潘家园南里 19 号
邮　　编：100021
E - mail：pmph @ pmph.com
购书热线：010-59787592　010-59787584　010-65264830
印　　刷：人卫印务（北京）有限公司
经　　销：新华书店
开　　本：850×1168　1/16　　印张：23
字　　数：728 千字
版　　次：2022 年 7 月第 1 版
印　　次：2025 年 1 月第 6 次印刷
标准书号：ISBN 978-7-117-33367-2
定　　价：79.00 元
打击盗版举报电话：010-59787491　E-mail：WQ @ pmph.com
质量问题联系电话：010-59787234　E-mail：zhiliang @ pmph.com
数字融合服务电话：4001118166　E-mail：zengzhi @ pmph.com

数字内容编者名单

主　编　黄　健

副主编　范珍明　何　伟　常　新　李　燕

编　委（按姓氏笔画排序）

马　琴（长治医学院附属和平医院）
王　锐（大庆医学高等专科学校）
王　锐（长春医学高等专科学校）
王一宇（济宁医学院）
王长黎（四川卫生康复职业学院附属自贡市第一人民医院）
卢　云（大连医科大学口腔医学院）
巩　玲（山东医学高等专科学校）
朱　星（湖北职业技术学院）
刘　昭（大连医科大学）
刘　博（济宁医学院）
闫锡秋（南阳医学高等专科学校）
孙盼盼（济宁医学院）
李　燕（昆明医科大学第一附属医院）
李海燕（九江学院临床医学院）
杨文艳（昆明医科大学第一附属医院）
杨坤娜（沧州医学高等专科学校）
何　伟（湖北职业技术学院）
余青松（肇庆医学高等专科学校）
宋科英（长治医学院附属和平医院）
张　顺（益阳医学高等专科学校）
张朝慧（首都医科大学燕京医学院）
陈　欢（湖北职业技术学院）
陈钢钢（山西医科大学第一医院）
邵广宇（首都医科大学燕京医学院）
邵建民（漯河医学高等专科学校）
范珍明（益阳医学高等专科学校）
易　旺（四川卫生康复职业学院附属自贡市第一人民医院）
赵沁丽（山西医科大学第一医院）
皇甫辉（山西医科大学第一医院）
贺小玲（山西医科大学第一医院）
秦江波（长治医学院附属和平医院）
夏　媛（昆明医科大学第一附属医院）
徐　芳（沧州医学高等专科学校）
黄　健（九江学院临床医学院）
常　新（大连医科大学附属第二医院）
蒋新来（益阳医学高等专科学校）
韩　瑞（山西医科大学第一医院）
鄢斌成（四川卫生康复职业学院附属自贡市第一人民医院）
熊均平（漯河医学高等专科学校）

前　　言

为了适应高等职业教育的发展，认真落实党的二十大精神，我们按照《教育部等六部门关于医教协同深化临床医学人才培养改革的意见》《助理全科医生培训实施意见（试行）》等文件精神，根据高等职业教育临床医学专业教育的特点，编写了《眼耳鼻喉口腔科学》。本教材坚持以“三基”（基础理论、基本知识、基本技能）、“五性”（思想性、科学性、先进性、启发性、适用性）、三特定（特定的对象、特定的要求、特定的时限）为原则，力求构建基于岗位能力分析的课程体系和学习内容，按照基层医疗卫生工作岗位对知识、能力和素质的要求，突出理论、知识、技能“必需、够用”。同时注重知识更新，及时反映专科方面基础知识和临床研究新进展。

眼科学、耳鼻咽喉-头颈外科学、口腔科学相关疾病具有共同的特点：发病率高、相互有关联、疾病的诊断和治疗需要借助大量的医疗设备，临床医务人员需要大量的综合医学知识和丰富的专科理念。本教材全体编者以此为出发点，认真编写、通力协作，进行了大量的工作。本教材正文部分以基础知识、基本理论及基本技能为主要内容，充分体现实用性和指导性。本教材配有随文二维码，提供导学 PPT、课后测试题、规范的操作、手术视频等，通过纸数资源融合和协同，打造具有时代特色的《眼耳鼻喉口腔科学》融合教材。本教材内容基础，形式活泼，生动，易于学习和掌握，是对临床工作有明确指导意义的教材。

本教材的编写要求高，并且新增加了网络增值服务等内容，由于水平和时间所限，教材在内容和编排上难免有不足，诚恳希望各位使用教材的老师、学生及时反馈意见和建议，以便我们修改、完善。

黄　健

2023 年 10 月

目　录

第一篇　眼　科　学

绪论 …… 1

第一章　眼科学基础 …… 2
　第一节　眼的组织解剖与生理 …… 2
　第二节　眼科药物概述 …… 8

第二章　眼科常用检查 …… 10
　第一节　眼科病史及主要眼病症状 …… 10
　第二节　视功能检查 …… 11
　第三节　眼部检查 …… 12
　第四节　特殊检查 …… 15

第三章　眼睑病 …… 18
　第一节　眼睑炎症 …… 18
　第二节　眼睑位置、功能和先天异常 …… 20
　第三节　眼睑肿瘤 …… 21

第四章　泪器病 …… 23
　第一节　泪液分泌系统疾病 …… 23
　第二节　泪液排出系统疾病 …… 24

第五章　结膜病 …… 27
　第一节　细菌性结膜炎 …… 28
　第二节　病毒性结膜炎 …… 29
　第三节　衣原体性结膜炎 …… 30
　第四节　免疫性结膜炎 …… 31
　第五节　结膜变性疾病 …… 32
　第六节　球结膜下出血 …… 32

第六章　眼表疾病 …… 34
　第一节　眼表概述 …… 34
　第二节　干眼 …… 35

第七章　角膜病与巩膜病 …… 38
第一节　角膜病 …… 38
第二节　巩膜炎 …… 43

第八章　葡萄膜病 …… 46
第一节　葡萄膜炎 …… 46
第二节　两种特殊类型的葡萄膜炎 …… 50
第三节　葡萄膜肿瘤 …… 50

第九章　青光眼 …… 52
第一节　原发性青光眼 …… 52
第二节　继发性青光眼 …… 57
第三节　先天性或发育性青光眼 …… 58

第十章　晶状体病 …… 60
第一节　白内障 …… 60
第二节　晶状体脱位 …… 65

第十一章　玻璃体病 …… 67
第一节　玻璃体积血 …… 67
第二节　增生性玻璃体视网膜病变 …… 68
第三节　玻璃体炎症与玻璃体寄生虫病 …… 69
第四节　飞蚊症 …… 69
第五节　玻璃体手术 …… 69

第十二章　视网膜病与视神经疾病 …… 71
第一节　视网膜血管病 …… 71
第二节　黄斑疾病 …… 74
第三节　动脉硬化、高血压与糖尿病性视网膜病变 …… 75
第四节　视网膜色素变性 …… 76
第五节　视网膜母细胞瘤 …… 76
第六节　视网膜脱离 …… 77
第七节　视神经疾病 …… 78

第十三章　眼外伤 …… 81
第一节　眼钝挫伤 …… 81
第二节　眼球穿通伤 …… 84
第三节　眼异物伤 …… 84
第四节　酸碱化学伤 …… 85
第五节　热烧伤和辐射伤 …… 86

第十四章　眼的屈光与调节 …… 88
第一节　眼的屈光与调节 …… 88
第二节　正视与屈光不正 …… 89

第三节 老视 …… 92

第十五章 斜视与弱视 …… 94
第一节 斜视 …… 94
第二节 弱视 …… 97

第十六章 眼眶病 …… 99
第一节 眼眶的应用解剖特点 …… 99
第二节 眼眶病的诊断 …… 99
第三节 眼眶病的分类 …… 100
第四节 眼眶炎症 …… 100
第五节 眼眶肿瘤 …… 101
第六节 眼眶爆裂性骨折 …… 102

第十七章 防盲与治盲 …… 104
第一节 盲和视力损伤的标准 …… 104
第二节 防盲与治盲状况 …… 105
第三节 几种主要致盲疾病的防治 …… 105
第四节 盲和低视力的康复 …… 106

附录 1 眼科常用治疗操作 …… 108

附录 2 眼科常用测量正常值 …… 110

参考文献 …… 113

第二篇 耳鼻咽喉-头颈外科学

绪论 …… 114

第一章 耳鼻咽喉-头颈外科应用解剖与生理 …… 116
第一节 耳部的应用解剖与生理 …… 116
第二节 鼻的应用解剖与生理 …… 125
第三节 咽的应用解剖与生理 …… 132
第四节 喉的应用解剖与生理 …… 135
第五节 气管、支气管、食管的应用解剖与生理 …… 139
第六节 颈部应用解剖 …… 141

第二章 耳鼻咽喉检查法 …… 145
第一节 检查设备 …… 145
第二节 耳部检查法 …… 147
第三节 鼻部检查法 …… 152
第四节 咽部检查法 …… 155
第五节 喉部检查法 …… 156
第六节 气管、支气管与食管检查法 …… 158
第七节 颈部检查法 …… 159

第三章　耳部疾病……162
第一节　耳外伤……162
第二节　耳郭假性囊肿……164
第三节　外耳道耵聍栓塞……164
第四节　外耳道疖与外耳道炎……165
第五节　外耳道真菌病……166
第六节　分泌性中耳炎……166
第七节　急性化脓性中耳炎……169
第八节　慢性化脓性中耳炎……171
第九节　中耳胆脂瘤……172
第十节　化脓性中耳乳突炎并发症及后遗疾病……174
第十一节　耳源性眩晕疾病……177
第十二节　突发性聋……182
第十三节　耳聋及其防治……183
第十四节　耳鸣的诊断及治疗……186

第四章　鼻部疾病……190
第一节　鼻前庭炎与鼻疖……190
第二节　急性鼻炎……191
第三节　慢性鼻炎……192
第四节　萎缩性鼻炎……193
第五节　变应性鼻炎……194
第六节　鼻息肉……196
第七节　急性鼻窦炎……198
第八节　慢性鼻窦炎……199
第九节　鼻中隔偏曲……200
第十节　鼻出血……201
第十一节　鼻外伤……202
第十二节　鼻真菌病……203
第十三节　鼻囊肿……204
第十四节　鼻腔鼻窦肿瘤……205
第十五节　内镜在鼻腔、鼻窦外科手术中的应用……207

第五章　咽部疾病……210
第一节　急性咽炎……210
第二节　慢性咽炎……211
第三节　急性扁桃体炎……212
第四节　慢性扁桃体炎……213
第五节　扁桃体周脓肿……215
第六节　咽后脓肿与咽旁脓肿……216
第七节　腺样体肥大……216
第八节　咽部肿瘤……217
第九节　咽异感症……219

第十节　阻塞性睡眠呼吸暂停低通气综合征 …… 220

第六章　喉部疾病 …… 223
第一节　喉创伤 …… 223
第二节　急性会厌炎 …… 224
第三节　小儿急性喉炎 …… 225
第四节　急性喉气管支气管炎 …… 226
第五节　慢性喉炎 …… 228
第六节　喉息肉 …… 229
第七节　声带小结 …… 229
第八节　喉的神经性疾病 …… 230
第九节　喉肿瘤 …… 231
第十节　喉阻塞 …… 234
第十一节　气管插管术及气管切开术 …… 235

第七章　气管与食管疾病 …… 239
第一节　气管、支气管异物 …… 239
第二节　食管异物 …… 240
第三节　食管腐蚀伤 …… 241

第八章　颈部疾病 …… 243
第一节　颈部坏死性筋膜炎 …… 243
第二节　颈部创伤 …… 244
第三节　颈部肿块 …… 248
第四节　颈淋巴结清扫术 …… 252

参考文献 …… 255

第三篇　口 腔 科 学

绪论 …… 256

第一章　口腔颌面部应用解剖及生理 …… 258
第一节　颌面部 …… 259
第二节　口腔 …… 263
第三节　牙体牙周组织 …… 264

第二章　口腔颌面部检查 …… 268

第三章　牙体牙髓牙周组织疾病 …… 271
第一节　龋病 …… 271
第二节　牙髓炎 …… 273
第三节　根尖周炎 …… 275
第四节　牙周组织疾病 …… 277

第四章 口腔常见黏膜病 280
第一节 单纯性疱疹 280
第二节 复发性阿弗他溃疡 282
第三节 口腔念珠菌病 284
第四节 口腔扁平苔藓 285
第五节 口腔白斑病 286

第五章 口腔颌面部感染 289
第一节 概述 289
第二节 智齿冠周炎 290
第三节 口腔颌面部间隙感染 292
第四节 颌骨骨髓炎 294
第五节 面颈部淋巴结炎 295
第六节 面部疖痈 296
第七节 化脓性涎腺炎 297

第六章 口腔局部麻醉与牙拔除术 300
第一节 口腔局部麻醉 300
第二节 牙拔除术 304
第三节 拔牙创的愈合 308
第四节 牙拔除术的并发症及防治 308

第七章 口腔颌面部损伤 311
第一节 口腔颌面部损伤的特点 311
第二节 口腔颌面部损伤的急救 312
第三节 口腔颌面部软组织损伤 315
第四节 口腔颌面部硬组织损伤 316
第五节 口腔颌面部损伤的护理 321

第八章 口腔颌面部肿瘤 323
第一节 口腔颌面部囊肿 323
第二节 良性肿瘤和瘤样病变 326
第三节 口腔颌面部恶性肿瘤 328

第九章 口腔正畸学、口腔种植外科及口腔修复学 331
第一节 口腔正畸学 331
第二节 口腔修复学 334
第三节 口腔种植外科 336

第十章 口腔预防保健 339
第一节 龋病的预防与控制 339
第二节 牙周疾病的预防与控制 341
第三节 特殊人群的口腔保健 341

第四节 口腔健康教育 …… 343
第五节 口腔保健实践中的感染与控制 …… 343

参考文献 …… 345

眼科常用中英文名词对照索引 …… 346
耳鼻咽喉-头颈外科中英文名词对照索引 …… 349
口腔科学中英文名词对照索引 …… 351

第一篇　眼　科　学

绪论

眼科学(ophthalmology)是研究视觉器官疾病的发生、发展、转归、诊断和治疗及预防的医学科学。眼是人体重要的感觉器官，眼部结构精细，人的视觉敏锐程度对生活、学习和工作有着重要影响。由于视觉器官的特点及其功能的复杂性，眼病检查和诊治方法与其他临床学科差别很大，伴随着科技水平的进步和提高，眼科诊断和治疗方法得到很大的发展，使得眼科学已成为一门独立的有特色的学科。

祖国医学历史悠久，源远流长。早在殷商时期就有关“疾目”的甲骨文卜辞，我国现存的第一部药书《神农本草经》中，有70多种眼科用药的记载。隋代的《诸病源候论》记载了多种眼病。唐代编撰了第一部眼科专著《龙树眼论》。隋唐以后，白内障针拨术已屡见于历史记载。元明时期的《原机启微》、明清的《审视瑶函》《目经大成》等眼病专著的内容更为丰富。

现代眼科学源于西方医学的发展。17世纪认识了眼的屈光成像，德国的Helmholtz在1851年发明了检眼镜，在活体上观察视网膜及血管和神经，树立了现代眼科学的标志。20世纪以来，随着工业技术的进步，促进了眼科学的发展。各种眼病诊治器械和方法相继发明，例如：1905年挪威H. Schiötz发明了眼压计；1911年瑞典A. Gullstrand发明了裂隙灯显微镜；1916年日本石原忍制成假性等色版色盲检查图，为多数国家所采用；1909年第11届国际眼科学术会议制定了国际通用视力表；1949年英国Harold Ridley成功实施了首例白内障摘除人工晶状体植入术；1960年激光光凝术开始应用于多种眼科疾病的治疗；1971年，R. Machemer开创了闭合式玻璃体切割术，使许多难以治疗的眼病有了新的治愈希望；1988年，准分子激光开始应用于屈光不正的矫正，掀起了屈光矫正技术的革命，以及近期应用于白内障的治疗；20世纪90年代图像分析技术、超声活体显微镜、光学相干断层成像、内镜在眼科中的应用等技术及治疗眼底疾病的抗新生血管药物开始应用于临床，取得了良好的效果。

19世纪末，现代眼科学由西方传入我国，老一辈眼科学先驱为现代眼科学在我国传播、发展及与祖国医学相结合作出了卓越的贡献。1950年成立了中华眼科学会，创办了《中华眼科杂志》。1955年，我国汤飞凡、张晓楼成功分离和培养了沙眼衣原体，受到国际眼科界的普遍重视。随着国家实行改革开放的政策，我国眼科学基础和临床学术水平得到很大的提高，中国眼科医生已经掌握了国际上所有的眼科诊治技能。为适应眼科学的发展需要，中华眼科学会组织成立了防盲治盲、青光眼、白内障、角膜病、眼底病、眼外伤、眼整形及眼眶病、眼免疫、眼病理、眼视光学、斜视和小儿眼科、视觉生理等学组，极大地推动了眼科各专业的快速发展。进入21世纪以来，中华眼科学会已相继加入了国际眼科学会联盟和国际眼科理事会等国际眼科学术机构，使得我国眼科学的国际地位得到了空前的提高。

作为医学生，学习眼科学有着十分重要的意义。首先，视觉器官是人体的重要组成部分，了解视觉器官的解剖、生理及常见疾病的防治方法是临床医学的重要内容；其次，视觉器官与全身其他系统关系密切，相互影响。因此，对志向从事全科医师或非眼科专业医师的医学生来说，有助于对其他学科疾病的诊治的认识。对志向从事眼科专业的医学生来讲，眼科学是一门既重理论又重实践的临床学科，应努力学好眼科学基础知识、基础理论与基本技能，为今后的进一步学习以及进行临床、科研工作打下良好的基础，为眼科学的发展作出应有的贡献。

（黄　健）

第一章　眼科学基础

学习目标

1. 掌握：眼球壁的三层结构及其组成；晶状体的结构与功能；眼球内容物的组成；视神经的解剖；眼睑、结膜、泪器的结构、各眼外肌的功能。

2. 熟悉：巩膜、视网膜的组织结构；房水、玻璃体的功能；视路的组成；眼眶的组成；常用眼药剂型及给药方式。

3. 了解：眼的血管与神经；眼局部用药药物动力学。

4. 具备识别眼球的解剖结构和各组织关系的能力。

5. 能利用所学的知识，进行医患沟通，开展眼科健康教育，帮助和指导患者正确使用眼部药物。

眼的组织与解剖（视频）

第一节　眼的组织解剖与生理

眼为视觉器官，包括眼球、眼眶、眼的附属器、视路以及眼的相关血管、神经结构等。眼球和视路完成视觉功能，眼附属器能使眼球运动并对眼球起保护作用。

一、眼球

眼球近似球形，由眼球壁和眼球内容物组成，位于眼眶前部，前有眼睑保护，后部有眶骨壁保护并与视神经相连，周围有眶脂肪垫衬。正常成人眼球前后径平均为24mm，水平径平均为23.5mm，垂直径平均为23mm（图1-1-1）。眼球向前方平视时，一般突出于外侧眶缘12~14mm，两眼球突出度相差通常不超过2mm。

（一）眼球壁

眼球壁分为外、中、内三层。

1. 外层　主要由胶原纤维组织构成，质地坚韧，起到保护眼球内组织和维持眼球形态的作用。前1/6为透明的角膜，后5/6为瓷白色的巩膜，两者移行区为角巩膜缘。

（1）角膜（cornea）：位于眼球前部中央，略向前凸，横径为11.5~12mm，垂直径为10.5~11mm，中央部厚度为0.5mm，周边部厚度约1mm。组织学上由前向后分为五层，即上皮层、前弹力层、基质层、后弹力层和内皮层。①上皮层：由5~6层鳞状上皮细胞组成，再生能力强，损伤后修复较快，不遗留瘢痕；②前弹力层：为一层透明膜，损伤后不能再生，而留下薄翳；③基质层：占角膜厚度的90%，由与角膜表面平行的胶原纤维组成，损伤后不可再生，形成瘢痕；④后弹力层：为较坚韧的透明均质膜，损伤后可再生；⑤内皮层：由单层六角形扁平细胞构成，具有角膜-房水屏障功能，受损后依靠邻近细胞扩展和移行而覆盖缺损区。

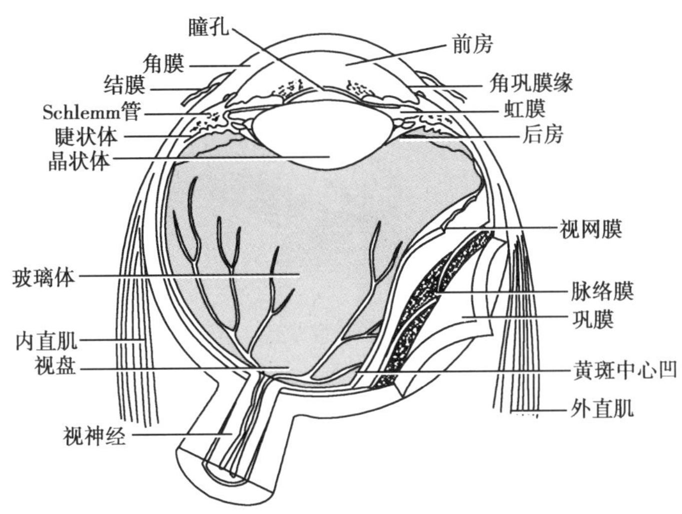

图 1-1-1 眼球剖面图

角膜为眼球屈光介质的重要组成部分，本身无血管，营养主要来自角膜缘血管网、房水和泪膜。由于角膜有丰富的神经末梢，故感觉十分敏锐。

(2) 巩膜(sclera)：质地坚韧，呈乳白色。组织学上，巩膜可分为表层、实质层和棕黑板层。前接角膜，在后部与视神经交接处分为两层，内 1/3 为较薄的网眼状结构，称为巩膜筛板，外 2/3 移行于视神经鞘膜。角膜缘部巩膜与其表面覆盖的筋膜和球结膜相互融合，巩膜表面有四条直肌和两条斜肌附着。肌肉附着处巩膜最薄(0.3mm)，视神经周围及角巩膜缘处巩膜最厚(1.0mm)。

(3) 角巩膜缘(limbus)：为角膜与巩膜的移行区，呈半透明状，角膜嵌入巩膜内，前界位于连接角膜前弹力层止端与后弹力层止端的平面，后界定于经过房角内的巩膜突或虹膜根部并垂直于眼表的平面。角膜缘区是许多内眼手术切口的标志部位。

(4) 前房角(anterior chamber angle)：角巩膜缘和虹膜根部前面构成隐窝，称前房角。在前房角内可见到如下结构：Schwalbe 线、小梁网和 Schlemm 管、巩膜突、睫状带和虹膜根部。

小梁网为前房角的海绵状结构，位于 Schlemm 管内侧，具有滤过作用。Schlemm 管是围绕前房角一周的环管状房水排出通道，内壁仅由一层内皮细胞与小梁网相隔。管的外侧壁有外集合管，房水经外集合管注入巩膜深层静脉丛中，经巩膜内静脉丛，再注入上巩膜静脉丛，最后流入睫状前静脉。

2. 中层　为葡萄膜(uvea)，因含有丰富的血管和色素，故又称血管膜或色素膜。从前到后由虹膜、睫状体和脉络膜组成，具有营养、遮光和调节屈光的功能。

(1) 虹膜(iris)：位于角膜之后，晶状体之前，中央有一个 2.5~4mm 的圆孔称瞳孔，表面有虹膜纹理和隐窝，虹膜将角膜后面与晶状体前面之间的空隙分隔为前后两腔，称前房与后房，内充满房水。虹膜内有瞳孔括约肌和瞳孔开大肌，前者受副交感神经支配，司缩瞳；后者受交感神经支配，司散瞳。虹膜的功能是调节进入眼内的光线，以保证视物清晰，瞳孔的大小与光线强弱、年龄和精神状态有关。

(2) 睫状体(ciliary body)：为位于虹膜根部与脉络膜之间的宽约 6~7mm 的环状组织，矢状面略呈三角形，巩膜突是睫状体基底部附着处。睫状体与晶状体赤道部间有悬韧带相连。睫状体前 1/3 为睫状冠，宽约 2mm，内表面有睫状突。后 2/3 为睫状体扁平部，此部与脉络膜连续处称锯齿缘。睫状肌由外侧的纵行、中间的放射状和内侧的环形三组肌纤维构成。睫状肌是平滑肌，受副交感神经支配，其作用是调节晶状体的曲率。睫状突的无色素上皮细胞产生房水，营养眼内组织，并调节眼压(图 1-1-2)。

(3) 脉络膜(choroids)：前起锯齿缘，后止于视盘周围，介于视网膜和巩膜之间。脉络膜含有丰富血管，主要供应视网膜外层营养；含有丰富的黑色素，起到遮光和暗房的作用。

3. 内层　为视网膜(retina)，是一层透明的薄膜，外邻脉络膜，内邻玻璃体，前起锯齿缘，后止于视

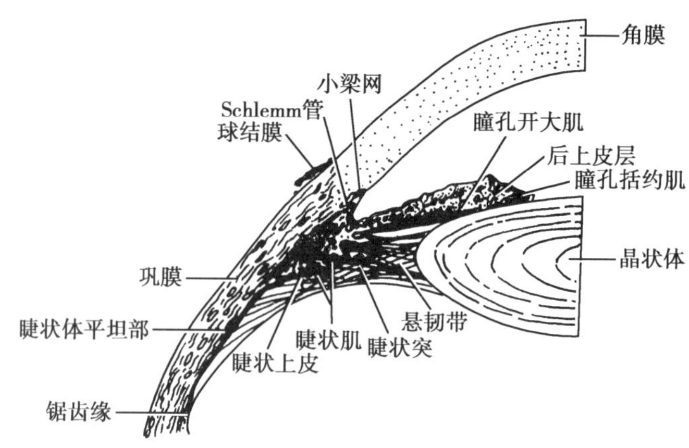

图 1-1-2 眼球前部的经向切面

盘周围。视网膜组织结构有 10 层，自外而内分别为：①色素上皮层；②视锥、视杆细胞层；③外界膜；④外颗粒层；⑤外丛状层；⑥内颗粒层；⑦内丛状层；⑧神经节细胞层；⑨神经纤维层；⑩内界膜。外五层由脉络膜血管供应，内五层由视网膜血管供应。其中视网膜的内 9 层为视网膜神经感觉层，外层为视网膜色素上皮层，两层之间存在一潜在腔隙，是视网膜脱离的解剖基础。

视网膜内有三级神经元传递，即视锥细胞和视杆细胞受光刺激产生神经冲动，经双极细胞至神经节细胞，然后再由神经节细胞发出神经纤维通过视路传至大脑的视中枢形成视觉。

黄斑（macula lutea）和视盘（optic disc）是眼底视网膜两个标志性结构。黄斑是位于视网膜后极部的无血管凹陷区，直径约 2mm，因含有丰富的叶黄色素而得名，其中央有一小凹，为黄斑中心凹（fovea centralis），是视网膜上视觉最敏锐的部位。黄斑区色素上皮细胞含有较多色素，因此在检眼镜下颜色较暗，中心凹处可见反光点称中心凹反射。视盘又称视乳头（optic papilla），是距黄斑鼻侧约 3mm，境界清楚的橙红色略呈竖椭圆形的盘状结构，大小约 1.5mm×1.75mm，是视网膜上视觉神经纤维汇集组成视神经，向视觉中枢传递穿出眼球的部位，视盘中央有小凹陷区称视杯或杯凹（optic cup）。视盘仅有神经纤维没有视细胞，因此不能感光，在视野中形成生理盲点。

眼底活体照片（图片）

（二）眼球内容物

眼球内容物包括房水、晶状体和玻璃体，均为无血管无神经的透明体，具有屈光作用，与角膜共同构成屈光系统。

1. 房水（aqueous humor） 为无色透明液体，充满前房和后房，由睫状突无色素上皮细胞产生后，进入后房，经瞳孔进入前房，再经前房角小梁网、Schlemm 管、集液管和房水静脉，最后入巩膜表层的睫状前静脉而入血液循环，这是房水的主要循环途径。房水主要成分是水，还含有少量的氯化物、蛋白质、维生素 C 及无机盐等。

2. 晶状体（lens） 由晶状体囊和晶状体纤维组成，富有弹性，其周边部有悬韧带与睫状体冠部相连，将之悬吊于虹膜之后、玻璃体之前。晶状体是眼屈光间质的重要组成部分，可折射进入眼内的光线，并完成眼的调节功能。此外晶状体能滤去部分紫外线，对视网膜有保护作用。其营养主要来自房水和玻璃体。

3. 玻璃体（vitreous body） 位于晶状体后视网膜前，为透明的胶质体，充满于玻璃体腔内，占眼球容积的 4/5，约 4.5ml，中央部为一光学密度较低的细长条状物称 Cloquet 管。在玻璃体的周边部，由相对排列致密的胶原纤维组成，称为玻璃体皮质。玻璃体前面有玻璃体凹，容纳晶状体，其他部位与视网膜和睫状体相贴，在视盘边缘、黄斑中心凹周围及玻璃体基底部（锯齿缘前 2mm 和后 4mm）连接紧密。玻璃体除有屈光功能外，对其周围组织有支撑作用，其营养来自脉络膜和房水。

二、眼附属器

笔记

眼附属器包括眼睑（eye lids）、结膜（conjunctiva）、泪器（lacrimal apparatus）、眼外肌（extraocular muscle)，具有保护、运动和支持眼球等功能。

（一）眼睑

眼睑遮盖于眼球前方，分为上睑和下睑，其游离缘称睑缘，上下睑缘间的裂隙称睑裂。正常平视时睑裂高度约 8mm，上睑遮盖角膜上部约 1~2mm，上下睑缘之内、外侧相连接处分别称为内眦和外眦。内眦处有一小肉状隆起称泪阜。睑缘前唇钝圆，有排列整齐向前生长的睫毛，毛囊周围有皮脂腺（Zeis 腺）及变态汗腺（Moll 腺）开口于毛囊。后唇呈直角，与眼球表面紧密接触。两唇间有一条灰色线乃皮肤与结膜的交界处。在近内眦后唇各有一个小孔分别称为上下泪小点，与眼球紧贴，为泪道的入口。眼睑由外至内分为五层，即皮肤层、皮下组织层、肌层、睑板及睑结膜层。眼睑有保护眼球的功能。

（二）结膜

结膜为一层半透明、光滑而富有弹性的黏膜。按其所在部位分为睑结膜、球结膜和两者移行的穹窿结膜三部分。球结膜、睑结膜和穹窿部结膜所围成的囊状腔隙，称结膜囊，通过睑裂与外界相通。睑结膜起于睑缘，覆盖于上、下睑的内面，与睑板紧密相连，透过此膜可看到其深面的睑板腺和血管。球结膜覆盖于巩膜前表面，止于角巩膜缘，可被推动。位于内眦部泪阜颞侧的结膜形成一皱褶呈垂直半月状，称结膜半月皱襞。结膜血液供应主要来自眼睑动脉弓和睫状前动脉。

（三）泪器

泪器包括泪腺和泪道两部分。

1. 泪腺　位于眼眶外上方的泪腺窝内，分泌泪液。提上睑肌肌腱将其分成较大的眶部泪腺和较小的睑部泪腺。泪腺的排出管开口于外侧上穹窿结膜（图 1-1-3）。泪腺分泌的泪液，主要成分是水，还含有蛋白质、无机盐、免疫球蛋白、溶菌酶、补体系统、尿素及乳铁蛋白等。泪腺神经包括感觉神经纤维、交感神经纤维和副交感神经纤维，此外尚有位于穹窿结膜的 Krause 腺和 Wolfring 腺，也分泌泪液，称为副泪腺。

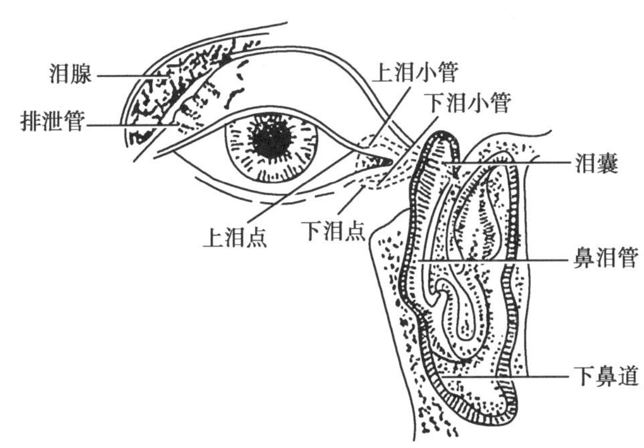

图 1-1-3　泪器剖视图

2. 泪道　由泪点、泪小管、泪总管、泪囊和鼻泪管构成，为泪液排泄通道。泪腺产生泪液后，在结膜囊内随眼睑瞬目运动分布于眼球的前表面，并逐渐汇集于内眦处的泪湖，再由接触眼表面的泪小点和泪小管的虹吸作用而进入泪囊，通过鼻泪管排入下鼻道，最后由鼻黏膜吸收和挥发。泪小管是连接泪小点与泪囊的小管，管长 8mm，泪囊位于泪骨的泪囊窝内，全长约 10mm，宽约 3mm，上方为盲端，下方与鼻泪管相连。鼻泪管位于骨性管道内，上接泪囊，向下开口于下鼻道。

（四）眼外肌

眼外肌有四条直肌和两条斜肌，四条直肌为上直肌、下直肌、内直肌和外直肌，均起于眶尖部视神经周围的总腱环，止于巩膜表面。内、外、上、下四条直肌的作用分别使眼球内转、外转、上转和下转，上直肌还有内转与内旋作用，下直肌有内转与外旋的作用。两条斜肌是上斜肌和下斜肌，上斜肌起自总腱环旁蝶骨体骨膜，通过滑车止于后部巩膜，作用是使眼球内旋、下转、外转。下斜肌起自眶下壁的前内侧，止于后部巩膜，可使眼球外旋、上转、外转（图 1-1-4）。

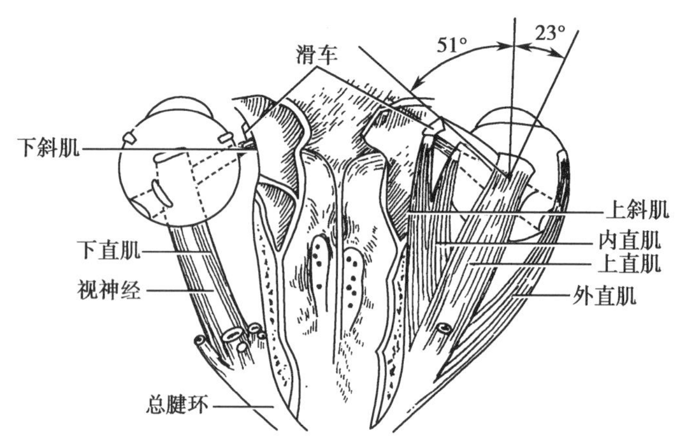

图 1-1-4 眼外肌俯视图

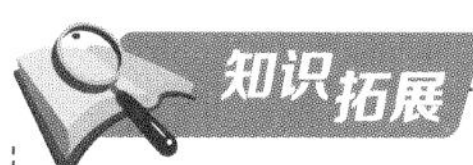

眶上裂综合征

眶上裂位于视神经孔外下方,长约 22mm,与颅中窝相通。有第Ⅲ、Ⅳ、Ⅵ脑神经及第Ⅴ脑神经的眼支、眼上静脉、脑膜中动脉的眶支和交感神经等穿过此裂。此处受损累及通过的神经和血管,出现眶上裂综合征。临床表现为:①病变同侧动眼、滑车和展神经麻痹而出现全眼肌麻痹,表现为上睑下垂、眼球固定、各方向运动障碍、瞳孔散大、对光和调节反应消失。②同侧三叉神经眼支受损,其支配区域出现疼痛、感觉障碍和角膜反射迟钝或消失。③因静脉受压致眶部球后水肿,可出现同侧眼球轻度突出。④与三叉神经眼支一同经眶上裂入眶的眼交感神经受累时,可出现同侧 Horner 综合征。⑤X 线摄片可见眶上裂骨质破坏或增生。

三、眼眶

眼眶(orbit)容纳眼球,呈四边锥体形,由额骨、蝶骨、筛骨、腭骨、泪骨、上颌骨和颧骨七块骨构成。成人眶深为 40~50mm。有上、下、内、外四壁,眼眶外侧壁较厚,但其位置靠后,故眼球外侧容易受到损伤。其他三个骨壁较薄,且与额窦、上颌窦、筛窦相邻,故鼻窦病变可累及眶内组织。眼眶壁上有视神经孔、眶上裂、眶下裂等,为神经与血管的通道(图 1-1-5)。

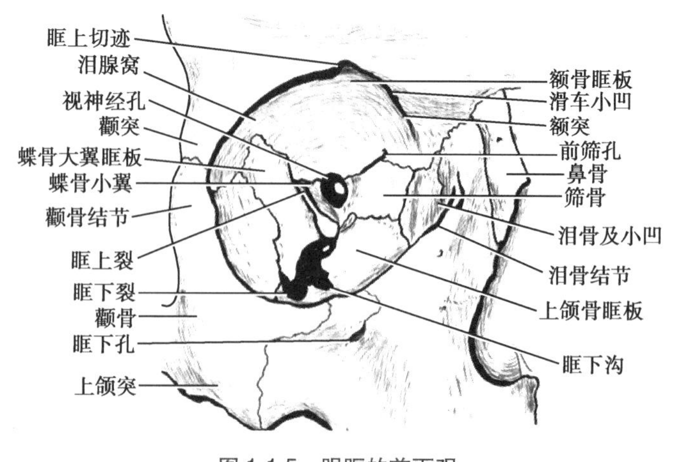

图 1-1-5 眼眶的前面观

四、视路

视路(visual pathway)指视觉信息从视网膜光感受器至大脑枕叶视中枢的神经传导路径。临床上包括视神经、视交叉、视束、外侧膝状体、视放射和枕叶视中枢。

视神经是中枢神经系统的一部分。起于视盘，止于视交叉前脚，全长平均约 40mm。按其部位划分为：眼内段、眶内段、管内段和颅内段四部分。在巩膜筛板前神经纤维无髓鞘，穿出筛板后有髓鞘。视神经外有软脑膜、蛛网膜和硬脑膜组成的鞘膜包绕，鞘膜间隙与颅内同名间隙相通。

视网膜神经节细胞发出的纤维汇聚成视神经，出眼球向后内到达眶尖，经视神经管入颅，通过蝶鞍区时神经纤维分两组，来自两眼视网膜鼻侧的纤维在蝶鞍处交叉至对侧，与来自同侧不交叉的视网膜颞侧纤维合成左、右视束，绕过大脑脚至外侧膝状体，换元后经过内囊进入视放射，止于距状裂上、下唇和枕叶纹状区后极部（图 1-1-6）。

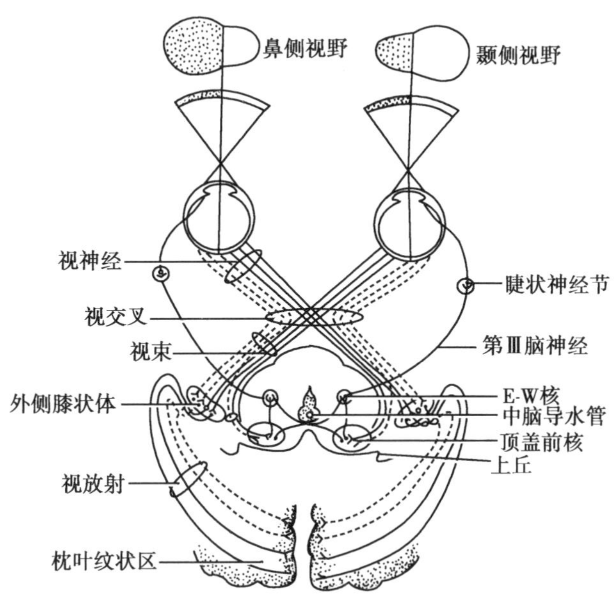

图 1-1-6 视路及光反射路径示意图

瞳孔对光反射及近反射

当可见光线经瞳孔照射入眼内，引起瞳孔反射性缩小，称为瞳孔对光反射。受光线照射的眼出现瞳孔缩小称为直接对光反射，而未照射的对侧眼也会出现瞳孔缩小，称为间接对光反射。其途径为：光线→视网膜→视神经→视交叉→视束→中脑对光反射中枢→双侧动眼神经副核→动眼神经→睫状神经节→瞳孔括约肌和睫状肌。

双眼注视近物时瞳孔缩小，同时伴有调节增强和眼球内聚的三联征反应，称为近反射。其途径为：当信息经视路到达视皮质后，由视皮质发出的纤维经枕叶-中脑束到中脑核和动眼神经的内直肌核，再由其发出纤维到达瞳孔括约肌、睫状肌及内直肌，完成瞳孔缩小、调节和集合作用。

直接对光反射（视频）

间接对光反射（视频）

五、眼部血管与神经

（一）血管

1. 动脉　眼的血液供应主要来自颈内动脉的分支眼动脉，少部分来自颈外动脉系统。眼动脉经视神经孔进入眶内，行程中发出分支供应眼球、眼外肌、泪腺和眼睑等，其主要分支有：视网膜中央动脉，营养视网膜内 5 层；睫状后动脉在视神经周围穿入巩膜，分支营养脉络膜、虹膜、睫状体及视网膜外 5 层；睫状前动脉来自眼动脉的肌动脉，分布于角膜缘、球结膜及虹膜、睫状体。

2. 静脉　视网膜中央静脉与同名动脉伴行，经眼上静脉或直接汇入海绵窦。在眼球赤道后方有 4~6 条涡静脉，收集脉络膜及部分虹膜睫状体的血液，经眼上、下静脉，汇流到海绵窦。睫状前静脉收集虹膜、睫状体的血液，上半部经眼上静脉通过眶上裂入海绵窦，下半部经眼下静脉通过眶下裂与面静脉及翼腭静脉丛相交通，进入颈外静脉（图 1-1-7）。

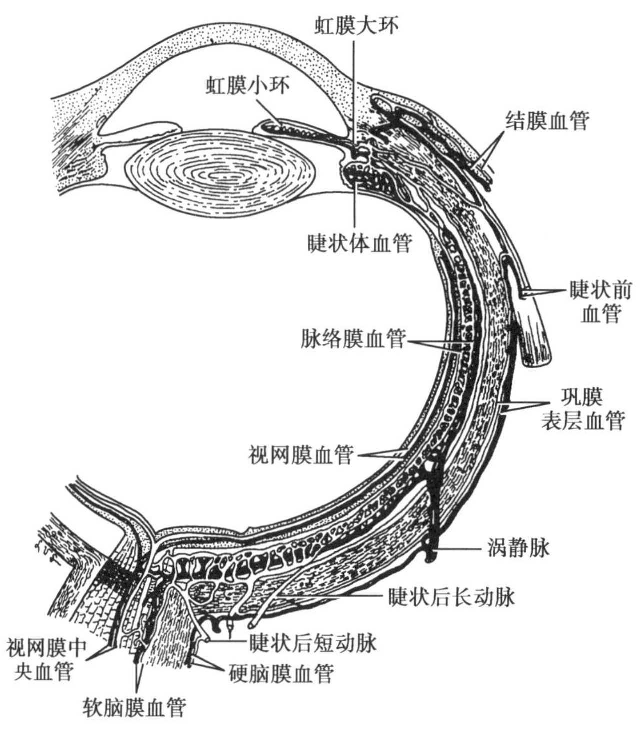

图 1-1-7 眼球血循环示意图

眼球血液循环（视频）

（二）神经

眼的神经支配丰富，共有 6 对脑神经与眼有关。视神经传导视觉神经冲动，滑车神经支配上斜肌，展神经支配外直肌，动眼神经支配其他眼外肌，三叉神经司眼部感觉，面神经支配眼轮匝肌。睫状神经节位于视神经外侧总腱环前 10mm 左右，眼内手术施行球后麻醉，即阻断此神经节。

第二节 眼科药物概述

由于眼部存在血眼屏障（包括血房水屏障和血视网膜屏障）等特殊的组织解剖结构，大多数眼病的有效药物治疗是局部给药。因此，眼科用药除了严格掌握适应证外，尚应对药物在眼局部作用的药物动力学和药效学有相当的了解。

一、眼局部的药物动力学

药物要在眼局部作用部位达到有效浓度和发挥治疗作用，与以下因素有关：给药的剂量，药物吸收率，组织中的结合和分布，循环药量，组织之间的转运，生物转化，排泄等。

药物由眼球表面进入眼球内组织的主要途径是经角膜转运，首先药物先分布到泪膜，由泪膜转运入角膜，再由角膜转运到眼内。而角膜上皮层和内皮层的细胞之间，均有紧密连接，药物不能经细胞外间隙进入，只能由细胞膜转运。影响药物透过角膜的因素有：药物的浓度、溶解度、黏滞性、脂溶性、表面活性等。药物浓度高，溶解度大，进入角膜的药物增加；黏滞性高，与角膜接触时间延长，可增强药物的吸收；由于角膜上皮和内皮细胞均有脂性屏障，泪液和角膜基质为水溶性，因此药物最好均具备脂溶性和水溶性，其中脂溶性对药物通透角膜更为重要；眼药中的表面活性物质能够影响角膜上皮细胞膜屏障作用而增加药物的通透性。此外，眼药的 pH 和渗透压也很重要，如偏离眼局部生理值太大，可造成眼部刺激和引起反射性泪液分泌，影响药物的吸收。

药物也可从眼表结构中的血管如角膜缘血管和结膜血管吸收通过血循环进入眼内，或经结膜、筋膜和巩膜直接渗透到眼球内。药物到达眼内后主要通过房水弥散分布到眼前段各组织作用部位，少量经玻璃体弥散到视网膜表面。有些药物是前体药，它在角膜吸收转运过程中经角膜组织内的酶作用进入眼内后就形成有活性的药物成分，可以大大降低药物的全身不良反应和提高药物的生物利用

度。药物多在作用部位代谢后经房水或直接进入静脉回流排泄。

二、常用眼药剂型及给药方式

1. 滴眼液（eyedrops）　是最常用的眼药剂型，通常滴入下方结膜囊内。一般滴眼液每滴约为 25~30μl，而结膜囊泪液容量最多为 10μl。因此，常规治疗每次只需滴一滴眼药即可，嘱患者再滴眼药的最短间隔为 5min。滴药后按压泪囊部以及轻轻闭睑数分钟可以减少药物从泪道的排泄、增加眼部吸收和减少全身不良反应。

2. 眼膏（ointments）　为增加眼药与眼表结构的接触时间，可选用眼膏。眼膏均为脂溶性的，因此可以明显增加脂溶性药物在眼部的吸收。大多数水溶性药物在眼膏中呈微晶粒形式存在，限制了这类药物在泪液中达到有效浓度。眼膏的另一大优点是，在眼表病损如角膜上皮缺损时，可起润滑和衬垫作用，减缓眼刺激症状。

3. 眼周注射　眼周注射（periocular injections）包括球结膜下注射、球筋膜（Tenon 囊）下注射（球旁注射）和球后注射等，其共同的特点是避开了角膜上皮对药物吸收的屏障作用，可在眼局部达到较高药物浓度，尤其适于低脂溶性药物。

4. 眼内注射　眼内注射（intraocular injections）最大的优点在于可立即将有效浓度的药物送到眼内作用部位，主要适用于眼内炎症、感染、视网膜黄斑疾病等治疗。

5. 眼药新剂型　眼药的缓释控制装置（sustained-release devices）、胶样滴眼剂或在位凝胶滴眼液等新剂型可提高滴眼液的生物利用度，延长局部作用时间和减少全身吸收带来的不良反应。这些新剂型眼药使用眼科药物治疗应用方便、疗效持续、不良反应少，具在眼科疾病的治疗中有广阔前景。

本章小结

本章围绕眼部的应用解剖、生理和眼科药物进行了阐述，着重对眼部的应用解剖与生理进行论述。通过本章节的学习，掌握眼球壁的三层结构及其组成；晶状体的结构与功能；眼球内容物的组成；视神经的解剖；眼睑、结膜、泪器的结构，各眼外肌的功能；局部常用眼药。熟悉巩膜、视网膜的组织结构；房水、玻璃体的功能；视路的组成；眼眶的组成；常用药物剂型及给药方式。了解眼的血管与神经；眼局部用药药物动力学。能够在带教老师的指导下，通过眼球模型进一步认识并掌握眼球的解剖结构，掌握眼科的应用解剖及生理。在临床中能与患者及家属进行沟通，开展眼科健康教育，帮助和指导患者正确使用眼部药物。

（闫锡秋）

扫一扫，测一测

思考题

1. 试述眼球的组成。
2. 支配眼的神经有哪些？
3. 房水循环的主要途径是什么？

第二章　眼科常用检查

学习目标

1. 掌握：眼科病史采集；视力、视野检查；眼附属器和眼球检查；裂隙灯显微镜检查、前房角镜检查、眼压测量和检眼镜检查。
2. 熟悉：主要眼病症状；色觉检查；暗适应检查。
3. 了解：眼部特殊检查。
4. 具有眼科检查的基本技能，能进行眼科常用检查法的操作。
5. 能利用所学的知识，进行医患沟通，能够正确书写眼科病例。

第一节　眼科病史及主要眼病症状

一、眼科病史

眼科病史

病史应按照主诉、现病史、既往史、个人史和家族史等顺序，系统地询问和记录。

1. 主诉　是患者本次就诊最主要的原因，包括症状或（和）体征及持续时间，应注明眼别。

2. 现病史　是患者本次患病的全过程，包括发病的诱因、时间、主要症状或（和）体征，有无伴随症状、缓解或加重的因素，已做过的检查、治疗及其效果等病情经过。

3. 既往史　既往有无类似病史、既往眼病史及其与全身病的关系、外伤史、手术史、传染病史、药敏史、戴镜史等。

4. 个人史　记录可能与眼病相关的特殊嗜好、生活习惯及周围环境。

5. 家族史　家族成员中有无类似疾病，有无与遗传有关的眼病患者，父母是否近亲结婚等。

二、主要眼病症状

结膜充血与睫状充血的鉴别

一般眼病患者的症状主要表现为：视功能障碍、感觉异常和外观异常。

1. 视功能障碍　包括视力障碍、视野缺损、色觉异常、夜盲、昼盲、视物变形、复视、立体视觉异常等。其中视力下降是眼科最主要的症状，表现为：近视力或/和远视力下降，视力突然或缓慢下降，双眼或单眼、同时或先后下降，一过性或持续性下降等。

2. 感觉异常　包括眼部痒、异物感、烧灼感、刺痛、胀痛、畏光等。

3. 外观异常　包括眼红（结膜充血、睫状充血、球结膜下出血）、分泌物、肿胀、新生物、白瞳症、眼睑位置异常、眼球突出等。

第二节　视功能检查

视功能检查包括视觉心理物理学检查（如视力、视野、色觉、暗适应、立体视觉、对比敏感度）及视觉电生理检查两大类。

一、视力

视力（visual acuity）即视锐度，是指人眼对二维物体形状、大小的分辨能力，主要反映黄斑区视功能，也称中心视力，包含远视力、近视力。临床把5m或5m以外的视力称远视力；25~40cm阅读时的视力称近视力。一般将中心视力≥1.0定为正常视力。世界卫生组织（WHO）规定一个人较好眼的最佳矫正视力<0.3但≥0.05时为低视力（low vision）；<0.05时为盲（blindness）。视力好坏直接影响人的工作和生活能力。视力表是检查视力的主要工具。

视力表设计原理

视力表根据视角原理设计而成。视角是由外界两点发出的光线，经眼内结点所形成的夹角。正常情况下，人眼能分辨出两点间的最小距离所形成的视角为最小视角，即一分（1′）视角，视力表就是以1′视角为单位进行设计的。视力是视角的倒数，即视力是根据视角计算得出。如视角为1′时，则视力=1/1′=1.0。

视角（图片）

（一）远视力检查

常用远视力表主要有国际标准视力表和对数视力表，前者应用最为广泛。检查顺序一般为先右眼后左眼，先健眼后患眼。如为戴镜者，应先查裸眼视力再查戴镜矫正视力。

视力表（图1-2-1）置于受检者前方5m处，受检眼与视力表1.0行同高。从0.1视标向下逐行检查，受试者应在3s内读出或指出视标开口方向，记录能辨认出最小一行视标的视力。如在5m距离能辨认1.0全部视标，对下一行辨认出两个视标，记录为1.0^{+2}；若在1.2行仅认错3个视标，记录为1.2^{-3}。视力低于0.1者，令其走近视力表，直到认出0.1为止，此时根据公式V=d/D算出视力数值，其中V代表实际视力，d代表实际看见0.1行字符的距离，D代表正常人看清该行字符的距离（50m）。当视力低于0.02时，则令受检者辨认指数（counting finger，CF），嘱受试者背光而立，从眼前1m开始逐渐接近，直至能正确辨认指数为止，记录辨清指数的距离，如CF/40cm。若在5cm处还不能辨认手指者，则改用手动检查（hand motion，HM），在受检眼前摆动检查者的手，记录能正确判断手动的距离，如HM/30cm。在受检眼不能辨出手动时，在暗室内检查光感（light perception，LP），记录可辨认光源的距离，如LP/3cm，不能辨认光源时记录为无光感（no light perception，NLP）。有光感者需检查光定位，将光源置于受检者眼前1m处，检查上、下、左、右、左上、左下、右下、右上及中央九个方位，按方位记录，能辨认出记录为"+"，不能辨认出记录为"-"。

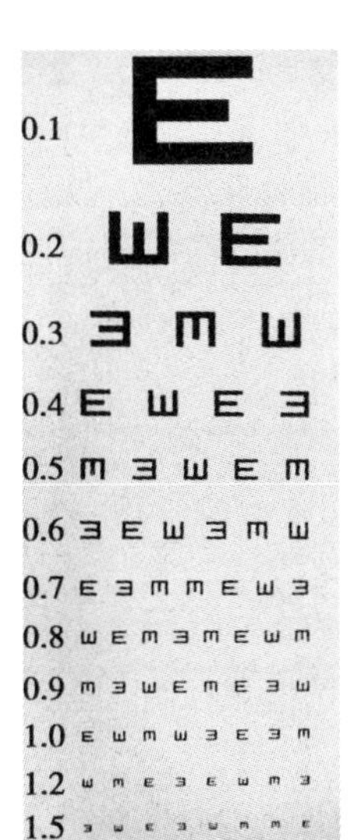

图1-2-1　国际标准视力表

（二）近视力检查

常用近视力表主要有标准近视力表和Jaeger视力表，以前者应用最为广泛。在充足光线照明下，令患者自己持近视力表前后移动，从上向下逐行辨认，直至能看出最小视标，并记录其距离，如0.8/20cm。近视力检查有助于了解眼的调节能力，与远视力检查配合，可帮助推断有无屈光不正或其他眼病。

二、视野

视野（visual field）是指眼正视前方固定不动时所见的空间范围，反映

黄斑中心凹以外视网膜感光细胞的功能,又称周边视力。视野分为30°以内的中心视野和30°以外的周边视野。视野检查对眼底病、视路病和视中枢疾病的定位和鉴别诊断有着重要的价值。

(一)周边视野检查

1. 对比法　与正常视野的检查者作对比。检查者与被检者对面而坐,眼位同高,距离1m。检查右眼时,被检者的右眼与检查者的左眼对视,并分别遮盖另一眼,检查左眼时则反之。检查者将视标(手指或点光源等)置于两人之间等距离处,在上下左右各方向由外向内缓慢移动。如被检者在各个方向与检查者同时看到视标,则视野大致正常。该法简单易行,无须任何仪器,但结果较粗糙,不能量化。

正常视野范围(左眼)(图片)

2. 弧形视野计法　为动态周边视野检查。检查时,受检眼注视中心目标,另一眼遮盖,检查者持带柄的视标沿弧形板的内侧面由周边向中央缓缓移动,记录受检者看见和看不见视标处的角度。依次检查12~16个径线,将各径线开始看见视标的角度在视野表上连接画线,即为受检眼的视野范围。将各方向看不见视标的各点连接起来,便可显示暗点。用直径3mm的白色视标检查,其正常值平均为:上方55°、下方70°、鼻侧60°、颞侧90°。正常人白色视标的视野最大,蓝、红、绿色视野依次递减10°左右。

平面视野计(图片)

(二)中心视野检查

1. 平面视野计法　被检查者坐于屏前1m处,被检眼与屏中心注视点等高,另眼遮盖,循经线移动视标,将所查得暗点描绘于中心视野图上。在中心视野里有一生理盲点,相当于视乳头在视野上的投影,呈椭圆形,位于固视点外侧15.5°、水平线下1.5°处。除生理盲点外出现其他任何暗点均为病理性暗点。

Amsler 方格表(图片)

2. Amsler 方格法　Amsler 方格由长宽均为5mm的400个小方格组成,检查距离为33cm,主要检查中心10°范围的视野。临床用于检查黄斑功能或测定中心、旁中心暗点。黄斑病变患者会感到中心暗影遮盖、直线扭曲、方格大小不等。

(三)自动视野计检查

自动视野计(图片)

自动视野计是一种由电脑控制的静态定量视野计,从受检者对光的敏感度检测视野缺损并对其深度定量分析,排除了检查者主观诱导的影响。自动视野计内装备有针对青光眼、黄斑部疾病、视神经疾病等病变的特殊检查程序,可以根据具体病变进行选择。

三、色觉

色觉(color vision)是指人眼辨别各种颜色的能力,反映视网膜黄斑区对不同波长光线成分的感知能力。若视锥细胞感光色素缺陷,则辨色力异常,即色觉障碍。临床上将色觉障碍分为色弱和色盲两种类型。色弱是指眼辨别颜色的能力降低;色盲是指眼不能辨别颜色,可分为红色盲、绿色盲和全色盲三种。绝大多数先天性色觉障碍系性连锁隐性遗传性疾病;后天性色觉障碍见于某些视网膜视神经疾病。色觉检查以色盲本检查法最常用。

第三节　眼部检查

眼部检查一般应遵循由外向内,由前向后,先右后左或先健眼后患眼,两眼对照的原则进行检查。

一、眼附属器检查

(一)眼睑

观察两侧睑裂是否对称,开闭是否自如。眼睑皮肤有无红肿、淤血、气肿、瘢痕、缺损及肿物;睑缘有无内外翻;睫毛是否整齐、方向是否正常,根部有无充血、鳞屑、脓痂或溃疡等。

(二)泪器

泪器包括泪腺和泪道两部分。检查泪腺部位的皮肤有无红肿、压痛、肿物,以及泪腺有无脱垂。观察泪小点位置、开口大小有无异常;泪囊区有无红肿、溃疡或瘘管;泪囊触诊有无压痛、有无分泌物自泪小点溢出。泪道冲洗可确定泪道通畅程度,必要时行泪囊X线碘油造影等方法帮助临床定性诊断。

(三)结膜

结膜包括睑结膜、球结膜及穹窿结膜。检查睑结膜及穹窿结膜时,将上、下眼睑翻转,注意观察结膜颜色、透明度及光滑度，确定有无充血、水肿、乳头增生、滤泡形成、瘢痕、溃疡、睑球粘连，有无异物或分泌物。检查球结膜时，将上、下睑分开，嘱受检者向各方向转动眼球，观察有无充血，有无疱疹、异物、色素沉着或新生物。

（四）眼球位置及运动

注意眼球位置是否对称，高低是否相同，大小有无异常，有无震颤及斜视，眼球有无突出或内陷。嘱受检者向上、下、左、右及右上、右下、左上、左下八个方向注视，以了解眼球向各方向转动有无障碍。采用 Hertel 眼球突度计测量眼球突出度。采用角膜映光法、遮盖法等检查眼球有无斜视。

眼球突出度测量（图片）

（五）眼眶

观察两侧眼眶是否对称，触诊眶缘有无缺损、压痛、肿物以及眶内压高低。眼眶深部损伤或病变时需要进行超声、X 线摄片、CT 扫描或磁共振检查。

二、眼球检查

（一）角膜

观察角膜的形状、大小、曲度、透明度、光滑度；有无异物、混浊或新生血管，有无角膜后沉着物（keratic precipitates，KP）；检查角膜感觉是否正常。

placido 板角膜弯曲度检查（图片）

1. 角膜荧光染色　用 1%～2%荧光素钠液滴于下穹窿结膜囊内，观察角膜是否出现黄绿色着色。该法主要确定角膜上皮有无缺损及其范围。

2. 角膜曲率检查　采用 placido 板映照法评估角膜的曲率。正常者映像为规则而清晰的同心圆；椭圆形表示有规则散光；扭曲者表示有不规则散光。如需精确角膜曲率半径和屈光度，需用角膜曲率计或角膜地形图检查。

3. 角膜感觉检查　在消毒棉签上抽一根纤细的纤维，从被检者侧面触及角膜（勿触及眼睑及睫毛），立即引起瞬目反射为知觉正常，若瞬目反射迟钝，表示知觉迟钝，若瞬目反射消失，表示知觉麻痹。

（二）巩膜

观察巩膜表面颜色（如黄染或色素沉着），以及有无充血、结节、隆起及压痛等。

（三）前房

观察前房的深浅，房水有无混浊、积脓、积血及异物等。

（四）虹膜

观察虹膜颜色有无异常、纹理是否清晰、有无新生血管、色素脱失、萎缩、结节，与角膜或晶状体有无粘连，有无根部断离、缺损及虹膜震颤。

（五）瞳孔

观察瞳孔的大小、形状，位置是否居中，边缘是否整齐，对光反射与集合反射是否灵活。两侧瞳孔是否等大等圆。正常成人瞳孔在自然光线下直径为 2.5～4.0mm。幼儿和老年人瞳孔较小。检查瞳孔反射对了解眼部和中枢神经系统的损害有重要意义。

1. 直接光反射　在暗室内受检眼被光源直接照射，该眼瞳孔迅速缩小的反应。此反应需要受检眼瞳孔反射的传入和传出神经通路共同参与。

2. 间接光反射　在暗室内某侧眼被光源直接照射，对侧受检眼瞳孔迅速缩小的反应。此反应只需要受检眼瞳孔反射的传出途径参与。

3. 集合反射　受检眼视近物时瞳孔缩小，并伴有双眼球向鼻侧集合的反应。

（六）晶状体

观察晶状体有无混浊，形态和位置是否正常。通过正常大小瞳孔只能看到晶状体全貌的 1/3，充分散瞳后才能完整检查晶状体。

（七）玻璃体

散瞳后在裂隙灯显微镜下可以检查前 1/3 玻璃体的病变。临床常用检眼镜、B 超等进行检查，检查时注意有无混浊物飘动、机化条索、液化和脱离等。

（八）眼底检查

眼底检查一般须借助检眼镜在暗室内进行。

三、裂隙灯显微镜检查

裂隙灯显微镜检查原理

裂隙灯显微镜由 Gullstrand 于 1911 年发明，其原理利用了英国物理学家丁达尔的"丁达尔现象"，即当一束光线透过胶体，从入射光的垂直方向可以观察到胶体里出现的一条光亮的"通路"。裂隙灯灯光透过一个裂隙射入眼内时，可形成一条窄缝光源，又称"光刀"，"光刀"照射于眼睛形成一个光学切面，从而观察眼睛各部位的健康状况。

裂隙灯显微镜（图片）

裂隙灯显微镜检查（视频）

裂隙灯显微镜是一种最基本的眼科检查仪器，配合前房角镜、前置镜、三面镜等进行检查，用途更广。借助裂隙灯显微镜能够清楚地观察浅表和深部组织的病变。临床常用操作方法有直接焦点照明法、弥散光照明法、角膜缘分光照明法、后部反光照明法、间接照明法和镜面反光照明法，其中最常用的是直接焦点照明法。检查时让被检查者采取坐位，将下颌放置在下颌架上，前额紧贴额托。检查顺序一般为：眼睑、泪小点、睫毛、结膜、巩膜、角膜、前房、虹膜、瞳孔、晶状体及前部玻璃体等。

四、前房角镜检查

利用前房角镜（gonioscope），能够通过光线折射或反射观察前房各种结构，判断前房角的宽窄和开闭，对青光眼的诊断、分类、治疗及预防具有重要意义。Scheie 房角宽窄分类法比较简单而被广泛应用，该法将房角分为宽、窄两型，窄型又分 4 级（图 1-2-2）。宽角（W）为眼处于原位即静态时，能看清房角全部结构；窄Ⅰ（N_1）静态下能看到部分睫状体带；窄Ⅱ（N_2）静态下只能看到巩膜突；窄Ⅲ（N_3）静态下只能看到前部小梁；窄Ⅳ（N_4）静态下只能看到 Schwalbe 线。

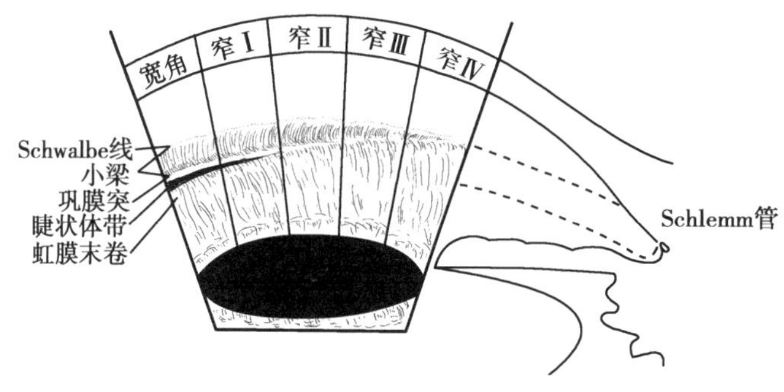

图 1-2-2 Scheie 房角宽窄分类

五、眼压测量

眼压（intraocular pressure，IOP）即为眼内压，是眼球内容物作用于眼球壁及内容物之间相互作用的压力。正常人眼压值是 10～21mmHg。眼压测量（tonometry）包括指测法和眼压计测量法。

（一）指测法

指测法是一种定性眼压测量方法，只能粗略估计眼压高低。检查时嘱患者两眼向下注视，检查者两手示指尖放于被测眼上睑皮肤，通过两指交替向球心方向按压眼球，间接感触眼球软硬程度。初学者可以借助自己的额头、鼻尖、嘴唇来粗略感受高、中、低三种眼压。记录方法：Tn 代表正常眼压，T_{+1}、T_{+2}、T_{+3} 分别表示眼压偏高、很高、极高；T_{-1}、T_{-2}、T_{-3} 分别表示眼压偏低、很低、极低。

（二）眼压计测量法

1. Schiötz 眼压计　属于压陷式眼压计。测量时患者取仰卧位，表面麻醉后，嘱其向正上方注视，使角膜顶点对应切面位于水平方向，检查者一手持眼压计，另一手拇指及食指分开上下睑，眼压计垂直向下使底板轻落在角膜中央，读出眼压计指针所指标尺刻度。如该数值小于 3，应更换较重砝码重新测量，使指针所指刻度在 3～7 之间为宜。记录砝码重量和指针所指刻度数，查换算表可得到眼压

值。一般先测右眼，后测左眼。测完后，滴抗生素滴眼液以预防感染。Schiötz 眼压计测量值受眼球壁硬度的影响。

Goldmann 眼压计（图片）

2. Goldmann 眼压计　属于压平式眼压计，附装在裂隙灯显微镜上使用。其测量数值不受眼球壁硬度和角膜曲率的影响，但受角膜中央厚度的影响，是目前准确性较可靠的眼压计。

3. 非接触眼压计　利用可控的空气脉冲，将角膜中央压平到一定的面积，同时仪器向角膜发出定向光束，借助微电脑感受角膜表面反射的光束和压平此面积所需要的时间，换算出眼压值。该法测量眼压的最大优点是可以避免交叉感染，无须表面麻醉；缺点是当眼压<8mmHg 和>40mmHg 误差较大。

眼压测量（图片）

六、检眼镜检查

检眼镜检查一般在暗室内进行。必要时散瞳，散瞳前应先了解病史，测量眼压。

（一）直接检眼镜检查法

直接检眼镜所见眼底为放大 16 倍的正像，可见范围小，但观察精细，可不散瞳。受检者取坐位或卧位，检查右眼时，检查者位于患者右侧，右手持检眼镜，用右眼观察，检查左眼时相反。

直接检眼镜检查（图片）

1. 透照法　检查眼的屈光间质有无混浊。距受检眼 10～20cm，用+12～+20D 观察角膜与晶状体，用+8～+10D 观察玻璃体。正常人因屈光间质清澈透明，透照法检查时瞳孔区呈均匀橘红色反光。如出现黑影，表示屈光间质有混浊。此时，嘱受检者转动眼球，若黑影运动方向与眼球一致，表明混浊位于晶状体前方，反之则位于晶状体后方，若黑影不动，则在晶状体。

2. 眼底检查　嘱患者向前方直视，镜盘拨回至“0”，将检眼镜移近至受检眼前约 2cm 处，拨动镜盘至看清眼底为止。检查时可将入射光由被检眼颞侧约 15°射入，先检查视盘，然后沿视网膜动、静脉分支走向，分别检查各象限视网膜，最后检查黄斑部。检查时注意观察视盘大小、形状及颜色有无异常，边缘是否清晰，是否存在病理凹陷；视网膜颜色是否正常，有无水肿、出血、渗出、增殖、裂孔及色素紊乱；视网膜血管的形态、颜色及动静脉比例是否正常；黄斑部及中心凹光反射情况。

直接检眼镜检查（视频）

3. 正常眼底　视盘在黄斑鼻侧约 3mm 处，呈大小约 1.5mm×1.75mm 的略竖椭圆形盘状结构。边界清晰，颜色淡红或橘红，颞侧可较鼻侧略淡。视盘中央可有一颜色较淡的、极浅的漏斗形生理凹陷，称视杯或杯凹。通常把视杯的直径与视盘的直径之比叫做杯/盘比（C/D），正常人 C/D 一般小于 0.3，当大于 0.5 或两眼 C/D 值>0.2 时，考虑异常。视盘上有视网膜中央动、静脉穿过，并分支走行于视网膜。

正常视网膜由透明的视网膜神经感觉层和其外侧的视网膜色素上皮层构成，视网膜中央动脉及静脉穿出视盘后分支供应视网膜鼻侧上、下方和颞侧上、下方。眼底检查时，在橘红色背景下，视网膜血管走行清晰可见，动脉色鲜红，静脉色暗红，交叉处无压迫征，相互伴行的视网膜动、静脉管径之比为 2∶3。

正常眼底像（图片）

正常黄斑位于视网膜后极部上下血管弓之间，黄斑中心凹居于视盘颞侧约 2.5 个视盘直径稍偏下方的无血管区域，呈浅漏斗状，直径约 1～3mm。因该部位色素上皮含较多色素，故在检眼镜下颜色较暗。漏斗状中心凹处可见针尖状的反光点称中心凹反射。

（二）双目间接检眼镜检查法

双目间接检眼镜所见眼底为放大 4 倍的倒像，可见范围大，具有立体感，但需要散瞳。受检者取卧位或坐位。检查者手持物镜，将弧度小的一面朝向受检眼，距该眼约 5～7cm，检查者的视线与目镜、物镜及受检眼的瞳孔和被检查部位在一条直线上。视网膜检查时先检查周边部、赤道部、最后检查黄斑部。

双目间接检眼镜检查（图片）

第四节　特 殊 检 查

一、视觉电生理检查

视觉电生理检查是一种通过仪器检测视觉器官的生物电活动情况，来评估视觉功能有无病变的

视网膜组织结构与相应的电生理检查

同步进行的FFA(左图)与ICGA(右图)(图片)

正常前房角UBM 图像(图片)

视网膜脱离患者CDI图像和频谱图(图片)

正常人黄斑OCT图像(图片)

无损伤性客观检查方法。临床上常用的视觉电生理检查有3种:眼电图(electrooculogram,EOG)、视网膜电图(electroretinogram,ERG)和视觉诱发电位(visual evoked potential,VEP)。

二、眼底血管造影

眼底血管造影是将造影剂注射入人体,利用装有特定滤光片的眼底照相机拍摄眼底视网膜和脉络膜血液循环情况的检查方法。分为荧光素眼底血管造影(fundus fluorescein angiography,FFA)和吲哚菁绿血管造影(indocyanine green angiography,ICGA)两种。前者是以荧光素钠为造影剂,侧重于观察视网膜的血液循环情况;后者以吲哚菁绿作为造影剂,侧重于观察脉络膜的血液循环情况。

三、眼科影像学检查

眼科影像学检查主要从形态学角度出发,为眼部病变的诊断提供较为直观的图片资料。其主要类别包括:射线诊断系列,声像诊断系列,眼底血管造影系列及光信息图像分析系列。

(一)眼超声检查

临床常用的眼超声检查有A型、B型超声、超声生物显微镜(ultrasound biomicroscopy,UBM)、彩色超声多普勒成像(color Doppler imaging,CDI)。A型超声常用于眼轴测量,帮助植入人工晶状体的度数计算以及先天性小眼球、先天性青光眼等的辅助诊断。B型超声用于屈光间质明显混浊时评估眼后节,如视网膜、脉络膜情况,眼内肿瘤、眼内异物等的位置、性质,后巩膜破裂伤的有无等。UBM因穿透力弱,局限于眼前节组织检查,如了解前房角情况,眼前节肿瘤的形态观察,周边玻璃体和睫状体疾病的观察等。CDI常用于检查血管性疾病,如海绵窦瘘、眼上静脉血栓、眼眶静脉曲张或畸形、视网膜中央动、静脉阻塞、眼缺血综合征等。

(二)计算机体层成像

计算机体层成像(computerized tomography,CT)是利用X线和计算机形成组织结构的多个横断面影像。常用于检查伴有骨折和异物的眼外伤、眼眶发育畸形、眼肿瘤。

(三)磁共振成像

磁共振成像(magnetic resonance imaging,MRI)是利用人体内氢原子中的质子在适当频率的射频脉冲激发下,吸收能量后产生共振,射频脉冲停止后质子恢复原态时释放能量(MR信号),能量被仪器接受并经计算机转换成图像。凡需要借助影像显示的各类眼球、眼眶病变(除外金属异物)均可选择MRI检查,但是体内有金属类物质存在的人为检查禁忌。

(四)光学相干断层扫描

光学相干断层扫描(optical coherence tomography,OCT)是一种非接触、无创伤、光学影像诊断技术,是利用眼内不同组织对光(830nm近红外光)的反射性不同,通过仪器接收、测量,分析出不同组织的结构和距离,经计算机处理成像。常辅助诊断黄斑部疾病,如黄斑水肿、裂孔、前膜、玻璃体视网膜牵拉、新生血管等,也可进行青光眼的神经纤维层厚度测量及随诊等。

(五)其他

临床上常用的眼科影像学检查仪器还有角膜地形图(corneal topography)、角膜内皮镜(corneal specular microscopy)、角膜共焦显微镜(corneal confocal microscopy)等。

本章小结

本章节从眼科病史采集和主要眼病症状开始,讲授视功能检查、眼部检查和特殊检查。本章重点为眼科病例的书写和眼科常用检查。通过本章讲授要求学生具有眼科检查的基本技术,能正确选择、进行眼科检查,能正确书写眼科病历。

(巩 玲)

扫一扫，测一测

思考题

1. 如何进行远视力检查及记录？
2. 阐述直接检眼镜进行眼底检查的步骤和正常眼底结构。
3. 什么是眼底血管造影？

第三章 眼睑病

学习目标

1. 掌握:睑腺炎、睑板腺囊肿、睑内翻的概念、临床表现及治疗。
2. 熟悉:眼睑恶性肿瘤的临床表现及治疗。
3. 了解:睑缘炎、睑板腺囊肿、睑内翻、上睑下垂的病因;眼睑良性肿瘤的临床表现及治疗。
4. 具备对睑腺炎、睑板腺囊肿、睑内翻进行初步诊断及一般治疗的能力。
5. 能利用所学的知识,进行医患沟通,重点向患者讲解睑腺炎、睑板腺囊肿、眼睑肿瘤的病情变化,上睑下垂的手术适应证及治疗过程,以取得理解和配合;并能进行正确的心理疏导。

眼睑覆盖眼球表面,其功能在于保护眼球。眼睑皮下组织疏松,出血或炎症时组织血液或渗出液易在此聚集,肿胀明显。眼睑的瞬目动作可去除黏附于眼表的尘埃和微生物,还可以将泪膜均匀地涂布于角膜表面,保持角膜的湿润。

眼睑常见的疾病有炎症、位置与功能的异常、先天性异常和肿瘤等。

第一节 眼睑炎症

患者,女,14 岁。诉右眼下睑红肿、疼痛 2 天。检查:双眼视力 1.0。右下眼睑近内眦侧局部充血肿胀,睫毛毛根处有一黄色小脓点,触痛明显,结膜无充血,角膜透明,前房清,晶状体透明,双眼压指测 Tn。眼底未见异常。

请思考:

1. 该患者诊断可能是什么?
2. 该患者还需与哪些疾病相鉴别?
3. 治疗原则是什么?

一、睑腺炎

睑腺炎(hordeolum)是指细菌引起眼睑腺体的急性化脓性炎症,常见为葡萄球菌所致。若是睫毛毛囊或其附属的皮脂腺或变态汗腺感染,称为外睑腺炎,又称外麦粒肿;若是睑板腺感染,称为内睑腺炎,又称内麦粒肿。

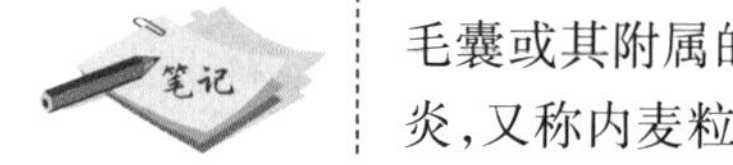

睑腺炎的病因及临床表现(视频)

【临床表现】

患处呈现红、肿、热、痛等急性炎症典型表现。外睑腺炎的炎症反应主要位于睫毛根部的睑缘处,早期可见较弥散的红肿,可触及明显压痛的结节。内睑腺炎被局限于睑板腺内,眼睑红肿较为局限,病变处可触及硬结并有压痛。睑腺炎发生数日后,可形成黄色脓点。脓点可自行破溃。如果炎症发生在年老体弱、抵抗力差的患者中或致病菌毒力较强,炎症可扩散到整个眼睑,形成眼睑蜂窝织炎。

【治疗】

早期睑腺炎热敷疗效确切。每日 2~3 次,每次 20min 左右,以促进眼睑血液循环,缓解症状,促进炎症消散。白天滴用抗生素滴眼液,每晚抗生素眼膏涂眼。重症患者可全身应用抗生素。

当脓肿形成后,应切开排脓。外睑腺炎的切口应在睑皮肤面与睑缘平行,内睑腺炎的切口应在睑结膜面与睑缘垂直。当脓肿尚未形成时不宜切开,更不宜挤压排脓,否则会使感染扩散,导致眼睑蜂窝织炎,甚至海绵窦血栓或败血症而危及生命。一旦发生这种情况,应尽早全身使用足量的广谱抗生素。

中医治疗睑腺炎

睑腺炎,中医学以其以针刺破即愈故又名“针眼”,认为其多因肌肤不洁,风热毒邪外客所致,或因脾胃虚弱,气血不足,正不胜邪而使病变反复发作。临床常见有风热毒邪、热毒炽盛及脾虚气弱等症型。治疗以清热解毒为主;对正不胜邪者,取扶正托毒法为原则。

二、睑板腺囊肿

睑板腺囊肿(chalazion)是由于睑板腺导管出口阻塞,腺体的分泌物潴留在睑板内,对周围组织产生慢性刺激引起的无菌性慢性肉芽肿性炎症,旧称霰粒肿。

【临床表现】

本病好发于青少年,多见于上睑,病程进展缓慢。表现为眼睑皮下大小不一的圆形肿块,与之相对应的睑结膜面呈现紫红色的病灶。一般无疼痛感。破溃后可在睑结膜面形成息肉,也可在睑皮肤面形成肉芽组织。对复发性或老年人的睑板腺囊肿注意与睑板腺癌相鉴别,切除物应进行病理检查。

【治疗】

热敷可以促进吸收,对于大而不能吸收者可以手术切除。手术在睑结膜面作垂直于睑缘的切口,刮除囊肿内容物,剥离囊膜壁,将囊肿完整摘出。

三、睑缘炎

睑缘炎是睑缘表面、睫毛毛囊及其腺组织的亚急性或慢性炎症。分为三种。

(一)鳞屑性睑缘炎

患处常可发现卵圆皮屑芽胞菌。屈光不正、视疲劳、营养不良、理化因素刺激常为发病的诱因。

【临床表现】

临床表现为自觉眼痒、烧灼感。睑缘充血、潮红,睫毛和睑缘表面附着灰白色上皮鳞屑。鳞屑与溢出的皮脂形成黄色痂皮。

【治疗】

去除诱因和避免刺激因素。用生理盐水或 3% 硼酸溶液清洁睑缘,去除鳞屑和痂皮,然后涂抗生素眼膏,每日 2~3 次。炎症消退后再持续治疗 2~3 周,以防复发。

(二)溃疡性睑缘炎

溃疡性睑缘炎是睫毛毛囊及其附属腺体的慢性或亚急性化脓性炎症。大多为金黄色葡萄球菌感染所致。

【临床表现】

临床表现为有较明显的痒、刺痛和烧灼感。睑缘充血,睫毛根部散在小脓疱及黄色痂皮,去除痂

皮后可见小脓肿。可出现秃睫，睫毛乱生，睑缘外翻。

【治疗】

用生理盐水或3%硼酸溶液清洗睑缘，去除痂皮及毛囊的脓液。涂抗生素眼膏加局部按摩，每日3~4次。炎症完全消退后再继续用药2~3周，以防止复发。

（三）眦部睑缘炎

本病多因莫-阿双杆菌感染所致，或与维生素 B_2 缺乏有关。

【临床表现】

临床表现为自觉局部刺痒、异物感和烧灼感。多见外眦部皮肤及邻近睑缘充血、肿胀及浸渍糜烂。结膜也常伴有充血。

【治疗】

治疗方法为点用0.5%硫酸锌滴眼液，每天3~4次。补充维生素 B_2。

第二节 眼睑位置、功能和先天异常

一、睑内翻及倒睫

睑内翻（entropion）是睑缘向眼球方向翻转，同时睫毛倒向眼球。如仅是睫毛向后生长指向眼球称为倒睫（trichiasis）。

【病因】

先天性睑内翻（图片）

本病常见于沙眼引起的睑结膜及睑板瘢痕性挛缩导致的睑内翻。婴幼儿鼻梁发育不饱满或睑板发育不全、老年人眶膈和下睑皮肤松弛失去牵制眼轮匝肌的收缩作用、下睑缩肌无力等均可引起睑内翻。

【临床表现】

患者有畏光、流泪、刺痛及眼睑痉挛等症状。倒睫摩擦角膜，角膜上皮可脱落，荧光素着染。

【治疗】

1. 倒睫 如仅有少数倒睫，可用睫毛镊拔除。较彻底的方法是采用电解法破坏倒睫的毛囊以求达到根治目的。

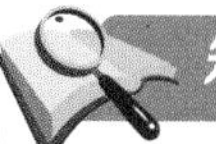

睫毛电解术

倒睫处局部利多卡因浸润麻醉。将4节1.5V电池串联，阳极接一金属片，包一盐水棉片紧压在同侧面颊部，阴极连接一细针，将细针沿睫毛根方向刺入2mm，通电约10s，此时有白色泡沫自针孔冒出，拔针后用睫毛镊将睫毛拔除。目前，应用上述原理制成电解倒睫仪进行治疗。

2. 睑内翻 瘢痕性睑内翻须手术治疗。可采用睑板切断术和睑板楔形切除术（Hotz改良法）。老年性睑内翻可手术切除部分松弛皮肤和部分眼轮匝肌纤维。

二、睑外翻

睑外翻（ectropion）是指睑缘离开眼球，向外翻转的异常位置。

【病因】

本病常见于眼睑皮肤的外伤、烧伤、化学伤或睑部手术后等瘢痕性收缩引起。老年人眼轮匝肌功能减弱，眼睑皮肤较松弛，或面神经麻痹使眼轮匝肌功能丧失，加之下睑重量使之下坠也可致睑外翻。

【临床表现】

临床表现为仅有睑缘离开眼球时，可引起溢泪。若睑缘明显外翻，部分或全部睑结膜暴露在外，可导致结膜充血、干燥、肥厚甚至角化。更严重时，由于常合并眼睑闭合不全，使角膜失去保护，易引起暴露性角膜炎或溃疡。

【治疗】

本病应针对病因治疗。老年性睑外翻可酌情行整形手术,如睑外翻矫正术。

三、上睑下垂

上睑下垂(ptosis)是指上睑的提上睑肌或 Müller 平滑肌功能不全或丧失,导致上睑部分或全部下垂。

【病因】

病因可分为先天性或获得性。前者主要由于动眼神经核或提上睑肌发育不良,为常染色体显性遗传。获得性者见于提上睑肌损伤、动眼神经麻痹、交感神经疾病、重症肌无力及眼睑炎症、占位性病变等。

【临床表现】

先天性者常双眼发病,有时为单眼。表现为不同程度的睑裂变窄。患者通过额肌的力量提高上睑位置,仰头视物。

获得性者多有相关病史或伴有其他症状。如提上睑肌损伤有外伤史;动眼神经麻痹可伴有其他眼外肌麻痹;交感神经损害有 Horner 综合征;重症肌无力所致上睑下垂具有晨轻暮重的特点。

【治疗】

先天性上睑下垂以手术治疗为主,为避免弱视的发生,重度者应尽早手术。获得性者要积极进行病因治疗或药物治疗,无效时再考虑手术治疗。

第三节 眼 睑 肿 瘤

一、基底细胞癌

基底细胞癌(basal cell carcinoma)是最常见的眼睑恶性肿瘤,多见于老年人,好发于下睑近内眦部。初起时表现为质地坚硬、隆起较高、生长缓慢的小结节,因富含色素,可被误诊为色素痣或黑色素瘤。患者无疼痛感。病程稍久肿瘤中央部出现溃疡,其边缘隆起潜行,形似火山口,可向周围组织及眶内侵蚀,罕有转移。

【治疗】

应尽早手术切除,术中采用冷冻切片以确定肿瘤性质及是否完全切除。基底细胞癌对放射治疗敏感,是否辅以放射治疗依病情而定。

二、鳞状细胞癌

鳞状细胞癌(squamous cell carcinoma)多见于中老年人,好发于睑缘皮肤黏膜移行处。生长缓慢,患者无疼痛感。初起似乳头状瘤,逐渐形成溃疡,边缘隆起,质地坚硬。不但向周围及深部侵蚀,还可经淋巴系统向远处淋巴结转移。

【治疗】

以手术治疗为主,辅以放射治疗。

本章小结

本章对眼睑病进行了阐述。包括眼睑的炎症、睑板腺囊肿、眼睑位置异常及眼睑肿瘤等。通过本章节的学习,能具有对眼睑疾病的病史采集、初步诊断,并能提出相应的治疗原则的能力;具有能对患者进行合理有效的健康教育指导的能力。

病例讨论

患儿女,5岁,左眼上睑下垂出生即出现。眼部检查:视力 右眼1.0,左眼0.2(不能矫正),左眼上睑下垂,遮盖上方角膜缘下5mm,结膜无充血,角膜透明,晶状体透明,玻璃体未见浑浊。余未见异常。眼压 右眼12mmHg,左眼13mmHg。

(闫锡秋)

扫一扫,测一测

思考题

1. 试述睑板腺炎与睑板腺囊肿的区别。
2. 上睑下垂手术时机的选择是什么?
3. 睑外翻的病因有哪些?

第四章 泪器病

学习目标

1. 掌握:慢性泪囊炎的临床表现及治疗。
2. 熟悉:急性泪囊炎、新生儿泪囊炎和泪道阻塞或狭窄的临床表现及治疗。
3. 了解:泪腺炎和泪腺肿瘤的临床表现及治疗原则。
4. 能在带教老师的指导下,对慢性泪囊炎、急性泪囊炎患者进行病史采集,运用泪道冲洗进行泪道疾病的检查,具备对慢性泪囊炎、急性泪囊炎的术前处理的能力。
5. 能利用所学的知识,进行医患沟通,重点向患者或家属讲解慢性泪囊炎手术方式、急性泪囊炎治疗方法和新生儿泪囊炎治疗过程,以取得理解和配合;并能进行正确的心理疏导。

泪器在结构上分为泪液分泌部和泪液排出部。前者包括泪腺、副泪腺、结膜杯状细胞等。泪液排出部(泪道)包括上下泪点、上下泪小管、泪总管、泪囊和鼻泪管。泪器病的主要症状是流眼泪,包括流泪和溢泪。流泪是泪腺分泌增多所致,溢泪则是泪道阻塞的结果。

第一节　泪液分泌系统疾病

泪液分泌系统疾病主要包括泪腺炎和泪腺肿瘤。

一、泪腺炎

泪腺炎分为急性泪腺炎(acute dacryoadenitis)和慢性泪腺炎(chronic dacryoadenitis)。急性泪腺炎主要见于儿童,一般单侧发病,多为细菌、病毒感染所致,常并发于麻疹、流行性腮腺炎和流行性感冒。感染途径为局部炎症直接扩散、远处化脓性病灶转移或来源于全身感染。慢性泪腺炎病变多为双侧性,病程进展缓慢,主要病因为免疫反应,为一种增殖性炎症。

【临床表现】

急性泪腺炎可表现眶外上方局部肿胀、疼痛,上睑水肿呈“S”形弯曲变形,耳前淋巴结肿大。触诊可扪及包块,有压痛,结膜充血、水肿,有黏性分泌物。慢性泪腺炎泪腺肿大,一般无疼痛,可伴有上睑下垂,在外上眶缘下可触及较硬的包块,眼球可向内下偏位,向上、外看时可有复视。

【治疗】

本病根据病因和症状治疗。急性泪腺炎可局部热敷,脓肿形成时,应及时切开引流。

二、泪腺肿瘤

在泪腺肿瘤中,炎性假瘤或淋巴样瘤和上皮来源的肿瘤各占一半。原发性上皮瘤中,50%属于良性,50%为恶性。

（一）泪腺多形性腺瘤（pleomorphic adenomas of the lacrimal gland）

又称泪腺混合瘤，为良性肿瘤。多见于中年男性，一般单侧受累。

【临床表现】

本病发病缓慢，表现为眼眶外上方相对固定的实质性无压痛包块，眼球若受压则向内下方移位。CT扫描可清楚显示肿瘤为高密度团块，及泪腺窝压迫性骨凹陷。

【治疗】

手术切除。应尽可能连同包膜完整切除，包膜残留或破裂可能导致肿瘤复发。

（二）泪腺囊样腺癌（adenoid cystic carcinoma of the lacrimal gland）

本病是泪腺最常见的恶性肿瘤。好发于30~40岁的女性，病程短。

【临床表现】

本病有明显疼痛，眼球向前下方突出，运动障碍，常有复视和视力障碍。X线平片或CT扫描显示骨质破坏。本病预后较差。

【治疗】

治疗方法为手术切除肿瘤。术后辅以放射治疗。

第二节 泪液排出系统疾病

一、泪道阻塞或狭窄

老年性眼睑松弛或睑外翻使泪小点外翻。先天性闭锁、缺如、狭窄，以及炎症、肿瘤、结石、外伤、异物、药物毒性等各种因素引起的泪道结构或功能不全。

【临床表现】

泪道阻塞或狭窄的主要症状为溢泪。当眼轮匝肌松弛，泪液泵作用减弱或消失，泪液排出障碍，出现溢泪，为功能性；而泪道阻塞或狭窄引起的溢泪均属于器质性。长期泪液浸渍，可引起结膜炎、下睑和面颊部湿疹性皮炎。

【治疗】

泪道冲洗及常见泪道阻塞部位（图片）

1. 婴儿泪道阻塞或狭窄 可试用手指有规律地压迫泪囊区，压迫数次后点抗生素眼液，每日3~4次，数周。若保守治疗无效，半岁以后可考虑泪道探通术。

2. 功能性溢泪 可试用硫酸锌及肾上腺素溶液点眼以收缩泪囊黏膜。

3. 泪道阻塞治疗 主要是用各种方法解除阻塞部位，泪道内留置硅胶软管3~6个月，取出后以保持长久通畅。近年开展了泪道内镜治疗，在内镜的观察下，对于膜性、小范围阻塞者，可以用激光治疗；范围较长的，可以用泪道微电钻治疗。

泪 道 内 镜

泪道内镜在1950年由Berias创制，现在的泪道内镜有很大的改进，配有三腔管，其首段细长，为硬针状，有一斜面，可观察视野范围61°，视野深度远，配以专用复合显微系统，可使物像放大30倍，同时配有同步冷光源照明系统和照相、摄像系统。在进行检查的同时，可以进行冲洗、激光、微钻疏通。

二、慢性泪囊炎

慢性泪囊炎（chronic dacryocystitis）是一种较常见的眼病，好发于中、老年女性；多为单侧发病。因鼻泪管狭窄或阻塞，伴发细菌感染所致。常见的致病菌为肺炎链球菌和白念珠菌。沙眼、泪道损伤、鼻中隔偏曲、鼻炎、下鼻甲肥大等因素与发病有关。

【临床表现】

主要症状为溢泪。近内眦部下睑皮肤出现湿疹，结膜充血，压迫泪囊区有黏液或黏液脓性分泌物

自泪小点溢出。泪道冲洗时，冲洗液自上、下泪小点反流，同时有黏液或黏液脓性分泌物。分泌物大量潴留时，泪囊扩张，可形成泪囊黏液性囊肿。

慢性泪囊炎分泌物中含有大量致病菌，反流入结膜囊，使结膜囊长期处于带菌状态。如果发生眼外伤或施行内眼手术，极易导致角膜溃疡或化脓性眼内炎。故在内眼手术前，必须首先治疗泪囊炎症。

【治疗】

1. 药物治疗 用生理盐水冲洗泪道或挤压排空泪囊后，注入抗生素药液或抗生素滴眼液点眼。药物治疗只能暂时缓解症状。

经鼻内镜下泪囊鼻腔吻合术(视频)

2. 手术治疗 治疗慢性泪囊炎的关键是泪囊内液排出通畅。常用术式是经内眦皮肤径路泪囊鼻腔吻合术。目的是建立鼻内引流通道，使泪液从吻合口直接流入中鼻道。近年来开展了经鼻内镜下泪囊鼻腔吻合术，或鼻泪管支架植入术，也可达到根治目的。对因各种原因不能行上述手术者，可考虑行泪囊摘除术。

病例导学

患者女，45岁，右眼溢泪2年，伴有眼红、眼分泌物。既往体健，无高血压及糖尿病史。眼部检查：视力 右眼1.0，左眼1.0，右眼眼球运动未见异常，结膜充血，以内眦部明显，泪点正常，压迫泪囊区有黏液脓性分泌物自上、下泪小点溢出，下泪道冲洗，可见冲洗液自上泪点反流，并有脓性分泌物，角膜透明，晶状体及玻璃体未见混浊，眼底：视盘边界清，血管走行自然，A∶V=2∶3，黄斑反光可见。眼压11mmHg。左眼未见异常。

请思考：

1. 该患者诊断可能是什么？
2. 该患者还需作哪些检查？
3. 该患者治疗原则是什么？

三、急性泪囊炎

急性泪囊炎(acute dacrocystitis)大多是在慢性泪囊炎的基础上发生，与侵入细菌毒力强大或机体抵抗力降低有关。也可以无溢泪史而突然发作。新生儿急性泪囊炎并不多见。常见的致病菌为金黄色葡萄球菌或溶血性链球菌。

急性泪囊炎(图片)

【临床表现】

患眼充血、流泪、有脓性分泌物；泪囊区皮肤红肿、坚硬、疼痛、压痛；炎症可蔓延到眼睑和鼻根部，严重时可出现畏寒、发热等全身症状；数日后炎症局限形成脓肿，破溃后症状减轻。但有时可形成泪囊瘘管，经久不愈，泪液长期经瘘管溢出。

【治疗】

治疗方法为早期局部热敷，全身和局部应用足量抗生素控制感染。炎症期切忌泪道冲洗或泪道探通，以免导致感染扩散，引起蜂窝织炎。一旦脓肿形成，应切开排脓，放置引流条，炎症消退后按慢性泪囊炎处理。

四、新生儿泪囊炎

新生儿泪囊炎(neonatal dacrocystitis)多因鼻泪管下端发育不完全或留有膜状阻塞所致。

【临床表现】

婴儿溢泪可单眼或双眼发病，泪囊若有继发感染，压迫泪囊区有黏液脓性分泌物自泪小点溢出。

【治疗】

治疗方法为局部滴用抗生素眼液控制感染，每日向下按摩泪囊区，促使鼻泪管下端开放，多数患儿可随鼻泪管开口开通而自愈。无效者，可考虑加压冲洗泪道或行泪道探通术。

本章小结

本章对泪器病进行了阐述，着重对泪道疾病进行论述。对于慢性泪囊炎临床表现及治疗需要掌握。对于急性泪囊炎、新生儿泪囊炎和泪道阻塞或狭窄的临床表现及治疗需要熟悉。泪腺炎和泪腺肿瘤疾病要有所了解。能在带教老师的指导下，对慢性泪囊炎患者进行病史采集，运用泪道冲洗进行泪道疾病的检查；具备对慢性泪囊炎、急性泪囊炎的术前处理的能力。能利用所学的知识，向患者或家属讲解慢性泪囊炎手术方式、急性泪囊炎治疗方法和新生儿泪囊炎治疗过程，以取得理解和配合；并能进行正确的心理疏导。

病例讨论

病例讨论

患者女，30 岁，左眼溢泪 2 年。既往体健，无高血压及糖尿病史。眼部检查：视力　右眼 1.0，左眼 1.0，右眼未见异常。左眼结膜无充血，泪点正常，下泪道冲洗，可见冲洗液自上泪点反流，角膜透明，晶状体及玻璃体未见混浊，眼底：视盘边界清，血管走行自然，A∶V＝2∶3，黄斑反光可见。眼压 13mmHg。

（黄　健）

扫一扫，测一测

思考题

1. 试述慢性泪囊炎的临床表现。
2. 简述新生儿泪囊炎的治疗方法。
3. 急性泪囊炎的治疗方法是什么？

第五章 结膜病

学习目标

1. 掌握：细菌性结膜炎、病毒性结膜炎的临床表现及治疗；沙眼的临床表现、后遗症和并发症、诊断及治疗。

2. 熟悉：细菌性结膜炎、病毒性结膜炎及沙眼的病因，翼状胬肉、春季角结膜炎的临床表现及治疗。

3. 了解：细菌性结膜炎及病毒性结膜炎分型；过敏性结膜炎、结膜结石和球结膜下出血的临床表现及治疗。

4. 能在老师的指导下，具备对结膜病患者进行病史采集和检查，并根据病史、检查及辅助检查结果进行综合分析，做出初步诊断和正确治疗的能力。

5. 能利用所学的知识进行医患沟通，重点向患者或家属讲解细菌性结膜炎、病毒性结膜炎、沙眼、春季角结膜炎及翼状胬肉的病情特点及治疗原则，以取得理解和配合，并能进行正确的心理疏导。

睑结膜乳头增生（图片）

下睑结膜滤泡（图片）

结膜炎的常见体征（视频）

结膜（conjunctiva）是覆盖于眼睑后和眼球前的一层半透明黏膜组织，由球结膜、睑结膜和穹窿结膜三部分构成。结膜大部分表面暴露于外界，易受外界环境的刺激和微生物感染而致病，最常见的疾病是结膜炎，其次为变性疾病。

结膜炎最常见的病因是微生物感染，可为细菌、病毒或衣原体，偶见真菌和寄生虫感染。

结膜炎症状有异物感、烧灼感、痒、畏光、流泪和分泌物增多。体征主要有结膜充血、分泌物、乳头增生、滤泡形成、球结膜水肿和耳前淋巴结肿大等。①结膜充血：是急性结膜炎最常见的体征。其特点是表层血管充血，以穹窿部明显，向角膜缘充血减轻，表层血管可随结膜机械性移动而移动，局部点用肾上腺素后充血消失；②结膜分泌物：各种急性结膜炎的共有体征，细菌性结膜炎呈浆液、黏液或脓性；淋病奈瑟菌性结膜炎为大量脓性分泌物；病毒性结膜炎呈水样或浆液性；过敏性结膜炎呈黏稠丝状；③乳头增生：多见于睑结膜，由增生肥大的上皮质皱叠或隆凸形成，裂隙灯下见中心有扩张的毛细血管到达顶端，并呈轮辐样散开；④滤泡形成：由淋巴细胞反应引起，呈外观光滑、半透明隆起的结膜改变；⑤球结膜水肿：由血管扩张时的渗出液进入疏松的球结膜下组织所致；⑥耳前淋巴结肿大：是病毒性结膜炎的一个重要体征，还可见于衣原体性、淋病奈瑟菌性结膜炎，儿童睑板腺感染时也可有耳前淋巴结肿大。

临床上可根据结膜炎的基本症状和体征作出诊断，但确诊是何病因所致的结膜炎尚需依靠实验室检查。实验室检查包括病原学检查和细胞学检查。结膜分泌物涂片和刮片可确定有无细菌感染，必要时可做细菌和真菌的培养、药物敏感试验等；细菌性结膜炎涂片多形核白细胞占多数；病毒性结膜炎则是淋巴细胞占多数；衣原体结膜炎涂片中性粒细胞和淋巴细胞各占一半；过敏性结膜炎标本中可见嗜酸性和嗜碱性粒细胞。

结膜炎治疗原则：针对病因治疗，局部给药为主，必要时全身用药。急性期禁忌包扎患眼。

治疗：①滴眼剂点眼：治疗结膜炎最基本的给药途径，急性期应频繁滴用滴眼剂，每 30min 1 次，病情好转后可减少滴眼次数；②眼膏涂眼：眼膏在结膜囊停留的时间较长，宜睡前使用；③冲洗结膜囊：当结膜囊分泌物较多时可用生理盐水或 3%硼酸溶液冲洗，以清除结膜囊内的分泌物，保持结膜囊清洁。每天 1~2 次，注意冲洗液勿流入健眼，以免引起交叉感染；④全身治疗：严重的结膜炎如淋病奈瑟菌性结膜炎和衣原体性结膜炎，除了局部用药外还需全身使用抗生素。

第一节　细菌性结膜炎

一、急性或亚急性细菌性结膜炎

本病又称急性卡他性结膜炎，俗称“红眼病”，传染性强，多见于春秋季节，可散发感染，也可流行于学校、工厂等集体生活场所。发病急，潜伏期 1~3d。两眼同时或先后发病，3~4d 达高峰期。常见的致病菌为肺炎双球菌、金黄色葡萄球菌和流感嗜血杆菌等。

常有眼红、流泪、异物感和灼热感等症状，眼部分泌物多，常使上下睑睫毛粘在一起，尤以晨起时明显。眼睑肿胀，结膜充血，结膜囊内脓性或粘脓性分泌物，也可有球结膜下出血、角膜浸润或角膜溃疡。

二、慢性细菌性结膜炎

慢性细菌性结膜炎可由急性结膜炎演变而来，或毒力较弱的病原体感染所致。金黄色葡萄球菌和莫拉克菌是本病最常见的两种病原体。

进展缓慢，持续时间长，可单侧或双侧发病。自觉症状多种多样，主要表现为眼痒、烧灼感、干涩感和视疲劳。结膜轻度充血，可有睑结膜肥厚、乳头增生，黏液性或白色泡沫样分泌物。莫拉克菌可引起眦部结膜炎，伴有外眦角皮肤结痂、溃疡形成及睑结膜乳头和滤泡增生。金黄色葡萄球菌引起者常伴有溃疡性睑缘炎或角膜周边点状浸润。

三、淋病奈瑟菌性结膜炎

本病又称脓漏眼，是一种传染性极强、破坏性很大的超急性细菌性结膜炎。由淋病奈瑟菌引起，其特征为：潜伏期短，病情进展迅速，结膜充血水肿伴有大量脓性分泌物。成人主要是通过生殖器-眼接触传播而感染，新生儿则通过患有淋病奈瑟菌性阴道炎的母体产道感染。

新生儿淋病奈瑟菌性结膜炎常双眼同时受累，潜伏期 10h 至 2~3d，畏光、流泪，眼睑肿胀，结膜高度充血水肿，严重者水肿的球结膜突出于睑裂外。分泌物由病初的浆液性很快转变为脓性，脓液量多，不断自睑裂流出，故称“脓漏眼”。常有耳前淋巴结肿大和压痛。严重者可并发角膜溃疡甚至眼内炎，还可并发其他部位的化脓性炎症，如关节炎、脑膜炎、肺炎、败血症等。

成人淋病奈瑟菌性结膜炎临床表现与新生儿相似，但相对较轻。

四、细菌性结膜炎的治疗

开始使用广谱抗生素，确定致病菌属后给予敏感抗生素。切勿包扎患眼，但可配戴太阳镜以减少光线的刺激。

【局部治疗】

1. 冲洗结膜囊　患眼分泌物多时，用生理盐水或 3%硼酸溶液冲洗结膜囊。

2. 使用对致病菌敏感的抗生素滴眼剂和眼膏　革兰氏阳性菌所致者可使用 15%磺胺醋酰钠、0.1%利福平、0.5%氯霉素等滴眼剂和红霉素、杆菌肽眼膏等抗生素眼膏。革兰氏阴性菌所致者可选用氨基糖苷类或喹诺酮类药物，如 0.3%庆大霉素、0.3%妥布霉素、0.3%环丙沙星、0.3%氧氟沙星滴眼剂或眼膏。慢性葡萄球菌性结膜炎对杆菌肽和红霉素反应良好。眦部感染者可局部应用 0.25%~0.5%硫酸锌滴眼剂。

【全身治疗】

1. 淋病奈瑟菌性结膜炎 应全身及时使用足量的抗生素。成人可大剂量肌注青霉素或头孢曲松钠(ceftriaxone,菌必治),连续 5d。青霉素耐药者可用壮观霉素(spectinomycin,淋必治)。对青霉素过敏者可用喹诺酮类药物。此外,还可联合口服阿奇霉素、多西环素或喹诺酮类药物。新生儿用青霉素 10 万 U/(kg · d),静脉滴注或分 4 次肌注,或用头孢噻肟钠(cefotaxime)25mg/kg,静注或肌注。

2. 流感嗜血杆菌感染而致的急性结膜炎、或伴有咽炎或急性化脓性中耳炎的患者,局部用药的同时应口服头孢类抗生素或利福平。

3. 对慢性结膜炎的难治性病例和伴有酒渣鼻患者,需口服多西环素 100mg 1~2 次/d,持续数月。

患者男,30 岁,双眼红、流泪、灼热感伴分泌物多 2d。自述 2d 前曾在公共浴池洗浴。检查:视力:右眼 1.0,左眼 1.0,双眼眼睑肿胀,结膜囊内脓性分泌物,结膜充血(++),角膜透明,余未见异常。眼压:右眼 15mmHg,左眼 14mmHg。

请思考:

1. 该患者诊断可能是什么?
2. 该患者还需做哪些检查?
3. 如何治疗?

第二节 病毒性结膜炎

病毒性结膜炎(viral conjunctivitis)是一种常见感染,可由多种病毒引起,通常有自限性。临床常见的有流行性角结膜炎和流行性出血性结膜炎。

一、流行性角结膜炎

一种强传染性的接触性传染病,由腺病毒 8、19、29 和 37 型引起。潜伏期 5~7d,起病急,症状重,双眼发病。主要症状有眼红、疼痛、畏光和水样分泌物。急性期眼睑水肿,结膜充血水肿,滤泡增生,结膜下出血,真膜或假膜形成。发病数天后角膜出现弥散的斑点状上皮损害,2 周后发展为角膜中央上皮下浸润,影响视力,角膜敏感性正常。结膜炎症最长持续 3~4 周,患者常出现耳前淋巴结肿大和压痛。儿童发病可伴发热、咽痛和中耳炎等全身症状。

二、流行性出血性结膜炎

流行性出血性结膜炎(图片)

由 70 型肠道病毒(偶由 A24 型柯萨奇病毒)引起的一种暴发流行的自限性眼部传染病,又称"阿波罗 11 号结膜炎"。潜伏期 18~48h,常见症状有眼痛、畏光、流泪、异物感等。体征有眼睑水肿,结膜充血水肿,滤泡形成,结膜下出血呈点状或片状,从上方球结膜开始向下方球结膜蔓延。伴有上皮角膜炎和耳前淋巴结肿大。部分患者有发热及肌肉痛等全身症状。

三、病毒性结膜炎治疗

局部冷敷和使用血管收缩剂可减轻症状。急性期可使用抗病毒药物抑制病毒复制,如干扰素滴眼剂、0.1%阿昔洛韦、0.15%更昔洛韦、利巴韦林、吗啉胍滴眼剂等。若合并有细菌感染时加用抗生素治疗。出现严重的真膜或假膜、上皮下角膜炎时可考虑使用糖皮质激素滴眼液,病情控制后应减少糖皮质激素滴眼剂的滴眼频度。病情重、伴全身症状者加用全身治疗。

第三节　衣原体性结膜炎

衣原体性结膜炎包括沙眼、包涵体性结膜炎、性病淋巴肉芽肿性结膜炎等，本节主要介绍沙眼。

沙眼（trochoma）是由 A、B、C 或 Ba 抗原型沙眼衣原体感染所致的一种慢性传染性结角膜炎，是导致盲目的主要疾病之一，沙眼常为双眼发病，通过直接接触或污染物间接传播。易感危险因素包括不良的卫生条件、营养不良、酷热或沙尘气候。

【临床表现】

一般起病缓慢，多为双眼发病，但轻重程度可有不同，潜伏期 5~14d。婴幼儿患病后症状隐匿，可自行缓解，不留后遗症。成人沙眼呈急性或亚急性发病过程，早期即可出现并发症。

急性期症状为畏光、流泪、异物感及黏液脓性分泌物。出现眼睑红肿、结膜充血，乳头增生，上下穹窿部结膜布满滤泡，可合并角膜上皮炎及耳前淋巴结肿大。

慢性期无明显不适，仅眼痒、异物感和烧灼感。结膜充血减轻，结膜污秽肥厚，乳头及滤泡增生，病变以上睑结膜和上穹窿部结膜显著，并可出现垂帘状的角膜血管翳。病变进展中结膜病变逐渐变成白色平滑的瘢痕，角膜缘滤泡发生瘢痕化改变称为 Herbert 小凹。沙眼性角膜血管翳及睑结膜瘢痕为沙眼的特有体征。

重复感染或并发细菌感染时，刺激症状更重，且可出现视力减退。

【后遗症及并发症】

晚期发生睑内翻及倒睫、上睑下垂、慢性泪囊炎、实质性角结膜干燥症、睑球粘连、角膜混浊等并发症及后遗症，可严重影响视力，甚至失明。

【分期】

我国在 1979 年制定了符合我国国情的分期法：

Ⅰ期（进行活动期）：上睑结膜乳头与滤泡并存，上穹窿结膜模糊不清，有角膜血管翳。

Ⅱ期（退行期）：上睑结膜自瘢痕开始出现至大部分变为瘢痕。仅留少许活动性病变。

Ⅲ期（完全瘢痕期）：上睑结膜活动性病变完全消失，代之以瘢痕，无传染性。

WHO 分期

1987 年 WHO 介绍了一种新的简单分期法来评价沙眼严重程度，标准如下：

结膜滤泡（TF）：上睑结膜 5 个以上滤泡。

弥漫性结膜感染（TI）：弥漫性浸润、乳头增生、血管模糊区>50%。

睑结膜瘢痕（TS）：典型的睑结膜瘢痕。

倒睫（TT）：严重倒睫或眼睑内翻。

角膜混浊（CO）：不同程度的角膜混浊。

其中 TF、TI 是活动期沙眼，需给予治疗，TS 是患过沙眼的依据，TT 有潜在致盲危险需行眼睑矫正手术，CO 是终末期沙眼。

【诊断】

典型的沙眼可根据乳头、滤泡、角膜血管翳、结膜瘢痕和 Herbert 小凹等体征做出诊断。WHO 要求诊断沙眼时至少符合下述标准中的 2 条：①上睑结膜 5 个以上滤泡；②典型的睑结膜瘢痕；③角膜缘滤泡或 Herbert 小凹；④广泛的角膜血管翳。

实验室检查：①沙眼细胞学的典型特点是可检出淋巴细胞和浆细胞。②结膜刮片染色检查可显示沙眼包涵体。③荧光标记法、酶联免疫测定、聚合酶链反应等都有较高敏感性和特异性。

【治疗】

1. 局部治疗　用 0.1%利福平、0.5%新霉素滴眼液等点眼，4 次/d。夜间使用四环素类、红霉素类眼膏，疗程最少 10~12 周。

2. 全身治疗 急性期或严重的沙眼应全身应用抗生素治疗，一般疗程为3~4周。口服多西环素（100mg，2次/d）或红霉素（1g/d，分4次口服）。

3. 并发症的治疗 手术矫正倒睫及睑内翻是防止晚期沙眼瘢痕形成而致盲的关键措施。

第四节 免疫性结膜炎

免疫性结膜炎（immunologic conjunctivitis）以前又称变态反应性结膜炎，是结膜对外界过敏原的一种超敏性免疫反应。本节主要介绍春季角结膜炎和过敏性结膜炎。

一、春季角结膜炎

春季角结膜炎（vernal keratoconjunctivitis，VKC），又名春季卡他性结膜炎，是反复发作的双侧慢性眼表疾病。主要影响儿童和青少年，20岁以下男性多见，季节性发病，见于春夏季，秋冬季缓解。严重者危害角膜，影响视力。

【临床表现】

主要症状是眼部奇痒，其他症状还有疼痛、异物感、畏光、烧灼感、流泪和黏液丝样分泌物增多。分为睑结膜型、角结膜缘型及混合型三种。

春季角结膜炎睑结膜型（图片）

睑结膜型的特点是上睑结膜巨大乳头呈铺路石样排列。乳头形状不一，扁平外观，包含毛细血管丛。角结膜缘型重要表现是在角膜缘有黄褐色或污红色胶样结节，以上方角膜缘明显。混合型睑结膜和角膜同时出现上述两型表现，刺激症状明显。

各种类型春季角结膜炎均可累及角膜，最常表现为弥漫性点状上皮角膜炎，甚至形成盾形无菌性上皮损害，多分布于中上1/3角膜。部分患者急性期可在角膜缘见到白色Horner-Trantas结节。

【诊断】

本病根据男性青年好发，季节性反复发作，奇痒；上睑结膜乳头增生呈扁平的铺路石样或角膜缘部胶样结节；显微镜下结膜刮片每高倍视野出现超过2个嗜酸性粒细胞，即可作出诊断。

【治疗】

春季角结膜炎是一种自限性疾病，尚无根治方法，短期用药可减轻症状。以局部用药为主，严重者可全身加用抗过敏药物。

常用药物有：①肥大细胞稳定剂：色甘酸钠、奈多罗米钠、吡嘧司特钾、洛度沙胺，最好在接触过敏原前使用。②抗组胺药物：氮草斯汀、富马酸依美斯汀等，与肥大细胞稳定剂联合使用效果好。③非甾体类抗炎药：普拉洛芬、酮洛酸氨丁三醇、双氯芬酸钠或吲哚美辛。④血管收缩药：萘甲唑啉、羟甲唑啉，作用与肾上腺素相似。⑤糖皮质激素类滴眼剂：可的松、地塞米松、氟米龙等，长期使用会产生青光眼、白内障等严重并发症，不能长期滴用。⑥免疫抑制剂：2%环孢素A或0.05%他克莫司（FK506），对顽固性春季角结膜炎有良好的效果。

近年来研制的几种新型药物如马来酸非尼拉敏盐酸萘甲唑啉滴眼剂、奥洛他定滴眼剂为复合制剂，疗效好，可明显减轻症状。

二、过敏性结膜炎

过敏性结膜炎（allergic conjunctivitis）是由于眼部组织对过敏原产生超敏反应所引起的炎症。有速发型和迟发型两种。

【临床表现】

速发型接触致敏物质数分钟后迅速发生，眼部奇痒、眼睑水肿、结膜充血及水肿。在局部使用药物后24~72h才发生的为迟发型，表现为眼睑皮肤急性湿疹、皮革样变、睑结膜乳头、滤泡增生。严重者可引起结膜上皮剥脱、下方角膜可见斑点样上皮糜烂。

【诊断】

本病根据有明显的过敏原接触史，脱离接触后症状消退；结膜囊分泌物涂片发现嗜酸性粒细胞增多等可以诊断。

【治疗】

治疗方法为查找过敏原，避免再次接触。局部点用糖皮质激素滴眼剂、血管收缩剂、非甾体类抗炎药、抗组胺药滴眼剂及细胞膜稳定剂。严重者可加用全身抗过敏药物，如非索非那丁、氯雷他定、氯苯那敏、阿司咪唑或糖皮质激素等。

第五节 结膜变性疾病

一、翼状胬肉

翼状胬肉(pterygium)是一种向角膜表面生长的与结膜相连的纤维血管样组织，常发生于鼻侧的睑裂区，呈三角形形态，似昆虫翅膀而得名。多在睑裂斑基础上发展而成，确切病因与发病机制尚不完全明了，可能与环境因素有关，如紫外线照射、气候干燥、接触风尘等。多见于热带地区和户外工作的人群。

【临床表现】

本病多双眼发病，以鼻侧多见。一般无自觉症状，或仅有轻度异物感，当病变接近角膜瞳孔区时，因牵拉引起角膜散光或遮盖瞳孔区而影响视力。检查见睑裂区肥厚的球结膜及其下纤维血管组织呈三角形向角膜侵入(图1-5-1)。典型的胬肉可分为头、颈、体3部分，侵入角膜的部分为头部，角膜缘处为颈部，球结膜上为体部。按胬肉发展与否，分为进展期和静止期，进展期胬肉充血肥厚，静止期胬肉色灰白，较薄，呈膜状。

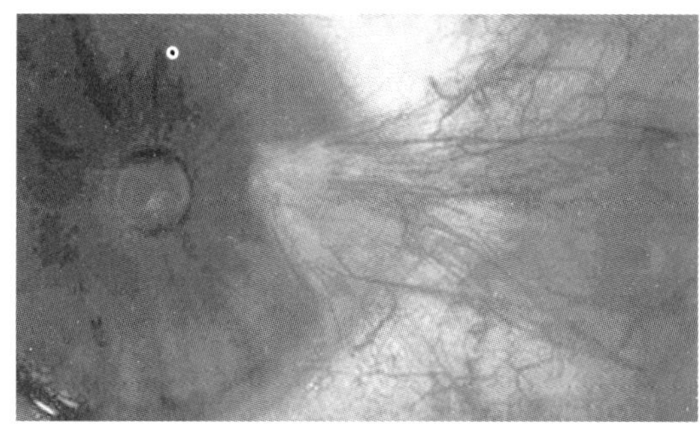

图1-5-1 翼状胬肉

010506 翼状胬肉切除术前、后(画廊)

【治疗】

本病小而静止时一般不需治疗。胬肉进行性发展，侵及瞳孔区影响视力或美观且有手术要求者，可手术切除，但有一定的复发率。为减少复发率，翼状胬肉切除后可联合局部使用丝裂霉素C、结膜瓣移植术、角膜缘干细胞移植术或羊膜移植术。

010507 上睑结膜结石(图片)

二、结膜结石

结膜结石(conjunctival concretion)常见于慢性结膜炎症患者或老年人，是脱落的上皮细胞和变性白细胞凝结在睑结膜表面形成的黄白色凝结物。患者一般无自觉症状，无须治疗。如果结石突出于结膜表面引起异物感或角膜擦伤，可在表面麻醉下将结石剔除。

第六节 球结膜下出血

球结膜下出血(subconjunctival hemorrhage)是由于球结膜下血管破裂或其渗透性增加而引起。可能相关的病史有：头部外伤或眼外伤、结膜炎症、高血压、动脉硬化、血液病等。偶尔可有剧烈的咳嗽或呕吐等病史。

【临床表现】

本病多单眼发病，球结膜下可见血液，初期呈鲜红色，以后逐渐变为棕色。出血量大时，可以沿眼

球全周扩散。一般一周左右自行吸收。

球结膜下出血(图片)

【治疗】

本病应查找出血原因,针对原发病进行治疗。出血早期局部冷敷或冰敷,1~2d 后热敷以促进出血吸收。出血量大时可以口服止血药物。要向患者做好解释,消除其顾虑。

本章小结

结膜病是最常见的眼科疾病之一。细菌性结膜炎、病毒性结膜炎的患者眼红、分泌物增加、有传染性,影响日常生活;另一些结膜病如翼状胬肉则影响眼部外观。结膜病的种类颇多,本章介绍结膜炎的症状、体征、临床意义及治疗原则,重点阐述几种常见结膜病的临床表现和治疗措施,对各种结膜病的治疗要根据具体病情合理用药,有条件者应作病原学检查和细胞学检查,对症治疗,减少并发症。

病例讨论

病例讨论

患者男,45 岁,左眼膜状新生物 2 年。无明显眼痛及眼分泌物。检查:视力　右眼 1.0,左眼 1.0,双眼眼球运动可,左眼鼻侧结膜三角状新生物,伸入角膜,余未见异常。眼压:右眼 11mmHg,左眼 13mmHg。

(余青松)

扫一扫,测一测

思考题

1. 请问结膜炎的常见体征和治疗原则是什么?
2. 简述 WHO 沙眼诊断标准。
3. 沙眼的后遗症和并发症有哪些?

第六章 眼表疾病

学习目标

1. 掌握:眼表的解剖学含义;干眼的临床表现及治疗。
2. 熟悉:干眼的概念。
3. 了解:眼表重建术;干眼的病因及主要诊断依据。
4. 具备对干眼的检查、初步诊断及一般治疗的能力。
5. 能利用所学的知识,进行医患沟通,重点向患者讲解干眼的病因、治疗及预防措施,以取得理解和配合,并能进行正确的心理疏导。

病例导学

患者女,54岁。诉双眼干涩痒不适、异物感3个月。3个月前双眼觉干涩、痒、异物感等不适,伴视物不清,无明显眼痛、眼红及眼分泌物。曾在外院诊治,无明显好转。间断自购滴用眼药水约4年余。检查:视力 右眼0.8,左眼1.0,双眼睑无内翻外翻,双泪点位置正常。泪道冲洗通畅,结膜稍充血,光泽稍欠佳,角膜透明,无新生血管及云翳。眼球运动未见异常。泪液分泌试验4mm,泪膜破裂时间8s。眼底:视盘边界清,血管走行自然,A∶V=2∶3,黄斑反光可见。眼压 右14mmHg,左15mmHg。

请思考:

1. 该患者诊断可能是什么?
2. 该患者还需做哪些检查?
3. 治疗原则是什么?

第一节 眼表概述

眼表的解剖学含义指起始于上下眼睑睑缘间的眼球表面全部黏膜上皮,包括角膜上皮和结膜上皮(球结膜、睑结膜、穹窿部结膜)。眼表上皮来源于各自的干细胞。角膜上皮来源于位于角膜缘的干细胞。由于干细胞不断的增殖、分化和迁移,因此角膜上皮是高度分化、可以迅速进行自我更新的组织。结膜上皮以复层扁平细胞为主,夹有许多可以分泌黏蛋白的杯状细胞,结膜上皮可能来源于结膜穹窿部或睑缘的皮肤黏膜结合处,也有研究认为结膜的干细胞均匀地分布于眼表。

角膜缘干细胞

角膜缘的细胞层数约在10层以上，呈小的颗粒状，在基底部乳头形成特殊的栅状上皮结构，称为Vogt栅栏，其中含有色素和丰富的血管网，角膜缘Vogt栅栏区的某些基底细胞就是角膜缘干细胞。角膜缘干细胞的特点：①位于角膜缘基底部，占整个角膜上皮细胞0.1%~10%；②做水平向心运动和垂直向上运动；③增殖潜力高，细胞周期长，分化程度低，不对称细胞分裂，其中的一个子细胞继续保持干细胞状态而其他细胞进入分化通路到达分化终点；④含有丰富的蛋白酶。角膜缘干细胞是分开角膜和结膜的独特结构，是角膜上皮增殖和移行的动力来源，其功能是维持角膜上皮的完整性。如果角膜缘干细胞缺失可导致眼表功能异常，表现为角膜上皮的结膜化、新生血管形成、基底膜破坏、炎性细胞浸润、持续性角膜上皮缺损不能愈合。

正常及稳定的泪膜（tear film）是维持眼表上皮正常结构及功能的基础，而眼表上皮细胞（包括杯状细胞及非杯状细胞）分泌的黏蛋白成分又参与泪膜的构成。因此眼表上皮和泪膜之间互相依赖互相影响。泪膜是通过眼睑的瞬目运动将泪液涂布在眼表形成的7~10μm厚的超薄层，从外向内分别由脂质层、水样层和黏蛋白层构成。影响泪膜稳定的因素包括泪膜的组成成分和水压动力学以及眼睑的结构和运动。泪膜脂质层抑制泪液蒸发、稳定和保持泪膜的弧度，由睑板腺分泌。水样成分主要由泪腺、副泪腺产生，为角膜输送各种水溶性营养成分。黏蛋白层由结膜杯状细胞分泌的黏蛋白、结膜非杯状细胞和角膜上皮细胞表达的跨膜蛋白构成。

泪膜的形成（视频）

物理及化学性损伤、微生物感染可以引起眼表功能的异常。一些免疫性疾病包括全身及眼局部的疾病，药物的毒性及医源性损害等也可引起眼表上皮及泪膜功能的异常，导致眼部刺激症状及影响视功能。通过印迹细胞学方法来检查上皮细胞的终末表型，可将角、结膜上皮病变划分为两种主要的眼表面功能异常类型。第一类表现为病理性的非角化上皮向角化型化生，称为鳞状上皮化生。第二类眼表功能异常是以正常角膜上皮被结膜上皮侵犯和替代为特征，即角膜缘干细胞缺乏。

对任何原因引起的眼表面结构破坏导致功能明显受损，均应采用药物及手术方法以恢复眼表面正常结构。严重损伤眼表如化学伤及热烧伤常引起眼表结构异常，这些异常包括睑球粘连，眼睑缺损、畸形，角膜血管化及混浊、溃疡等。眼表重建手术应包括以下方面：重建眼表的上皮及干细胞；重建泪液分泌或泪膜稳定性；保护或恢复眼表相关的神经支配；重建眼睑的解剖和功能。角膜、结膜和泪膜及其相应的影响要素在眼表重建的过程中应当视为一个整体性概念。在重建眼表时，应充分考虑角、结膜和泪膜之间的相互影响，眼表上皮的来源、移植床的微环境状况和泪膜稳定与否。

第二节　干　　眼

干眼（dry eye）又称角结膜干燥症（keratoconjunctivitis sicca），是指各种原因引起的泪液质和量异常或动力学异常，导致泪膜稳定性下降，并伴有眼部不适和（或）引起眼表病变为特征的多种病症的总称。如仅有干眼症状而无干眼体征称为干眼症，既有症状又有体征称为干眼病，合并全身免疫性疾病者，则称干眼综合征。

【病因及分类】

任何疾病导致泪器中任一环节的损害均可导致泪膜完整性和正常功能的破坏。因此干眼是所有发生泪膜-眼表异常的多种疾病的总称。

1. 按病因分类　分为4类：①水样液缺乏性；②黏蛋白缺乏性；③脂质缺乏性；④泪液流体动力学（分布）异常性。

2. 临床分类　①泪液生成不足型；②蒸发过强型。

干眼的分类并不是相互完全独立，而是常常交叉，同时存在，很少单独出现。

【临床表现】

常见的症状有干涩感、异物感、烧灼感、痒感、畏光、眼红、视物模糊、视力波动、视疲劳、难以名状的不适、不能耐受有烟尘的环境等。体征包括结膜血管扩张、结膜失去光泽、水肿，角膜上皮点状脱落

等。早期可轻度影响视力，严重可导致角膜溃疡穿孔。

【诊断】

目前干眼的诊断尚无统一标准。诊断主要根据：①症状；②泪液分泌不足和泪膜不稳定；③眼表面上皮细胞的损害；④泪液的渗透压增加。

1. 泪液分泌试验正常为 10~15mm，<10mm 为低分泌，<5mm 为干眼。无眼部表面麻醉情况下测试主泪腺分泌功能；表麻后测试副泪腺分泌功能，观察时间为 5min。

2. 泪膜破裂时间<10s 为泪膜不稳定。

3. 荧光素染色阳性代表角膜上皮缺损。还可以观察泪河的高度。

其他检查泪液蕨类试验、泪液溶菌酶含量、泪液渗透压、泪液清除率检查、干眼仪、角膜地形图检查及血清学检查等。

【治疗】

在干眼的治疗中，发现病因并针对病因是进行治疗的关键。干眼是慢性病症，多需长期治疗，要鼓励患者坚持治疗。

1. 泪液生成不足型干眼

（1）减少或避免诱因：如不要长时间使用电脑，少接触空调及烟尘环境等。

（2）泪液成分替代治疗：应用人工泪液是最重要的治疗方法，此外还可以应用自家血清。

（3）保存泪液、延缓其排出及蒸发：①硅胶眼罩及湿房镜；②治疗性角膜接触镜；③泪小点栓子及泪小点封闭。

泪管阻塞术

泪管系统阻塞术：采用阻塞泪点和泪管的办法延缓人工泪液和天然泪液的引流。优点：提高泪膜水样成分的质量及数量，减轻干眼症状，减少人工泪液的用量。缺点：阻塞后泪液更新减慢、产生减少、眼球敏感度减弱、频繁流泪。故一般先观察阻塞后的效果，如果没有不适反应，就进行永久性泪点和泪管阻塞手术。该方法适用于中、重度干眼，不适合一过性干眼。

（4）促进泪液分泌：使用溴己新、毛果芸香碱（匹罗卡品）和新斯的明等药物。

（5）手术：自体游离颌下腺移植，泪管阻塞术或眼睑缝合术。

（6）其他：低浓度环孢素 A 点眼。

2. 蒸发过强型干眼

（1）眼睑清洁：包括热敷、按摩和擦洗。

（2）口服抗生素：四环素 250mg，1 天 4 次；或多西环素 50mg，1 天 2 次，需连续服用数周。7 岁以下儿童、孕妇及哺乳期妇女慎用。

（3）局部用药：包括治疗睑缘炎的抗生素眼液、短期糖皮质激素眼液、人工泪液。同时治疗脂溢性皮炎。

患者女，52 岁。诉双眼干涩不适、异物感 1.5 年余。近 1.5 年来出现双眼干涩不适、异物感，曾被多家医院诊断为慢性结膜炎，长期点用大量抗生素和激素眼药水，但症状无改善，且逐渐加重。眼部检查：双眼结膜无充血水肿，角膜透明，上皮完整，BUT<5s，荧光素染色（-），Schirmer Ⅰ 5mm。

请思考：

1. 该患者可能属于哪一种类型的干眼？还需要进行哪些检查？
2. 如何进行综合治疗？
3. 预防措施有哪些？

本章小结

本章对干眼病进行了详细的阐述。需要掌握干眼的概念、临床表现及治疗原则，了解干眼的病因及主要诊断依据。能在带教老师的指导下，对干眼患者进行病史采集，泪液分泌试验的检查、泪膜破裂时间检查、荧光素角膜染色检查。根据病史、体检及辅助检查结果进行综合分析，提出干眼的治疗原则。

病例讨论

病例讨论

患者女，53岁。诉双眼干涩不适3年。眼部检查：眼睑位置正常，双结膜稍充血，睑板腺开口轻度扩张，挤压睑板可见少量淡黄色脂质溢出，角膜上皮完整，荧光素染色(-)，Schirmer Ⅰ <5mm，BUT<5s。

（闫锡秋）

扫一扫，测一测

思考题

1. 泪膜的功能是什么？
2. 请叙述干眼的诊断依据。
3. 干眼治疗的关键是什么？

第七章 角膜病与巩膜病

学习目标

1. 掌握：细菌性角膜炎、单纯疱疹病毒性角膜炎及真菌性角膜炎的临床表现、诊断及治疗。
2. 熟悉：角膜炎的病因、病理及治疗原则。
3. 了解：角膜软化症临床表现及治疗原则；巩膜炎的病因、临床表现及治疗。
4. 能够在带教老师的指导下，对角膜病患者进行病史采集，运用裂隙灯显微镜进行角膜染色检查。具备对细菌性角膜炎、单纯疱疹病毒性角膜炎及真菌性角膜炎鉴别诊断及基本的处理能力。
5. 能利用所学的知识，进行医患沟通，重点向患者或家属讲解细菌性角膜炎、单纯疱疹病毒性角膜炎及真菌性角膜炎的临床表现、实验室检查结果治疗过程，以取得理解和配合；并能进行正确的心理疏导。

第一节 角　膜　病

一、角膜炎总论

角膜病是我国主要的致盲性眼病之一。角膜病主要包括炎症、外伤、变性、营养不良等。角膜的防御能力减弱，外界或内源性致病因素侵袭角膜组织引起炎症，称为角膜炎（keratitis），在角膜病中占有重要地位。

【病因】

1. 感染源性　感染是引起角膜炎的常见原因。主要病原微生物为细菌、真菌、病毒、棘阿米巴、衣原体等。

2. 内源性　某些自身免疫性疾病可累及角膜。如维生素A缺乏可引起角膜干燥或角膜软化。

3. 局部蔓延　结膜、巩膜、虹膜睫状体等邻近组织的炎症可蔓延至角膜。

【分类】

角膜炎的分类，目前多按其致病原因分类，如感染性、免疫性。营养不良性、神经麻痹性及暴露性角膜炎等。其中，感染性角膜炎又可根据致病微生物的不同进一步分为细菌性、病毒性、真菌性、棘阿米巴性、衣原体性等。

【病理】

角膜炎的病因虽不相同，但有基本类似的病理变化过程（图1-7-1）。

第一阶段为浸润期。致病因子侵袭角膜引起角膜缘血管充血扩张，炎症细胞及炎性渗出液侵入病变区，形成局限性灰白色浸润灶，称角膜浸润（corneal infiltration）。此时患者有明显的眼部刺激症状

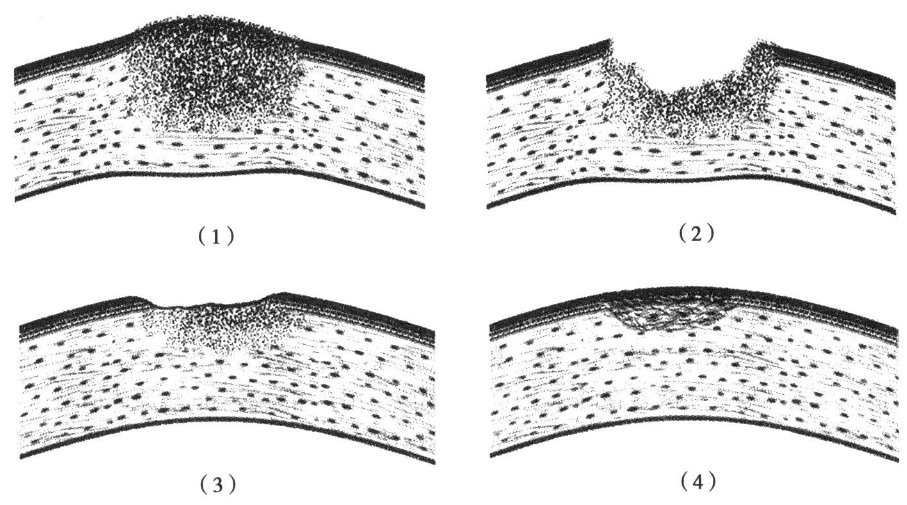

图 1-7-1　角膜炎的病理变化过程

(1)浸润期;(2)溃疡形成期;(3)炎症消散期;(4)愈合期。

并有视力下降。若经及时治疗炎症浸润可以完全吸收,角膜能够恢复透明。

第二阶段为溃疡形成期。若病情未得到控制,浸润区坏死的角膜组织脱落形成角膜溃疡(corneal ulcer)。溃疡底部灰白污秽,边缘不清,病灶区角膜水肿。病变继续向深部发展,角膜基质不断变薄,当变薄区靠近后弹力层时,在眼压作用下后者呈透明水珠状膨出,称为后弹力层膨出(descemetocele)。若病变穿破后弹力层,则发生角膜穿孔(corneal perforation)和虹膜脱出。若穿孔口位于角膜中央,则常引起房水不断流出,导致穿孔区不能完全愈合,可形成角膜瘘(corneal fistula)。

第三阶段为炎症消退期。经过正确的治疗,抑制了炎症因子对角膜的侵袭,角膜炎症逐渐消退,溃疡边缘浸润减轻,患者症状和体征均得到明显改善。

第四阶段为愈合期。炎症得到控制后,角膜浸润逐渐吸收,溃疡基底及边缘逐渐清洁平滑,周围上皮再生修复覆盖溃疡面,溃疡缺损由结缔组织充填形成瘢痕。溃疡愈合后,根据瘢痕混浊程度的不同而遗留厚薄不等得瘢痕。浅层的瘢痕性混浊薄如云雾状,通过混浊部分仍能看清后面虹膜纹理者称角膜薄翳(corneal nebula);混浊较厚呈白色,但仍可透见虹膜者称角膜斑翳(corneal macula);混浊很厚呈瓷白色,不能透见虹膜者称角膜白斑(corneal leucoma)。如果角膜瘢痕组织中嵌有虹膜组织时,形成粘连性角膜白斑(adherent leucoma),若在高眼压的作用下,混杂有虹膜组织的角膜瘢痕呈紫黑色隆起,则称为角膜葡萄肿(corneal staphyloma)。

【临床表现】

1. 角膜刺激症状　眼痛、畏光、流泪、眼睑痉挛等。
2. 睫状充血　围绕角膜的睫状前血管充血所致,呈紫红色,愈近角膜缘愈明显。
3. 角膜混浊　角膜浸润、角膜水肿、角膜溃疡及角膜瘢痕等均可造成角膜混浊,导致不同程度的视力下降。视力下降程度与病灶所处部位有关。
4. 角膜新生血管　有浅层和深层两种。浅层为树枝状,色鲜红;深层为毛刷状,色暗红,位于角膜基质内。
5. 严重角膜炎可并发虹膜睫状体炎。

角膜新生血管(图片)

【诊断】

1. 临床诊断　根据典型的临床表现(如角膜刺激症状)及睫状充血、角膜浸润和角膜溃疡的形态特征等,进行诊断,但应强调病因诊断。
2. 实验室诊断　溃疡组织刮片检查行 Gram 和 Giemsa 染色,可在早期行病因学诊断,还可同时进行细菌、真菌培养,为选择敏感抗菌药物提供可靠依据。

近年用于临床的角膜共聚焦显微镜对感染性角膜炎(如真菌性角膜炎)的早期诊断具有较高价值。

【治疗】

控制感染,减轻炎症反应,促进溃疡愈合和减轻瘢痕形成是角膜炎的治疗原则。对细菌性角膜

炎，根据患者病情及医生经验选用一种或多种广谱抗生素，待实验室检查结果明确后，再调整药物给予敏感抗生素。真菌性角膜炎仍缺乏高效、低毒、广谱的理想药物。病毒性角膜炎可选用更昔洛韦、高浓度干扰素等或联合用药。

糖皮质激素的使用要严格掌握适应证。细菌性角膜溃疡愈合后，应用糖皮质激素可以抑制炎症反应，减少瘢痕形成；真菌性角膜炎禁用糖皮质激素，因为可致病情恶化；单疱病毒性角膜炎应根据病变类型，掌握糖皮质激素用药时机，原则上只能用于非溃疡型的角膜基质炎。

合并虹膜睫状体炎时，应散瞳治疗。对药物难以控制的重症感染者，角膜溃疡穿孔或即将穿孔者，应选择治疗性角膜移植术。

角膜移植术

当局部治疗措施无法控制角膜疾病发展时需要考虑手术，主要是角膜移植术。通过角膜移植术置换严重发炎、混浊的角膜可以使患者恢复有用视力。按手术目的可分为：

1. 光学性角膜移植术　是指为达到光学目的，通过手术切除患眼混浊的角膜，移植透明的供体角膜，使患眼角膜恢复透明和屈光能力，从而改善视力。

移植的角膜（图片）

2. 治疗性角膜移植术　是指通过角膜移植手术治疗穿孔，或即将穿孔的角膜溃疡，以及蚕蚀性角膜溃疡、角膜皮样肿瘤等疾病。

3. 美容性角膜移植术　是指为达美容目的通过角膜移植改善角膜外观而进行的手术。

另外，按手术方式又可分为：板层角膜移植术、穿透性角膜移植术及角膜内皮移植等。

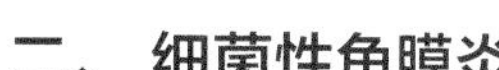

二、细菌性角膜炎

细菌性角膜炎（bacterial keratitis）是指由细菌感染引起的角膜炎症，病情多较严重，如果得不到有效治疗，可发生角膜溃疡穿孔，甚至眼内感染。即使治愈后也会留有角膜瘢痕、角膜新生血管等。

【病因】

本病多为角膜外伤或角膜异物剔除后感染所致，佩戴角膜接触镜和慢性泪囊炎也是重要的危险因素。常见的致病菌有葡萄球菌、铜绿假单胞菌、肺炎链球菌和大肠埃希菌等。

前房积脓（图片）

【临床表现】

本病起病急，发展快。表现为眼痛、畏光、流泪、眼睑痉挛等。睫状充血或混合充血，严重者伴球结膜水肿。病变早期可见角膜上皮溃疡，溃疡下有边界模糊、致密的浸润灶，周围组织水肿。浸润灶迅速扩大，继而形成溃疡，溃疡表面和结膜囊多有脓性或黏液脓性分泌物。可有不同程度前房积脓。

革兰氏阳性球菌感染所致的溃疡表现为圆形或椭圆形局灶性病变，周围有灰白色浸润区，边界清晰。葡萄球菌感染多发生于已受损的角膜，可导致严重的基质脓肿和角膜穿孔。肺炎球菌性角膜炎常见于外伤或慢性泪囊炎，多呈中央较深的椭圆形溃疡，带有匍行性边缘，后弹力层可见放射状皱褶，常伴有前房积脓，也可导致角膜穿孔。

革兰氏阴性细菌所引起的角膜炎，典型表现为迅速发展的角膜液化性坏死，其中铜绿假单胞菌引起的感染具有特征性，常发生于角膜异物剔除后或戴角膜接触镜引起的感染。溃疡表面有大量黏稠的脓性或黏液脓性分泌物，略带黄绿色，伴大量前房积脓。感染如未控制，数日内可发生整个角膜坏死穿孔，眼球内容脱出或全眼球炎。

奈瑟菌属的淋病奈瑟菌感染所致的角膜炎来势凶猛，发展迅速。表现为眼睑高度水肿、球结膜水肿和大量脓性分泌物，伴有角膜基质浸润、坏死及溃疡。新生儿患者常致角膜穿孔。

【诊断】

药物治疗前，病灶处刮取组织行涂片染色找到细菌，结合临床特征做出初步诊断。真正的病原学诊断需作细菌培养，同时行细菌药物敏感试验筛选敏感抗生素，以指导治疗。

【治疗】

细菌性角膜炎可造成角膜组织的迅速破坏，因此对疑似细菌性角膜炎患者应立即给予积极治疗。

笔记

初诊患者根据临床表现和溃疡的严重程度给予广谱抗生素治疗，然后根据细菌培养和药敏试验的结果调整使用敏感抗生素。

对病原体未明的G^+球菌感染，首选抗生素是头孢菌素，50mg/ml 头孢唑林是这类药物的代表，G^-杆菌角膜炎首选抗生素是氨基糖苷类，可选择 1.3%～1.5%妥布霉素。对于多种细菌引起的角膜炎，或革兰氏染色不明确者，推荐联合使用头孢菌素和氨基糖苷类作为初始治疗。

急性期高浓度抗生素眼液频繁点眼，严重者每 5min 点眼一次，持续 30min，然后改为 15～30min 点眼一次，使角膜基质很快达到抗生素的有效治疗浓度。然后在 24～36h 内，维持 30min 点眼一次的频率。病情稳定后，逐渐减少滴眼次数，睡前抗生素眼膏涂眼。本病一般不全身用药，但出现角膜溃疡穿孔、角膜炎可能向眼内或全身播散、角膜或巩膜穿通伤后继发的角膜感染，应在局部用药的同时全身应用抗生素。

并发虹膜睫状体炎者应给予 1%阿托品滴眼液或眼膏散瞳。局部可使用胶原酶抑制剂抑制溃疡发展，大量口服维生素 C、维生素 B 等药物有助溃疡愈合。病情不能控制可能发生角膜穿孔者，可考虑治疗性角膜移植术。

三、真菌性角膜炎

真菌性角膜炎（fungal keratitis）是由致病真菌引起的致盲率很高的感染性角膜病变。随着抗生素和糖皮质激素的广泛使用及对本病的认识和诊断水平的提高，其发病率不断增高。

【病因】

本病多见于农民，常因植物性角膜外伤后发病。此外，真菌性角膜炎的发病与全身或眼局部大量使用广谱抗生素、糖皮质激素或免疫抑制剂有关。主要致病菌为曲霉菌属、镰孢菌属、弯孢菌属和念珠菌属。

【临床表现】

本病多有植物性外伤史或长期使用激素和抗生素病史。起病缓慢，病程长。早期有异物感，而刺激症状相对较轻。角膜病灶呈白色或乳白色，致密，表面欠光泽呈牙膏样外观，溃疡周围有基质溶解形成的浅沟或抗原抗体反应形成的免疫环。部分病例可见“伪足”或“卫星灶”，角膜后可有斑块状沉着物。常伴有严重的虹膜睫状体炎反应，出现灰白色的黏稠前房积脓。

真菌性角膜溃疡（图片）

【诊断】

本病根据植物外伤史和角膜病灶特征可做出初步诊断。确诊需实验室检查找到真菌和菌丝，方法有角膜刮片染色、真菌培养、角膜组织活检及共聚焦显微镜检查等。

【治疗】

1. 药物治疗 0.15%两性霉素 B 和 5%那他霉素是抗真菌性角膜炎的一线药物。丝状真菌首选 5%那他霉素，酵母菌属则可选用 0.15%两性霉素 B、2%氟康唑、5%那他霉素或 1%氟胞嘧啶。抗真菌药物局部使用，开始时每 0.5～1h 滴眼一次，晚上涂抗真菌眼膏，病情控制后可逐渐减少用药次数。病情严重者可联合全身使用抗真菌药物。治疗过程中注意药物的眼表毒性，起效后药物治疗应至少持续 6 周。伴有虹膜睫状体炎者，使用 1%阿托品滴眼液或眼膏散瞳，禁用糖皮质激素。

2. 手术治疗 对药物治疗无效病例，需行手术治疗。

四、单纯疱疹病毒性角膜炎

单纯疱疹病毒性角膜炎（herpes simplex keratitis，HSK），此病最常见，是致盲性角膜病最主要的原因。

【病因】

大多数病例均由单纯疱疹病毒 1 型感染所致。分为原发感染和复发感染。前者常见于幼儿，发生头、面部皮肤及黏膜组织的感染，病毒经感觉神经末梢到达神经元的细胞内，以潜伏状态存在。当机体在特殊状态下，如感冒、发热、疲劳、使用糖皮质激素或免疫抑制剂后，潜伏病毒再活化，沿着感觉神经轴浆流逆行到神经末梢或角膜上皮细胞，引起感染者，称复发感染。

【临床表现】

1. 原发感染 常有发热、耳前淋巴结肿痛，唇部或皮肤疱疹。眼部受累表现为急性滤泡性结膜炎、假膜性结膜炎、眼睑皮肤疱疹、点状或树枝状角膜炎。

2. 复发感染　主要见于成年人，有三种类型。

（1）上皮型角膜炎：占 HSK 的 2/3 以上，角膜感觉减退是典型体征。病变部角膜知觉减低或消失，但周围角膜的敏感性却相对增加。感染初期角膜上皮出现针尖样灰白色小疱，排列成串或聚集成簇，称为角膜疱疹。感染的上皮细胞坏死崩解，出现点状角膜炎。点状病灶逐渐扩大融合形成树枝状角膜缺损，常位于角膜中央（图 1-7-2）。病变可继续扩展、融合、加深，形成地图状角膜溃疡，常伴有虹膜睫状体炎。大多数浅层溃疡患者经治疗后，溃疡可在 1~2 周内愈合，但基质浅层的浸润需历时数周至数月才能吸收。

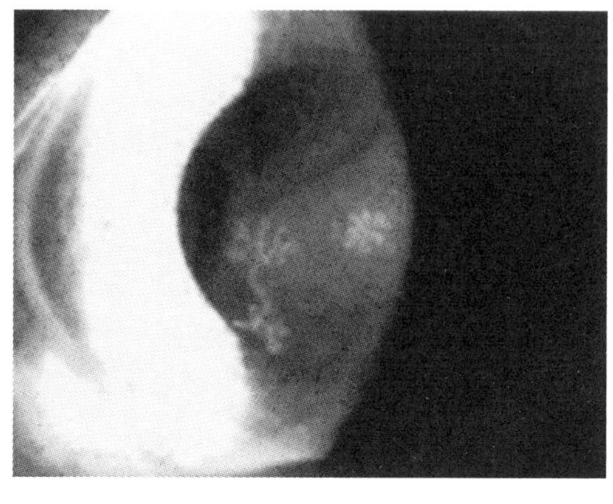

图 1-7-2　树枝状角膜炎

坏死性基质型角膜炎(图片)

（2）营养性角膜病变：多发生于病毒感染的恢复期或静止期，病灶可局限于角膜的上皮面及其基质浅层，呈圆形或椭圆形，多位于睑裂区。

（3）基质型角膜炎：分为免疫性和坏死性两类。

免疫性基质型角膜炎的最常见类型是盘状角膜炎（disciform keratitis）。充血、刺激症状轻微，角膜中央区基质呈现灰白色盘状水肿，不伴炎症细胞浸润和新生血管。

坏死性基质型角膜炎表现为角膜基质内单个或多个黄白色坏死浸润灶、胶原溶解坏死以及上皮广泛性缺损，甚至合并灰白色脓肿、角膜后沉积物和虹膜睫状体炎。常诱发基质层新生血管。

（4）角膜内皮炎：根据部位分为盘状、弥漫性和线状 3 种类型，盘状是最常见的类型，表现为角膜基质水肿，透明性下降、水肿区内皮面有角膜沉积物和虹膜睫状体炎。严重者可能导致角膜内皮功能失代偿，出现大泡性角膜病变。

【诊断】

本病根据病史，角膜树枝状、地图状角膜溃疡灶，或盘状角膜基质炎等体征可以诊断。实验室检查有助于诊断。

【治疗】

治疗原则是抑制病毒在角膜内的复制，减轻炎症反应引起的角膜损害。上皮型角膜炎必须给予有效的抗病毒药物抑制病毒活性。基质型角膜炎除抗病毒外，抗炎治疗尤为重要。内皮型角膜炎还应采取措施保护角膜内皮细胞功能。

常用抗病毒药物有更昔洛韦、阿昔洛韦等滴眼液或眼膏，上皮型角膜溃疡禁用糖皮质激素，否则可导致感染扩散。对基质型角膜炎，糖皮质激素与抗病毒药物可同时应用。有虹膜睫状体炎时，要及时使用睫状肌麻痹剂。角膜溃疡形成严重瘢痕影响视力时，穿透性角膜移植是复明的有效手段。

单纯疱疹病毒性角膜炎容易复发，控制诱发因素对于降低复发率也很重要。

五、角膜软化症

角膜软化症（keratomalacia）是维生素 A 严重缺乏治疗不及时导致。食物中缺少维生素 A、喂养不当、吸收不良、慢性腹泻、消耗过多或肝胆疾病等是发生本病的常见原因。

【临床表现】

双眼缓慢起病，患儿发育不良，精神萎靡，皮肤粗糙。早期出现夜盲。最初球结膜干燥，失去光泽和弹性。当眼球转动时，球结膜出现同心性皱褶，在内外侧近角膜缘球结膜上出现三角形、泡沫状上皮角化斑，称 Bitot 斑。继而角膜上皮干燥，失去光泽，逐渐出现灰白色混浊，最后形成角膜溃疡，基质溶解、坏死、变薄，常合并感染出现前房积脓。如病程进一步发展，全角膜软化穿孔，甚至眼内容物脱出。

【治疗】

如能早期治疗，在角膜穿孔前控制病情，愈后良好。应大量补充维生素 A，同时补充其他维生素，

纠正水和电解质失调,治疗全身疾病。抗生素眼液或眼膏滴眼,预防感染。

六、角膜接触镜引起的并发症

由于广泛使用角膜接触镜,相应地,它引起的并发症越来越多,得到了很大的关注。角膜接触镜引起的并发症与许多因素有关,需要重视。

角膜接触镜本身引起的并发症:主要有镜片缺陷和镜片沉积物造成的。镜片缺陷导致患者不适;镜片沉积物除影响镜片透明性外,也导致配戴不适。

接触镜引起的角膜和结膜异常。可导致中毒性结膜炎,引起结膜充血、点状上皮脱落或上皮糜烂。过敏反应,镜片清洁、保存液中的某些成分可引起迟发性变态反应引起结膜充血、点状角膜炎,甚至引起上皮下浸润浑浊。巨乳头下结膜炎,表现上睑结膜巨大的乳头状增生,应考虑停戴。角膜基质浸润,多位于角膜周边部,呈灰色浑浊。角膜内皮变化,表现内皮细胞大小不均,失去六角形细胞的形态,停止戴镜后可恢复。角膜新生血管,常出现角膜周边,还可引起基质层新生血管。感染性角膜炎,最常见为细菌性角膜溃疡,也可为真菌性或棘阿米巴性角膜溃疡。感染性角膜炎是接触镜的严重并发症,应该积极处理。

七、准分子激光角膜屈光手术的角膜并发症

准分子激光角膜屈光手术治疗屈光不正疗效已经得到医师和患者的普遍肯定,然而,此手术对角膜不可避免地产生一系列的影响。术后主要并发症包括:

1. 层间碎屑　为术中有机或无机物质进入并滞留于层间所致。

2. 角膜神经营养性水平病变　为术中切断角膜神经纤维,使远端神经末梢发生变性,角膜知觉下降或营养障碍所致。常伴有角结膜干燥。

3. 弥漫性层间角膜炎　是角膜瓣层间界面的一种非感染性弥漫性炎症。表现为角膜瓣界面弥漫性白色粉末状颗粒,严重者影响视力。

4. 感染性角膜炎　是一种少见但严重的术后并发症。

5. 进行性角膜扩张　表现为术后角膜变薄,发生原因不明。

准分子激光角膜屈光手术还有一些并发症,如角膜瓣下上皮内生或植入、角膜瓣移位等。随着设备的改进、手术技术的提高和经验的积累,手术并发症倾向于越来越少,临床疗效越来越稳定。

患者女,47岁,右眼被树枝划伤后红痛伴视力下降10d来院诊治。自受伤后出现右眼红、眼痛、畏光、流泪,伴视力下降,曾于当地医院诊疗,疗效不佳。眼部检查:视力　右眼0.02,右眼结膜混合性充血,角膜中央偏下方见大小约4mm×5mm灰白色混浊,表面干燥呈牙膏样外观,可见伪足及卫星灶,前房深度正常,瞳孔圆,对光反应灵敏,余详细情况窥不清,眼压17mmHg。

请思考:

1. 该患者诊断可能是什么?
2. 该患者还需做哪些检查?
3. 治疗原则是什么?

第二节　巩　膜　炎

巩膜主要由胶原纤维和弹力纤维致密交织组成,其特点是细胞和血管结构少,不易发病。一旦出现病变,则病程长,组织修复能力及药物治疗效果差。

【病因】

1. 多与全身感染性疾病有关　如结核、麻风、梅毒、带状疱疹等,或与感染病灶引起的免疫反应

有关。

2. 与自身免疫性结缔组织疾病有关　如系统性红斑狼疮、类风湿关节炎、多发性结节性动脉炎等。

3. 代谢性疾病　如痛风可能与巩膜炎有关。

4. 其他原因　结膜、角膜、葡萄膜、眶内等邻近组织的炎症直接蔓延可引起巩膜炎，外伤也可引起巩膜炎。

【临床表现】

1. 表层巩膜炎（episcleritis）　是巩膜表层组织的非特异性炎症，多发生在角膜缘至直肌附着点的区域内，并以睑裂暴露部位最常见。具有复发性、自限性，好发于女性。临床上分为两种类型。

（1）结节性表层巩膜炎：较常见，急性发病，以局限性结节样隆起为特征。结节多为单发，呈暗红色，圆形或椭圆形，直径2~3mm，可被推动，结节周围结膜充血水肿，有疼痛和压痛，病程2周左右自限，一般不影响视力。

（2）单纯性表层巩膜炎：发病突然，病变区表层巩膜及球结膜呈扇形局限性或弥漫性充血水肿，呈紫红色外观。症状一般较轻，表现为轻微眼痛及灼热感，视力多不受影响。本病可多次反复发病，妇女多在月经期发作，但复发部位不固定。

2. 巩膜炎（scleritis）　为巩膜基质层的炎症，病情及预后重于表层巩膜炎，对眼的结构和功能有一定破坏性。病变位于眼球赤道前部者称前巩膜炎，发生在赤道后部者称后巩膜炎。

（1）前巩膜炎：双眼先后发病，眼部疼痛、压痛，有刺激症状，视力可轻度下降。裂隙灯下可见巩膜表层和巩膜本身均有水肿，炎症消退后，病变区巩膜被瘢痕组织代替，巩膜变薄，葡萄膜颜色显露而呈蓝色。

前巩膜炎可分为三种类型：巩膜弥漫性充血，伴球结膜水肿者称弥漫性前巩膜炎；巩膜呈紫红色充血、肿胀、压痛、结节状隆起者，称结节性前巩膜炎；另一类型的前巩膜炎常双眼发病，破坏性大，引起视力损害，受累巩膜可坏死变薄，暴露出脉络膜，称坏死性巩膜炎。

（2）后巩膜炎：是发生在赤道后巩膜的一种肉芽肿性炎症，临床少见。一般眼前段无明显变化，极易漏诊。可表现为不同程度的眼痛，视力减退。常合并葡萄膜炎、视乳头水肿、渗出性视网膜脱离。眼B超、CT或MRI显示后部巩膜增厚，有助诊断。

【治疗】

巩膜炎的治疗原则首先是去除病因，局部或全身应用糖皮质激素，或选用非甾体类消炎药、免疫抑制剂等药物。并发虹膜睫状体炎时，应用阿托品散瞳。对坏死、穿孔的巩膜可试行异体巩膜修补术。

本章小结

本章围绕角膜炎和巩膜炎进行了阐述，着重对角膜炎进行论述。通过本章节的学习，掌握细菌性角膜炎、真菌性角膜炎及单纯疱疹病毒性角膜炎的临床表现、诊断及治疗，熟悉角膜炎的病因、病理及治疗原则，了解角膜软化症、巩膜炎的临床表现及治疗原则。能够根据病史、体格检查及辅助检查结果对不同类型的角膜疾病进行分析，做出初步诊断，并指出相应的治疗原则。

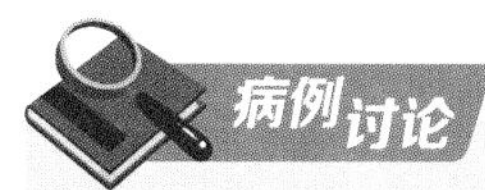

病例讨论

患者男，25岁，左眼疼痛伴畏光、流泪2d。2d前，左眼被他人手指伤。眼部检查：视力　右眼1.0，左眼0.2，右眼眼睑无充血，眼球运动未见异常，结膜无充血，角膜透明；左眼眼睑无充血，结膜充血，角膜溃疡，晶状体未见混浊，瞳孔等大正圆。左眼玻璃体及眼底窥及模糊。眼压　右11mmHg，左13mmHg。

（黄　健）

扫一扫，测一测

思考题

1. 试述角膜炎的病理分期。
2. 单纯疱疹病毒型角膜炎的治疗原则是什么？
3. 角膜接触镜引起的并发症有哪些？

第八章 葡萄膜病

学习目标

1. 掌握:虹膜睫状体炎的临床表现、鉴别诊断及治疗。
2. 熟悉:葡萄膜炎的临床分类及病因。
3. 了解:中间葡萄膜炎及后葡萄膜炎的临床表现及治疗;交感性眼炎、Vogt-小柳原田综合征、脉络膜恶性黑色素瘤、脉络膜血管瘤及脉络膜转移癌诊断和治疗。
4. 能在带教老师的指导下,对葡萄膜炎患者进行病史采集,运用裂隙灯显微镜进行眼部的检查。
5. 根据症状、体征及辅助检查结果进行综合分析,提出葡萄膜炎的治疗原则。

第一节 葡萄膜炎

葡萄膜炎(uveitis)是指发生在葡萄膜、视网膜、视网膜血管和玻璃体的炎症。多发生于青壮年,易合并全身性自身免疫性疾病,常反复发作,可引起一些严重的并发症,是一类常见的致盲性眼病。

【分类】

1. 病因分类　分为感染性和非感染性两大类。前者包括细菌、病毒、真菌、立克次体、寄生虫等病原体;后者包括特发性、创伤性、自身免疫性、风湿性疾病伴发的葡萄膜炎。

2. 病理分类　分为肉芽肿性(与病原体感染有关)、非肉芽肿性(与过敏有关)。

3. 解剖位置分类　分为:①前葡萄膜炎,炎症累及虹膜及睫状冠以前的睫状体组织;②中间葡萄膜炎,炎症累及睫状体平坦部、周边部视网膜、玻璃体基底部;③后葡萄膜炎,炎症累及脉络膜、视网膜组织;④全葡萄膜炎包括上述三种情况。

4. 病程分类　分为急性(小于 3 个月)、慢性(大于 3 个月)。

【病因】

1. 感染因素　细菌、病毒、寄生虫等病原体通过血循环侵入葡萄膜发病;或眼外伤、手术等因素导致病原体直接侵入局部;感染分内源性和外源性(外伤或手术)感染两大类。

2. 创伤和理化因素　如机械性、化学性、热灼伤以及有毒物质的刺激引起的葡萄膜炎症反应;氧化损伤和花生四烯酸代谢产物机制,氧自由基代谢产物诱导的炎症介质及花生四烯酸代谢形成的白三烯等炎症介质,都可以加重炎症反应,可以诱发葡萄膜炎。

3. 自身免疫因素　多种类型的葡萄膜炎和特定的 HLA 抗原相关,说明遗传因素在其中发挥作用。单一病因的葡萄膜炎很少,多种因素参与葡萄膜炎发生发展过程,但是常合并有免疫因素,临床上还有部分患者难以明确病因。

一、前葡萄膜炎

前葡萄膜炎(anterior uveitis)是虹膜炎和睫状体炎的总称,二者常同时存在,是最常见的葡萄膜炎。

【临床表现】

1. 症状

(1) 眼痛:由于丰富的三叉神经末梢受到炎症因子和毒素的刺激所致。

(2) 视力减退:由于屈光间质不清(角膜水肿、角膜后沉着物、房水混浊等);睫状肌痉挛可引起暂时性近视;发生黄斑水肿、继发性青光眼及并发性白内障可使视力进一步减退甚至丧失。

(3) 畏光、流泪、眼睑痉挛:由于受炎症激惹,面神经与眼轮匝肌紧张性增高,导致眼睑痉挛。

2. 体征

(1) 充血:睫状充血或混合充血。急性前葡萄膜炎多有明显睫状充血,为结膜后动脉充血所致,严重病例可形成混合性充血,常伴结膜水肿。

(2) 房水混浊:主要因虹膜血管壁的血-房水屏障功能遭到破坏,蛋白质、纤维素性成分的渗出物、炎性细胞等进入房水,使房水透明度下降。用裂隙灯显微镜观察可见狭窄光束成灰白色反射,属于丁道尔氏征,称为前房闪辉。房水混浊是炎症活动期的重要体征。严重时,渗出的炎症细胞亦可沉积在前房成为前房积脓。

前葡萄膜炎时前房积脓(图片)

(3) 角膜后沉着物(keratic precipitates,KP):血-房水屏障受到破坏,渗出物进入房水。因房水流动和重力的作用,渗出物逐渐附着在角膜内皮上,下方沉积得多,上方沉积得少,形成基底向下,尖角向上的三角形或扇形的角膜后沉着物附着区。因渗出成分不同,KP 表现有所不同:①粉尖状 KP:灰白色,点状;②羊脂状 KP:灰白色,粗大,球形如脂;③色素性 KP:主要是小色素颗粒(图 1-8-1)。

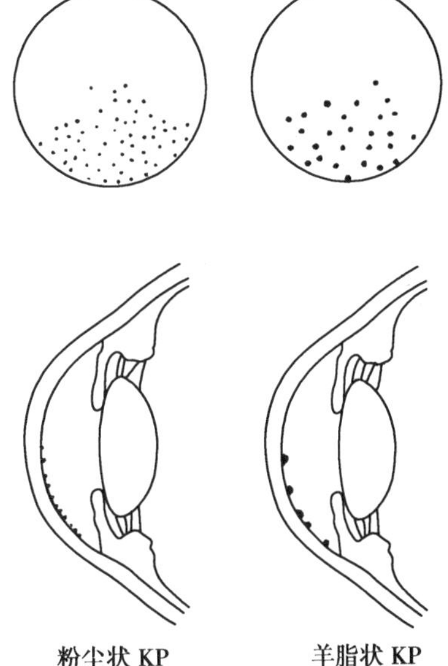

图 1-8-1 葡萄膜炎时角膜后沉着物

(4) 虹膜改变:急性期充血,水肿,色泽略暗,纹理不清。慢性期虹膜渗出和增殖,使虹膜根部与周边部角膜粘连,称为虹膜前粘连。若虹膜与晶状体表面粘连,称为虹膜后粘连。

(5) 瞳孔改变:炎症刺激使瞳孔括约肌痉挛收缩,瞳孔变小,瞳孔直接与间接对光反应减弱或消失。虹膜后粘连,散瞳后呈花瓣样瞳孔,如虹膜发生 360°的粘连,形成瞳孔闭锁;如纤维膜覆盖整个瞳孔区,称瞳孔膜闭(图 1-8-2)。

(6) 晶状体改变:色素可沉积于晶状体前表面,或遗留下环形色素。

(7) 玻璃体和眼底改变:葡萄膜的炎性渗出物可渗出至玻璃体,重度炎症可偶有反应性囊样黄斑水肿和视盘水肿。

【并发症】

1. 并发性白内障 由于房水成分改变影响晶状体代谢、长期使用糖皮质激素,导致晶状体混浊,主要是晶状体后囊下混浊。

2. 继发性青光眼 虹膜睫状体炎时,可因炎症细胞、色素颗粒及组织碎片阻塞小梁网;虹膜周边前粘连,使房水引流受阻;瞳孔闭锁或瞳孔膜闭引起房水引流受阻,导致继发性青光眼,严重者视功能丧失。

3. 低眼压及眼球萎缩 炎症反复发作或慢性化,可致睫状体脱离或萎缩,房水分泌减少,引起眼压下降,严重者可致眼球萎缩。

【辅助检查】

实验室检查包括血常规、血沉等,对怀疑病原体感染所致者,应进行相应的病原学检查。

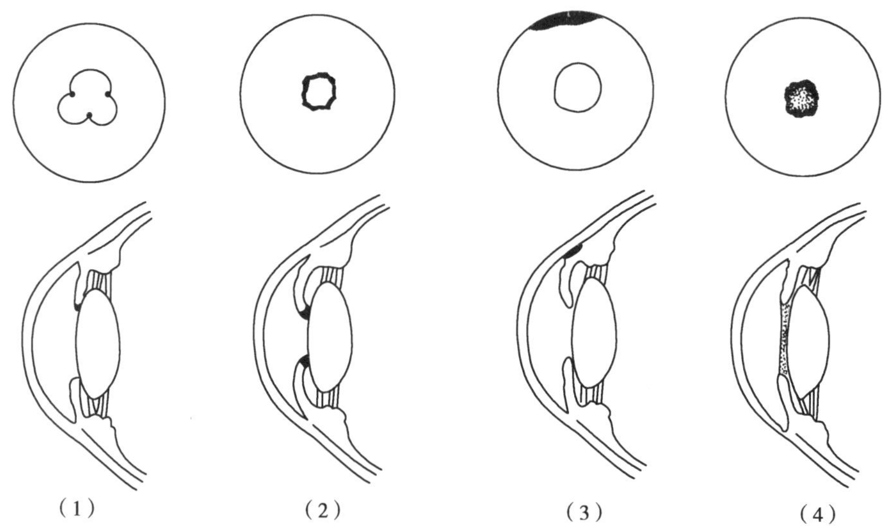

图 1-8-2 虹膜粘连及瞳孔闭锁
(1)虹膜后粘连;(2)瞳孔闭锁及虹膜膨隆;(3)房角粘连;(4)瞳孔膜闭。

【诊断及鉴别诊断】

诊断主要根据临床表现,睫状充血、瞳孔缩小、KP、前房闪辉、虹膜纹理不清及虹膜后粘连等即可明确诊断。起病急,病程在3个月以内者为急性炎症;超过3个月者为慢性炎症。如仅有虹膜后粘连及晶状体前囊色素沉着时,表示曾患过虹膜睫状体炎,诊断为陈旧性虹膜睫状体炎。做相应实验室检查十分必要。本病应与急性结膜炎、急性闭角型青光眼及眼内肿瘤进行鉴别。

【治疗】

治疗原则:立即散瞳以防止虹膜后粘连,迅速抗炎以防止眼组织破坏和并发症的发生,以及针对病因进行治疗。

1. 局部治疗

(1) 散瞳:一旦确诊应该立即散瞳,可以解除睫状肌痉挛,缓解疼痛,减轻充血水肿,同时使虹膜与晶状体前囊膜分离,防止或拉开虹膜后粘连。

常用的散瞳药

常用的散瞳药为1%阿托品眼膏或眼药水,急性期每日2~3次点眼,药水使用后应压迫泪囊部3~5min,以免眼药入鼻被鼻黏膜吸收引起中毒。0.5%托吡卡胺为短效散瞳剂,使虹膜处于运动状态,可预防后粘连。但疑有闭角型青光眼的患者,避免使用阿托品,可用后马托品、东莨菪碱、托吡卡胺代替。

(2) 糖皮质激素:及早应用糖皮质激素,以减轻炎症反应。如:0.1%地塞米松眼药水或0.5%醋酸氢化可的松眼药水,每日滴4~8次。对病情严重,可选择球结膜下注射庆大霉素和地塞米松,每次0.3~0.5ml,每日1次。

(3) 非甾体类消炎药:通过阻断前列腺素、白三烯等炎性介质而发挥抗炎作用。局部点非甾体消炎药,常用滴眼液有吲哚美辛、双氯芬酸钠滴眼液等,每日3~8次点眼。

2. 全身治疗 主要是病因治疗。

(1) 糖皮质激素口服:用泼尼松30~50mg或地塞米松3~4mg,每日早餐后顿服,随病情变化而调整用量。静脉用药一般在病情急、受累范围大的情况下应用。

(2) 非甾体消炎药:如阿司匹林口服0.5g,每日3次;或吲哚美辛口服25mg,每日3次。

(3) 抗生素:对结核、梅毒和钩端螺旋体感染有关的葡萄膜炎,需进行抗感染治疗。

3. 并发症治疗　并发性白内障可行超声乳化人工晶状体植入术；继发性青光眼，可行虹膜周边切除术或滤过性手术。

二、中间葡萄膜炎

中间葡萄膜炎（intermediate uveitis）指累及玻璃体基底部、睫状体平坦部、周边部视网膜、脉络膜的炎症性和增殖性疾病，也称为睫状体平坦部炎。病程缓慢、隐匿。多见于40岁以下的年轻人，常累及双眼，可先后发病。

【临床表现】

症状轻，初发可无明显症状，或仅感眼前黑影飘动、雾视或一过性近视，偶有眼红、眼痛。眼前节多无或仅有轻微的炎性改变，少量KP，呈羊脂状或粉尘状，轻度前房闪辉，用三面镜检查可以发现玻璃体基底部、睫状平坦部和周边部视网膜有炎症表现。

【诊断】

三面镜或间接检眼镜检查，可见睫状体平坦部有灰白色隆起的“雪堤样”改变，玻璃体前部及基底部小白球样混浊，融合成黄白色棉球样外观等。眼底荧光造影可协助诊断。

【治疗】

病情轻者，无须治疗。活动性炎症者、明显视网膜炎或者黄斑囊样水肿者，类固醇激素局部或全身使用，亦可给免疫抑制剂。如效果不佳，可直接冷冻“雪堤样”病灶处的睫状体平坦部，光凝视网膜新生血管。炎症控制不良、玻璃体增殖、牵引性视网膜脱离者，可行玻璃体切除术。

三、后葡萄膜炎

后葡萄膜炎（posterior uveitis）是一组累及脉络膜、视网膜、视网膜血管和玻璃体的炎性疾病。

【临床表现】

1. 症状　取决于炎症受累部位及严重程度，可有眼前黑影或暗点或视力下降，病变没有累及黄斑时，仅有闪光或无症状。

2. 体征　玻璃体内炎症细胞和混浊；视网膜血管炎，出现血管鞘、闭塞和出血等；黄斑水肿；局灶性脉络膜视网膜浸润病灶，大小不一，边界不清，呈黄白色，位于视网膜血管外侧，晚期形成瘢痕病灶；还可发生渗出性视网膜脱离、增殖性视网膜病变和玻璃体积血等。

【诊断】

根据典型的临床表现，即可诊断。FFA对判断视网膜、视网膜血管及脉络膜色素上皮病变有很大帮助，ICGA有助于判定脉络膜及其血管的受累程度。

【治疗】

常用类固醇激素治疗，可采用糖皮质激素后Tenon囊下注射治疗；顽固病例尚需用其他免疫抑制剂，如环磷酰胺、苯丁酸氮芥等。

病例导学

患者男，60岁，右眼红痛伴视力下降6d，伴头痛和畏光、流泪，无眼分泌物，曾在外院诊治，无明显好转。眼部检查：视力　右眼0.25，右眼结膜混合性充血，角膜后沉着物，前房闪辉阳性，瞳孔小，虹膜后粘连。眼压11mmHg。左眼未见异常。

请思考：

1. 该患者诊断可能是什么？
2. 该患者最可能发生的并发症是什么？
3. 治疗原则是什么？

第二节 两种特殊类型的葡萄膜炎

一、Vogt-小柳原田综合征

Vogt-小柳原田综合征(Vogt-koyanagi-Harada syndrone,VKH 综合征)又称特发性葡萄膜大脑炎,特征是双侧全葡萄膜炎伴有脑膜刺激征、听力障碍、白癜风、毛发变白或脱落等病症。可能由自身免疫反应所致。

010802

VKH 晚霞样眼底级及 Dalen-Fuchs 结节(图片)

【临床表现】

发病前多有感冒或其他前驱症状,表现为发热、头痛、耳鸣、听力下降、头皮过敏和颈项强直等改变,3~5d 后双眼视力突然下降,表现为脉络膜炎、视网膜脉络膜炎甚至浆液性视网膜脱离等,2 个月后炎症渐退,眼底检查发现色素脱失及萎缩病灶的晚霞样改变。

除上述表现外,还可出现脱发、毛发变白、白癜风等眼外改变。常见眼部并发症有并发性白内障、继发性青光眼和渗出性视网膜脱离。

【诊断】

典型的病史及特征性的改变即可诊断。眼底荧光素血管造影检查可见,早期多发性细小的荧光素渗漏点,以后扩大融合,对诊断有帮助。脑脊液检查可见淋巴细胞增多。

【治疗】

本病早期大剂量类固醇激素治疗,2 周后予维持量治疗。复发者或顽固病例,一般给予免疫抑制剂。

二、交感性眼炎

交感性眼炎(sympathetic ophthalmia,SO)是指发生于一眼穿通伤或内眼手术后的双侧肉芽肿性葡萄膜炎,受伤眼称为诱发眼,另一眼则称为交感眼。

【临床表现】

本病发生于外伤或术后 5d 至 60 年内,大多在 2 周至 2 个月内发病。一般发病隐匿,多为肉芽肿性炎症,表现为前葡萄膜炎、后葡萄膜炎、中间葡萄膜炎或全葡萄膜炎,以全葡萄膜炎为多见。

【诊断】

外伤和内眼手术史对诊断有重要价值,FFA 检查可见视网膜色素上皮和脉络膜水平的早期多灶性渗漏和晚期染料积存,可伴有视盘染色。

【治疗】

前段受累应用糖皮质激素滴眼和睫状肌麻痹剂治疗,后段葡萄膜炎和全葡萄膜炎应用糖皮质激素和免疫抑制剂治疗。

【预防】

眼球穿通伤后及时修复伤口,避免葡萄膜嵌顿及预防感染、应用糖皮质激素控制葡萄膜炎等措施对此病可能有预防作用,对外伤眼应尽可能修补伤口,恢复视功能。对抢救无效、修复无望的眼球方可慎行眼球摘除术。

第三节 葡萄膜肿瘤

一、脉络膜恶性黑色素瘤

脉络膜恶性黑色素瘤(malignant melanoma of the choroid)起源于脉络膜色素细胞和痣细胞,恶性度高,是我国第二大眼内恶性肿瘤,易与脉络膜结核等眼底病相混淆。

【临床表现】

1. 早期 视力减退、视物变形、视野缺损。眼底可见边界清晰暗黑色斑块。
2. 青光眼期 由于局部占位向前推动虹膜,房水流出受阻,或压迫涡状静脉,引起静脉回流受阻。

3. 眼外期 侵及眼球外组织。

【诊断】

早期诊断有时较困难,应根据病史和眼底临床特征综合分析,荧光素眼底血管造影、脉络膜血管造影、CT、磁共振及眼部超声检查、眼内组织针吸活检有助诊断。

【治疗】

局限性肿瘤可局部切除、激光光凝和放射治疗。弥漫性肿瘤可行眼球摘除,侵及眼外者应行眼眶内容剜除术。

二、脉络膜转移癌

其他脏器的恶性肿瘤晚期时可通过血行转移至脉络膜,可为单眼或双眼,因为血管结构的不同,左眼多于右眼。乳腺癌最为多见,肺癌次之,其次包括肾癌、消化道癌、甲状腺癌、肝癌,病灶好发于眼底后极部,表现为边界模糊不清的黄色或灰黄色圆盘状或半球形隆起。根据病史、原发病灶的存在,眼部 CT、MRI 超声波和 FFA 有助诊断。可考虑化疗或放疗。

本章小结

本章对葡萄膜病进行了阐述,着重对葡萄膜炎、常见的特殊葡萄膜炎及葡萄膜肿瘤了进行论述。需要掌握虹膜睫状体炎的临床表现、鉴别诊断及治疗。熟悉葡萄膜炎的临床分类及病因。了解中间葡萄膜炎及后葡萄膜炎的临床表现及治疗;交感性眼炎、Vogt-小柳原田综合征的概念、临床表现及治疗;脉络膜恶性黑色素瘤及脉络膜转移癌的诊断和治疗。能在带教老师的指导下,对葡萄膜炎患者进行病史采集,并根据病史、体检及辅助检查结果进行综合分析,明确葡萄膜病的诊断,提出相应的治疗原则。

病例讨论

患者女,32 岁。右眼红、疼痛 2d,视力下降 1d 就诊。2d 前该患自觉右眼红、疼痛,日轻夜重。1d 前视力下降明显。未经治疗,来院就诊。眼部检查:视力 右眼 0.6 不能矫正,左眼 1.0。眼压:右眼 10mmHg,左眼 18mmHg。右眼睫状充血,角膜后散在细小的灰白色 KP,前房深度适中,前房闪辉(++),虹膜后粘连,瞳孔不正圆约 2mm,呈梅花瓣样改变。晶状体混浊,玻璃体混浊。眼底窥不见。

病例讨论

(王 锐)

扫一扫,测一测

思考题

1. 虹膜睫状体炎如何与结膜炎和青光眼进行鉴别?
2. 简述虹膜睫状体炎的治疗。
3. 交感性眼炎的预防有哪些?

第九章　青光眼

学习目标

1. 掌握:急性闭角型青光眼的病因、临床表现、诊断和治疗;开角型青光眼的临床表现、诊断及治疗原则。

2. 熟悉:慢性闭角型青光眼的临床表现、诊断及治疗原则。

3. 了解:继发性青光眼、先天性青光眼的治疗原则。

4. 在老师的指导下,具备对青光眼患者进行病史采集和检查,并根据病史、检查及辅助检查结果进行综合分析,做出初步诊断和正确治疗的能力。

5. 能利用所学的知识,进行医患沟通,重点向患者及家属讲解急性闭角型青光眼、慢性闭角型青光眼、开角型青光眼的病情变化、治疗过程及注意事项,以取得理解和配合,并能进行正确的心理疏导。

青光眼(glaucoma)是一组以特征性视神经萎缩和视野缺损为共同特征的疾病,病理性眼压增高是其主要危险因素。当眼压超过眼球内组织所能承受的限度,将损害眼球内各组织尤其是视神经,进而损害视功能。临床表现以眼压升高、视力下降、视神经凹陷性萎缩及视野缺损为特征的眼病,是全球第二位的致盲眼病。

眼压与青光眼(视频)

眼压是指眼球内容物对眼球壁的压力。眼压的高低主要取决于房水循环中的三个因素:睫状突生成房水的速率、房水通过小梁网排出的阻力、上巩膜静脉压。生理性眼压的稳定性,有赖于房水生成量与排出量的动态平衡。一旦平衡失调将引起眼压变化。

正常人眼压范围为10~21mmHg,有双眼眼压对称,昼夜压力相对稳定的特点,一般双眼眼压差异≤5mmHg,24h眼压波动≤8mmHg。若眼压变化超过上述范围,需要结合临床表现并做进一步检查,以做出正确判断。青光眼最基本检查包括眼压、房角、视野和视盘检查。

根据前房角形态结构(开角或闭角)、病因机制(明确或不明确)以及发病年龄这三个主要因素,一般将青光眼分为原发性、继发性和先天性三大类。

第一节　原发性青光眼

原发性青光眼(primary glaucoma)是指发病机制尚未完全阐明的一类青光眼。有遗传倾向,为双侧眼病,但两眼可先后发病。根据眼压升高时前房角的状态是关闭或是开放,将其分为原发性闭角型青光眼和原发性开角型青光眼。在我国原发性闭角型青光眼最常见,在欧美国家原发性开角型青光眼多见。

一、原发性闭角型青光眼

原发性闭角型青光眼(primary angle-closure glaucoma,PACG)根据眼压升高是骤然发生还是逐渐发展,分为急性和慢性两种。

(一)原发性急性闭角型青光眼

原发性急性闭角型青光眼(primary acute angle-closure glaucoma,ACG)是因前房角的急性闭塞导致房水排出障碍,引起眼压急剧升高并伴有相应症状和眼前节组织改变为特征的眼病。发病年龄多在40岁以上,女性多见,男女发病比约为1∶2,双眼先后发病。

【病因】

病因尚未充分阐明,主要考虑以下因素:

1. 解剖因素 眼球局部的解剖结构变异目前被公认是主要的发病因素,包括眼轴较短、小眼球、小角膜、浅前房、窄房角,晶状体较厚且位置相对靠前。随着年龄增长,晶状体厚度增加,使瞳孔缘与晶状体前表面接触紧密,形成病理性瞳孔阻滞,房水从后房通过瞳孔流向前房的阻力增加,后房压力高于前房,周边部虹膜被推挤向前膨隆,前房更浅,房角进一步变窄。一旦周边虹膜与小梁网相贴,房角即关闭,房水排出受阻,眼压急剧升高,引起急性闭角型青光眼急性发作。近年来应用UBM活体观察虹膜形态和房角结构,进一步揭示周边虹膜异常肥厚堆积和睫状体解剖位置靠前,在房角关闭过程中发挥着重要作用。

原发性闭角型青光眼浅前房(图片)

2. 诱因 情绪激动、精神创伤、过度劳累、暗处停留时间过久、气候变化、滴用散瞳剂等常为本病发生的诱因。

【临床表现及分期】

根据临床表现分为六期。

1. 临床前期 ①一眼急性发作确诊后,另一眼即使没有任何临床症状,可诊断为临床前期。②有青光眼家族史,虽无自觉症状,但具有前房浅和房角狭窄等解剖特点,激发试验阳性,也诊断为临床前期。

2. 先兆期 一过性或多次反复的小发作。患者多在傍晚突感雾视虹视、患侧眼眶、额部或鼻根部疼痛。症状历时短暂,休息后可自行缓解。即刻检查见轻度睫状充血或不充血,角膜轻度雾状混浊,前房浅,房角大范围关闭,瞳孔稍散大,对光反射迟钝,眼压升高,常在40mmHg以上。多不留下永久损害。

3. 急性发作期

(1)症状:起病急骤,视力急剧下降到眼前指数或光感,常伴有剧烈眼痛及同侧头痛,有时出现恶心、呕吐等全身症状。

(2)体征:①睫状充血或混合充血;②角膜水肿呈雾状混浊,角膜后色素沉着;③前房极浅,周边前房几近消失,房角镜检查房角大部分甚至全部关闭;④房水混浊,甚至出现絮状沉淀;⑤瞳孔中等度散大,呈竖椭圆形,对光反射迟钝或消失;⑥眼压急剧升高,达50~80mmHg,指测眼压时眼球坚硬如石。

青光眼斑(图片)

急性发作后,眼前节常留有永久性的损害,如角膜后色素沉着、虹膜色素脱失和节段性萎缩、瞳孔散大固定,晶状体前囊下出现点片状混浊(称为青光眼斑)。这些体征出现,提示有青光眼急性发作的病史。

4. 缓解期(又称间歇期) 急性发作期经药物治疗后或小发作后自行缓解,房角重新开放或大部分开放,小梁网尚未遭受严重损害,不用药或仅用缩瞳剂眼压稳定在正常范围。但因本病瞳孔阻滞的解剖基础没有解除,故仍可再次急性发作。

5. 慢性期 急性大发作未能及时治疗或反复小发作后,房角广泛粘连(通常>180°),小梁网功能严重受损,眼压中度升高,单用缩瞳剂不能控制眼压,瞳孔散大,眼底可见青光眼性视盘凹陷,出现青光眼性视野缺损。

6. 绝对期 眼压持续性升高,眼球组织尤其是视神经严重破坏,致视力永久丧失。自觉症状轻重不一,部分患者已耐受了高眼压,可无症状或仅有轻度眼胀头痛。部分患者反复出现角膜水肿甚至大

泡、上皮剥脱、角膜带状混浊，刺激症状明显，眼痛剧烈。

【诊断与鉴别诊断】

1. 先兆期 先兆期小发作持续时间很短且多是晚间发作，大多依靠一过性发作的典型病史、特征性浅前房、房角窄等表现做出诊断。必要时可做激发试验以明确诊断。

2. 急性发作期 症状和体征都比较典型，诊断多无困难。但临床上应注意：①与胃肠道疾病、颅脑疾患或偏头痛等症状相互鉴别。由于急性发作期患者常伴有恶心、呕吐和剧烈头痛等全身症状，这些症状可能掩盖眼痛及视力下降被误诊而延误治疗，甚至被误诊为急性胃肠炎等消化系统疾病而给予山莨菪碱、阿托品等解痉药治疗，使病情恶化；②应与急性结膜炎、急性虹膜睫状体炎相鉴别。

3. 急性发作期自行缓解后初诊者 根据其病史、发病时的表现、前房浅、房角窄及可能存在的角膜后色素沉着、虹膜扇形萎缩、晶状体前囊下有青光眼斑等体征可诊断。

【治疗】

急性闭角型青光眼发病急速，病情重，24～48h 可失明，导致眼部不可逆性损害，故应紧急处理。治疗原则是手术。术前应采用综合药物治疗以缩小瞳孔，使房角开放，迅速控制眼压，减少组织损害。

1. 缩小瞳孔 给予拟副交感神经药（缩瞳剂），为治疗闭角型青光眼的一线用药；作用为缩小瞳孔，增加虹膜张力，解除周边虹膜对小梁网的堵塞，使房角重新开放。常用 1%～2%毛果芸香碱滴眼液，开始时每 3～5min 滴眼 1 次，待眼压降低或瞳孔缩小后改为每 1h 1 次或每天 4 次。当频繁用高浓度缩瞳剂时，每次滴药后应用棉球压迫泪囊部数分钟，以免药物通过鼻黏膜吸收引起全身中毒。

2. 联合用药降眼压治疗

（1）β 肾上腺素能受体阻滞剂：作用是通过抑制房水生成而降低眼压。常用药物有 0.25%～0.5%噻吗洛尔，0.25%～0.5%盐酸左旋布诺洛尔（贝他根）、1%～2%卡替洛尔（美开朗）和 0.25%～0.5%倍他洛尔（贝特舒）等滴眼液，每天 1～2 次，在急性发作期可与缩瞳剂联合使用。注意心率变化，对房室传导阻滞、窦性心动过缓和支气管哮喘者禁用。

（2）碳酸酐酶抑制剂：作用是通过减少房水生成降低眼压。分为全身和局部两种剂型。前者以醋甲唑胺为代表，25～50mg，每天 1～2 次；常见的不良反应有口唇面部及指趾麻木感，长期服用诱发尿路结石、肾绞痛、代谢性酸中毒、低血钾等不良反应，只适合青光眼手术前辅助用药，服药同时给予氯化钾和碳酸氢钠，以减少不良反应的发生。后者以 1%布林佐胺滴眼液为代表，每天 2 次。

（3）高渗脱水剂：这类药物可在短期内提高血浆渗透压，使眼组织特别是玻璃体内的水分进入血液，从而减少眼内容量，降低眼压，但降压作用在 2～3h 后即消失。用药后因颅内压降低，可出现头晕、头痛、恶心等症状，宜平卧休息。以甘露醇、甘油和异山梨醇为常用。20%甘露醇注射液剂量为 1～2g/（kg · d），静脉快速注射；甘油及异山梨醇成人一次 40～50ml，一天 3 次；小儿一次 500mg/（kg · d），一日 3 次。

3. 手术治疗 根据急性闭角型青光眼的临床分期不同，可采用不同的手术方式。

（1）周边虹膜切除术和激光周边虹膜切开术：适用于急性闭角型青光眼的临床前期、先兆期、急性大发作期经过治疗后房角开放或者房角粘连范围<1/3 周、眼压稳定在 21mmHg 以下者（图 1-9-1）。

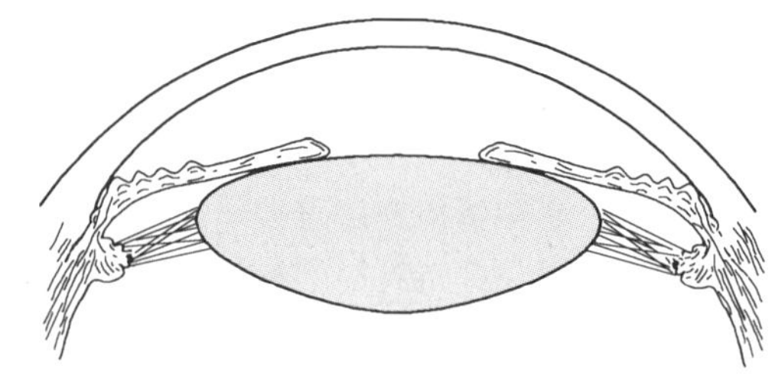

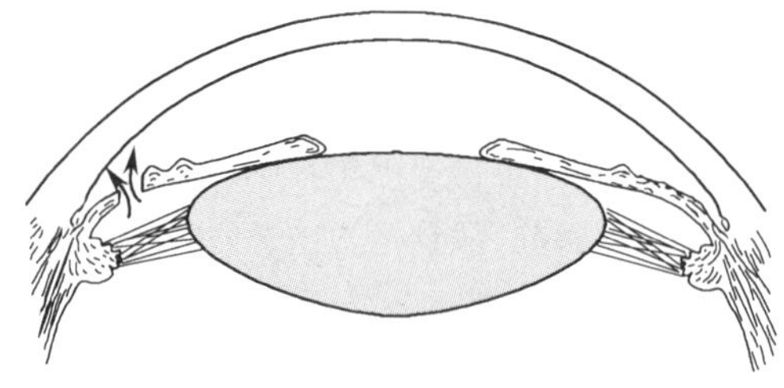

图 1-9-1 急性闭角型青光眼周边虹膜切除术原理示意图

上：急性闭角型青光眼的瞳孔阻滞及虹膜膨隆状态；下：周边虹膜切除后，膨隆消除，房角增宽。

010904

青光眼术滤过泡（图片）

（2）滤过性手术：适用于房角粘连已达 2/3 周、应用缩瞳剂眼压仍超过 21mmHg 者。最常用的手术为小梁切除术。

（3）减少房水生成的手术：适用于晚期青光眼眼痛头痛难忍者。手术方法有：睫状体冷凝术、透热术和光凝术。

4. 辅助治疗 给予视神经保护性治疗，常用药物有神经营养因子、钙离子通道阻滞剂、抗氧化剂（维生素 C、维生素 E）、中药（丹参川芎嗪、葛根素、

灯盏细辛等)等。必要时可给予止呕、镇静、安眠药物。局部滴用糖皮质激素滴眼液减轻充血及炎症反应。做好患者的心理疏导,解除焦虑情绪。

(二)原发性慢性闭角型青光眼

原发性慢性闭角型青光眼(primary chronic angle-closure glaucoma)是指由于周边虹膜与小梁网逐渐发生粘连,小梁网功能逐步受损,房水外流受阻,眼压逐步升高,最终导致视神经损害和视野缺损为代表的一类青光眼。

【临床表现】

患者无眼压急剧升高的眼红、眼痛、头痛等相应症状,一些患者可有发作性虹视、雾视、轻微眼胀及鼻根部酸胀。也有一些患者无明显症状,直到晚期视功能明显受损时才发现。眼部无明显充血,前房浅,房角狭窄、部分或大部分关闭,瞳孔可轻度散大,对光反射正常或迟钝,眼压多为中度升高,很少超过50mmHg。视盘在持续高眼压的作用下渐渐萎缩,形成青光眼性视盘凹陷,视野也随之发生进行性损害,出现青光眼视野缺损。

【诊断】

慢性闭角型青光眼的诊断根据:①周边前房浅,中央前房深度略浅或接近正常;②房角为中度狭窄,有程度不同的虹膜周边前粘连;③眼压中等程度升高,常在40~50mmHg;④眼底有典型的青光眼性视盘凹陷;⑤伴有不同程度的青光眼性视野缺损。

【鉴别诊断】

慢性闭角型青光眼主要应与开角型青光眼相鉴别,主要依靠前房角镜检查。在高眼压状态下,房角开放无粘连为开角型青光眼的主要特征。

【治疗】

对房角粘连范围不大的早期病例可以采用缩瞳剂治疗,也可采用周边虹膜切除术或(和)氩激光周边虹膜成形术治疗。若房角已发生广泛粘连,单用缩瞳剂眼压不能控制者,行滤过性手术。

二、原发性开角型青光眼

原发性开角型青光眼(primary open angle glaucoma,POAG)亦称慢性单纯性青光眼,是由于眼压升高引起视盘凹陷性萎缩、视野缺损,最后导致失明的疾病。其特点是眼压升高时前房角始终开放;临床上进展缓慢,发病隐蔽,多数无明显自觉症状,早期不易发现,患者就诊时视功能常已明显受损,具有更大的危险性。

【病因】

具体病因至今未明确。一般认为房水外流受阻于小梁网-Schlemm管系统。

【临床表现】

1. 症状　发病隐匿,除少数患者在眼压升高时出现轻微眼胀、雾视虹视外,多数患者可无任何自觉症状。中心视力一般不受影响,晚期视功能遭受严重损害,患者出现行动不便和夜盲。

2. 体征

(1) 眼压:早期眼压不稳定,24h眼压测量较易发现眼压高峰和较大的波动值。总的眼压水平多较正常值略为偏高,随病情进展,眼压逐渐升高,多在中等水平。

(2) 眼前节:多无明显异常,前房深浅正常或较深,虹膜平坦,房角开放。在双眼视神经损害程度不一致的患者可发现相对性传入性瞳孔障碍。

(3) 眼底:青光眼视盘改变主要表现为:①视盘凹陷进行性扩大和加深;②视盘上下方局限性盘沿变窄,或形成切迹,垂直径C/D值(视杯/视盘比,即视杯直径与视盘直径的比值)增大≥0.6;③双眼视盘凹陷不对称,C/D差值>0.2;④视网膜神经纤维层缺损;⑤视盘或盘周浅表线状出血。

原发性开角型青光眼视盘改变(视频)

3. 辅助检查结果

(1) 视野缺损:是诊断青光眼和评估病情的主要指标。典型的早期视野缺损表现为孤立的旁中心暗点和鼻侧阶梯;随着病情进展,旁中心暗点逐渐扩大和加深,出现与生理盲点相连的弓形暗点、扇形暗点、环形暗点及鼻侧象限性缺损,同时周边视野亦向心性缩小;晚期仅残存管状视野和(或)颞侧视岛(图1-9-2)。

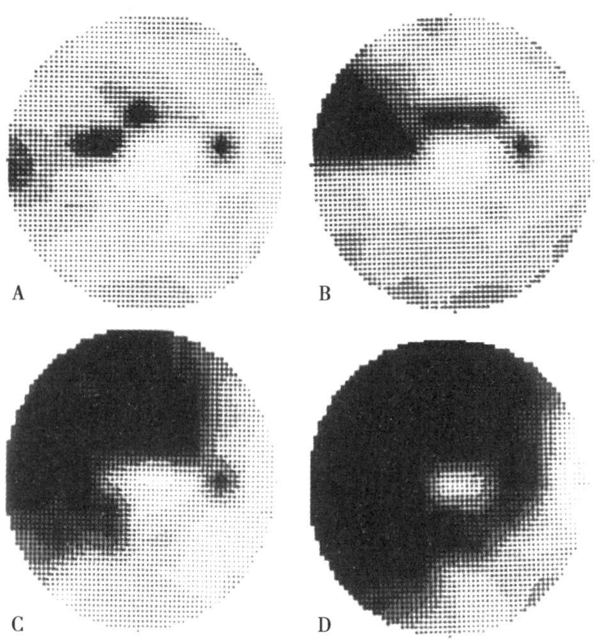

图 1-9-2 青光眼视野缺损

A. 旁中心暗点；B. 弓形暗点及鼻侧阶梯；C. 象限型缺损；D. 管状视野和颞侧视岛。

视野进行性损害(视频)

（2）其他检查结果：获得性色觉障碍、视觉对比敏感度下降以及图形 ERG、图形 VEP 等异常。

【诊断】

1. 眼压升高　早期眼压并不是持续性升高，测量 24h 眼压曲线有助于发现眼压的高峰值及其波动范围。眼压日差异<5mmHg 者为正常，>8mmHg 为病理性。

2. 视盘损害　视盘凹陷进行性加深扩大，C/D>0.6，盘沿宽窄不一，尤其是上下方盘沿变窄或切迹，视网膜神经纤维层缺损等都属于青光眼特征性视神经损害。另外，双眼视盘凹陷不对称，C/D 差值>0.2，也有诊断价值。

3. 视野缺损　典型的青光眼视野缺损是开角型青光眼诊断的主要依据。

眼压升高、视盘损害和视野缺损三大诊断指标，其中二项为阳性，房角检查属开角，诊断即可成立。尚有一些辅助指标，如房水流畅系数减低、相对性传入性瞳孔障碍、对比敏感度下降、视觉电生理的异常，以及阳性青光眼家族史等，对原发性开角型青光眼的诊断也有一定参考价值。

【治疗】

治疗原则：以药物治疗为主，对药物治疗不能控制病情进展或不能耐受药物治疗的患者，采用激光治疗，如果仍不能有效控制病情，考虑手术治疗。

1. 药物治疗

（1）常用药物：局部降眼压药物制剂包括：①前列腺素衍生物：为治疗开角型青光眼的一线用药，降眼压机制为增加房水经葡萄膜巩膜外流通道排出，但不减少房水生成。常用药物有拉坦前列素、曲伏前列素、贝美前列素、氟他前列素滴眼液，每天傍晚 1 次；②α_2-肾上腺素能受体激动剂：常用药物有 0.2%酒石酸溴莫尼定（阿法根）滴眼液，可同时减少房水生成和促进房水经葡萄膜巩膜外流通道排出；③β 肾上腺能受体阻滞剂：噻吗洛尔滴眼液、倍他洛尔滴眼液、卡替洛尔滴眼液等；④局部碳酸酐酶抑制剂：1%布林佐胺滴眼液；⑤拟副交感神经药：毛果芸香碱滴眼液。

（2）用药方式：根据患者目标眼压的需要，先用低浓度，眼压不能控制者改用高浓度；若眼压仍不能控制者，换用另一种药物。如单一药物不能达到目标眼压，可不同作用机制的药物联合用药，常用前列腺素衍生物和 β 肾上腺能受体阻滞剂联合。

近年来，为增强降眼压作用，减少不良反应，以提高患者的耐受性和依从性，已有多个复方制剂应用于临床。这些复方制剂药物多是前列腺素衍生物和 β 肾上腺能受体阻滞剂混合，如拉坦噻吗滴眼液、曲伏噻吗滴眼液。

2. 手术治疗 药物治疗不理想者可行氩激光小梁成形术，无效者做滤过性手术，常用的手术方法是小梁切除术。

患者男，58 岁，右眼轻微眼胀 1 年入院。患者 1 年前自觉右眼不适。眼部检查：视力 右眼 0.5，左眼 1.0，双眼结膜无充血，角膜透明，前房中深，虹膜纹理清，晶状体透明，玻璃体未见异常。眼底：右眼 视盘边界清，C/D=0.7，盘沿宽窄不一，视网膜淡红，黄斑反光弱。左眼，视盘边界清，C/D=0.5，视网膜淡红，余眼部检查未见异常。眼压 右眼 43mmHg，左眼 26mmHg。

请思考：

1. 该患者的诊断可能是什么？
2. 该患者还需做哪些进一步的检查？
3. 临床上应如何治疗？

第二节 继发性青光眼

继发性青光眼（secondary glaucoma）是由于其他眼部疾病、全身疾病或药物导致房水流出受阻，引起眼压升高的一组特殊类型的青光眼。

（一）青光眼睫状体炎综合征

青光眼睫状体炎综合征为一种常见的继发性青光眼，病因尚不十分清楚。好发于青壮年男性。常为单眼发病、反复发作，偶有双眼受累。

青光眼睫状体炎综合征羊脂状 KP（图片）

【临床表现】

发病急，自觉症状不明显。眼压呈急性发作性升高，可达 50mmHg 以上，角膜上皮水肿，出现羊脂状角膜后沉着物（KP），前房深，房水无明显混浊，房角开放，无虹膜后粘连。一般数天内能自行缓解，预后较好，视盘及视野一般不受损害，但易复发。长期反复发作后，也会产生视盘和视野的损害。

【治疗】

发作期局部滴用或结膜下注射地塞米松或泼尼松龙；滴用 0.25%~0.5%的噻吗洛尔、1%布林佐胺滴眼液或口服醋甲唑胺降眼压；滴用非甾体类抗炎药滴眼液及口服吲哚美辛。

（二）虹膜睫状体炎所致继发性青光眼

虹膜睫状体炎可因以下因素引起继发性青光眼：①炎症细胞、纤维蛋白性渗出以及组织碎片阻塞小梁网；②周边虹膜前粘连或小梁网的炎症，使房水外流受阻；③瞳孔闭锁或瞳孔膜闭阻断了房水由后房进入前房。

治疗一般按虹膜睫状体炎治疗原则，给予睫状肌麻痹剂、糖皮质激素滴眼液、非甾体类抗炎药。同时使用房水生成抑制剂（0.25%~0.5%噻吗洛尔、1%布林佐胺）降眼压，必要时联合口服碳酸酐酶抑制剂或静脉滴注甘露醇注射液。缩瞳剂可加重虹膜睫状体炎，故不宜使用。对有瞳孔阻滞者应在积极抗炎治疗下，尽早行激光虹膜切开术或周边虹膜切除术。如房角发生不可逆性粘连，药物治疗不能控制眼压，可在炎症基本控制后行滤过性手术。

（三）眼外伤所致继发性青光眼

眼球钝挫伤可导致眼内出血、房角损伤、或晶状体位置异常等眼内组织结构的改变，造成房水流出障碍，眼压升高。临床常见的有房角后退性青光眼、溶血性青光眼、血影细胞性青光眼等。首先根据发病具体机制进行病因治疗，同时应用抗青光眼药物控制眼压，必要时行抗青光眼手术治疗。

（四）白内障所致继发性青光眼

白内障膨胀期由于晶状体膨胀，体积剧增，推挤虹膜前移，可使前房变浅，房角关闭，诱发急性闭角型青光眼的发生。白内障过熟期由于晶状体皮质液化漏入房水，被巨噬细胞吞噬。吞噬了晶状体蛋白的巨噬细胞以及大分子晶状体蛋白均可阻塞小梁网，使房水外流受阻，导致眼压升高，诱发晶状

体溶解性青光眼的发生。

治疗：先用药物控制眼压，后行白内障摘除术或白内障摘除联合人工晶状体植入；如房角已有广泛粘连，可考虑行白内障联合青光眼手术治疗。

（五）糖皮质激素性青光眼

糖皮质激素性青光眼是因长期滴用或全身应用糖皮质激素所导致的一种药源性青光眼。临床表现与原发性开角型青光眼类似。糖皮质激素药物的应用史是确诊本病的关键。多数患者在停用糖皮质激素后眼压可以逐渐恢复正常，对于少数眼压仍持续升高的患者，可以参照开角型青光眼的处理原则进行治疗。

（六）睫状环阻塞性青光眼

睫状环阻塞性青光眼又称恶性青光眼，多见于青光眼术后。由于晶状体或玻璃体与水肿的睫状体相贴而发生睫状环阻塞，使房水不能流入前房而倒流至晶状体和玻璃体后方或进入玻璃体腔，将晶状体-虹膜隔向前推，使前房变浅，眼压升高。常表现为有晶状体眼抗青光眼术后，前房消失或极浅，晶状体、虹膜紧贴于角膜后，眼压极高，用常规抗青光眼治疗方法不能控制。

【治疗】

眼部尽快滴用1%阿托品充分麻痹睫状肌；静脉滴注20%甘露醇，使玻璃体脱水，晶状体虹膜隔后移，有利于前房恢复；口服醋甲唑胺，以降低眼压；应用糖皮质激素控制炎症反应，减少渗出，防止粘连。药物治疗无效时需及时考虑手术治疗。

第三节　先天性或发育性青光眼

先天性青光眼（congenital glaucoma）系胎儿发育过程中前房角发育异常，小梁网-Schlemm管系统不能正常发挥房水引流功能，导致眼压升高所致的一类青光眼。

一、婴幼儿型青光眼

婴幼儿型青光眼是由于先天遗传性小梁网或前房角发育不良而形成，见于新生儿或婴幼儿时期，是先天性青光眼中最常见的类型。

【临床表现】

1. 症状　常出现畏光、流泪、眼睑痉挛等症状。

2. 体征　①眼球扩大，呈轴性近视；②角膜直径增大（角膜横径>12mm），角膜上皮水肿，呈雾状混浊；角膜后弹力层破裂，典型的表现为角膜深层水平或同心圆分布的条纹状混浊（Habb条纹）；③巩膜变薄，呈浅蓝色外观；④前房加深；⑤眼底可见青光眼性视盘凹陷，出现早且进展较快，可随眼压正常化而逆转；⑥眼压升高：眼压升高程度差异较大，测眼压应在全麻或熟睡时检查。

【治疗】

药物治疗无明显效果，原则上应尽早手术治疗，行房角切开术或小梁切开术，晚期病例行小梁切除术或引流阀植入手术。

二、青少年型青光眼

青少年型青光眼与遗传有关。由于3岁后眼球壁组织弹性减弱，眼压增高通常不引起畏光流泪、角膜增大、眼球增大等改变，其临床过程与原发性开角型青光眼相似，但眼压波动较大。视野改变、眼压描记和激发试验有助于诊断。

【治疗】

用药物控制眼压。如出现进行性视盘及视野损害，则应尽早手术，可行小梁切开或小梁切除术。

三、合并其他眼部或全身发育异常的先天性青光眼

这一类青光眼同时伴有角膜、虹膜、晶状体、视网膜、脉络膜等的先天异常，或伴有全身其他器官的发育异常，多以综合征的形式表现出来，如伴有颜面部血管病和脉络膜血管瘤的青光眼（Sturge-Weber综合征）；伴有骨骼、心脏及晶状体形态或位置异常的青光眼（Marfan综合征、Marchesani综合征）等。

【治疗】

手术控制眼压,但其他眼部或全身的先天异常,给控制眼压添加了许多困难与不利因素,预后往往不良。

正常眼压性青光眼

正常眼压性青光眼是指眼压保持在统计学正常值范围内,却具有典型的青光眼性视盘损害和视野缺损的一种特殊类型的原发性开角型青光眼。

一般认为,正常眼压性青光眼患者的视神经本身对眼压的耐受力降低,即使眼压在正常范围内,视神经仍然会受到损伤,导致视盘和视野出现损害。临床表现与开角型青光眼相似,早期多数无明显症状,多在晚期视野出现显著缺损或体检时偶尔被发现。眼压和前房深度正常,房角开放,眼底出现青光眼视盘改变。治疗主要包括改善循环、保护视神经治疗和采用药物或手术将眼压进一步降低。药物宜选择不影响血管收缩的降眼压药物如前列腺素衍生物、α_2 肾上腺素能受体激动剂、碳酸酐酶抑制剂。药物难以控制眼压或病情仍在进展者,才考虑手术治疗。

青光眼是当眼压超过眼球内组织特别是视神经所能承受的限度,造成视功能损害的一种眼病。临床表现以眼压升高、视盘凹陷性萎缩及视野缺损为特征,严重威胁着人类的视觉健康。急性闭角型青光眼发病急骤,可在数天内甚至在数小时内视力迅速下降,伴头痛恶心呕吐等症状,容易与胃肠道疾病、颅脑疾患或偏头痛、消化系统疾病相混淆,正确诊断并紧急处置是挽救视功能的关键。慢性闭角型青光眼和开角型青光眼的症状隐匿,患者可在不知不觉中逐渐失明,具有更大的危险性,早期发现、早期诊断是关键。本章重点掌握急性闭角型青光眼、慢性闭角型青光眼和开角型青光眼的临床表现、诊断及治疗原则。

病例讨论

患者男,62岁,左眼胀痛、视物模糊,左侧头痛伴恶心、呕吐1d入院。患者1d前因工作不顺心,心情差,致失眠,第二天早晨感左眼不适。眼部检查:视力　右眼1.0,左眼0.2,不能矫正;右眼周边前房稍浅。左眼结膜混合充血,角膜轻度水肿,前房浅,瞳孔稍散大,对光反应迟钝,晶体尚透明,玻璃体、眼底窥及模糊;右眼周边前房稍浅,余眼部检查未见异常。眼压:右眼18mmHg,左眼34mmHg。

病例讨论

(余青松)

扫一扫,测一测

思考题

1. 简述急性闭角型青光眼的发病机制。
2. 急性闭角型青光眼的治疗原则是什么?
3. 简述开角型青光眼的临床表现。

第十章 晶状体病

学习目标

1. 掌握:年龄相关性白内障的临床分型;皮质性白内障的临床分期;外伤性白内障、糖尿病性白内障及后发性白内障的发病特点及治疗原则;白内障手术适应证及术前检查。

2. 熟悉:白内障的分类及年龄相关性白内障的治疗。

3. 了解:先天性白内障、并发性白内障、药物和中毒性白内障及晶状体脱位的临床表现及治疗原则;白内障手术方法。

4. 具备对白内障的检查,进行初步诊断和一般的治疗能力。

5. 能利用所学的知识,进行医患沟通,重点向患者讲解年龄相关性白内障、外伤性白内障、糖尿病性白内障的病情变化,白内障的手术适应证及治疗过程,以取得理解和配合;并能进行正确的心理疏导。

晶状体的主要病变有两类:一是因为透明性改变而形成的白内障(cataract),二是晶状体位置的异常而发生的晶状体异位和脱位。

第一节 白 内 障

晶状体混浊称为白内障。白内障按病因可分为:年龄相关性、外伤性、并发性、代谢性、中毒性、辐射性、发育性和后发性等白内障。按发病时间分为:先天性和后天获得性白内障等。按晶状体混浊形态分为:点状白内障、冠状白内障和板层白内障等。按晶状体混浊部位分为:皮质性、核性和囊膜下白内障等。按晶状体浑浊程度分为:未成熟期、成熟期和过熟期。

一、年龄相关性白内障

年龄相关性白内障(age-related cataract)又称为老年性白内障(senile cataract),多见于中老年人,随着年龄增长,患病率明显增高。其病因可能与环境、营养、代谢和遗传等多种因素对晶状体长期综合作用有关。年龄相关性白内障可分为皮质性、核性和后囊下性三种类型。

【临床表现】

多为双眼同时或先后发病,呈渐进性、无痛性视力减退。

1. 皮质性白内障(cortical cataract) 最常见,按发展过程分为4期。

(1) 初发期:晶状体皮质出现空泡、水裂和板层分离。晶状体前后皮质周边部出现放射状楔形混浊,其基底位于赤道部,尖端指向瞳孔中心。此时晶状体的瞳孔区尚未累及,一般不影响视力。此期晶状体混浊发展缓慢,可持续数年(图1-10-1)。

(2) 膨胀期(或称未熟期):晶状体混浊继续加重,因渗透压的改变,晶状体皮质因吸收水分而

膨胀，增大的晶状体将虹膜向前推移，前房变浅，可诱发急性闭角型青光眼，散瞳检查时要注意眼压的变化。裂隙灯检查可见晶状体呈不均匀的灰白色混浊，有水泡、水裂和透明皮质。斜照法检查时，在投照侧瞳孔内出现新月形投影，称虹膜投影，为此期特点。视力明显减退，眼底窥不清（图 1-10-2）。

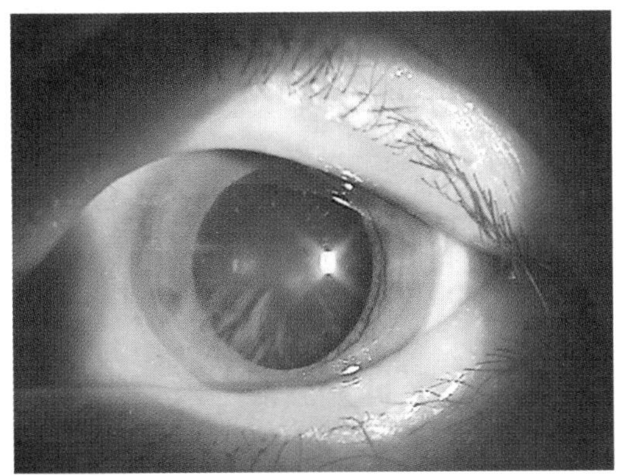

图 1-10-1 皮质性白内障初发期

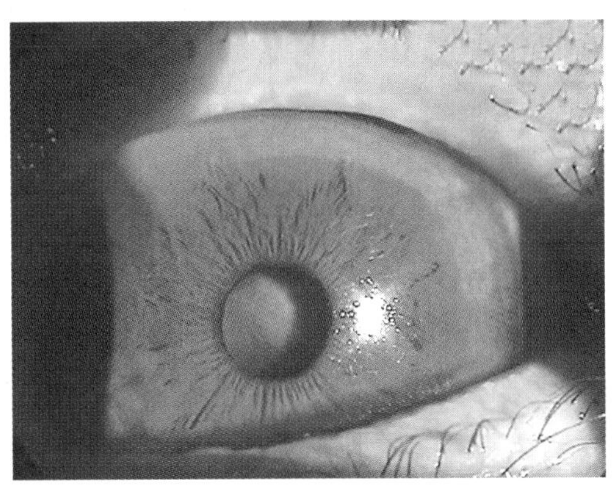

图 1-10-2 皮质性白内障膨胀期虹膜投影

（3）成熟期：晶状体膨胀消退，体积恢复正常，前房深度恢复正常。晶状体完全混浊。视力降至眼前手动或光感，但光定位和色觉正常（图 1-10-3）。

（4）过熟期：成熟期持续时间过长。一般经过数年，晶状体内水分继续丢失，体积变小，囊膜皱缩，晶状体皮质分解液化，呈乳糜状，棕黄色硬核沉于下方，上方前房加深，虹膜震颤，称为 Morgagnian 白内障。核可随体位变化而移动，核下沉后视力可有所提高（图 1-10-4）。此期液化的皮质外渗可引起晶状体蛋白过敏性葡萄膜炎和晶状体溶解性青光眼。过熟期白内障的晶状体悬韧带常发生退行性变，容易发生晶状体脱位。

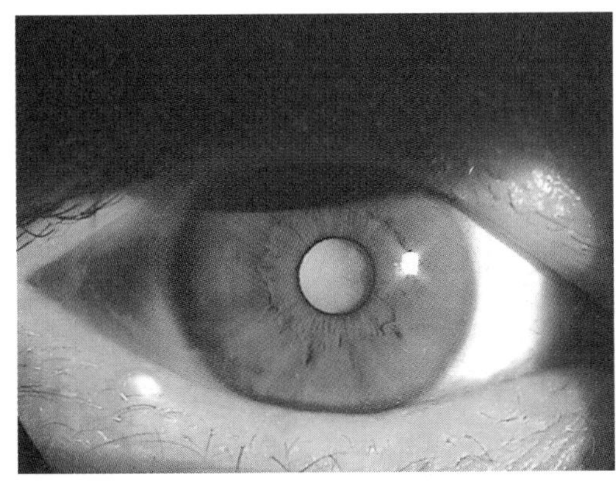

图 1-10-3 皮质性白内障成熟期

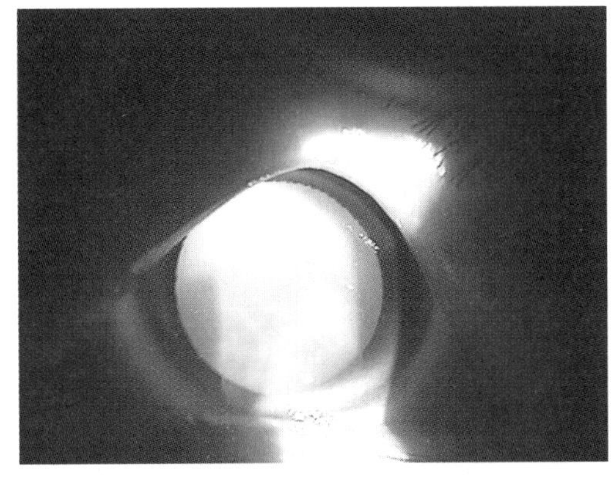

图 1-10-4 皮质性白内障过熟期

2. 核性白内障（nuclear cataract） 较皮质性白内障少见，发病较早，进展缓慢。混浊开始于胎儿核或成人核，前者较多见，逐渐发展到成人核完全混浊。初期晶状体核呈黄色，逐渐变为棕黄色或棕黑色，散瞳后检查晶状体中央呈盘状混浊（图 1-10-5）。晶状体核的这种改变可以持续很久而不变。早期视力不受影响，随着晶状体核密度增加，屈光力增强，可发生近视，后期视力极度减退。

3. 后囊下性白内障（subcapsular cataract） 后囊膜下浅层皮质出现棕黄色混浊，其中有小空泡和结晶样颗粒，外观似锅巴状（图 1-10-6）。由于混浊位于视轴，所以早期即出现视力障碍。

【诊断】

根据视力和晶状体混浊情况诊断，如视力与晶状体混浊程度不相符合，应排除导致视力下降的其他病变。

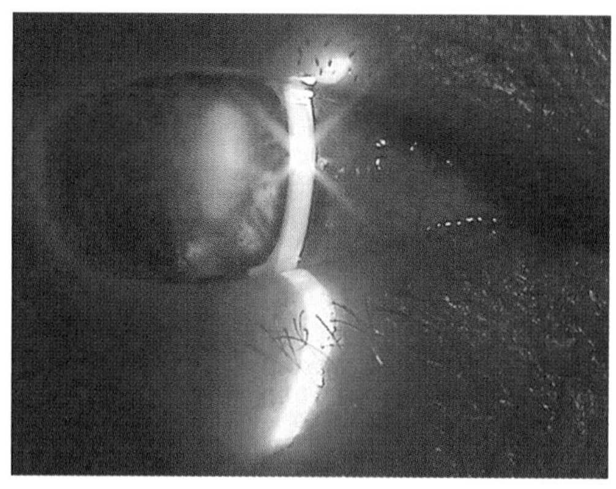

图 1-10-5 核性白内障

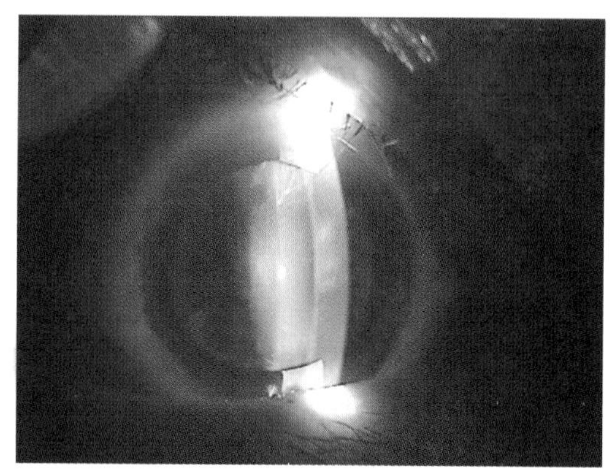

图 1-10-6 后囊下性白内障

【治疗】

1. 药物治疗 目前尚无有效的治疗药物。

2. 手术治疗

（1）手术适应证：既往认为白内障成熟期是最佳手术时机，目前由于眼显微手术技术的进步以及人工晶状体的广泛应用，当白内障引起视力下降，矫正视力低于 0.3 时，即可手术治疗。当出现白内障继发性青光眼、因白内障影响其他眼底病诊治或因瞳孔变白影响外观时，也可考虑手术治疗。

（2）术前检查：包括全身检查及眼部检查。

1）全身检查：①血压应控制在正常或接近正常范围；②糖尿病患者空腹血糖最好控制在 8.3mmol/L 以下；③胸透、心电图和肝功能等检查，除外严重的心、肺和肝脏疾病；④血、尿常规及出、凝血时间检查。

2）眼部检查：①视功能包括远、近视力、矫正视力、光定位和红、绿色觉检查。②裂隙灯检查包括角膜情况，有无虹膜炎症，晶状体混浊情况及进行晶状体核硬度分级。临床上常用的是 Emery 核硬度分级标准，它是根据晶状体核的颜色将核硬度分为 5 级：Ⅰ级：晶状体透明，无核，软性。Ⅱ级：晶状体核呈黄白色或黄色，核软。Ⅲ级：晶状体核呈深黄色，中等硬度核。Ⅳ级：晶状体核呈棕色或琥珀色，硬核。Ⅴ级：晶状体核呈棕褐色或黑色，极硬核。③了解眼后段情况，判断预后。④测量眼压。⑤测量角膜曲率和眼轴长度，以计算人工晶状体度数。⑥其他检查，如角膜内皮镜、眼电生理及眼 B 超检查等。

3. 手术方法：

（1）白内障囊外摘除术（extracapsular cataract extraction，ECCE）：该术式在摘除晶状体核及皮质后，保留晶状体后囊膜，可以减少术中及术后并发症，并为后房型人工晶状体植入准备了条件。但因手术切口大、术后角膜散光等因素的影响，术后视力恢复慢。

白内障超声乳化联合人工晶体植入术（视频）

（2）白内障超声乳化术（phacoemulsification）：该术式应属于白内障囊外摘除术的一种手术方式，手术采用小的角巩膜切口或透明角膜切口，应用超声乳化仪将晶状体核粉碎成乳糜状后吸出，保留晶状体后囊膜，以利于人工晶状体植入。超声乳化技术自 20 世纪 60 年代问世以来，发展迅速，配合折叠式人工晶状体的应用，技术趋于成熟。在我国有日益推广的趋势。由于有手术切口小愈合快，术后角膜散光小，手术用时短，反应轻，视力恢复迅速等优点，已成为白内障的首选术式。

（3）白内障囊内摘除术（intracapsular cataract extraction，ICCE）：其术式是将包括囊膜在内的晶状体完整摘除。操作较简单，但发生玻璃体脱出和视网膜脱离等并发症的机会多。

4. 白内障术后的视力矫正 白内障摘除后的无晶体眼呈高度远视状态，一般达+8D～+12D，为矫正视力可植入人工晶状体或术后配戴框架眼镜及角膜接触镜。

（1）人工晶状体：人工晶状体为无晶体眼屈光矫正的最好方法，已广泛应用。后房型人工晶状体仅使物像放大 1%～2%，术后可迅速恢复视力、双眼单视和立体视觉，无环形暗点，周边视野正常。

人工晶状体

白内障手术后植入人工晶状体目前已成为治疗白内障的常规方法。目前人工晶状体的材料和技术已有了很大的改进。人工晶状体的材料有硬性的聚甲基丙烯酸甲酯，软性有硅凝胶、聚碳酸酯水凝胶和丙烯酸等。人工晶状体的构造为中间部位的光学部分及周边的支撑袢。按人工晶状体在眼内固定的位置分类分为：前房角支持型人工晶状体、虹膜支持型人工晶状体、后房型人工晶状体；后房型人工晶状体目前临床应用最广泛，它又分为：睫状沟支持型人工晶状体、囊袋支持型人工晶状体和巩膜固定人工晶状体，以囊袋支持型后房人工晶状体最符合晶状体的生理状态，所以最常用。以人工晶状体的聚焦度分为：单焦人工晶状体、双焦人工晶状体和多焦人工晶状体。

人工晶体（组图）

（2）框架眼镜：配戴经济、方便，但镜片可使物像放大 20%～35%，如果单眼配戴，双眼物像不等，不能融合而发生复视，故不能用于单眼白内障术后。

（3）角膜接触镜：角膜接触镜物像放大 7%～12%，无环形暗区，周边视野正常。可用于单眼白内障术后，但摘戴不便，且有继发角膜、结膜病变的隐患。

二、其他类型的白内障

（一）先天性白内障

先天性白内障（congenital cataract）是儿童常见眼病，为出生时或出生后一年内发生的晶状体混浊。其病因有内源性和外源性两种。内源性病因主要与遗传因素有关；外源性病因是指母体或胎儿的全身性疾病对晶状体造成的损害。

【临床表现】

本病多为双侧、静止性。根据晶状体混浊部位、形态和程度分为多种类型，常见的有前、后极白内障、冠状白内障、绕核性白内障、核性白内障、点状白内障、全白内障和膜状白内障等（图 1-10-7）。

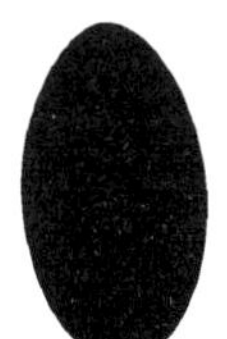 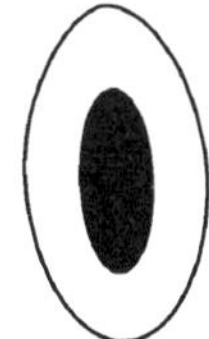 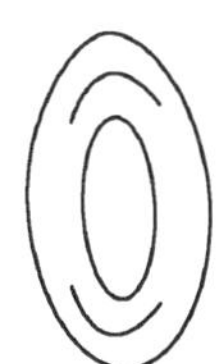 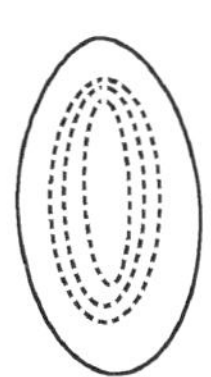 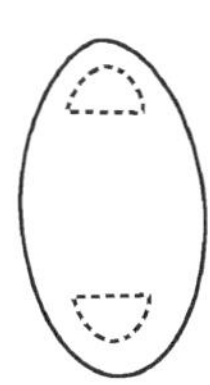 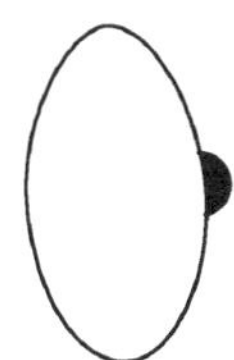 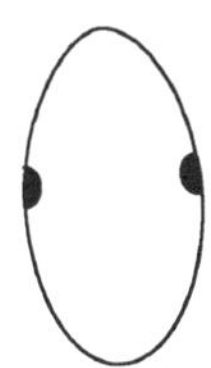

图 1-10-7 各种类型的先天性白内障

此外，先天性白内障常合并斜视、眼球震颤、先天性小眼球等。

【治疗】

对视力影响不大者，如前极、冠状和点状白内障，一般不需手术，可定期观察。明显影响视力者，可选择手术治疗，手术越早获得良好视力的机会越大，最迟不超过 6 个月。白内障术后需进行屈光矫正和视力训练，防治弱视，并促进融合功能的发育。

由于显微手术技术和人工晶状体质量的提高，先天性白内障术后植入人工晶状体已被广泛接受，一般最小年龄掌握在 2 岁。

（二）外伤性白内障

眼球穿通伤、钝挫伤、爆炸伤等引起的晶状体混浊称为外伤性白内障（traumatic cataract），多为单眼。由于各种外伤的性质和程度不同，所引起的晶状体浑浊也有不同特点，往往伴有眼部其他损伤或并发症。

【治疗】

影响视力不大的晶状体局限性混浊，先随访观察。明显影响视力者，应行白内障摘除术。当晶状体破裂，皮质突入前房时，可用糖皮质激素、非甾体抗炎药及降眼压药物治疗，待前段炎症反应消退

后，再行手术摘除白内障。如经治疗，炎症反应不减轻或眼压升高不能控制，或晶状体皮质与角膜内皮层接触时，应当及时摘除白内障。由于外伤性白内障多为单眼，白内障摘除术后应尽可能同时植入人工晶状体。

（三）糖尿病性白内障

糖尿病性白内障（diabetic cataract）是由于血糖增高而导致的晶状体混浊，多为双眼发病，发展迅速。开始时在前后囊下出现典型的白点状或雪片状混浊，迅速扩展为完全性白内障，常伴有屈光变化。

【治疗】

积极治疗糖尿病。发病早期严格控制血糖，晶状体混浊可能部分消退。当白内障明显影响视力时，可在血糖得到控制的情况下行白内障摘除和人工晶状体植入术。手术后尽早做眼底检查，及时治疗眼底病变，积极预防感染和出血。

（四）并发性白内障

并发性白内障（complicated cataract）是由于眼部炎症、退行性病变，使晶状体营养或代谢发生障碍而引起的白内障。常见于葡萄膜炎、视网膜脱离、视网膜色素变性、青光眼、眼内肿瘤、低眼压和高度近视等。

典型的并发性白内障见晶状体后极部囊膜及囊膜下皮质出现颗粒状灰黄色混浊，并有较多空泡形成，以后逐渐向晶状体核及周边部扩展，最终晶状体完全混浊。

【治疗】

治疗原发病，原发病已经控制并基本稳定后，根据病情可行白内障手术。应慎重考虑是否植入人工晶状体。术后局部或全身应用糖皮质激素的剂量比一般白内障术后大一些，使用的时间长一些。

（五）药物及中毒性白内障

长期应用或接触对晶状体有毒性作用的药物导致晶状体混浊，称为药物及中毒性白内障。常见的药物有糖皮质激素、氯丙嗪、缩瞳剂等；化学物品有三硝基甲苯、二硝基酚、萘和汞等。

患者有药物或化学物品的接触史。三硝基甲苯中毒者的眼部表现为晶状体周边部多数尖端指向中心的楔形混浊，其相互连接构成环形，重者混浊致密、兰花瓣状或盘状，或发展为全白内障。

【治疗】

如长期接触可能致白内障的药物和化学物品时，若发现晶状体混浊，应停用药物，脱离与化学物品的接触。当白内障已影响工作和生活时，可行白内障摘除联合人工晶状体植入术。

（六）辐射性白内障

因放射线所致的晶状体混浊称为辐射性白内障。常见有：①红外线：初期后皮质有空泡、点线状混浊，以后呈盘状及完全混浊；②电离辐射：初期后囊膜下有空泡和灰白色颗粒状混浊，发展为环状混浊。前囊膜下有点、线状和羽毛状混浊，从前极向外放射。后期可有盘状、楔形及完全混浊；③微波：类似于红外线损伤。

白内障摘除术后后囊膜Elschnig珠样小体形成及浑浊（图片）

【治疗】

接触放射线时应配戴防护眼镜。白内障明显影响工作生活时可手术摘除并植入人工晶状体。

（七）后发性白内障

后发性白内障（after-cataract）是指白内障囊外摘除术后残留的晶状体上皮细胞的增生或外伤性白内障晶状体皮质吸收后形成的晶状体后囊混浊。它是白内障囊外摘除术后最常见的并发症。晶状体后囊膜出现厚薄不均的机化组织和Elschnig珠样小体，常伴有虹膜后粘连。影响视力的程度与晶状体后囊膜浑浊程度和厚度有关。

【治疗】

当后发性白内障影响视力时，可用Nd:YAG激光将瞳孔区的后囊膜切开。如无条件施行激光治疗，或囊膜过厚时，可手术治疗。术后眼部滴用糖皮质激素或非甾体抗炎眼药水，预防炎症反应，并注意观察眼压的变化。

Nd:YAG 激光晶状体后囊膜切开术

Nd:YAG 激光是波长为 1 064nm 的固态激光，主要通过瞬间的高能量脉冲激光进行光裂解，从而达到破坏局部组织的目的。当后发性白内障影响视力时，可以选择 Nd:YAG 激光进行后囊膜切开术。该方法不需要切开眼球，手术风险相对较小，简单，痛苦小，手术成功率高，术后视力恢复快，是目前治疗后发性白内障的首选方法。

Nd:YAG 激光仪（图片）

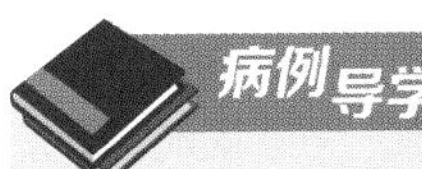

患者男，60 岁，双眼无痛性、进行性视物模糊 1 年。1 年前双眼自觉视物不清，视远及视近均如此，无明显眼痛、头痛和畏光、流泪。眼部检查：视力　右眼 0.3，左眼 0.06，双眼眼睑无充血，眼球运动未见异常，结膜无充血，角膜透明，双眼晶状体混浊，右眼晶状体前后皮质周边部出现放射状楔形混浊；左眼晶状体呈不均匀的灰白色混浊，斜照法检查时，在投照侧瞳孔内出现新月形投影。右眼玻璃体未见混浊，眼底：视盘边界清，血管走行自然，A∶V=2∶3，黄斑反光可见；左眼玻璃体及眼底窥不清。眼压　右 11mmHg，左 13mmHg。

请思考：

1. 该患者诊断可能是什么？
2. 该患者还需做哪些检查？
3. 治疗原则是什么？

第二节　晶状体脱位

正常情况下，晶状体由晶状体悬韧带悬挂于睫状体上，晶状体的前后轴与视轴几乎一致。由于先天性悬韧带发育不全、眼外伤以及一些眼内病变导致晶状体悬韧带部分或全部断裂，致使晶状体的位置异常。若出生时晶状体就不在正常位置，称为晶状体异位。若出生后由于先天因素、外伤或其他一些疾病使晶状体位置改变，称为晶状体脱位。临床上以晶状体脱位较为常见。

【临床表现】

依据晶状体悬韧带全部断裂还是部分断裂，将晶状体脱位分为全脱位和部分脱位。

1. 晶状体全脱位　晶状体悬韧带全部断裂，晶状体可脱位至前房内、玻璃体腔、嵌于瞳孔区或脱出于眼球外等部位。

（1）前房内：晶状体多沉于前房下方，晶状体直径比位于正常位置时小，但凸度增加，边缘带金色光泽而使透明晶状体呈油滴状，混浊的晶状体则呈白色盘状物。虹膜被脱位的晶状体挤压，因影响到前房角，房水外流受阻而致眼压急性升高。

（2）玻璃体腔内：呈一透明的球状物，早期尚可活动，长期后固定于下方，并与视网膜粘连。日久后晶状体变混浊。可导致晶状体过敏性葡萄膜炎和继发性青光眼。

（3）晶状体嵌于瞳孔区：晶状体一部分突至于前房内，导致瞳孔阻值，影响房水循环引起眼压急骤升高。

（4）晶状体脱位于眼球外：严重外伤时角巩膜缘破裂，晶状体可脱位至球结膜下，甚至眼外。

当晶状体全脱位离开瞳孔区后，患眼的视力为无晶状体眼视力，前房加深，虹膜震颤。脱位早期，晶状体可随体位的改变而移动。

2. 晶状体半脱位　瞳孔区可见部分晶状体，散大瞳孔后可见部分晶状体赤道部，该区悬韧带断裂。如 Marfan 综合征、Marchesani 综合征和同型胱氨酸尿症等遗传性疾病。Marfan 综合征的晶状体常向上移位，Marchesani 综合征和同型胱氨酸尿症的晶状体常向下移位。前房深浅不一致，虹膜震颤。所出现的症状取决于晶状体移位的程度。如果晶状体的前后轴仍在视轴上，则仅出现由于悬韧带松

011005

晶状体脱位及半脱位(组图)

弛、晶状体凸度增加而引起晶状体性近视。晶状体半脱位后可产生单眼复视。眼底可见到双像,一个像为通过正常晶状体区所形成,另一个像较小,为通过无晶状体区所见。

【诊断】

根据病史、症状和裂隙灯显微镜下检查结果,必要时行散瞳检查,可以做出较明确的诊断。

【治疗】

根据晶状体脱位程度进行治疗。晶状体全脱位,如脱入前房内和嵌于瞳孔区应立即手术摘除晶状体。脱入玻璃体腔者,如无症状可以随诊观察。如果发生晶状体过敏性葡萄膜炎、继发性青光眼或视网膜脱离等并发症时需将晶状体取出。因外伤眼球破裂,晶状体脱位于结膜下时,应手术取出晶状体并缝合角巩膜伤口。晶状体半脱位时,如果晶状体透明,且无明显症状和并发症时,可观察或配戴眼镜矫正屈光不正。如半脱位明显,有发生全脱位危险或所引起的屈光不正不能用镜片矫正时,应考虑手术治疗。

本章小结

本章对晶状体病进行了阐述,着重对白内障疾病进行论述。需要掌握年龄相关性白内障的临床分型;皮质性白内障的临床分期;外伤性白内障、糖尿病性白内障及后发性白内障的发病特点及治疗原则;白内障手术适应证及术前检查。熟悉白内障的分类及年龄相关性白内障的治疗。了解先天性白内障、低血钙性白内障、并发性白内障及药物和中毒性白内障临床表现及治疗原则;白内障手术方法。能在带教老师的指导下,对白内障患者进行病史采集,运用裂隙灯显微镜进行白内障的检查。根据病史、体检及辅助检查结果进行综合分析,提出白内障的治疗原则,帮助需要手术患者进行白内障术前检查。

病例讨论

011006

病例讨论

患者女,55岁,左眼疼痛伴头痛2d。2年前双眼自觉视物不清,2d前,无诱因出现左眼痛、头痛和畏光、流泪。眼部检查:视力 右眼0.8,左眼0.02,右眼眼睑无充血,眼球运动未见异常,结膜无充血,角膜透明,晶状体未见浑浊;左眼眼睑无充血,眼球运动未见异常,结膜充血,角膜水肿,前房浅,晶状体混浊,瞳孔散大。右眼玻璃体未见混浊,眼底:视盘边界清,血管走行自然,A∶V=1∶3,黄斑反光可见;左眼玻璃体及眼底窥不清。眼压 右11mmHg,左43mmHg。

(黄 健)

011007

扫一扫,测一测

思考题

1. 试述皮质性白内障的分期。
2. 简述白内障术前检查内容。
3. 白内障术后的视力矫正有哪些方法?

第十一章　玻璃体病

学习目标

1. 掌握：玻璃体积血的临床表现和治疗。
2. 熟悉：增生性玻璃体视网膜病变、飞蚊症的治疗原则。
3. 了解：玻璃体炎症与玻璃体寄生虫的治疗原则。
4. 在带教老师的指导下，对玻璃体病的患者进行病史采集，运用裂隙灯显微镜、检眼镜等眼科设备进行眼前段及玻璃体、眼底检查。
5. 根据病史、体格检查及辅助检查结果进行综合分析，提出玻璃体疾病的治疗原则。

正常情况下玻璃体呈透明的凝胶状态，代谢缓慢，不能再生，具有塑型性、黏弹性和抗压缩性。随着年龄的增长，玻璃体的胶原纤维支架结构塌陷或收缩，玻璃体液化，后脱离。玻璃体基本病理改变为凝胶状态的玻璃体逐渐脱水收缩，水与胶原分离，称为玻璃体液化（liquifaction）。此时固体成分积聚，或有血液及其他成分的侵入，使玻璃体内出现不透明体，称为玻璃体混浊。玻璃体和晶状体囊的分开称为玻璃体前脱离，玻璃体和视网膜内界膜的分离称为玻璃体后脱离（posterior vitreous detachment，PVD）。

第一节　玻璃体积血

玻璃体积血（vitreous hemorrhage）通常来自视网膜和葡萄膜破损的血管或新生血管。常见于视网膜裂孔和视网膜脱离，玻璃体后脱离，眼外伤以及视网膜血管性疾病，如视网膜中央膜静脉阻塞或视网膜分支静脉阻塞，增殖性糖尿病视网膜病变，视网膜静脉周围炎等。

【临床表现】

不同程度的玻璃体积血，临床表现不同。当出血进入玻璃体凝胶主体后形成玻璃体混浊。少量出血时，患者自诉眼前灰尘状、条状、絮块状及漂浮不定的黑影飘动，视力有视力不同程度的减退。较多出血时，可出现视野暗区和视物略发红、模糊、玻璃体混浊增多，并有形状不一的血凝块。大量出血时，视力严重减退，甚至仅存光感。玻璃体因浓厚出血所致混浊，看不见视乳头和视网膜血管，仅有红光反射或红光反射消失。大量或反复出血可引起增殖性病变，造成牵拉性视网膜脱离，也可引起血影细胞性青光眼等并发症。

玻璃体积血（图片）

临床上可根据玻璃体积血的程度，将玻璃体积血分为四级：

1 级：可见视乳头和视网膜血管。

2 级：轻度玻璃体积血，模糊可见视乳头。

3 级：重度玻璃体积血，视乳头和视网膜血管不可见，可见眼底红光反射。

4 级：严重玻璃体积血，眼底不可见，红光反射消失。

【治疗】

1. 药物治疗及物理疗法　疗效尚不确切。出血量少者可待其自行吸收，同时治疗引起玻璃体积血的原发病。

2. 手术治疗　对于不明原因的玻璃体积血，大量或者反复的玻璃体积血，经数周治疗无吸收希望，或有发展为增生性玻璃体视网膜病变以及合并视网膜脱离者需尽早行玻璃体切除手术，避免或减少并发症的发生。对于存在视网膜新生血管或脉络膜新生血管者，可给予 VEGF 治疗。

患者女，45 岁，右眼视力下降一周。自觉眼前黑影飘动。该患者既往患糖尿病 5 年。眼部检查：视力　右眼：0.1，左眼：0.8；右眼：结膜无充血，角膜透明，晶状体透明，玻璃体可见血凝块；左眼：眼前节未见异常，眼底：右眼　视盘边界清，视网膜平伏，可见片状出血及渗出，A/V = 2∶3，黄斑区可见渗出；左眼视盘边界清，视网膜可见点状出血，黄斑反光可见。眼压：右眼：11mmHg，左眼 12mmHg。

请思考：

1. 该患者可能的诊断是什么？
2. 该患者还需做哪些检查？
3. 治疗原则是什么？

第二节　增生性玻璃体视网膜病变

增生性玻璃体视网膜病变（proliferative vitreo-retinopathy，PVR）是玻璃体内及视网膜表面的细胞增殖、收缩，造成牵拉性视网膜脱离的病变。

增生性玻璃体视网膜病变见于孔源性视网膜脱离或视网膜复位手术后，是孔源性视网膜脱离复位手术失败的主要原因。其基本病理过程为视网膜色素上皮细胞游走、移行、增生，形成有收缩能力的增殖膜，在视网膜表面形成各种形态的皱襞及环形收缩，在视网膜下形成“餐巾环”或“晾衣杆”样改变，使视网膜僵硬，最终导致视网膜漏斗形成和“牵牛花”样视网膜脱离（图 1-11-1）。

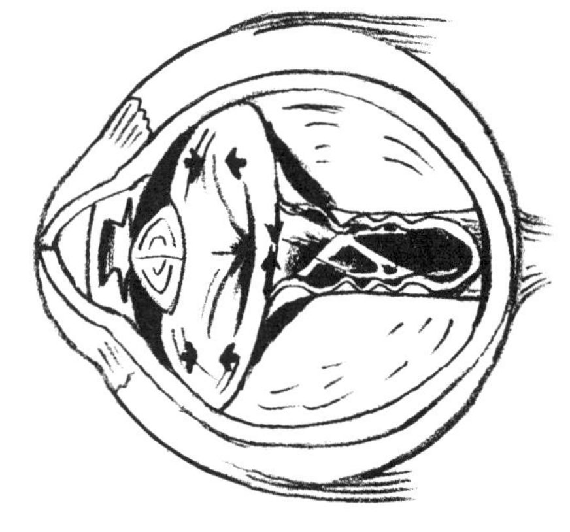

图 1-11-1　增生性玻璃体视网膜病变

按 1983 年的国际分类法，PVR 分为 A、B、C、D 四级。增生性玻璃体视网膜病变临床分级如表 1-11-1：

表 1-11-1　增生性玻璃体视网膜病变临床分级

分级	临床表现
A（轻度）	玻璃体出现色素颗粒样混浊
B（重度）	视网膜皱褶，血管迁曲，裂孔边缘翻卷
C（重度）	脱离的视网膜出现全层皱褶
C1	累及 1 个象限
C2	累及 2 个象限
C3	累及 3 个象限
D（极重度）	整个脱离的视网膜全层固定皱褶
D1	宽漏斗脱离，可见后极部 35°网膜
D2	窄漏斗脱离，可见视乳头
D3	闭合漏斗脱离，视乳头不可见

对 C2 级以上 PVR 需采用玻璃体手术治疗，手术中应用膜剥除、视网膜切开或部分切除、重水压贴视网膜、眼内光凝等技术使视网膜复位，然后视情况用长效气体或硅油充填完成手术。

第三节　玻璃体炎症与玻璃体寄生虫病

一、玻璃体炎症

玻璃体是微生物极好的生长基，细菌等微生物进入玻璃体可导致玻璃体炎症，引起眼内炎（endophthalmitis）。当眼外伤、免疫功能抑制和免疫功能缺损，病原微生物由血流或淋巴进入眼内，亦可发生在任何内眼手术以后。可表现为视物模糊，玻璃体混浊，也可发生前房积脓。治疗主要针对病因进行治疗。用药途径有眼内注药、结膜下注射、结膜囊点药和静脉给药。目前，玻璃体切割术广泛用于眼内炎的治疗。对于玻璃体混浊不能吸收的可考虑行玻璃体切除手术。玻璃体化脓除全身和局部抗生素治疗外，需尽快行玻璃体切除手术。

二、玻璃体寄生虫病

常见的玻璃体寄生虫病是猪囊尾蚴病（cysticercosis），猪囊尾蚴经血液进入眼内，可停留在脉络膜、视网膜或玻璃体腔内，猪囊尾蚴病在我国北方地区多见，绦虫的卵和头节可穿过小肠黏膜，经血液也可进入眼内。眼底检查可见虫体变形或蠕动，有时可见头部吸盘。伴有玻璃体混浊和葡萄膜炎、视网膜水肿或继发视网膜脱离。治疗主要依据虫体部位可采用药物或玻璃体切割手术治疗。

011102

玻璃体猪囊尾蚴病（图片）

第四节　飞　蚊　症

飞蚊症（muscae volitants；floaters）是指眼前有飘动的小黑影，小点状、细丝状或网状，尤其看白色明亮背景时症状更明显，还可能伴有闪光感。玻璃体液化和后脱离是飞蚊症的主要原因。此外临床上常见的“飞蚊”症状，经仔细检查，并未发现明显玻璃体病变，为生理性飞蚊症。对主诉有飞蚊症的患者，应散瞳后用检眼镜、三面镜仔细检查眼底。对有危害视力的病变如视网膜裂孔等，应按有关治疗原则处理。

第五节　玻璃体手术

1917 年 Machemer 首先设计了玻璃体切割器，首创经睫状体平坦部玻璃体切割术（pars plana vitrectomy，PPV），接着又生产了目前流行的玻璃体切割机，其主要有四种功能：切割、抽吸、灌注和照明，即所谓现代玻璃体手术。自从 PPV 应用以来，随着手术器械制造技术的革新，微创玻璃体手术开始得到快速发展，临床上常用的微创系统有 23G、25G、甚至 27G 经结膜无缝合系统。

玻璃体手术适应证

20 世纪 80 年代，随着手术器械和仪器的不断改善以及各种眼内填充物的使用，玻璃体手术的成功率不断上升，手术的适应证也在不断扩大。其主要适应证有：复杂性白内障的晶状体切除术联合眼前段玻璃体切割术、眼前段修复性玻璃体切割术、眼前段玻璃体异物、恶性青光眼、玻璃体积血、眼内炎、复杂性视网膜脱离、眼外伤的玻璃体切割术、黄斑疾病、眼猪囊尾蚴病等。

本章对玻璃体病进行了阐述。需要掌握玻璃体积血的临床表现和治疗。熟悉增生性玻璃体视网膜病变、飞蚊症的治疗原则。了解玻璃体炎症与玻璃体寄生虫的治疗原则。在带教老师的指导下,对玻璃体病的患者进行病史采集及眼部的检查。根据病史、体检及辅助检查结果进行综合分析,提出玻璃体疾病的治疗原则,以帮助患者尽快恢复健康。

病例讨论

011103
病例讨论

患者男,50 岁,左眼视物模糊一天。自觉眼前黑影飘动。该患者患高血压 12 年。眼部检查:视力 右眼 1.0,左眼 手动/50cm;右眼:眼前段未见异常,眼底:视盘边界清,视网膜淡红,动脉呈铜丝状外观,A∶V=1∶3,黄斑反光弱;左眼:结膜无充血,角膜透明,晶状体无混浊,前玻璃体内大量弥散性出血,眼底窥不清。眼压 右 12mmHg,左 14mmHg。

(李 燕)

011104
扫一扫,测一测

思考题

1. 玻璃体积血治疗原则是什么?
2. 简述增生性玻璃体视网膜病变的国际分类。
3. 什么是飞蚊症?

第十二章 视网膜病与视神经疾病

学习目标

1. 掌握：视网膜中央动脉阻塞、视网膜中央静脉阻塞、中心性浆液性脉络膜视网膜病变、视网膜脱离及视神经炎的临床表现及治疗原则。

2. 熟悉：动脉硬化、高血压与糖尿病视网膜病变的分级或分期；年龄相关性黄斑变性临床表现、分型。

3. 了解：视网膜静脉周围炎、动脉硬化、高血压与糖尿病视网膜病变的治疗原则；视网膜色素变性、视网膜母细胞瘤的临床表现；视乳头水肿及视神经萎缩的发病原因及治疗原则。

4. 具备对视网膜与视神经疾病的常规检查能力，进行初步诊断，能正确阅读辅助检查结果。

5. 具备根据病史、体格检查及辅助检查结果进行综合分析的能力，帮助患者更好的理解疾病，并能提出疾病的治疗原则，使其疾病得以好转或恢复。

视网膜病变表现（视频）

视网膜和视神经具有感受和传导视觉信息的功能。它们结构复杂而精细，受到损害极易产生视功能障碍。另外，一些全身病可以累及视网膜和视神经出现病变。

第一节 视网膜血管病

一、视网膜动脉阻塞

视网膜动脉阻塞（retinal artery occlusion，RAO）是严重损害视力的急性发作性眼病。从颈总动脉到视网膜微动脉之间任何部位的阻塞都会引起相应区的视网膜缺血。依据所阻塞血管的不同可以分为：视网膜中央动脉阻塞、视网膜分支动脉阻塞和视网膜微动脉阻塞。本病的诱因，如高血压病、动脉粥样硬化、凝血病和栓子栓塞等。

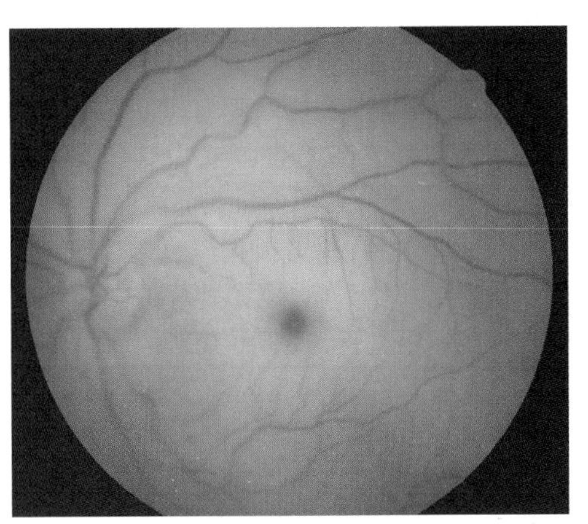

图 1-12-1 视网膜中央动脉阻塞

【临床表现】

本病多发生在老年人，常单眼急性发病。

1. 视网膜中央动脉阻塞（central retinal artery occlusion，CRAO） 表现为突发无痛性视力丧失，有些患者发病前有一过性黑矇表现。患眼瞳孔散大，直接光反射极度迟缓或消失，间接光反射存在。眼底检查：视网膜弥漫性混浊，后极部尤为明显，黄斑区因视网膜较薄，可透见其深面的脉络膜红色背景，形成“樱桃红斑”（图 1-12-1）。

笔记

视网膜动静脉变细，严重者可见节段性血柱。

2. 视网膜分支动脉阻塞(branch retinal artery occlusion，BRAO) 表现为视力不同程度的下降，视野某一区域突然出现遮挡感。眼底检查：阻塞支动脉血管明显变细，受累动脉供血区视网膜灰白色水肿。

3. 视网膜毛细血管前微动脉阻塞(precapillary arteriole occlusion) 视网膜微动脉的阻塞导致的视网膜神经纤维层缺血梗死，一般对视力影响较小。眼底检查：视网膜动脉血管变细，视网膜表层可见黄白色的棉絮斑。多见于高血压，糖尿病，肾病等所导致的视网膜病变。

【治疗】

尽快改善血液循环状态，同时积极查找病因，治疗原发病。对于视网膜中央动脉阻塞者应争分夺秒，积极挽救视功能。可用血管扩张剂，如亚硝酸异戊酯吸入或硝酸甘油片含服，球后注射妥拉唑林；按摩眼球、前房穿刺或口服乙酰唑胺等降低眼压；也可吸入95%氧和5%二氧化碳混合气体，缓解视网膜缺氧状态。

二、视网膜静脉阻塞

视网膜静脉阻塞(retinal vein occlusion，RVO)较视网膜动脉阻塞多见。血管壁改变和血流动力学改变等均可促使血栓形成，进而引起视网膜静脉阻塞的发生。

【临床表现】

按照阻塞发生的部位不同分为视网膜中央静脉阻塞(图1-12-2)和视网膜分支静脉阻塞(图1-12-3)。

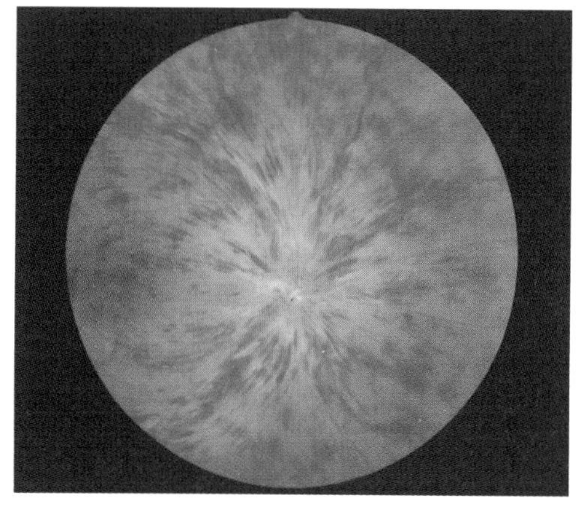

图1-12-2 视网膜中央静脉阻塞

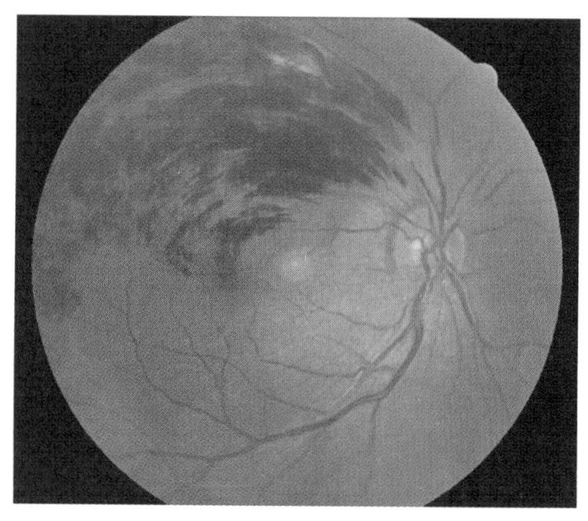

图1-12-3 视网膜分支静脉阻塞

1. 视网膜中央静脉阻塞(central retinal vein occlusion，CRVO) 患者可处于各年龄段。多为单眼发病，视力不同程度下降。眼底表现特点为各个象限的视网膜静脉迂曲扩张，视网膜内出血呈火焰状，沿视网膜静脉分布。视盘和视网膜水肿，黄斑区尤为明显，久之，易形成黄斑囊样水肿。根据临床表现和愈后可分为非缺血型和缺血型。

(1) 非缺血型：轻中度视力下降。眼底检查：各分支静脉迂曲扩张较轻，视网膜有点状或火焰状出血，轻度视盘及黄斑水肿。荧光素眼底血管造影(fundus fluorescein angiography，FFA)无或少量无灌注区。

(2) 缺血型：视力损害严重，多低于0.1。眼底检查：各象限出血水肿明显，静脉显著扩张，常见棉绒斑、黄斑囊样水肿及新生血管，后期可有新生血管生成。可导致玻璃体积血及牵拉性视网膜脱离。FFA可有广泛的毛细血管无灌注区(图1-12-4)。

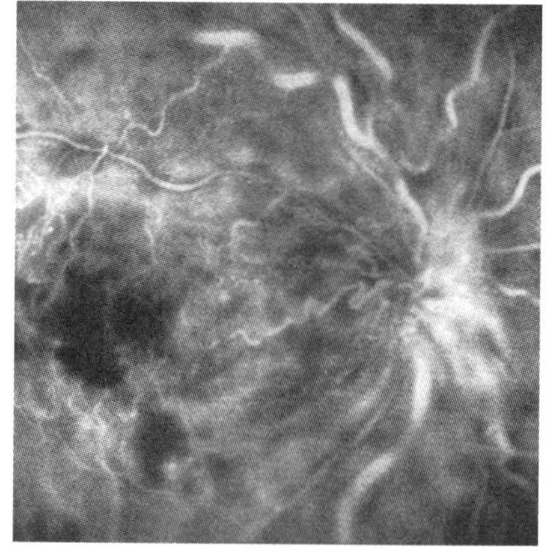

图1-12-4 广泛的毛细血管无灌注区

2. 视网膜分支静脉阻塞(branch retinal vein occlusion，BRVO) 患者视力不同程度下降，多发生在颞上支，阻塞最常见，鼻侧支阻塞较少。分为非缺血型和缺血型。患者

视力不同程度下降。眼底检查:阻塞支静脉迂曲扩张,受阻静脉引流区视网膜出血、水肿及棉絮斑。

【治疗】

首先针对全身病进行病因治疗。眼局部重点在预防和治疗并发症,对于非缺血性黄斑水肿,可采用格栅样光凝或微脉冲光凝;黄斑水肿严重者,视网膜光凝联合玻璃体内注射抗血管内皮生长因子(vascular endothelial growth factor,VEGF)药物可有效消除水肿,利于视网膜光凝并可改善视力;对于缺血型 CRVO,应行全视网膜光凝,防治眼新生血管并发症;发生大量非吸收性玻璃体积血和/或视网膜脱离时,宜行玻璃体切割术和眼内光凝。

三、视网膜静脉周围炎

视网膜静脉周围炎(retinal periphlebitis),又名 Eales 病,是一种较为常见的具体病因未明的视网膜血管性病变,多见于青年男性,双眼多先后发病。患者早期一般无明显症状,可因玻璃体腔内少量积血而表现为飞蚊症,也可因玻璃体腔内大量积血而表现为视力锐减。玻璃体腔内积血反复发生。是本病的一个特点。眼底检查可见病变主要位于周边部,视网膜周边部小血管闭塞、血管白鞘,视网膜新生血管(图 1-12-5),程度不等的玻璃体积血,反复出血者,可见机化膜或条索,严重者有牵拉性视网膜脱离。FFA 检查:受累小静脉管壁着色,毛细血管扩张,荧光素渗漏,周边大片毛细血管无灌注区和新生血管膜。

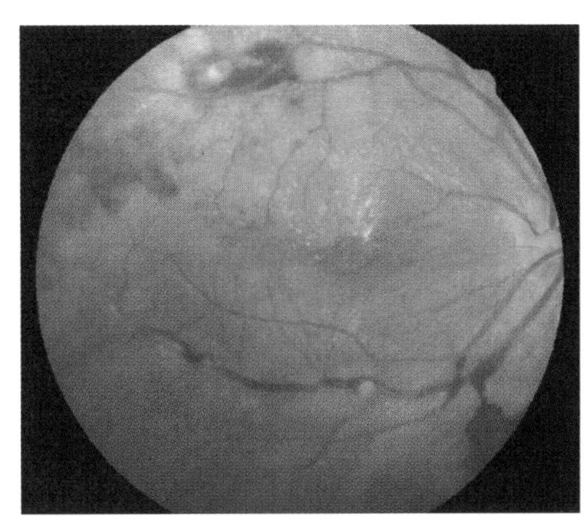

图 1-12-5　视网膜静脉周围炎

【治疗】

早期可试用糖皮质激素;激光光凝周边部病变区血管及无灌注区;对持久的玻璃体积血和牵拉性视网膜脱离,应采用玻璃体切割联合眼内光凝术。

四、早产儿视网膜病变

早产儿视网膜病变(retinopathy of prematurity,ROP)是指在孕 36 周以下、低出生体重、长时间吸氧的早产儿,其未血管化的视网膜发生纤维新血管膜增生、收缩,并进一步引起牵拉性视网膜脱离和失明。

【病程与分期】

各期变化见表 1-12-1。

表 1-12-1　早产儿视网膜病变国际分类法

部位 Ⅰ区:以视盘为中心,60°范围内的后部视网膜 Ⅱ区:从Ⅰ区向前到鼻侧锯齿缘的距离的圆形范围 Ⅲ区:余下的颞侧周边视网膜
范围　按累及的钟点数目计
严重程度 第 1 期:在血管化与非血管化视网膜之间存在分界线 第 2 期:分界线抬高、加宽、体积变大,形成嵴 第 3 期:嵴伴有视网膜外纤维血管组织增生,按增生量可分为轻、中、重 第 4 期:不完全视网膜脱离,A,中心凹不累及;B,中心凹累及 第 5 期:漏斗状视网膜全脱离。前部及后部可分别开放或关闭

此外,视网膜后极部血管扩张、扭曲,称为“附加”病变,预示急性进展。

【治疗】

应对 37 周以下早产儿出生后及时检查,对高危者应每周检查。对Ⅲ区的 1 期、2 期病变定期随诊;对阈值前病变(Ⅰ区的任何病变,Ⅱ区的 2 期+、3 期、3 期+)密切观察病情;对阈值病变(Ⅰ区和Ⅱ区的 3 期+病变连续达 5 个钟点,或累计达 8 个钟点)行间接检眼镜下光凝或冷凝治疗;对 4 期和 5 期病变可以进行手术治疗。

年龄相关性黄斑变性(视频)

第二节 黄斑疾病

一、年龄相关性黄斑变性

年龄相关性黄斑变性(age-related macular degeneration,AMD)病因不明。是一种随年龄增加而发病率上升并导致中心视力下降的疾病。发病年龄多在50岁以后,已成为老年人主要致盲眼病之一。

【临床表现】

有两种表现类型。

1. 干性AMD　又称萎缩性或非新生血管性AMD。患者视力缓慢下降,可伴有视物变形,晚期视力严重下降。眼底可见后极部视网膜外层、RPE层、玻璃膜及脉络膜毛细血管呈缓慢进行性变性萎缩,其特征性表现为黄斑区玻璃膜疣(drusen),色素紊乱及地图样萎缩。FFA典型表现为片状高荧光和片状低荧光,无荧光素渗漏。

2. 湿性AMD　又称渗出性或新生血管性AMD。基本病理机制是脉络膜新生血管形成,长入PRE层下或感觉层下,引发渗出性或出血性脱离。患者视力减退较萎缩型快而严重。眼底可见后极部视网膜感觉层下或RPE下暗红甚至暗黑色出血,病变区或边缘有黄白色硬性渗出及玻璃膜疣,病程晚期黄斑下出血机化,形成盘状瘢痕。FFA和ICGA检查可显示脉络膜新生血管。

【治疗】

对萎缩型病变和视力下降者可行低视力矫治。软性玻璃膜疣可行激光光凝或微脉冲激光照射,可促进吸收。对湿性AMD,目前临床上最主流的治疗方法是玻璃体内注射VEGF药物,可通过抑制VEGF发挥作用,疗效确切,目前临床上用于治疗的药物有康柏西普、雷珠单抗、阿柏西普。对于中心凹200μm以外的典型性脉络膜新生血管,可行激光光凝治疗。

二、中心性浆液性脉络膜视网膜病变

中心性浆液性脉络膜视网膜病变(central serous chorioretinopathy,CSC)好发于健康男性,可单眼亦可双眼受累,年龄多在20~50岁。本病具有自限性,但有些病例可复发。

【临床表现】

患者骤然发觉视物模糊,视野中心似有淡影遮挡,视物变暗、变形、变色等。眼底检查:轻者仅见后极部视网膜呈闪烁不定的反光,中心凹光反射略为弥散;重者可见黄斑区视网膜有圆形隆起的盘状脱离,其边缘有反光轮,中央凹反射消失;数周后盘状脱离区有黄白色渗出点。

Amsler表检查常有变形或暗点。OCT检查可见黄斑区神经上皮层脱离(图1-12-6)。FFA检查:静脉期可见黄斑部一个或多个高荧光渗漏点,随着造影进程,荧光点迅速扩大,呈"墨渍样"渗漏;有些病例渗漏呈"烟囱喷出"样改变。

中心性浆液性脉络膜视网膜病变FFA检查(图片)

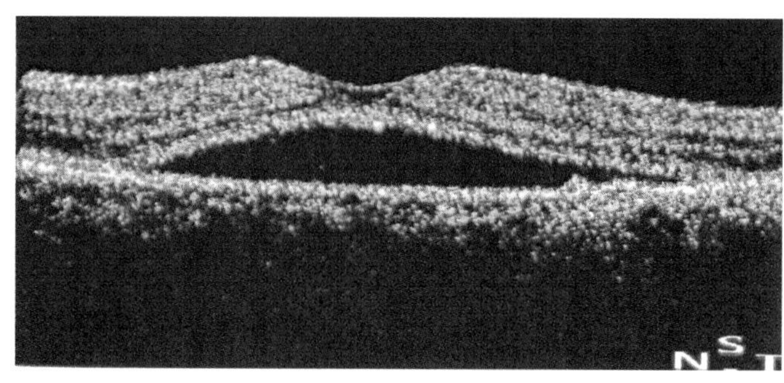

图1-12-6　中心性浆液性脉络膜视网膜病变

【治疗】

尚无特殊药物治疗。应禁用糖皮质激素和血管扩张药物,对病变数月不能自愈或复发者,中心凹200μm以外的渗漏点,可用激光光凝治疗。

第三节　动脉硬化、高血压与糖尿病性视网膜病变

一、动脉硬化性视网膜病变

动脉硬化性视网膜病变（arteriosclerotic retinopathy）是指由老年性动脉硬化和小动脉硬化引起视网膜动脉血管所发生的病理改变。动脉硬化性视网膜病变在一定程度上，反映了脑血管和全身其他血管系统的情况。

【临床表现】

主要表现为视网膜动脉弥漫性变细、弯曲度增加、颜色变淡、动脉反光增宽、血管走行平直；动静脉交叉处可见静脉遮蔽和静脉斜坡现象；后极部视网膜可见渗出和出血，一般不伴有水肿。

【治疗】

预防为主，起居规律，膳食合理，监控引起动脉硬化的因素，如血压、血脂等的改变。

二、高血压性视网膜病变

高血压性视网膜病变（hypertensive reinopathy）可见于原发性和继发性高血压。眼底改变与年龄、血压升高的程度、病程的长短有关。视网膜动脉对高血压的反应是血管痉挛、变窄、血管壁增厚，严重时出现渗出、出血和棉絮斑。

【临床表现】

1. 慢性高血压性视网膜病变　根据病变进展和严重程度分为四级，Ⅰ级：主要为血管收缩、变窄。视网膜动脉普遍变细，动脉反光带增宽；Ⅱ级：主要为动脉硬化，视网膜动脉狭窄，动静脉交叉压迫；Ⅲ级：在上述病变基础上有眼底出血，棉絮状渗出；Ⅳ级：在Ⅲ级改变基础上，伴有视盘水肿。

2. 急进型高血压性视网膜病变　短期内突然发生急剧的血压升高，多见于40岁以下青壮年。最主要的眼底改变为视盘水肿和视网膜水肿，称高血压性视神经视网膜病变。同时可见视网膜火焰状出血、棉绒斑、硬性渗出以及Elschning斑（脉络膜梗死灶）。

【治疗】

基本原则是去除病因，降低血压。

三、糖尿病性视网膜病变

糖尿病性视网膜病变（diabetic retinopathy，DR）是糖尿病眼部最重要的并发症和50岁以上人群主要致盲眼病之一。其发病率与糖尿病的病程、发病年龄、遗传因素和血糖控制情况有关，病程越长，发病率越高。

视网膜微血管病变是糖尿病视网膜病变的基本病理过程。

糖尿病性视网膜病变的基本病理过程（图片）

【临床分期】

1984年全国眼底病学术会议制定了DR的分期标准，按DR发展阶段和严重程度分为非增生性糖尿病性视网膜病变（nonproliferative diabetic retinopathy，NPDR）和增生性糖尿病性视网膜病变（proliferative diabetic retinopathy，PDR）2型6期。

糖尿病性视网膜病变的国内临床分期（图片）

2002年在悉尼召开的国际眼科学术会议上拟定了DR新的临床分级标准，分为无明显视网膜病变、轻度NPDR、中度NPDR、重度NPDR和PDR 5期，同时加入了糖尿病性黄斑水肿的分级。

糖尿病性视网膜病变的国际临床分级（图片）

【临床表现】

病变早期，一般无眼部自觉症状。随着病程的进展，可引起不同程度的视力下降、视物变形、眼前黑影飘动及视野缺损等症状，最终可致失明。眼底检查可见微血管瘤、出血、渗出、黄斑水肿、视网膜新生血管及增殖，严重者出现玻璃体积血和牵拉性视网膜脱离（图1-12-7）。

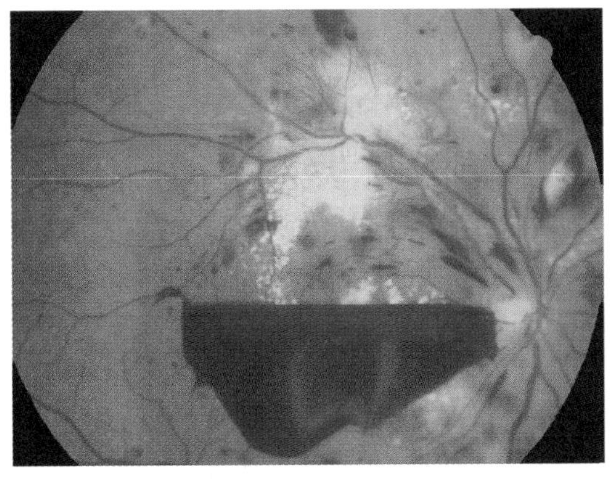

图1-12-7　糖尿病性视网膜病变

【治疗】

积极治疗糖尿病，严格控制血糖。眼部治疗主要是依据病情，采用玻璃体腔注射抗血管内皮生长因子（VEGF）药物、视网膜激光光凝或玻璃体切割联合眼内光凝治疗。2016 年美国眼科学会（AAO）发布的最新版糖尿病视网膜病变临床指南提出，抗 VEGF 药物是累及中心黄斑水肿的首选治疗方式，可联合同时的或者延后的局部激光治疗。

第四节 视网膜色素变性

视网膜色素变性（retinitis pigmentosa，RP）是感光细胞-色素上皮复合体原发性异常的一组遗传性疾病。遗传方式可为：常染色体显性、常染色体隐性或性连锁隐性遗传。本病常双眼受累，男性多于女性。一般在 30 岁以前发病，最常见于儿童或青少年期起病，至青春期症状加重，到中年或老年时因黄斑受累视力严重障碍而失明。

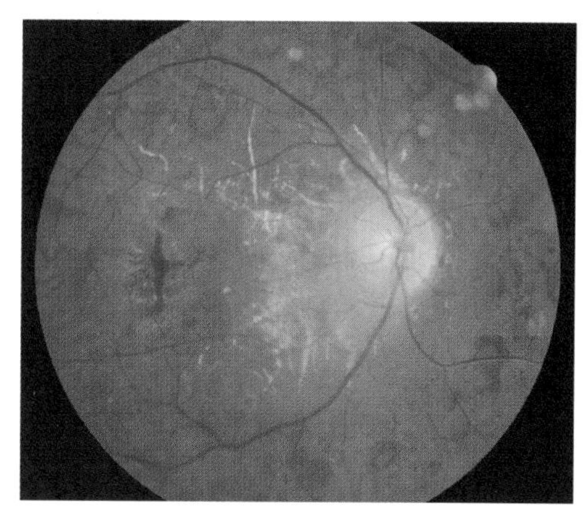

图 1-12-8 视网膜色素变性

【临床表现】

夜盲是最早的症状，并呈进行性加重，视野向心性缩小，晚期形成管状视野，严重者视力丧失。眼底检查：早期仅见赤道部视网膜色素稍紊乱，视网膜血管旁出现骨细胞样色素沉着，并向后极部及锯齿缘方向发展。晚期视盘萎缩呈蜡黄色，视网膜血管变细，脉络膜血管硬化，视网膜逐渐变成青灰色（图 1-12-8）。患眼常有晶状体后囊下锅巴样混浊。

视网膜色素变性的相关检查

视网膜色素变性的诊断除依据典型的临床表现外，常伴有以下辅助检查的异常，①视野检查：发病早期视野呈环形暗点，逐渐向中心和周边扩展，表现为视野进行性缩小，晚期形成管状视野，但中心视力可较长时间保留，双眼表现对称。②FFA 检查：由于视网膜色素上皮广泛变性萎缩，眼底弥漫性斑驳状强荧光，严重者有大面积透见荧光区，色素沉着处为荧光遮蔽。约 75%病例可见燃料渗漏，多见于视盘、血管弓区及黄斑区，可伴有黄斑囊样水肿。晚期患眼脉络膜毛细血管萎缩，呈斑片状，多位于赤道附近。③眼电生理检查：ERG 在发病早期即显著异常（振幅降低及潜伏期延长），甚至无波形。EOG 也同时异常。④OCT 检查：视网膜脉络膜萎缩变薄，晚期黄斑萎缩。

【治疗】

本病目前尚无有效疗法。低视力者可试戴助视器。营养素-血管扩张剂及抗氧化剂（维生素 A、维生素 E 等）的治疗作用未确定。

第五节 视网膜母细胞瘤

视网膜母细胞瘤（retinoblastoma，RB）是婴幼儿最常见的眼内恶性肿瘤。单眼或双眼均可发生，90%的患儿在 3 岁前发病。本病无种族、地域及性别差异。

【临床分期】

以往根据视网膜母细胞瘤的临床表现，将其分为 4 期：眼内期、青光眼期、眼外期及转移期。近年来制定了新的 RB 国际分类法，共分为 A～E 组 5 个组别。A 组与 B 组患眼的 RB 限制在视网膜，C 组与 D 组患眼的 RB 已扩散进入玻璃体及视网膜下腔。C 组患眼肿瘤为局部扩散，D 组患眼肿瘤为弥漫性播种。E 组的患眼已被 RB 破坏，难以救治。

【临床表现】

早期不易发现，患儿多因被发现瞳孔区出现白色反光（白瞳症）和斜视而就诊。本病患儿早期一般无明显不适，中晚期因继发青光眼可出现眼红、眼痛、头痛等症状。查体：早期可见视网膜上出现圆形或椭圆形边界不清灰白色结节状实体肿物，可向玻璃体腔内突起，也可沿脉络膜扁平生长。肿块表面的视网膜血管扩张、出血，可伴渗出性视网膜脱离。中晚期眼球增大呈“牛眼”状或形成巩膜葡萄肿，瘤组织可穿破巩膜侵及球外和眶内，甚至发生肿瘤全身转移，导致死亡。

【诊断】

根据典型临床表现及辅助检查：①眼B型超声检查能发现肿瘤钙化并测量肿瘤大小；②CT检查可发现钙化斑，还可显示受累增粗的视神经，眼眶、颅内受侵犯的程度及有无松果体神经母细胞瘤；③MRI虽不能发现钙化斑，但对于软组织对比分辨率更高，在评价视神经和松果体肿瘤方面优于CT。本病需与转移性眼内炎及Coats病相鉴别。

白瞳症的鉴别诊断

儿童白瞳症是多种眼病引起的一种常见临床体征，表现为瞳孔区呈白色、黄白色反光，俗称“猫眼”，单眼或双眼均可发生。儿童期引起白瞳症的眼病主要包括视网膜母细胞瘤、永存性原始玻璃体增生症、早产儿视网膜病变、视网膜毛细血管扩张症（Coats病）、转移性眼内炎、先天性白内障等。由于产生白瞳症的病因繁多，病变性质差异很大，治疗方法和预后也悬殊，故临床对白瞳症的诊断和鉴别极为重视。视网膜母细胞瘤的鉴别主要应注意以下三种疾病：①Coats病：多为男性青少年，单眼发病，其眼底特点为视网膜血管异常扩张、视网膜内和下有大片黄白色脂质渗出及胆固醇结晶，可伴发渗出性视网膜脱离，多无钙化表现；②早产儿视网膜病变：患儿低体重，有早产史和吸高浓度氧史。由于周边视网膜血管发育不全导致的缺血缺氧，双眼发生增殖性病变，重者发生牵拉性视网膜脱离，增殖病变收缩至晶状体后，呈白瞳症表现；③转移性眼内炎：多见于儿童高热病后，病原体经血循环到达眼内。患眼前房、玻璃体内大量渗出，玻璃体脓肿形成，瞳孔呈黄白色，亦可表现为白瞳症。患眼眼压多低于正常。

【治疗】

总的治疗原则：根据肿瘤的大小、位置和发展程度，采用不同的疗法。选择治疗方法时首先应考虑挽救患儿生命，其次考虑保存患眼的视力以提高患儿的生活质量。对局限于视网膜内的早期小肿瘤，可采用激光或冷冻治疗；中等大小肿瘤可用敷贴器放疗；但绝大多数仍采取眼球摘除术；若肿瘤已扩散或转移者，可行化疗或放疗。

第六节　视网膜脱离

视网膜脱离（retinal detachment，RD）是指视网膜神经上皮层和色素上皮层之间的分离。按照发病原因分为孔源性、渗出性和牵拉性三类。本节重点介绍较为常见的孔源性视网膜脱离。

孔源性网膜脱离是视网膜裂孔形成的基础上，液化的玻璃体经视网膜裂孔进入视网膜神经上皮下，使视网膜神经上皮与色素上皮的分离引起。孔源性视网膜脱离的发生需要两大要素：①视网膜裂孔形成；②玻璃体牵拉与液化。

【临床表现】

早期可有飞蚊症、闪光感等前驱症状，继而出现与视网膜脱离范围相一致的眼前遮挡感；脱离累及黄斑区时，视力明显减退。眼压多偏低。眼底检查可见脱离区视网膜呈青灰色波浪状隆起，视网膜血管爬行其上（图1-12-9）。裂孔呈红色边界清晰样外观，多见于颞上象限赤道部附近。屈光间质不清，眼底检查困难的病例应行B超检查。

视网膜脱离B超检查

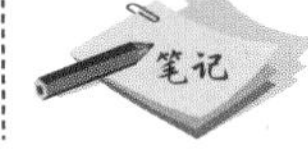

【治疗】

治疗原则是封闭裂孔，促使脱离的视网膜复位。要点是术前、术中查清所有裂孔，并进行准确定

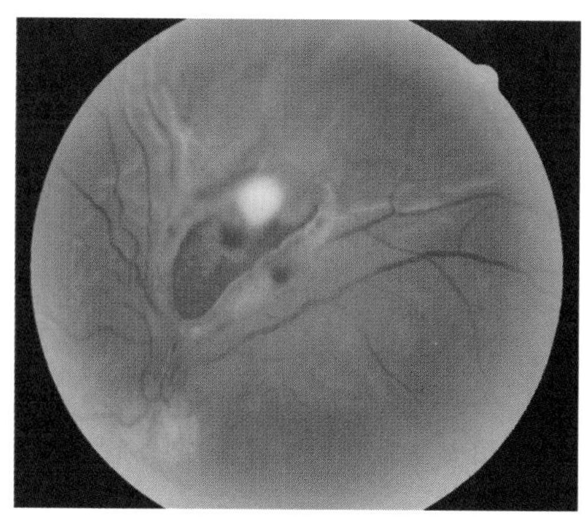

图 1-12-9 视网膜脱离

位。手术方法有巩膜外垫压术、巩膜环扎术,复杂病例选择玻璃体切除手术。裂孔封闭方法可采用激光光凝、电凝、冷凝裂孔周围,产生的炎症反应使裂孔处视网膜神经上皮与色素上皮粘连封闭裂孔。

患者男,45 岁,左眼视物模糊 1d。1d 前左眼突感模糊,眼前有遮挡感,自觉眼前闪光。该患者为高度近视,无高血压及糖尿病病史。眼部检查:视力 右眼 1.0,左眼 手动/眼前 50cm,右眼眼前段未见异常;右眼眼底未见异常。左眼结膜无充血,角膜透明,晶状体透明,前玻璃体轻度混浊,眼底:视盘边界清,未见水肿及渗出,视网膜豹纹状,上方视网膜青灰色波浪状隆起,视网膜血管爬行其间,颞上象限赤道部附近,可见红色边界清晰样马蹄形裂孔,余窥不清,眼压 右 13mmHg;左 5mmHg。

请思考:

1. 该患者诊断可能是什么?
2. 该患者还需作哪些检查?
3. 治疗原则是什么?

第七节 视神经疾病

一、视神经炎

视神经炎(optic neuritis)泛指视神经的炎性脱髓鞘、感染、非特异性炎症疾病。因病变损害的部位不同而分为球内段的视盘炎和球后段的球后视神经炎。视神经炎大多为单侧性,视盘炎多见于儿童,球后视神经炎多见于青壮年。本病病因较为复杂,常见于炎性脱髓鞘疾病、局部或全身的感染以及一些自身免疫性疾病,约 1/3 的患者可能找不到确切病因。

【临床表现】

视力突然减退,严重者视力仅光感甚至丧失。瞳孔可不同程度散大,直接对光反射迟钝或消失,间接对光反射存在。视盘炎眼底表现为视盘充血、水肿,边界模糊、隆起度一般小于 3 个屈光度,视盘表面或其周围有小的出血点,视网膜静脉增粗。球后视神经炎眼底多无异常改变。视野可见中心暗点、旁中心暗点或向心性缩小。VEP 可表现为 P100 波潜伏期延长,振幅降低。MRI 通过了解脑白质有无脱髓鞘斑,对早期诊断多发性硬化、选择治疗方案以及患者的预后判断有参考意义。

【治疗】

针对病因进行治疗,同时给予糖皮质激素、神经营养药物及血管扩张剂。视神经炎的治疗应首先明确诊断,随之尽可能明确病变的性质和原因,从而选择相应针对性治疗。临床主要采用以糖皮质激素为主的抗炎及改善微循环、营养神经治疗,必要时联用抗生素、抗病毒药、血浆置换、免疫球蛋白等综合治疗方案。

视神经炎的分类

2014 年中华医学会眼科学分会神经眼科学组提出的“视神经炎诊断和治疗专家共识”将视神经炎分为 4 大类型：①特发性视神经炎：包括特发性脱髓鞘性视神经炎、视神经脊髓炎相关性视神经炎和其他中枢神经系统脱髓鞘疾病相关性视神经炎；②感染性和感染相关性视神经炎；③自身免疫性视神经病；④其他无法归类的视神经炎。

二、视盘水肿

视盘水肿(papilloedema)是视盘的一种充血水肿隆起状态，视功能一般多无明显障碍，以双眼发病多见。颅内肿瘤、炎症、外伤及先天畸形等神经系统疾病所引起的颅内压增高是其最常见的病因。

【临床表现】

早期视力正常，可有短暂一过性视物模糊；可伴有头痛、恶心、呕吐等颅内压增高的表现。眼底可见双侧视乳头明显隆起，边界不清；视乳头及其周围视网膜可见出血、毛细血管扩张、静脉迂曲增粗(图 1-12-10)。

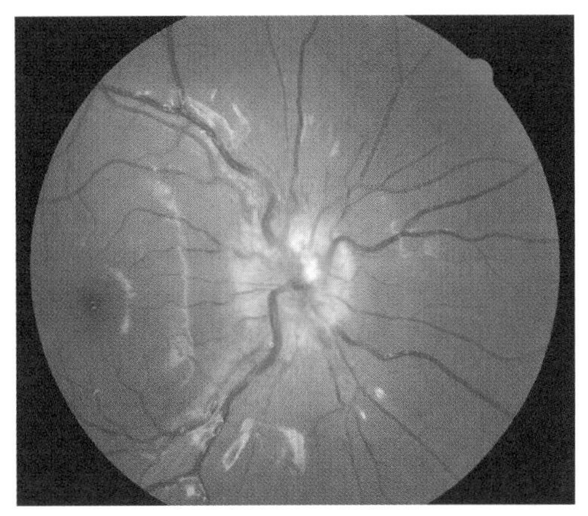

图 1-12-10　视盘水肿

【治疗】

去除病因，积极治疗原发性疾病。对症治疗包括高渗脱水剂；对排除颅内占位的视盘血管炎所致视盘水肿，糖皮质激素有良好效果；对有严重头痛及视神经病变，脱水剂治疗无效可选用视神经鞘减压术。

三、视神经萎缩

视神经萎缩(optic atrophy)指任何疾病引起的视网膜神经节细胞及其轴突的变性，视乳头颜色浅淡，最终导致视力减退直至丧失。颅内高压或炎症、视网膜病变、视神经血管性、外伤性、代谢性、遗传性、中毒性等病变都可引起视神经萎缩。临床上视神经萎缩分为原发性和继发性两大类。

【临床表现】

1. 原发性视神经萎缩　为筛板以后的视神经、视交叉、视束以及外侧膝状体的视路损害，其萎缩过程呈下行性。表现为视盘色淡或苍白，边界清楚，视杯筛孔清楚可见，视网膜血管一般正常(图 1-12-11)。

2. 继发性视神经萎缩　原发病变在视盘、视网膜、脉络膜，其萎缩过程呈上行性。眼底表现为视盘色灰白、边界不清、生理凹陷消失等；并可伴有导致视神经萎缩的眼部原发病的表现(图 1-12-12)。

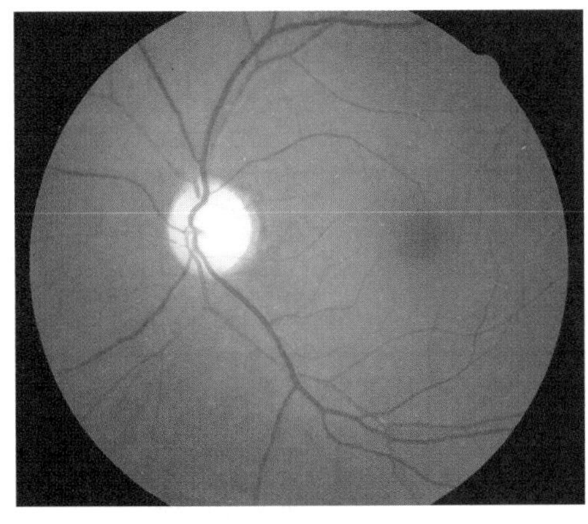

图 1-12-11　原发性视神经萎缩

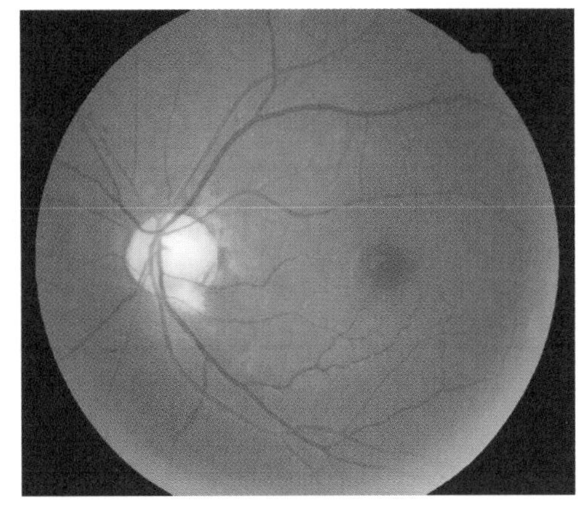

图 1-12-12　继发性视神经萎缩

【治疗】

目前尚无特效疗法。积极治疗原发疾病，争取保留有用视力。可试用神经营养剂及血管扩张剂等治疗。

本章小结

本章对视网膜病与视神经疾病病进行了阐述。需要掌握视网膜中央动脉阻塞、视网膜中央静脉阻塞、中心性浆液性脉络膜视网膜病变、视网膜脱离、视神经炎的治疗原则。熟悉动脉硬化、高血压与糖尿病视网膜病变分级或分期；年龄相关性黄斑变性临床表现、分型。了解视网膜静脉周围炎、动脉硬化、高血压与糖尿病视网膜病变的治疗原则；视网膜色素变性、视网膜母细胞瘤的临床表现；视乳头水肿及视神经萎缩的发病原因及治疗原则。能在带教老师的指导下，运用检眼镜等眼科设备进行眼底检查，了解眼底荧光素血管造影，提出视网膜与视神经疾病的治疗原则。

病例讨论

011208

病例讨论

患者男，65 岁，右眼突发视力下降 2h。患者 2h 前无明显诱因突然出现右眼视力下降，不伴眼红、痛、畏光、流泪等不适，既往高血压和吸烟史。眼部检查：视力 右眼手动/20cm，左眼 0.6，右眼眼睑无水肿，眼球运动未见异常，结膜无充血，角膜透明，前房中深，瞳孔散大，直接光反射极度迟缓，间接光反射存在，眼底检查：视网膜呈灰白色水肿，后极部尤为明显，黄斑区可见“樱桃红斑”；左眼未见异常。眼压 右 14mmHg，左 11mmHg。

（李 燕）

扫一扫，测一测

思考题

1. 试述视网膜静脉阻塞的分类。
2. 视网膜脱离的治疗原则是什么？
3. 视神经炎的临床表现有哪些？

第十三章 眼外伤

学习目标

1. 掌握:虹膜睫状体挫伤、晶状体损伤、眼内异物的治疗原则;眼球穿通伤的临床表现、治疗原则及急救处理;眼部酸、碱烧伤的致伤原因和特点,急救和治疗。
2. 熟悉:视网膜震荡与挫伤的临床特点及治疗原则。
3. 了解:其他眼钝挫伤的处理办法;眼表异物及眶内异物的诊断及治疗原则。
4. 能在带教老师的指导下,对眼外伤患者进行病史采集,初步确定病因。
5. 根据病史、体检及辅助检查结果进行综合分析,提出眼外伤的治疗原则。

眼外伤(ocular trauma)是指机械性、物理性和化学性等因素直接作用于眼部,引起眼的结构和功能的损害。受伤后导致单眼或双眼的功能损害,视力下降甚至失明。正确防治眼外伤,对于保护和挽救视功能具有重要的临床和社会意义。

根据致伤原因将眼外伤分为机械性和非机械性。前者分钝挫伤、穿通伤和异物伤等;后者分热烧伤、化学伤、辐射伤和毒气伤等。

第一节 眼钝挫伤

钝挫伤(blunt trauma)是眼球及其附属器遭受机械性钝力所致的损伤。常见致伤物有石块、木棍、皮带、拳头、弹弓、球类等。

一、眼睑挫伤

眼睑组织松弛,皮肤薄而柔软,富有血管,眼睑组织水肿、出血或撕裂,可引起疼痛、睁眼困难。当内眦部睑缘离断时,常伴有泪小管断裂。严重者可致眼睑组织全层裂伤,出现眼睑畸形、流泪。

【治疗】

无伤口者,伤后48h内冷敷,减少出血,以后热敷以促进出血吸收,多在1~2周吸收。皮肤裂伤者尽早清创、逐层对位、缝合。泪小管断裂时应行泪小管吻合术。缝合后应注射破伤风抗毒素。

二、结膜挫伤

结膜挫伤后可出现结膜下出血、水肿及撕裂。伤后应仔细检查以除外巩膜裂伤。

【治疗】

小创口不需缝合,结膜下出血,无须特殊处理,可自行吸收。结膜裂伤较大者需缝合处理。术后均用破伤风抗毒素及抗生素。

三、角膜挫伤

角膜上皮擦伤或角膜内皮及后弹力层裂伤，有疼痛、畏光和流泪等症状，伴视力减退。表现为角膜上皮剥脱、基质层水肿混浊及后弹力层皱褶。暴力大者可致角膜破裂、虹膜嵌顿、瞳孔变形。

【治疗】

角膜上皮擦伤者可涂抗生素眼膏包扎。角膜内皮及后弹力层裂伤者可用糖皮质激素消炎和高渗糖点眼减轻水肿，必要时用散瞳剂。

四、虹膜睫状体挫伤

（一）外伤性虹膜睫状体炎

伤后首先是小动脉痉挛，随即毛细血管扩张，血管通透性增加，导致房水混浊，角膜后沉着物形成等炎症性反应，虹膜肿胀，瞳孔缩小，有时伴有眼压的改变。

【治疗】

同虹膜睫状体炎的处理原则。

（二）虹膜裂伤与虹膜根部断离

虹膜瞳孔缘及瞳孔括约肌损伤表现瞳孔缘出现不规则裂口或虹膜基质纵行裂口；瞳孔不圆，变形；外伤性瞳孔扩大，光反射迟钝或消失。虹膜根部离断则虹膜根部呈半月形缺损，瞳孔呈“D”形（图1-13-1），可出现单眼复视。完全性虹膜根部离断，形成外伤性无虹膜。睫状肌或支配神经受损，可出现调节麻痹，近视力障碍。

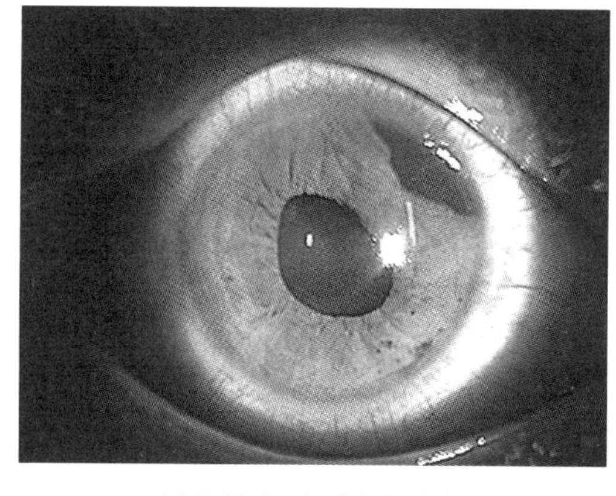

图 1-13-1　虹膜根部离断

【治疗】

外伤性瞳孔扩大，轻者能恢复或部分恢复，重者不能恢复，可行瞳孔成形术。瞳孔缘断裂影响视功能和容貌可行手术修复。虹膜根部离断范围较大或形成明显双瞳孔者，可行虹膜根部缝合术，将离断的虹膜缝合于角巩膜缘切口内侧。

（三）外伤性前房积血

前房积血（图片）

虹膜或睫状体血管破裂引起。少量出血仅见房水中出现红细胞，出血较多时前房积血呈液平面，大量出血时前房充满血液。前房积血多能自行吸收，但出血量大时，可引起眼压升高，进而损害角膜内皮细胞导致角膜血染。

【治疗】

患者应半卧位休息，遮盖双眼，限制眼球活动。应用止血剂和糖皮质激素。不散瞳不缩瞳，虹膜炎症者可散瞳治疗。眼压升高时用降眼压药物。对前房积血多、吸收慢、眼压升高，药物治疗无效，3~5d后应行前房穿刺术，以防角膜血染和视神经损害。

五、晶状体挫伤

晶状体挫伤容易发生晶状体脱位或半脱位。外伤造成晶状体悬韧带全部或部分断裂所致。晶状体半脱位在瞳孔区见部分晶状体的赤道部（图1-13-2）。晶状体全脱位时，向前脱入前房或嵌顿于瞳孔区，引起急性继发性青光眼和角膜内皮损伤；向后脱入玻璃体，出现前房变深。晶状体也可经破裂的角巩膜创口脱位于结膜下。晶状体半脱位或全脱位均有虹膜震颤及屈光的改变。

外伤也可使晶状体发生局限性或全部混浊。引起不同程度的视力下降。

【治疗】

无严重视力下降及并发症的晶状体半脱位，应密切观察。晶状体脱入前房或嵌顿于瞳孔区者，应立即手术摘除。晶状体脱入玻璃体引起继发性青光眼和视网膜脱离等并发症者，可行晶状体切除或玻璃体手术。晶状体混浊者，应根据视力下降的程度考虑是否行手术治疗。

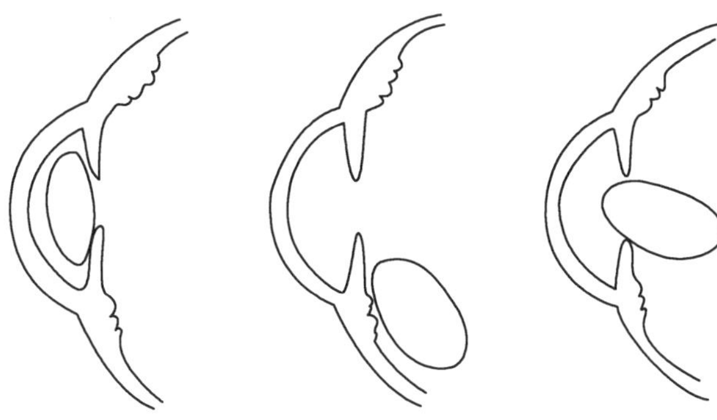

图 1-13-2 晶状体脱位

六、玻璃体挫伤

挫伤引起视网膜、脉络膜或睫状体血管通透性增加或破裂，引起玻璃体混浊或积血，视力下降。出血易导致玻璃体液化、胆固醇性结晶沉着，严重者可发展为增生性玻璃体视网膜病变、视网膜脱离或继发性青光眼。

【治疗】

参见第九章玻璃体病。

七、脉络膜挫伤

脉络膜破裂（图片）

【临床表现】

主要表现为脉络膜出血与破裂，多位于后极部及视盘周围，呈弧形，凹面朝向视盘。伤后早期，破裂处常被出血掩盖。出血吸收后，显露出黄白色瘢痕或暴露出白色巩膜。累及黄斑区者严重影响视力。

【治疗】

目前无有效治疗方法。

八、视网膜震荡与挫伤

视网膜震荡（图片）

眼球钝挫伤后，视网膜后极部出现一过性灰白色视网膜水肿，中央凹反射消失，视力下降，称视网膜震荡。伤后数日水肿消退，视力恢复较好。较重的挫伤可引起光感受器的损伤、视力明显减退，称为视网膜挫伤。严重时可发生视网膜脱离。

【治疗】

早期应用糖皮质激素、神经营养药、血管扩张剂、维生素类等药物治疗。视网膜脱离者，应及时手术。

九、视神经挫伤

眼球受钝力打击，眼压突然升高，可引起视神经挫伤，导致视力下降或丧失。视神经挫伤可应用糖皮质激素、高渗脱水剂、维生素类和神经营养药等治疗。视神经撕脱则无有效治疗方法。

十、眼球破裂

钝挫伤可导致眼球破裂。常发生在角巩膜缘，也可发生在直肌下或后部巩膜。脱出的眼内容物嵌于创口处或进入结膜下。视力急骤减退至光感或无光感，眼压大多降低，结膜下出血或血肿，角膜变形，前房及玻璃体积血，眼底无法窥视。

【治疗】

对伤口处巩膜进行探查。一期清创缝合，尽量保留眼球，术后应用抗生素、激素及破伤风抗毒素，预防感染和交感性眼炎的发生。2 周左右行玻璃体切割术，大部分患者能保留眼球甚至有用视力。

第二节 眼球穿通伤

眼球穿通伤(ocular penetrating injury)是由锐利器械或高速飞行的异物碎片击穿眼球壁所致,以金属碎片、刀、剪刺伤者多见。临床上按伤口所在的部位分为角膜穿通伤、巩膜穿通伤和角巩膜穿通伤。

角膜穿通伤(图片)

一、角膜穿通伤

伤后可以出现眼痛、畏光、流泪及不同程度的视力减退。角膜创口较小(<3mm)且规则,可自行闭合,角膜呈点状或线状混浊。若伤口大且不规则,常有虹膜脱出及嵌顿、前房变浅或消失,有前房积血,伴晶状体或眼后段损伤。

二、巩膜穿通伤

较小的巩膜伤口容易忽略,伤口表面仅见结膜下出血。大的伤口常伴有脉络膜、玻璃体和视网膜的损伤及出血,愈后差。

三、角巩膜穿通伤

伤口累及角膜和巩膜,可引起虹膜睫状体、晶状体和玻璃体的损伤、脱出及眼内出血,伴有明显的视力下降。

【治疗】

眼球穿通伤需急诊处理。

治疗原则是:积极缝合伤口,以恢复眼球解剖结构的完整,防治感染和防止并发症发生。

1. 较小伤口　较小且规则的角膜伤口伴前房存在者,抗生素眼膏加压包扎即可。大于3mm以上的伤口需要在手术显微镜下严密缝合并恢复前房。有虹膜嵌顿者,用抗生素溶液冲洗后利用角膜侧切口尽可能将其还纳复位。脱出的晶状体和玻璃体予以切除。

2. 复杂病例　对复杂病例早期缝合伤口,在1~2周内,再处理外伤性白内障、玻璃体积血、异物或视网膜脱离等。

3. 药物治疗　局部和全身应用抗生素、糖皮质激素及破伤风抗毒素。

第三节 眼 异 物 伤

角膜异物(图片)

一、眼表异物

角结膜异物多为铁屑、煤渣、灰尘等。患眼存在明显刺激症状,如刺痛、异物感、流泪、畏光不适等。结膜异物多隐藏在睑板下沟、穹窿部及半月皱襞处。角膜铁质异物可出现锈斑,植物性异物易引起感染。

【治疗】

角膜浅层异物、结膜异物可于表面麻醉下用无菌湿棉签拭去,角膜深层异物可用异物针或注射针头剔除,残留铁锈斑应尽量一次刮除。如异物已部分穿透角膜进入前房,在手术显微镜下取出。异物取出后常规应用抗生素眼液预防感染。

二、眼内异物

眼内异物是指各种异物穿透眼球壁,留置在眼内。除外伤造成的组织破坏外,还有异物的特殊损害,如化学性及毒性反应、眼内继发感染等。尤其是铜质异物和铁质异物发生的铜质沉着症和铁质沉着症,可以造成视力丧失和眼球萎缩等严重后果。

【诊断】

眼内异物的诊断应根据外伤史、临床表现、伤口和伤道以及影像学检查等综合分析确定。

眼内异物的诊断

眼内异物常有外伤史如敲击金属、爆炸伤等。发现穿通伤口是眼内异物诊断的重要证据。如角膜线状伤口或全层瘢痕，相应的虹膜穿孔，晶状体局限性混浊，表明有异物进入眼内。巩膜伤口较难发现，常被结膜下出血掩盖，应仔细检查。无明显屈光间质混浊时，应在裂隙灯显微镜或检眼镜下仔细查看眼内各组织是否有异物存留。屈光间质混浊时，可行眼部 B 超、X 线、UBM、CT 和 MRI 等检查，确定眼内有无异物，异物性质、大小和位置，及其与周围组织的关系。磁性异物禁用 MRI 检查。

眼内异物(图片)

【治疗】

眼内异物尤其是铁、铜等金属异物一般应尽早取出。异物取出必须以重建和恢复视功能为目的。

三、眶内异物

外伤后异物可能进入眶内的眼球外组织，常见的异物有金属弹片、气枪弹或竹木碎片。临床上眼局部可见肿胀，疼痛。根据外伤情况和异物的性质进行抗感染治疗或行手术取出异物，眶内金属异物多被软组织包裹，不必勉强取出。植物性异物可引起慢性化脓性炎症，应尽早完全取出。

病例导学

患者男，30 岁，铁屑击入右眼后视力下降 3d，检查：视力 右眼 0.05，结膜混合性充血，角膜可见穿通伤口，虹膜前粘连，晶状体混浊，玻璃体及眼底窥不清。眼压：T-1，左眼未见异常。

请思考：

1. 该患者诊断可能是什么？
2. 该患者还需做哪些检查？
3. 治疗原则是什么？

第四节 酸碱化学伤

化学物品的溶液、粉尘、气体进入或接触眼部，引起眼部组织的化学性烧伤。其中最常见的有酸性和碱性烧伤，需要急诊处理。

碱性化学伤比酸性化学伤更为严重，因为酸对蛋白质有凝固作用，凝固的蛋白不溶于水，能阻止酸性物质继续向深层渗透。而碱性物质对组织中的类脂质起溶解破坏作用，碱性物质很快渗透到组织深层和眼内，因而能引起持续性的破坏，导致角膜溃疡、穿孔及眼内炎症。

【临床表现】

根据伤后组织损伤程度，可将酸碱烧伤分为轻、中、重三级。

1. 轻度 眼睑皮肤潮红，结膜轻度水肿、充血，角膜上皮剥脱，角膜基质层水肿。
2. 中度 眼睑皮肤出现水疱、糜烂，结膜部分缺血坏死，角膜上皮广泛剥脱，角膜明显水肿混浊。
3. 重度 结膜广泛性贫血坏死，角膜全层瓷白色混浊，眼内结构不能窥见。可出现角膜溃疡或穿孔、角膜白斑、继发性青光眼、白内障及眼球萎缩等并发症。

碱化学烧伤(图片)

此外，眼睑、泪道、结膜烧伤可引起睑球粘连、眼睑畸形和眼睑闭合不全等并发症。

【急救和治疗】

1. 急救 原则是分秒必争，就地取材，彻底冲洗。伤后就地用大量清水或其他水源反复冲洗。冲洗时翻转眼睑，转动眼球，暴露穹窿部，将结膜囊内的化学物质彻底冲出。及时彻底冲洗与化学性烧伤的预后有很大关系。冲洗后涂入抗生素眼膏，包扎后再转送专科进一步处理。

2. 治疗

（1）早期治疗：首先局部和全身应用抗生素控制感染。1%阿托品眼药水散瞳避免虹膜发生后粘连。适时全身应用糖皮质激素和非甾体类抗炎药物，减轻角膜水肿和前房渗出等炎症反应。局部或全身应用维生素 C 促进胶原合成。0.5% EDTA（依地酸二钠）可用于石灰烧伤患者。应用胶原酶抑制剂，防止角膜穿孔。

（2）伤后 2 周角膜溶解变薄，可行角膜板层移植、羊膜移植或口腔黏膜移植术。为防止睑球粘连，可放置角膜软镜，换药时用玻璃棒充分分离睑球粘连。

（3）结膜下注射自家血清或全血，以稀释化学物品的浓度，分离组织，阻止烧伤向深处渗透，改善角膜营养，促进组织再生，防止睑球粘连。

（4）后期治疗：主要是针对并发症的手术治疗。如矫正睑外翻、睑球粘连、角膜移植术或抗青光眼手术等。

第五节　热烧伤和辐射伤

一、眼部热烧伤

眼部热烧伤（ocular burns）是指由各种高温液体或气体，如沸水、沸油、蒸汽等接触眼组织而致烫伤。轻者眼睑红斑、水泡，结膜水肿，角膜轻度混浊。严重者可引起眼睑、结膜、角膜和巩膜深度烧伤，组织坏死。组织愈合后可出现瘢痕性睑外翻，眼睑闭合不全，角膜瘢痕，角膜炎，睑球粘连甚至眼球萎缩。

【治疗】

原则是防止感染，促进愈合，预防睑球粘连等并发症的发生。清除结膜及角膜表面的致伤物质和坏死组织，结膜囊内涂抗生素眼膏，散瞳包扎。严重的热烧伤处理大致同严重碱烧伤。

二、眼部辐射伤

电磁波谱中各种辐射线直接照射眼部造成的损害，如紫外线、微波、红外线、可见光、X 线和 γ 射线等。不同波长的辐射线对眼的损害各不相同。

视网膜的铁异物（图片）

（一）紫外线损伤

也称为“电光性眼炎”或雪盲。电焊和紫外线灯等紫外线被角膜等眼部组织吸收后，产生光化学反应，造成眼部损伤。一般在照射后 3~8h 发病，主要表现为双眼异物感、疼痛、畏光、流泪、眼睑痉挛，眼睑皮肤充血，结膜水肿，角膜散在点状或片状上皮脱落。剧痛者可滴眼科表面麻醉剂，抗生素眼膏包扎双眼。

（二）红外线损伤

溶化的玻璃、高热的金属或太阳光等产生的大量红外线引起的眼部损伤。其中短波红外线（波长 800~1 200nm）可被晶状体吸收引起白内障。红外线透过屈光间质可造成黄斑的灼伤，甚至形成黄斑裂孔，导致视力下降，出现中心暗点。接触红外线人员应戴含氧化铁的特制防护眼镜。

（三）可见光损伤

直视太阳光或受强烈弧光照射，通过热和光化学作用引起的黄斑损伤，出现不同程度的视力下降，严重者有中心暗点、视物变形和头痛。眼底检查可见中心凹附近黄白色小点和色素紊乱。

本章小结

本章需要掌握虹膜睫状体挫伤、晶状体损伤、眼内异物的治疗原则；眼球穿通伤的临床表现、治疗原则及急救处理；眼部酸、碱烧伤的致伤原因和特点，急救和治疗。熟悉视网膜震荡与挫伤的临床特点及治疗原则。了解其他眼钝挫伤的处理办法；眼表异物及眶内异物的诊断及治疗原则；能在带教老师的指导下，对眼外伤患者进行病史采集，并根据外伤史、体检及裂隙灯显微镜、眼 B 超、CT、MRI 等必要的检查结果进行综合分析，明确眼外伤的诊断，提出相应的治疗原则。

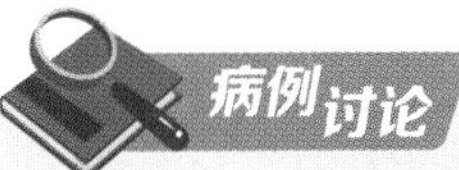

病例讨论

患者男，20 岁，左眼剧烈疼痛、视物模糊 2h。该患 2h 前被肘部误击致左眼剧烈疼痛、视物模糊。眼部检查：左眼 视力 0.01，眼睑肿胀，结膜充血水肿，角膜轻度混浊，前房积血，瞳孔变形。

（王 锐）

扫一扫，测一测

思考题

1. 试述眼部化学性眼外伤急救处理的原则。
2. 简述眼内异物的诊断和治疗原则。
3. 眼球穿通伤急诊处理有哪些？

第十四章 眼的屈光与调节

学习目标

1. 掌握:眼屈光的概念;近视、远视、老视的概念、临床表现、治疗。
2. 熟悉:眼的调节与集合的机制;正视、散光、屈光参差的概念、临床表现及治疗。
3. 了解:屈光度的概念。
4. 具备对屈光不正的诊断和鉴别诊断的能力。
5. 能够运用检查结果分析患者的病情,并指导临床治疗的能力。

第一节 眼的屈光与调节

一、眼的屈光和屈光力

当外界光线通过眼的光学系统时,在各界面发生偏折,称为屈光(refraction)。光线在界面的偏折程度可用屈光力来表达,屈光力取决于两介质的折射率和界面的曲率半径。屈光力的单位是屈光度(diopter,D),是光学系统焦距(f)(以米为单位)倒数,即:D=1/f。眼屈光系统中最主要的屈光成分是角膜和晶状体,角膜的屈光力约为43D,晶状体约为19D。

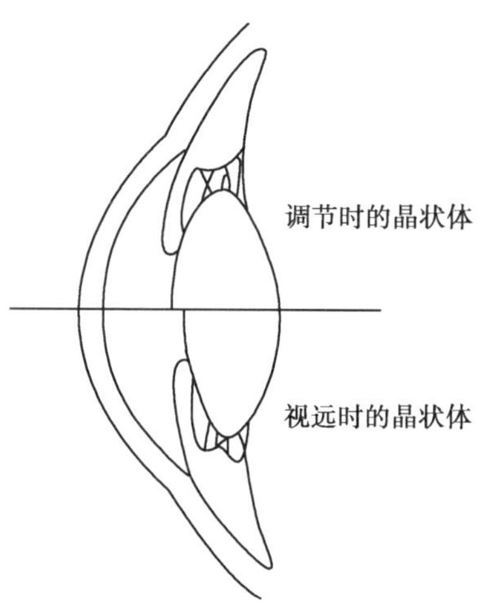

图1-14-1 调节作用的机制

二、眼的调节与集合

为看清楚近距离的目标,需要增加晶状体的曲率,从而增加眼的屈光力,使近距离目标在视网膜上成像,这种生理功能称为调节(accommodation)。眼的调节依赖于晶状体的弹性、睫状肌的功能、睫状环的结构、悬韧带状态等多种因素(图1-14-1)。

知识拓展

眼的调节机制

看远目标时,睫状肌松弛,睫状环扩大,晶状体悬韧带保持一定紧张度,晶状体在悬韧带的牵引下形状相对扁平,使屈光力下降,以看清远处目标;看近目标时,睫状肌收缩,睫状环缩小,晶状体悬韧带松弛,晶状体由于其弹性而变凸,前面的弯曲度增加而使屈光力增强,以看清近处目标。

人眼能看清最远的一点为远点，人眼能在最大调节时所能看清的最近的一点称为近点，远点与近点的距离为调节范围。

双眼注视远处目标时，两眼视轴平行而且调节处于松弛状态，注视近处目标时，为保持双眼单视，双眼还需内转，称为集合(convergence)。调节越大，则集合也越大，调节和集合保持密切的协同关系，两者的协调关系如果被破坏，会引起视力疲劳，甚至发生内斜视或外斜视。调节、集合和瞳孔缩小称为眼的三联动现象。

第二节 正视与屈光不正

一、正视

正视(emmetropia)是眼球在调节静止的状态下，来自5m以外的平行光线，经过眼的屈光系统后，在视网膜黄斑中心凹聚焦(图1-14-2)。若光线不能在视网膜黄斑中心凹聚焦，将不能产生清晰像，称为屈光不正(refractive error)，包括近视、远视、散光及屈光参差。

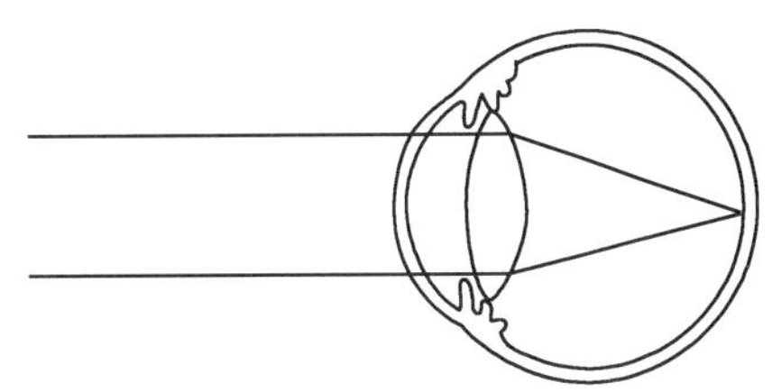

图1-14-2 正视眼的屈光

二、近视

近视(myopia)是眼在调节静止的状态下，平行光线经眼的屈光系统后，所形成的焦点在视网膜之前，在视网膜上成像不清晰(图1-14-3)。

近视根据屈光成分可分为轴性近视与屈光性近视，前者由于眼球前后径过长所致，后者由于角膜或晶状体的曲率过大所致。近视根据度数可分为：-3.00D以下为轻度近视，-3.00D～-6.00D为中度近视，-6.00D以上为高度近视。

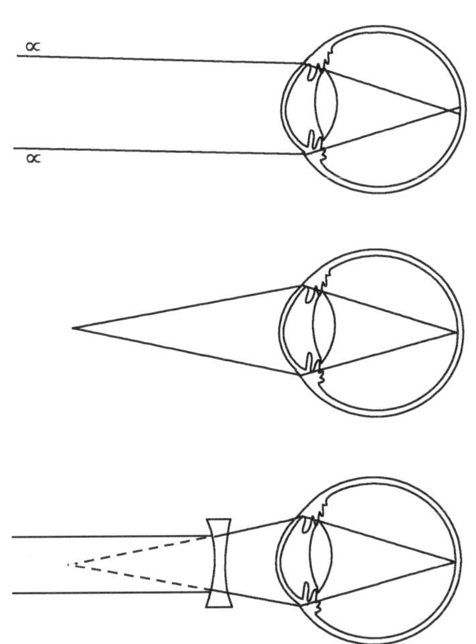

图1-14-3 近视眼的屈光及矫正
上.近视眼；中.近视眼的远点；下.近视眼用凹镜片矫正。

【病因】

近视眼的确切发病机制尚不清楚，与遗传、环境等多种因素的综合影响有关。

【临床表现】

1. 视力 远视力减退，近视力正常。
2. 视疲劳 由调节与集合不协调所致。
3. 眼位偏斜 近视眼易引起外隐斜或外斜视。
4. 眼球改变 眼球前后径变长，主要在赤道部以后，后极部尤为明显。
5. 眼底改变 低度近视眼底一般无变化；高度近视可出现不同程度的眼底退行性改变。如豹纹状眼底与视盘颞侧弧形斑；黄斑部出血、形成新生血管膜或Fuchs斑；周边部视网膜变性，视网膜裂孔，严重者可发生视网膜脱离；玻璃体液化、混浊和后脱离。

【治疗】

选用使患者能舒适生活的最佳视力的最低度数镜片。过度矫正可能促使近视加重。

1. 验光配镜 验光确定近视度数，用凹球镜片使平行光线成像于视网膜上。
2. 角膜接触镜 从材料上分为软镜(soft contact lens)和硬镜(rigid contact lens)。适用于近视、屈光参差较大及某些特殊职业者。
3. 屈光手术 包括角膜屈光手术、眼内屈光手术和后巩膜加固术等。

角膜屈光手术是指在角膜上施行手术以改变眼的屈光状态。分为非激光性和激光性两种。

（1）非激光性角膜屈光手术包括放射状角膜切开术、角膜基质环植入术、散光性角膜切开术等。放射状角膜切开术是通过在角膜前表面的中央区以外对称的放射状切开，使角膜中央区变扁平，屈光力减弱，达到矫正近视的目的。因矫正近视效果有限、准确性较差，现已被准分子激光角膜屈光手术取代。

（2）激光性角膜屈光手术是指应用准分子激光等手段，通过切削角膜基质改变角膜的曲率半径以达到矫正屈光不正的目的。分为表层切削术和板层（基质）切削术两类。

1）准分子激光屈光性角膜切削术（photorefractive keraectomy. PRK）是应用氟化氩气体产生193nm的准分子激光对角膜表面进行切削，改变角膜表面曲率，达到矫正屈光不正的作用，准分子激光可精确去除角膜组织，且切削表面非常光滑，其操作简单且预测性好。PRK主要用于矫治-6.00D以下的中低度近视。

LASIK矫正近视原理示意图（图片）

2）准分子激光原位角膜磨镶术（laser in situ keratomileusis，LASIK）先在角膜上用特制的显微角膜板层刀做一个带蒂的角膜瓣，掀开后在暴露的角膜基质床上进行准分子切削，以矫正屈光不正，是目前的主流术式。与PRK相比，LASIK保留了角膜上皮及前弹力层的完整性，避免或减少PRK术后的并发症，如角膜上皮下雾状浑浊、屈光回退等，术后无明显疼痛。

【预防】

近视与遗传因素有关，在很大程度上也与后天的生活及阅读环境和不良用眼习惯有关。因此养成良好用眼习惯，注意用眼环境卫生，定期检查视力并及时矫治等对预防近视具有积极的意义。

三、远视

远视（hyperopia）是在调节静止的状态下，平行光线经眼的屈光系统屈折后在视网膜后形成焦点，在视网膜上成像不清晰。远视眼分为轴性远视与屈光性远视两类。+3.00D以下者为轻度远视，+5.00D以上者为高度远视，介于两者之间者为中度远视（图1-14-4）。

【临床表现】

1. 视力　轻度远视通过过度调节，可使远、近视力都达到正常；中度远视，可能远视力正常，近视力下降；高度远视，可能远近视力都下降。

2. 视疲劳　患者常觉眼球、眼眶和眉弓部胀痛，近距离工作稍久更为明显。

3. 内斜视　远视患者过多使用调节，伴随过多集合，可产生调节性内斜视。

4. 高度远视眼　眼球小，前房浅。眼底视乳头色红，边缘欠清，稍隆起。

图1-14-4　远视眼的屈光及矫正
上. 远视眼；中. 远视眼用调节矫正；下. 远视眼用凸镜片矫正。

【治疗】

远视眼用凸球镜片矫正，使平行光线变为集合光线，焦点落在视网膜上。

1. 轻度远视无症状可不矫正，如有视疲劳和内斜视，即使远视度数低也应戴镜。

2. 中度远视或中年以上患者应戴镜矫正以增进视力，消除视疲劳以及防止眼位变化。

四、散光

散光（astigmatism）由于眼球各子午线的屈光力不同，平行光线进入眼内各径线上不能在视网膜上形成焦点，而形成焦线，导致视网膜上成像不清晰（图1-14-5）。散光可由角膜或晶状体产生。

【病因及分类】

散光可分为规则散光与不规则散光。最大屈光力和最小屈光力主子午线相互垂直者为规则散

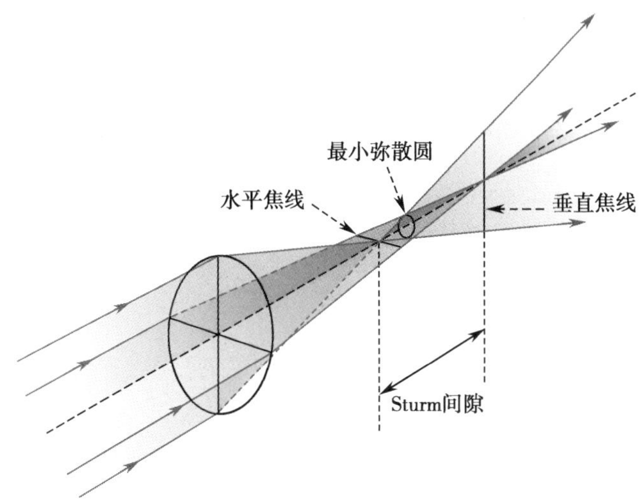

图 1-14-5 散光的屈光

光，不相互垂直者为不规则散光。不规则散光主要由于角膜薄翳、圆锥角膜或晶状体疾病等使角膜或晶状体屈光面不规则所致。

规则散光根据各径线的屈光状态可分为：

(1) 单纯近视散光：一个主径线为正视，另一主径线为近视。

(2) 单纯远视散光：一个主径线为正视，另一主径线为远视。

(3) 复性近视散光：两个互相垂直的主径线均为近视，但度数不同。

(4) 复性远视散光：两个互相垂直的主径线均为远视，但度数不同。

(5) 混合散光：一个主径线为近视，另一个与其垂直的主径线为远视。

散光对视力的影响取决于散光的度数和轴位。散光度数高或斜轴散光对视力影响较大，逆规散光对视力的影响比顺规散光大。

【临床表现】

1. 视力减退　看远看近均不清楚，似有重影，以高度散光视力减退明显。
2. 视疲劳　患者常觉眼胀痛、头痛和视疲劳。
3. 头位异常　高度不对称散光或斜轴散光患者可有头位倾斜和斜颈。
4. 眯眼视物　散光患者常眯眼视物以达到针孔或裂隙的作用。
5. 眼底改变　散光度数大者，视乳头呈椭圆形，边缘模糊。

【治疗】

1. 规则散光　可以用柱镜矫正，应注意度数与轴向。
2. 不规则散光　不能用柱镜矫正，对于角膜引起的不规则散光可试用角膜接触镜矫正，或应用角膜屈光手术进行矫正。

五、屈光参差

双眼屈光状态不等，不论是屈光不正性质不同或度数不同均称为屈光参差(anisometropia)。

【临床表现】

1. 单眼抑制　一般屈光参差如超过 2.50D，因双眼物像大小不等产生融合困难而破坏双眼单视，引起单眼抑制甚至发生弱视。
2. 交替视力　一眼为近视，一眼为轻度远视，看远时用远视眼，看近时用近视眼。

【治疗】

1. 戴镜能适应者应予矫正，因耐受力存在个体差异，对眼镜不能完全适应者，可适当减少两眼镜片之差值。

2. 框架眼镜无法矫正者,可试戴角膜接触镜,也可根据患者条件行角膜屈光手术或眼内屈光手术。

患者男,10 岁。自诉视远模糊 3 个月。检查:视力　右眼 0.6/1.0,左眼 0.3/1.0,双眼睑结膜无充血,角膜透明,房水清,晶体尚透明,玻璃体混浊不明显,眼底检查无明显异常。

请思考:

1. 该患者诊断可能是什么?
2. 本病产生的原因有哪些?
3. 请拟定治疗计划。

第三节　老　　视

随着年龄增长,晶状体弹性逐渐下降,睫状肌和悬韧带功能也逐渐变弱,从而引起眼的调节功能减弱,近视力减退,这种由于年龄增长所致的生理性眼调节力减弱称为老视(presbyopia)(图 1-14-6)。

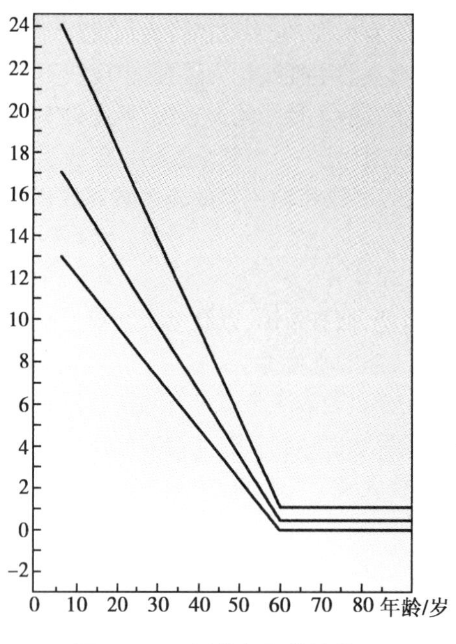

图 1-14-6　调节与年龄的关系
纵坐标示调节幅度。

【临床表现】

1. 视近物困难　近点逐渐变远,常将目标放得远些才能看清。

2. 视疲劳　调节过多引起的睫状肌过度收缩和相应的过度集合所致。

3. 远视眼者老视出现较早,近视眼者出现较晚,高度近视(无其他眼底病者)可能没有明显的老视表现。

【治疗】

1. 用凸球镜片补偿调节的不足,改善视近功能。

2. 如有屈光不正,应先检测屈光不正并矫正。在此基础上,再矫正老视的度数。

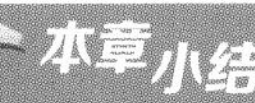

本章小结

本章节从眼的屈光与调节开始，引入正视、屈光不正（近视、远视、散光与屈光参差）和老视。本章节中眼的调节与集合的机制重在理解，并结合其机制分析各类屈光不正的临床诊治要点。通过本章讲授要求学生具备对屈光不正的诊断和鉴别诊断的能力，能够运用检查结果分析患者的病情，并指导临床治疗的能力。

病例讨论

病例讨论

患者男，13 岁，自觉双眼视物不清 2 个月。2 个月来上课双眼看黑板模糊不清。眼部检查：视力右眼 4.5，左眼 4.6 其他部位未见异常。阿托品散瞳验光：右眼-1.25DS→5.0 左眼-1.0DS→5.0。

（王　锐）

扫一扫，测一测

思考题

1. 简述调节产生的机制。
2. 试述老视和远视的异同点。
3. 近视眼的预防有哪些？

第十五章 斜视与弱视

学习目标

1. 掌握:双眼单视、斜视的概念;斜视的分类及治疗原则;弱视的概念、病因与分类、临床表现及治疗原则。
2. 熟悉:共同性斜视和非共同性斜视的临床表现及治疗原则。
3. 了解:斜视的检查。
4. 具备对斜视、弱视诊断和鉴别诊断的能力。
5. 能够运用检查结果分析患者的病情,并指导临床治疗的能力。

第一节 斜　　视

正常人双眼注视时,物体在双眼视网膜对应点所形成的像,经大脑视觉中枢融合成一完整的立体形态,称为双眼单视。异常情况下,双眼不协同,一眼注视目标,另一眼视轴偏离,这种现象,称为斜视(strabismus),可因双眼单视异常或控制眼球运动的神经肌肉异常引起。其中,通过正常的融合功能得到控制的眼位偏斜称为隐斜;如融合功能部分或全部失去控制,使双眼处于间歇性或恒定性偏斜称为显斜。

内眦赘皮(假性内斜视)(图片)

斜视检查方法如下:

(一)一般检查

仔细询问斜视发现或发生的时间及症状,眼位偏斜的方向和程度,有无畏光,有无代偿头位。了解既往是否戴镜,有无弱视训练及眼科手术,家族有无类似患者。观察颜面是否对称,睑裂是否等大,有无内眦赘皮等,检查眼球及眼附属器等有无异常。

(二)视力及屈光检查

分别检查双眼的远、近视力;裸眼视力,矫正视力及屈光度。首诊儿童和远视患者必须在睫状肌充分麻痹下进行验光。

(三)斜视的定性和定量检查

1. 遮盖试验　为斜视的定性检查,包括单眼遮盖-去遮盖试验和双眼交替遮盖试验。

单眼遮盖-去遮盖时,令受检者注视视标,遮盖一眼,观察对侧眼有无移动,移动则确定对侧眼存在显斜;无移动,则表明对侧眼无显斜存在。在对侧眼无移动时,去除遮盖并同时观察被遮盖眼,被遮盖眼无移动,说明该眼无斜视;被遮盖眼从偏斜位返回正位,说明该眼有隐斜;被遮盖眼在偏斜位,遮盖对侧眼后才返回注视位,则说明该眼有显斜。

双眼交替遮盖时,令受检者注视视标,检查者将遮盖板迅速在两眼之间交替遮盖,保证两眼始终有一眼被遮盖,以打破融合功能。观察交替遮盖时去遮盖瞬间眼球有无移动,如存在眼球移动,则表

明有隐斜或斜视。

角膜映光法测量斜视度（图片）

2. 角膜映光法　是一种相对简便的斜视定量检查法。让受检者注视 33cm 处的手电灯光，检查者对面而坐，观察角膜上反光点的位置。反光点位于瞳孔缘者，约为 15°，位于瞳孔缘与角膜缘间距的中点时，约为 30°；位于角膜缘时约为 45°。

3. 棱镜片法　是一种精确的斜视定量检查法，临床常和遮盖法、角膜映光法联合使用，可以分别测量 33cm 处及 6m 处戴镜与不戴镜的斜视度数。检查时，让被检者注视视标，将棱镜片置于被检眼前，尖端指向斜视方向，由小至大不断增加棱镜片度数，直至遮盖时眼球移动消除（或将角膜映光点移到角膜中央，与另一眼对称），此时所加棱镜片度即为被检眼的斜视度。若为麻痹性斜视，还应分别测定在不同诊断眼位上的斜视角，考虑 A-V 型斜视，还需测量向上、向下各注视 25°时的斜视角。

4. 其他检查方法　有同视机、复视试验、歪头试验及视觉感知检查等，可用以确定斜视的性质或鉴别斜肌或垂直肌的麻痹，或了解双眼视功能的严重程度，潜在融合功能恢复的预后。

斜视角与眼位

斜视角即眼位偏斜时的偏斜度。为了便于疾病的诊断，临床上将之分为第一斜视角和第二斜视角。第一斜视角是指主视眼（或麻痹性斜视中的健眼）注视时，眼位偏斜的偏斜度；第二斜视角是指斜位眼（或麻痹性斜视中麻痹肌所在眼）注视时，眼位偏斜的角度。

眼位指眼球的位置。临床分为第一眼位、第二眼位、第三眼位。第一眼位也称原在位，是双眼注视正前方时的眼位；第二眼位是指双眼向上、向下、向左、向右注视时的眼位；第三眼位是指双眼向右上、右下、左上、左下注视时的眼位。第二、第三眼位是临床分析麻痹性斜视受累肌的常用眼位，统称为诊断眼位。

诊断眼位图（图片）

根据眼球运动情况和不同注视位置时斜视角有无变化，斜视可分为共同性斜视与非共同性斜视。

一、共同性斜视

共同性斜视（concomitant strabismus）是眼外肌本身及其支配神经均无器质性病变，由于某一对拮抗肌力量不平衡引起的眼位偏斜，在向各不同方向注视或更换注视眼时，其偏斜度相等。

【病因】

1. 屈光不正　远视眼多需运用较大调节与集合力，逐渐促使内直肌力量大于外直肌而产生内斜视；反之，近视眼多引起外斜视。

2. 神经支配异常　支配集合的神经功能过强或支配外展的神经功能不足产生内斜视，反之产生外斜视。

3. 眼外肌发育异常　致使拮抗肌之间失去平衡。

【临床类型及表现】

当一只眼注视目标时，另一眼的视线偏向目标之外。偏于目标的内侧者为内斜视，偏于目标的外侧者为外斜视。患者无复视、无头晕、无头位偏斜（代偿性头位）。斜视可引起视功能障碍，包括视力下降和双眼单视功能障碍。

1. 共同性内斜视（concomitant esotropia）

（1）先天性（婴儿型）内斜视：为出生后 6 个月以内发病的内斜视，斜视度较大，一般无明显屈光异常。交替性斜视一般无弱视，单眼性斜视常合并弱视。

（2）调节性内斜视：中、高度远视眼为得到清晰的物像而过度使用调节，可引起屈光性调节性内斜视；高 AC/A 者使一定量的调节引起更多的集合，形成高 AC/A 型调节性内斜视，一般看近时斜视度大于看远（≥15°）。

（3）非调节性内斜视：多在 2 岁后（幼儿期）发病，与调节无关，开始呈间歇性，无明显屈光不正，

斜视角随年龄增大而变大。

2. 共同性外斜视(concomitant exotropia)

(1) 间歇性外斜视:斜视角度变化较大,随两眼集合力的强弱而变化,注意力集中时可保持正位,疲劳或遮盖一眼时出现外斜。

(2) 恒定性外斜视:外斜视恒定,眼位不能被融合机制控制。

【治疗】

1. 屈光不正矫正　应在睫状肌麻痹下验光,并酌情配戴合适眼镜。

2. 弱视治疗。

3. 手术治疗　对于斜视角已稳定,或经非手术治疗后仍有偏斜,以及有交替性注视的患儿皆应尽早手术,使双眼视轴平行,恢复双眼视功能。

二、非共同性斜视

非共同性斜视(non-concomitant strabismus)包括麻痹性斜视和限制性斜视,前者是由于支配眼外肌运动的神经核、神经或眼外肌本身器质性病变引起,后者则是由于肌肉组织的粘连或嵌顿所致。本节介绍麻痹性斜视。

麻痹性斜视包括先天性和后天性 2 大类型。先天性麻痹性斜视以上斜肌不全麻痹最常见;后天性麻痹性斜视主要为展神经麻痹、上斜肌麻痹和动眼神经麻痹。

【临床表现】

1. 眼球运动受限　眼球向麻痹肌作用方向运动时不同程度受限。

2. 斜视角随注视方向的不同而变化。

3. 第二斜视角(麻痹眼注视时的斜视角)大于第一斜视角(健眼注视时的斜视角)。

4. 代偿头位　头转向麻痹肌运动方向,用头位转动弥补肌肉功能的不足以消除复视。

5. 可有复视、头晕、恶心。

【治疗】

1. 病因治疗。

2. 药物治疗

(1) 营养神经药物:肌注维生素 B_1、B_{12} 和三磷酸腺苷等。

(2) 类固醇激素和抗生素:用于神经炎和肌炎引起的麻痹性斜视。

3. 光学治疗　可采用棱镜片消除复视。

4. 手术治疗

(1) 先天性麻痹性斜视以手术治疗为主。

(2) 后天性麻痹性斜视患者,在病因清楚、病情稳定 6 个月后,仍有斜视者应行手术治疗。

通过手术以加强受累肌、减弱其拮抗肌或(及)配偶肌功能,使眼外肌产生新的相对平衡。

病例导学

患者女性,10 岁,因"被发现有时左眼向外偏斜 1 年"就诊。无复视,疲劳时容易出现斜视。眼部检查:视力　右眼 0.5,左眼 0.5,双眼球及眼底检查未发现异常。眼位:角膜映光法:33cm(裸眼):外观正位,单眼遮盖去遮盖外斜 15°,向上、下注视均可控制正位;6m(裸眼)同 33cm 检查;眼球各方向运动均正常。

请思考:

1. 该患者的诊断可能是什么?

2. 为帮助诊断和治疗,患者还应进行哪些检查?

3. 请拟定治疗方案。

第二节 弱 视

弱视(amblyopia)是指视觉发育期内由于异常视觉经验(如单眼斜视、高度屈光不正、屈光参差以及形觉剥夺等)引起的单眼或双眼最佳矫正视力下降(低于正常同龄人下限),眼部检查无器质性病变。

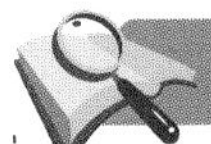

不同阶段视力发育的标志

0~2 个月龄:出现瞳孔反应/偶见注视和追随目标现象/出现冲动性扫视样运动/可有外隐斜,内隐斜少见。

2~6 个月龄:中心注视,出现追随现象/有精确的双眼平滑追随运动/单眼追随运动不对称/眼位:极少有向外偏斜,无向内偏斜(出现内斜应为异常)。

6 个月~2 岁:中心注视,有准确的双眼平滑追随运动/眼位:正位。

3~5 岁:正常视力下限 0.5,Snellen 视力表两眼视力相差不超过两行。

>5 岁:正常视力下限 0.67,Snellen 视力表两眼视力相差不超过两行。

【病因与分类】

1. 斜视性弱视(strabismic amblyopia) 为单眼弱视,见于单眼性斜视,双眼交替性斜视不形成斜视性弱视。患者有斜视病史,双眼不能同时聚焦同一物体,影响大脑视觉发育,大脑皮质中枢主动抑制由斜视眼传入的视觉信息,形成弱视。

2. 屈光参差性弱视(anisometropic amblyopia)为单眼弱视。当两眼之间存在屈光参差(正球镜相差≥1.50D,柱镜相差≥1.00D),致使两眼视网膜成像大小不等,融合困难,屈光不正程度较重一侧存在形觉剥夺,形成弱视。中低度近视性屈光参差一般不形成弱视,差别>-6.00D 时,较高度数的眼有弱视危险。

3. 屈光不正性弱视(ametropic amblyopia) 为双眼弱视。未经过矫正的屈光不正无法使影像清晰聚焦在视网膜上,引起弱视。一般认为远视≥5.00D、散光≥2.00D、近视≥10.00D 会增加弱视的危险性。

4. 形觉剥夺性弱视(from deprivation amblyopia) 在视觉发育关键期内由于屈光间质混浊(如先天性或外伤性白内障、角膜混浊、玻璃体炎症或积血等)、完全性上睑下垂、医源性眼睑缝合或遮盖一眼过久,剥夺了外界物体在黄斑形成清晰物像的机会,产生弱视。

【临床表现】

1. 视力减退 最佳矫正视力低于正常同龄人的下限,经治疗可以恢复或部分恢复。

2. 拥挤现象(crowding phenomenon) 分辨排列成行视标的能力较分辨单个视标的能力差,称拥挤现象,是注视点与邻近视标之间相互影响所致。

3. 注视性质改变 正常人是中心(凹)注视,程度较重的弱视,由于视力下降显著可导致中心凹失去注视功能,形成旁中心注视、黄斑旁注视或周边注视。

4. 视觉诱发电位 PVEP 潜伏期延长,振幅下降。

5. 弱视的病因表现 如白内障、睑下垂、斜视等。

【诊断】

1. 符合弱视的定义和临床表现。

2. 排除心因性、中枢神经系统病变和其他原因引起的视功能障碍。

3. 如果不具备确诊条件,不要在证据不足情况下作“弱视”诊断,应密切观察,也可同时进行简便易行的视功能训练。

【治疗】

儿童视觉发育的敏感期为 0~12 岁,该时期既是弱视的多发年龄也是治疗弱视的适宜年龄。弱视

的治疗重在早发现、早治疗，其疗效与治疗年龄有关，年龄越小，效果越好。

1. 病因治疗　矫正屈光不正，早期治疗先天性白内障或者上睑下垂等。

2. 遮盖治疗

（1）中心注视性弱视：可采用遮盖健眼，强迫弱视眼注视。

（2）旁中心注视性弱视：先利用光栅疗法、红光闪烁刺激疗法、后像疗法等矫正注视类型，使之转化成中心注视后再采用遮盖疗法。

3. 光学药物疗法（压抑疗法）　利用阿托品和屈光矫正，压抑健眼的看远或者看近，而促进弱视眼来看远或者看近。

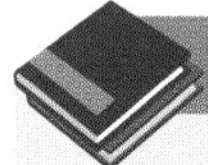

病例导学

患儿男，3 岁，因“查体发现视力差 1d”就诊。眼部检查：视力：右眼 0.6，左眼 0.12，睫状肌麻痹验光并视力检查：右眼+3.00D，可矫正至 1.0，左眼+6.00D，可矫正至 0.3。

请思考：

1. 该患者的诊断可能是什么？
2. 为帮助诊断和治疗，患者还应进行哪些检查？
3. 请拟定治疗方案。

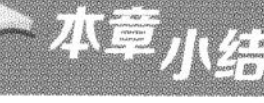

本章小结

本章节重点介绍了斜视与弱视的概念、临床表现和治疗原则。其中，共同性斜视的分类及其与非共同性斜视的鉴别诊断是本章的难点。通过本章讲授要求学生具备对斜视和弱视诊断和鉴别诊断的能力，能够运用检查结果分析患者的病情，并指导临床治疗的能力。

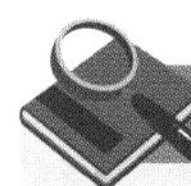

病例讨论

患儿女，3 岁，发现左眼内斜 3 个月。3 个月前家长发现患者左眼内斜，无其他不适，未诊治。自行观察 3 个月，无改善，遂来诊。眼部检查：视力　右眼 0.4，左眼 0.3，眼睑、结膜无充血，角膜、晶状体透明，眼底：未见异常。眼位：33cm：交替性内斜约 30°，6m：交替性内斜约 30°双眼眼球运动未见异常。眼压：右 11mmHg，左 12mmHg。

011504

病例讨论

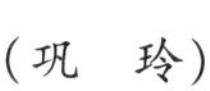

（巩　玲）

011505

扫一扫，测一测

思考题

1. 怎样鉴别麻痹性斜视与共同性斜视？
2. 简述弱视的临床表现。
3. 儿童弱视的治疗重点是什么？

第十六章 眼眶病

学习目标

1. 掌握：眶蜂窝织炎、甲状腺相关性眼病的临床表现、诊断及治疗。
2. 熟悉：炎性假瘤、眼眶爆裂性骨折的临床表现及治疗。
3. 了解：眼眶病的应用解剖特点及常用检查方法；眼眶常见肿瘤的临床表现及治疗。
4. 能在带教老师的指导下，对眼眶病患者进行病史采集，运用扪诊进行眼眶病的检查。具备对眶蜂窝织炎、甲状腺相关性眼病的认识及转归及海绵状毛细血管瘤的认识能力。
5. 能利用所学的知识，进行医患沟通，重点向患者或家属讲解眶蜂窝织炎、甲状腺相关性眼病的发展过程及治疗原则；炎性假瘤、眼眶爆裂性骨折的治疗原则；眼眶肿瘤的一般处理，以取得理解和配合；并能进行正确的心理疏导。

第一节 眼眶的应用解剖特点

眼眶是锥体形的骨性空腔，分别由眶上壁、眶内壁、眶下壁和眶外壁组成。眶壁与颅腔及鼻窦关系密切，内壁与筛窦、下壁与上颌窦、内上方与额窦、上壁与颅前窝相邻。眶内有眼球、视神经、眼外肌、泪腺、血管、神经、筋膜及脂肪等组织结构，病变时临床表现较复杂。眶内容积有限，眶内炎症性或循环障碍性水肿、肿瘤、血管扩张、眼外肌肥大、出血及寄生虫等，均能使眶内容积增加，引起眼球突出（exophthalmos）。

第二节 眼眶病的诊断

眼眶疾病种类繁多，与全身及周围组织关系密切，需要全面了解病史，系统查体，利用多种医学影像学检查手段，综合分析才能做出正确诊断。

【病史及一般情况】

应详细询问发病缓急、病程长短、症状及进展、既往病史、其他全身病以及家族史等。

【眼部检查】

主要进行视力和视野、眼球突出度、眶区扪诊、眶组织搏动、眼球运动和眼睑检查。

【影像检查】

主要有 X 线检查，可使骨和钙化点等高密度区域显影。超声检查可显示眼球、眶内脂肪、视神经、眼外肌和血管等。计算机断层成像（CT）对骨组织和软组织都能显示。还有磁共振成像（MRI）检查。

左眼眶骨折（图片）

【病理检查】

病理检查是诊断眼眶肿瘤最可靠的方法，有诊断性活体组织检查和治疗性摘除后的病理检查。

第三节 眼眶病的分类

眼眶病分类主要有：

1. 肿瘤性病变 常见源于血管淋巴管的海绵状血管瘤，源于末梢神经的神经纤维瘤，源于泪腺的泪腺混合瘤等。

2. 炎症性病变 常见感染性的病变有眶蜂窝织炎、脓肿；非感染性炎症病变主要有炎性假瘤、甲状腺相关性眼病。

3. 先天性发育异常 常见的有皮样囊肿或表皮样囊肿、眶骨发育畸形等。

4. 血管性病变 常见的有海绵窦动静脉瘘、静脉曲张等。

5. 眼眶外伤 眶壁骨折、眶内异物、出血等。

第四节 眼 眶 炎 症

一、眼眶蜂窝织炎

眼眶蜂窝织炎（orbital cellulitis）是眶内软组织的急性感染，多由邻近组织的细菌感染扩展引起。

【临床表现】

眶蜂窝织炎分为隔前蜂窝织炎和隔后蜂窝织炎。隔前蜂窝织炎是指炎症和感染局限在眶隔之前的眼睑和眶周结构。主要表现为眼睑水肿，眼球未受累。

隔后蜂窝织炎是隔后眶软组织感染引起的，较严重，表现为发热，眼球明显前突、眼睑红肿，球结膜高度充血水肿、甚至突出于睑裂之外，眼球运动明显受限、转动时疼痛。若感染向颅内扩展，可造成海绵窦血栓、脑膜炎，危及生命。

【治疗】

确诊后尽早全身采用足量的广谱抗生素，争取做细菌培养和药敏试验，及时应用有效抗生素。根据病情适当使用糖皮质激素治疗。眼局部同时使用抗感染滴眼液，涂眼膏保护暴露的角膜。如炎症已化脓局限，形成眶内脓肿，可在波动最明显处切开引流。若并发海绵窦血栓，应按败血症的治疗原则进行抢救。

二、炎性假瘤

基本病理改变是炎细胞浸润、纤维组织增生、变性。因其临床症状类似肿瘤，因此称为炎性假瘤（inflammatory pseudotumor）。

【临床表现】

典型的表现是急性起病，眼眶痛、眼球运动障碍，复视和眼球突出，眼睑和结膜肿胀、充血。病变后期，眼球运动各方向明显受限，上睑下垂，视神经萎缩，视力丧失，眼球固定，且疼痛难忍。

【治疗】

病变的组织类型与疗效关系密切。淋巴细胞浸润对激素和放疗均敏感。

三、甲状腺相关性眼病

甲状腺相关性眼病（thyroid associated ophthalmopathy），是引起成人单眼或双眼球突出的最常见原因之一。

【临床表现】

病变主要累及眼眶的横纹肌、平滑肌、脂肪组织、泪腺及结缔组织。临床上主要表现为两种类型，一是伴随眼部症状出现，实验室检查发现甲状腺功能亢进，多见于成年女性患者，眼部炎症表现突出。二是眼部发病时无甲亢，甲状腺内分泌轴的功能正常或轻度异常，眼部炎症表现不突出，影像显示眼外肌肿大。

甲状腺相关性眼病眼睑征显示双上睑退缩(图片)

眼部主要临床表现:①眼睑征:包括眼睑退缩和上睑迟落。表现为睑裂开大、角膜上缘和上部巩膜暴露。当眼球向下运动时,上睑不随眼球向下移动,称眼睑迟落。②眼球突出、复视及眼球运动受限,主要是眼外肌病变所致。

【治疗】

全身治疗主要是甲状腺功能异常的治疗,糖皮质激素可以全身或局部应用,也可用免疫抑制剂。眼部治疗主要是保护性治疗。对于严重突眼或伴压迫性视神经病变的患眼,药物治疗无效时,也可用放射治疗,或手术治疗。

眼眶减压术

眼眶减压术是治疗 Graves 眼病严重眼球突出的手术,适用于经皮质激素治疗无效的进行性眼球突出并发角膜和(或)视神经病变者。手术是将眼眶的一侧或多侧眶壁去除,眶内软组织突出于眼眶外间隙,以减低眶内压,缓解眼球突出和对视神经的压迫。

第五节 眼 眶 肿 瘤

眼眶肿瘤可原发于眼眶,也可由邻近组织包括眼睑、眼球、鼻窦、鼻咽部和颅腔内等的肿瘤侵犯所致,或为远处的转移癌。

一、皮样囊肿和表皮样囊肿

皮样囊肿(dermoid cyst)和表皮样囊肿(epidermiod cyst)是胚胎期表皮外胚层植入深层组织形成的囊肿,是一种迷芽瘤。

【临床表现】

皮样囊肿和表皮样囊肿增长缓慢,浅表病变多在儿童期即可发现,临床表现为渐进性眼球突出。扪诊为圆形肿物,质软、表面光滑,无压痛。

【治疗】

手术完全切除,应将囊壁去除干净。位于骨膜下者,囊壁刮除后烧灼或用苯酚腐蚀,75%乙醇中和,生理盐水冲洗,以防复发。

二、海绵状血管瘤

海绵状血管瘤(cavernous hemangioma)是成人眶内最常见的良性肿瘤,近似圆球形,紫红色,有完整包膜,内部呈海绵状,由大小不等的血管窦构成。

海绵状血管瘤CT像(图片)

【临床表现】

海绵状血管瘤呈无痛性、慢性进行性眼球突出。生长缓慢,视力一般不受影响。位于眶前部的肿瘤,局部隆起,呈紫蓝色。触诊为中等硬度、圆滑、可推动的肿物。眶深部肿瘤虽不能触及,但按压眼球有弹性阻力。肿瘤位于眶尖者,可压迫视神经,较早引起视力下降、视神经萎缩及眼底改变。

【治疗】

海绵状血管瘤有停止生长的可能。对体积小、发展慢、视力好、眼球突出不明显者可观察。影响视力并出现症状时,可施行手术切除。

三、眼眶脑膜瘤

眼眶脑膜瘤(meningioma of the orbit)包括原发于眶内的脑膜瘤和继发于颅内的脑膜瘤两种。

【临床表现】

慢性眼球突出、眼睑水肿、视力下降是主要的临床症状。视神经鞘脑膜瘤的瘤细胞增生,沿视神

经蔓延，使视神经增粗。此类肿瘤早期引起视盘水肿，继而视神经萎缩。

继发于颅内的脑膜瘤，多来自蝶骨，经视神经管或眶上裂、眶骨壁向眶内蔓延。源于蝶骨鞍部的肿瘤，邻近视神经，肿瘤压迫视神经较早引起同侧原发性视神经萎缩。

【治疗】

脑膜瘤的治疗主要是手术，无论何种脑膜瘤，术后均容易复发。发生在儿童的脑膜瘤，与成人相比，更具侵犯性，预后更差。

四、横纹肌肉瘤

横纹肌肉瘤（rhabdomyosarcoma）为儿童最常见的原发性眶内恶性肿瘤，多在10岁前发病。肿瘤发展快，恶性程度高，预后不良。

【临床表现】

肿瘤好发于眶上部，尤其鼻上象限眼睑处，也可发生在球后或眶内任何部位，位于眶上方者可有上睑下垂，眼睑水肿，颜色改变，眼球向前下方移位。典型的表现为急性发病，很快发展为单侧突眼，皮肤充血，肿硬，发热，可误诊为眶蜂窝织炎。如肿瘤侵及视神经和眼外肌，则视力丧失，眼球运动障碍。

【治疗】

一般采取综合治疗，术前化疗使肿瘤体积变小，大范围切除肿瘤，术后再化疗和放疗。

患者男，50岁，左眼肿物生长40年。儿童期即发现。眼部检查：左眼眶外上缘扪及一质软肿物，球形，表面光滑，无压痛。眼球突出度：右眼11mm，左眼13mm。双眼角膜透明，前房深度正常，瞳孔圆，光反射存在，晶状体透明，眼底未见明显异常。

请思考：

1. 该患者诊断可能是什么？
2. 该患者还需做哪些检查？
3. 治疗原则是什么？

第六节 眼眶爆裂性骨折

眼眶爆裂性骨折（orbital blowout fracture）是由于外力作用于眼部，其冲击力使眼眶压力突然增高，外力沿眶壁及软组织传递，使薄弱处的眼眶骨壁发生破裂，眶内软组织疝出或嵌塞，造成眼球内陷、眼球运动障碍的一组综合征。

【临床表现】

临床上多见眼眶内壁骨折或下壁骨折。外伤早期多表现复视，眼睑肿胀充血、眼球突出、固定，球结膜出血、水肿。眼球内陷和眼球运动障碍是眼眶爆裂性骨折最常见的临床表现。

CT扫描是眼眶爆裂性骨折常规的检查方法，主要征象有眶内软组织水肿、鼻窦出血、眶壁骨折、眼外机移位、眼球内陷等。

【治疗】

早期对症治疗，眶压较高者可使用脱水剂、糖皮质激素减轻水肿，鼻窦损伤较严重，可疑并发感染较严重者加用抗生素；视力损伤者仔细查找原因并给予相应的治疗。手术治疗大致分为两种情况：①眼外机嵌夹于骨折线者，应尽早手术。②眼球运动受限，出现复视症状；眼球内陷大于2mm或因外观缺陷患者强烈要求手术者。手术原则是还纳疝出的眼眶软组织；修复骨折的眶壁，可选用合适的填充材料修复眶壁。手术后常需要进行一定时间的眼球运动训练。

本章小结

本章对眼眶病进行了阐述，着重对眶蜂窝织炎、甲状腺相关性眼病进行论述。需要掌握眶蜂窝织炎、甲状腺相关性眼病的临床表现、诊断及治疗。熟悉炎性假瘤、眼眶爆裂性骨折的临床表现及治疗；了解眼眶病的应用解剖特点及常用检查方法、眼眶常见肿瘤的临床表现及治疗。能在带教老师的指导下，具备对眶蜂窝织炎、甲状腺相关性眼病的认识及转归及海绵状毛细血管瘤的认识能力。能利用所学的知识，进行医患沟通，重点向患者或家属讲解眶蜂窝织炎、甲状腺相关性眼病、炎性假瘤、眼眶爆裂性骨折的治疗原则；眼眶肿瘤的一般处理，以取得理解和配合；并能进行正确的心理疏导。

病例讨论

患者男，65 岁，左眼疼痛伴头痛 3d。自觉发热，身体不适。3d 前不慎摔伤，左眼碰及铁管，随后颜面部红肿。检查：T：38.5℃。眼部检查：视力　右眼 1.0，左眼 0.12，右眼眼睑无充血，眼球运动未见异常，结膜无充血，角膜透明，晶状体未见混浊。左眼眼睑充血，水肿，触痛，眼球运动未受限，结膜充血，角膜透明，晶状体及玻璃体未见混浊。眼底：右眼未见异常；左眼视盘边界模糊，视网膜水肿，可见渗出，黄斑反光未见。眼压　右眼 12mmHg，左眼 33mmHg。

病例讨论

（黄　健）

扫一扫，测一测

思考题

1. 甲状腺相关眼病的临床表现有哪些？
2. 试述眶蜂窝织炎的治疗。
3. 眼眶爆裂性骨折临床表现有哪些？

第十七章　防盲与治盲

学习目标

1. 掌握:世界卫生组织 1973 年规定的低视力与盲的分级标准。
2. 熟悉:几种主要致盲疾病的防治。
3. 了解:防盲治盲的现状。
4. 能对低视力和盲的患者进行正确的分级,具有识别常见导致盲的常见眼病的能力。
5. 根据检查结果进行综合分析,并能提出防治的常用方法。

第一节　盲和视力损伤的标准

世界卫生组织(WHO)1973 年提出了低视力与盲的分级标准(表 1-17-1)。

表 1-17-1　世界卫生组织(WHO,1973)视力损伤标准

视力损伤		最好矫正视力	
类别	级别	较好眼	较差眼
低视力	1 级	<0. 3	≥0. 1
	2 级	<0. 1	≥0. 05(指数/3m)
盲	3 级	<0. 05	≥0. 02(指数/1m)
	4 级	<0. 02	光感
	5 级	无光感	

如好眼最佳矫正视力小于 0. 05,但视野小于 10°者亦为盲。

实际上盲人的定义并不十分严格,从社会学角度讲,盲是指不能胜任某些职业,甚至生活不能自理者,故又有职业性盲和生活盲之称。

儿童视力残疾的主要病因是先天遗传性眼病,如先天性小角膜、小眼球、视网膜色素变性等。许多低视力患儿和盲童可能仅有短暂的视觉经验或根本没有视觉经验,缺乏进一步建立视觉记忆的基础。患儿由于受到语言表达能力与理解能力的限制,常常表达不出或意识不到自己有视觉损害。

笔记

老年人视力残疾的主要病因是白内障、角膜病、青光眼、糖尿病性视网膜病变等。我国的很多城

市已提前步入老年型社会,老年人口快速增长,老年低视力患者也越来越多。对老年视力残疾患者来说,在视力受损的情况下,生活、学习或工作会更加困难。

第二节 防盲与治盲状况

盲和视力损伤是世界范围内重要的公共卫生、社会和经济问题。目前全世界视力损伤的人群约为 1.8 亿,其中盲人约占 4 000 万~4 500 万,90%的盲人生活在发展中国家。全世界盲人患病率为 0.7%。导致盲发生的原因:白内障占 47%,沙眼占 12.5%,河盲(盘尾丝虫病)占 0.6%,各种原因引起的儿童盲占 3.3%,青光眼、糖尿病性视网膜病变和眼外伤等其他因素导致的盲占 37.5%。

根据 WHO 估计,全球 80%的盲人可以避免。如沙眼和河盲,如通过普及知识和给予恰当及时治疗,能预防和控制;对于白内障盲,完全可以通过手术使患者恢复视力。国际防盲组织在工作中坚持防盲的“三 A”原则:适当的(appropriate)、能负担的(affordable)、可接近的(accessible)。1992 年 WHO 和一些国际非政府组织联合发起“视觉 2020,享有看见的权利”行动,目标是在 2020 年前全球范围内根治可避免盲,并确定白内障、沙眼、河盲、儿童盲、屈光不正和低视力五个方面作为“视觉 2020”行动的重点。

我国政府高度重视防盲治盲工作,通过制定实施防盲治盲规划、建立防盲治盲工作体系和开展防盲治盲项目,取得显著成绩。目前,我国已基本形成国家、省(区、市)以及部分地(市)的防盲治盲管理和技术指导体系,并通过组织实施“中西部地区儿童先天性疾病和贫困白内障患者复明救治”“视觉第一中国行动”和“百万贫困白内障患者复明工程”等项目,进一步提高了白内障手术的覆盖率,加强了基层眼保健网络和防盲治盲队伍的建设。目前我国 94%的县医院可以开展眼科医疗服务,其中 84%的县医院可以开展白内障复明手术,为建立我国防盲治盲长效工作机制奠定坚实基础。此外,每年 6 月 6 日在全国范围内举办“爱眼日”宣传活动,也营造了全社会爱眼护眼的良好氛围。

第三节 几种主要致盲疾病的防治

一、白内障

全球有约 2 500 万人因白内障而失明,我国盲人约有一半的致盲原因是白内障,而且每年新增白内障盲人约 40 万。大部分的白内障患者可以通过手术,恢复到接近正常的视力,今后应该继续大力推行“复明工程”,开展白内障防治,提高白内障患者视力,改善他们的生活质量。

白内障(图片)

二、青光眼

青光眼是我国主要致盲眼病之一。大多数青光眼,只能进行控制,而不能达到根治的目的。因此,早期筛查,合理治疗,定期随诊,普及青光眼防治知识,开展视神经保护的研究,将有助于青光眼防治。

三、角膜病

外伤、炎症等引起的角膜混浊是我国主要的致盲原因之一。安全生产,岗前培训是预防角膜外伤的重要保障。目前角膜移植是治疗角膜病盲的有效手段,但移植受到供体数量的限制。加强宣传倡导遗体器官捐献,可以提高角膜盲治愈率。

四、糖尿病视网膜病变

糖尿病患病人群数量多，有年轻化的趋势。糖尿病可以并发视网膜增殖性改变，目前眼底激光治疗效果明确。预防和治疗糖尿病才是控制糖尿病视网膜病变的根本措施。

五、儿童盲

先天及遗传眼病是我国儿童盲的主要原因。由于大多数先天及遗传眼病治疗困难，为此，预防是该病治疗的关键。宣传和普及遗传眼病知识，开展遗传咨询，做好孕期保健，避免近亲联姻，提倡优生优育，可以有效减少这类眼病的发生。

第四节　盲和低视力的康复

视觉康复是指在采取各种有效措施以改善视功能，减轻视力残疾所造成的影响，使视力残疾者重返社会。低视力患者虽然未达到盲的程度，但工作与生活上受到很大的限制。

目前，已越来越重视对低视力的研究，并专门设置低视力门诊。近几年我国也有一些医疗、科研部门成立了低视力门诊，积极开展低视力的研究和防治工作。加强视力残疾患儿的教育。在发达国家，20 多年前就提倡“一体化”教育，即盲童和低视力儿童进入普通学校同视力正常儿童一样学习、生活，但是要根据这些儿童的特殊需要不断地提供特殊的设备、咨询和个别服务等。

对于手术和药物治疗无效的盲人和低视力者，大部分可靠助视器提高视力，并用残余视力去工作、学习，以获得较高质量的生活。目前使用的助视器有远、近两种。远用助视器，它是借助其光学性能来提高视力的能力，常用放大倍数为 2.5 倍的 Galileo 式望远镜以看清远方景物。但远用助视器不适于行走时配戴。近用助视器的种类较多：手持放大镜是一种凸球镜片，最为常用，可使视网膜成像增大；立式放大镜一般是将凸球镜片固定在支架上，读物与透镜间的距离不变，这样可减少透镜周边部的畸变；双合透镜放大镜是由一组消球面差正透镜组成，置于眼镜架上，它们各有不同的放大倍数，根据需要选用。优点是在近距离工作时不需用手固定，缺点是焦距短，照明要求高；近用望远镜亦称望远显微镜，将望远镜加阅读帽而成，可用它阅读、写字；电子助视器，利用电视屏幕等将阅读物放大，便于阅读。

儿童低视力的康复训练在通过训练提高视觉效果同时增加听觉训练、触觉、嗅觉及味觉训练等。老年人低视力的康复训练目的是要使这些老年低视力患者能充分利用其残余视力，尽可能恢复阅读、书写的能力，享受晚年的一些乐趣，能基本做到独立生活。

本章小结

本章对防盲治盲进行了阐述。需要掌握低视力与盲目的分级标准。熟悉几种主要致盲疾病的防治，了解防盲治盲的现状。能在带教老师的指导下，对低视力和盲患者进行病史采集，具有识别常见导致盲的常见眼病的能力。

（王　锐）

扫一扫，测一测

思考题

1. 试述低视力与盲的标准。
2. 低视力康复训练有哪些方法？
3. 我国防盲治盲工作主要做了哪些？

附录1 眼科常用治疗操作

一、结膜囊冲洗法

1. 适应证　结膜囊大量分泌物、眼表异物、特殊检查前洗眼、化学性烧伤后紧急洗眼、眼科手术的术前准备等。

2. 操作方法

（1）患者取仰卧位或坐位，头向冲洗侧倾斜，将受水器紧贴洗眼一侧面颊部。

结膜囊冲洗法（视频）

（2）选取合适冲洗液体，先在患者同侧面颊区试一下水温，勿过热或过凉。然后一手分开患者上下眼睑，一手持冲洗器在距离眼部10~15cm处开始冲洗。

（3）嘱患者将眼球向各个方向转动，充分暴露结膜囊各部分，彻底冲洗。必要时翻转眼睑冲洗，结膜囊有异物或膜状物时及时取出。

（4）冲洗后用消毒棉球擦净眼睑和面部的残余冲洗液，取下受水器。

二、眼局部给药法

滴眼药法（视频）

（一）滴眼药法（以坐位为例）

1. 选取并检查所用滴眼液，混悬液需摇匀。

2. 协助患者头稍后仰，嘱其眼向头顶方向注视。先健眼，后患眼。操作者一手持滴管或药瓶，另一手将下睑向下方牵引。

3. 滴1滴药液入下方结膜囊内，轻提上睑，使药液均匀扩散于眼球表面，嘱患者轻闭眼2~3min，拭除多余药液。必要时用棉球紧压泪囊部1min，以免药液进入泪囊或鼻腔引起不适。

涂眼膏法（视频）

（二）涂眼膏法

嘱患者头稍后仰，眼向头顶方向注视，轻拉下睑向下方牵引，将眼膏直接涂于下穹窿结膜囊内，轻提上睑，复位，盖住药膏，嘱患者闭眼，拭除多余眼膏。

三、泪道通畅法

患者取仰卧位，以手指或棉棒挤压泪囊部位，排出泪囊内的积液和脓液。于泪点处滴表面麻醉剂两次。操作过程中务必注意动作轻柔，防止出现组织损伤和出现假道。

（一）泪道冲洗法

1. 适应证　患者出现流泪和溢泪症状需要诊断病变部位，泪道疾病治疗后复查，眼科手术的术前准备。

2. 操作方法

（1）嘱患者头稍后仰固定不动，眼向头顶方向注视，将下睑向外下方稍牵拉，暴露下泪点，将冲洗针头垂直插入泪点约1~2mm，然后向鼻侧转为水平方向，进入泪小管内3~5mm，缓慢注入冲洗液，观

察患者反应及上下泪点冲洗液溢出情况。

（2）正常情况下，患者感觉冲洗液流到鼻咽部；若泪点狭窄，则只有少量溶液流入咽部，部分从上下泪点反流；若鼻泪管堵塞或者泪囊闭锁，则冲洗液全由上下泪点流出；若是慢性泪囊炎，则可见脓液或者黏液反流，鼻咽部无液体。

泪道冲洗法（视频）

（二）泪道探通法

1. 适应证　泪道狭窄或者堵塞，新生儿泪道狭窄或者不通。

2. 操作方法

（1）选择合适泪道探针由下泪点垂直进入 1~2mm，转 90°呈水平指向内眦角继续进入，触及骨壁时再转 90°向下并稍向后、外方缓缓进入，直至探针穿出鼻泪管。

泪道探通法（视频）

（2）探针一般停留 20min 后拔出，再行冲洗，如果探通成功，则冲洗通畅。

（3）冲洗后点抗生素眼液。

四、结膜下、球周、球后注射法

（一）结膜下注射法

1. 适应证　常用于治疗眼前节炎症、化学性烧伤早期、角膜炎等各种眼病，也可用于眼球手术的局部浸润麻醉。

2. 操作方法

结膜下注射法（视频）

（1）结膜囊内滴表面麻醉剂 3 次。

（2）嘱患者向注射部位相反方向注视。针尖斜面朝外与球壁呈 15°进针，将药物和麻醉剂缓缓注入结膜下。

（3）注射完毕，结膜囊内滴入抗生素眼液或眼膏，消毒纱布覆盖。

（二）球周、球后注射法

1. 适应证　多次结膜下注射瘢痕较多、结膜水肿严重影响药物吸收、小儿或不合作患者、球周麻醉等可行球周注射法。球后视神经炎、视网膜炎和视网膜中央动脉阻塞、球后麻醉等常需要在球后给药。

2. 操作方法

（1）患者取仰卧位，消毒眼睑皮肤，嘱患者直视正前方。

球后注射法（视频）

（2）球周注射时，在下睑中外 1/3 处触压眼球与眶壁的间隙处，在皮肤的凹陷处贴眶壁缘进针，深度一般 1cm 左右。球后注射需在此基础上沿眶壁向内上方倾斜 30°走行，深度约 3.5cm。回抽无血后开始注射药物。

（3）注射完毕，消毒棉球压迫局部 3~5min 止血。

（巩　玲）

附录 2　眼科常用测量正常值

解剖生理部分

眼球　前后径（外径）24mm，水平径 23.5mm，垂直径 23mm。

眼球内轴长 22.12mm，赤道部周长 74.91mm。

容积约为 6.5ml。

角膜　横径 11.5~12mm，垂直径 10.5~11mm。

厚度　中央 0.5~0.57mm，周边 1mm。

曲率半径　前表面 7.8mm，后表面 6.8mm。

屈光力　前表面+48.83D，后面-5.88D，总屈光力+43D。

屈光指数　1.377 1

巩膜厚度　后极部 1mm，赤道部 0.4~0.6mm，直肌附着处 0.3mm。

前房　中央深度 2.5~3mm。

房水　总量 0.15~0.3ml，比重 1.002~1.012，pH 7.3~7.5，屈光指数 1.337 4。

瞳孔　直径　2.5~4mm，幼儿及老年人稍小。

间距　男性 60.9mm±0.18mm，女性 58.3mm±0.13mm。

晶状体　直径 9~10mm，厚度 4~5mm，容积 0.2ml。

曲率半径　前表面 10mm，后表面 6mm。

屈光指数　1.437 1。

屈光力　前表面+7D，后表面+11.66D，总屈光力+18.46D。

玻璃体　容积约 4.5ml，屈光指数 1.336。

视网膜　视乳头直径 1.5mm，黄斑直径 1~3mm；黄斑中心凹位于视乳头颞侧缘 3mm，视乳头中心水平线下方 0.8mm。

视网膜动静脉管径比例　动脉：静脉=2∶3。

视网膜中央动脉于眼球后 9~12mm 处穿入视神经。

视神经　全长 40~50mm，球内段长约 1mm，眶内段长 25~30mm，管内段长 4~9mm，颅内段长约 10mm。

眼球表面各部分与角膜缘最短距离（弧长，mm）　内直肌 5.5；下直肌 6.5；外直肌 6.9；上直肌 7.7。

锯齿缘约 8.5。

赤道部约 14.5。

视神经颞侧约 30；视神经鼻侧约 25。

涡状静脉　内上 20.5（上直肌内缘），内下 20.5（下直肌内缘旁 1mm），外下 20（下直肌外缘深面），外上 22.5（上直肌外缘旁 2mm，上斜肌深面），黄斑部与下斜肌最短距离 2.2mm。

泪器

泪小点 直径0.2~0.3mm，上泪小点在内眦外侧6mm，下泪小点在内眦外侧6.5mm。

泪小管 管径0.5~0.8mm，垂直部长度2mm，横部长度8mm，总长10mm。

泪小管能扩张3倍。

泪囊 长12mm，前后宽4~7mm，左右宽2~3mm，其上1/3位于内眦韧带上方、余2/3在内眦韧带下方。

鼻泪管 骨内部长12.4mm，鼻内部长约5.32mm，全长约18mm；管径成人平均为4mm，小儿为2mm。

鼻泪管下口位于鼻前孔外侧缘后方30~40mm。

泪囊窝 长17.86mm，宽8.01mm。

泪腺 眶部20mm×11mm×5mm，重0.75g。

睑部15mm×7mm×3mm，重0.2g。

泪液 正常清醒状态下，泪腺分泌泪液量0.5~0.6ml/16h（0.9~2.2μl/min），泪液比重1.008，pH 7.35~7.45，屈光指数2.336。

眼球突出度 12~14mm；两眼相差不超过2mm。

骨性眼眶（mm）

眶容积（ml） 男28，女25.1。

视神经管长约4~9mm。

视神经孔直径约4~6mm。

简化眼的光学常数

屈光指数1.336。

角膜曲率半径5.73mm。

结点在角膜后7.08mm（即在晶状体之后，相当于简化眼角膜之球心）。

前焦点在角膜前15.7mm。

后焦点在角膜后24.13mm（正好在视网膜上）。

全眼屈光度58.6D。

检查部分

1. 各年龄最大调节力与近点距离见下表。

年龄（岁）	10	20	30	40	50	60	70	75
调节力（屈光度D）	14	10	7	4.5	2.5	1.0	0.25	0
近点距离（cm）	7.1	10	14.3	22.2	40	100	400	∞

2. Schirmer泪液分泌试验 正常为10~15mm；<10mm为低分泌；<5mm为干眼。
3. 泪膜破裂时间 正常为10~45s，短于10s表明泪液分泌不足。
4. Kowa干眼计检查 G1和G2正常，G3和G4为异常。
5. 角膜内皮镜检查 正常值为2 400个/mm^2以上。
6. 正常视野平均值 用3/330色标及Goldman视野计检查，白色视野颞侧90°、鼻侧60°、上方55°、下方70°；蓝色、红色、绿色视野依次递减10°。
7. 生理盲点呈长椭圆形，垂直径7.5°±2°，横径5.5°±2°，其中心在注视点外侧15.5°，水平线下1.5°。
8. 立体视觉 立体视锐度≤60弧秒。
9. 眼底荧光血管造影 臂-脉络膜循环时间平均为8.4s，臂-视网膜中央动脉循环时间为10~15s。
10. 有关眼压和青光眼的各项数据

眼压 正常值：1.47~2.79kPa（11~21mmHg）。

杯/盘(C/D):正常≤0.3,异常0.6;两眼相差≤0.2。

巩膜硬度(E)正常值:0.021 5。

房水流畅系数(C)正常值:0.19~0.65,病理值:≤0.12。

房水流量(F)正常值;1.838±0.05,>4.5为分泌过高。

压畅比(Po/C)正常值:≤100,病理值>120。

24h眼压:波动 正常值:≤0.665kPa(5mmHg),病理值:≥1.06kPa(8mmHg)。

双眼眼压差:正常值:≤0.532kPa(4mmHg),病理值:≥0.665kPa(5mmHg)。

暗室试验 试验前后眼压相差 正常值:≤0.665kPa(5mmHg),病理值:≥1.064kPa(8mmHg)。

暗室加俯卧试验 试验前后眼压相差 正常值:≤0.665kPa(5mmHg),病理值:≥1.064kPa(8mmg)。

参考文献

[1] 赵堪兴,杨培增.眼科学[M].8版.北京:人民卫生出版社,2013.

[2] 赵堪兴,杨培增.眼科学[M].7版.北京:人民卫生出版社,2010.

[3] 赵桂秋.眼科临床实践指导[M].北京:人民卫生出版社,2011.

[4] 何守志.超声乳化白内障手术学[M].北京:中国医药科技出版社,2000.

[5] 李凤鸣.中华眼科学(中册)[M].2版.北京:人民卫生出版社,2005.

[6] 郭秉宽.中华医学百科全书眼科学[M].上海:上海科学技术出版社,1985.

[7] ROGER F. STEEINERT.白内障手术学[M].3版.北京:人民军医出版社,2012.

[8] 范金鲁.临床泪道微创手术学[M].武汉:湖北科技出版社,2009.

[9] 惠延年.眼科学[M].6版.北京:中国医药科技出版社,2004.

[10] 贾松,崔云.眼科学基础[M].北京:人民卫生出版社,2012.

[11] 张承芬,董方田,陈有信,等.眼底病学[M].2版.北京:人民卫生出版社,2010.

[12] 葛坚,王宁利.眼科学[M].3版.北京:人民卫生出版社,2015.

[13] 中华医学会眼科学分会神经眼科学组.视神经炎诊断和治疗专家共识(2014年)[J].中华眼科杂志,2014,50(6):459-462.

[14] Optic Neuritis Study G. Visual function 15 years after optic neuritis:a final follow-up report from the Optic Neuritis Treatment Trial[J]. Ophthalmology, 2008, 115(6):1079.

第二篇　耳鼻咽喉-头颈外科学

绪论

耳鼻咽喉-头颈外科(otorhinolaryngology head and neck surgery,O-HNS)是研究耳、鼻、咽、喉、气管、食管与颈部诸器官解剖、生理和疾病现象的一门科学。其中气管食管科学主要是研究颈段气管及颈段食管相关疾病及气管、支气管、食管异物相关疾病。该学科属于临床医学二级学科,下设有三级学科包括鼻科学、咽科学、喉科学、耳科学、变态反应学、头颈肿瘤学等。随着近十年的快速发展期,学科的内涵有了极大的丰富,并形成了更为详细的亚专业分科,可谓枝繁叶茂。

学科的发展同其他临床医学学科一样,经历了一个由小到大,由分到合,逐渐发展壮大,形成拥有完整体系的现代临床医学学科,其中耳科学的发展最早,公元前2500年,古埃及Edwin Smith Surgical Papyrus曾描述颞骨外伤及其对听觉的影响。公元前400年,Hippocrates就提出了鼓膜是听觉器官的一部分。在中国古代,最早对耳鼻咽喉-头颈外科疾病的描述见于公元前13世纪商代甲骨文中。在18~19世纪,欧洲开始出现独立的学科,其后鼻科学与喉科学也相继分出。19世纪中叶,耳鼻咽喉科才逐渐合并为临床医学中一门独立的二级学科。二十世纪五六十年代,根据学科发展的特点,北美、欧洲正式将耳鼻咽喉科更名为耳鼻咽喉-头颈外科(O-HNS)。我国于1911年建立耳鼻咽喉科,近20年来学科飞速发展,2000年以后学科也更名为耳鼻咽喉-头颈外科。目前耳科学、鼻科学、咽喉科学、头颈外科学以及小儿耳鼻咽喉科学的日臻成熟,相应耳显微外科、耳神经外科、颅底外科、鼻内镜外科、喉显微外科、听力及言语病理学等三级学科也飞速发展,标志着我国耳鼻咽喉-头颈外科学已步入迅速发展的新时期。目前我国大多数县级以上医院都建立了耳鼻咽喉科,并开展了大量的临床工作,服务于广大患者。

耳鼻咽喉-头颈外科相关的器官涉及人类的听觉、平衡、发音及言语、呼吸及吞咽等多种生理功能,其相应疾病包括先天性、炎症性、占位性等多种疾病,影响到人类的多种生理功能,甚至生命。相关解剖结构具有孔小洞深、结构紧凑、毗邻复杂、相互影响、相互关联的特点,因此相关生理功能如言语、吞咽、呼吸等均是由相关器官来共同协调完成,相应在发病机制上就存在相互影响、相互制约,要求我们在掌握本学科疾病时需以完整系统的概念去整体把握疾病的诊断与治疗。

同时,因上述解剖学的特点,传统上各种医学内镜在学科相关疾病的诊断与治疗中有广泛的应用,可以说耳鼻咽喉头颈外科是使用各种内镜最早、最为广泛的学科。凭借现代医学技术的飞速发展,目前各种先进的内镜包括耳内镜、鼻内镜、咽喉内镜、气管镜、支气管镜、食管镜在临床得到更为广泛的应用,大多数的临床诊断及治疗均在内镜下实现了微创化的手术治疗。

耳鼻咽喉-头颈外科相关疾病发病率极高,其中"四炎一聋"加肿瘤性疾病是常见病与多发病。"四炎一聋"即中耳炎、鼻炎及鼻窦炎、咽炎及扁桃体炎、喉炎和耳聋,同时与其他临床学科类同,肿瘤性疾病也是本学科的重点疾病。

耳鼻咽喉-头颈外科近十余年有了飞速的发展,主要发展包括以下几个方面:

(1) 耳外科快速发展及耳内科的崛起:人工听力学概念及内涵渐丰富,各型鼓室成形术、电子耳蜗植入术、声桥、脑干电极植入、耳聋基因的测定及人工干扰使防聋治聋实现了质的飞跃,众多的耳聋患者在积极有效的医学干预下回到了有声的世界。随着眩晕相关疾病发病机制的深入研究,耳内科

学的队伍日益壮大，诊治了大量原来认识不清、无法控制的眩晕患者。

（2）头颈肿瘤外科：肿瘤切除的原则已由器官切除阶段发展到功能保留的肿瘤外科阶段。功能性喉癌外科技术的发展，功能重建与头颈部缺损修复很大程度提高了临床治愈率。在基础研究方面，相关研究一定程度地揭示了喉癌、鼻咽癌的头颈肿瘤发生发展的分子机制并为新的临床治疗靶点提供了契机。

（3）颅底外科：颅底外科的起源最早可追溯到16世纪。19世纪，随着麻醉与消毒技术及脑定位的发现，颅底外科有了飞速的发展。尤其是近50年，CT、MRI及PET等逼真的影像手段在临床的应用，为颅底外科的发展创造了条件。微创手术及其他综合治疗手段极大地提升颅底肿瘤的控制率，同时也降低肿瘤治疗后致残率的发生。

（4）鼻内镜外科：完整的理论体系加上日益完善的医疗设备，使得鼻内镜外科形成了完整的鼻内镜外科学的理论，在该理论体系的支持下，目前不仅完成了传统的95%以上的鼻科手术，并且形成鼻颅底外科、鼻眼相关外科等多个交界外科。

（5）睡眠医学：耳鼻咽喉同仁在阻塞性睡眠呼吸暂停低通气综合征（obstructive sleep apnea-hypopnea syndrome，OSAHS）的基础研究与临床治疗中完成了大量的工作，综合治疗缓解了大部分OSAHS患者的病情。

（6）嗓音疾病：嗓音言语病理学的建立与逐步发展为发音功能恢复奠定了基础，同时各种先进技术使用嗓音疾病的定性定量诊治成为可能，嗓音训练已广泛应用于临床治疗中，并取得满意的临床疗效。

（7）变态反应相关疾病：随着免疫学的发展，尤其临床免疫学的新进展，并实现临床医学转化，为变态反应疾病的诊断及治疗提供了新的路径。

随着分子生物学、生物物理学、计算机和光电子科学等的应用，以及高新技术的不断涌现，耳鼻咽喉-头颈外科的学科内涵有了极大的改变，学科虽已取得了许多突破性的进展，但尚待解决的问题比比皆是。需要广大有志者共同努力，去完善和发展这一学科。

（皇甫辉）

第一章　耳鼻咽喉-头颈外科应用解剖与生理

学习目标

1. 掌握：耳科掌握中耳解剖，中耳鼓室六壁的重要结构，咽鼓管的解剖及生理。鼻部掌握面部危险三角，鼻腔分区，鼻窦的解剖结构，窦口鼻道复合体的概念。咽部掌握咽鼓管咽口、咽隐窝、咽峡、会厌谷、梨状窝等基本解剖结构，明确咽淋巴内环的概念，腭扁桃体及腺样体的解剖部位及毗邻关系。喉部掌握喉部基本结构及喉返神经的解剖和小儿喉部的解剖特点，环甲膜的概念及部位。颈部掌握颈部分区、各三角区内容物及主要解剖结构、颈部的筋膜及筋膜间隙、颈部的淋巴组织。气管和食管部掌握气管、食管解剖位置及毗邻关系，气管隆嵴、左、右主支气管的解剖特点，食管的 4 个狭窄。

2. 熟悉：耳科熟悉颞骨的分部，外耳与内耳的解剖，面神经的解剖。鼻部熟悉外鼻解剖标志的名词，鼻中隔的构成，鼻腔鼻窦的血供和神经支配。咽部熟悉导致咽腔狭窄的因素、咽部的重要筋膜间隙。喉部熟悉喉的淋巴回流，筋膜间隙。颈部熟悉甲状腺和甲状旁腺的解剖。气管和食管部熟悉其生理功能。

3. 了解：耳科了解听觉生理、平衡生理的形成机制。鼻部了解外鼻支架，鼻腔黏膜的分区，嗅区和呼吸区，前颅底与各鼻窦毗邻关系，鼻的主要生理功能。咽部了解咽部的生理功能。喉部了解喉的功能。气管和食管了解其组织学结构。

第一节　耳部的应用解剖与生理

一、耳部的应用解剖

耳由外耳（external ear）、中耳（middle ear）和内耳（inner ear）三部分组成（图 2-1-1）。

（一）外耳

外耳包括耳廓及外耳道。

1. 耳郭（auricle）　由软骨外覆软骨膜及皮肤构成，其边缘卷曲为耳轮，耳轮的起点为外耳道口上方的耳轮脚，其下端连于耳垂。耳轮的前方有一与其似平行的弧形隆起，称之为对耳轮。对耳轮前方的凹陷称之为耳甲腔，耳甲腔前方为外耳道口，外耳道口前方为耳屏，耳屏与耳轮脚之间的凹陷为耳前切迹（图 2-1-2）。耳郭后面较平整，稍膨隆，其附着处称耳郭后沟（图 2-1-3），为耳科手术定位的重要标志。

耳郭血供由耳后动脉及颞浅动脉供给，血管位置表浅，皮肤菲薄，故易受冻伤。同时局部抗感染能力较差，局部炎症不易控制。

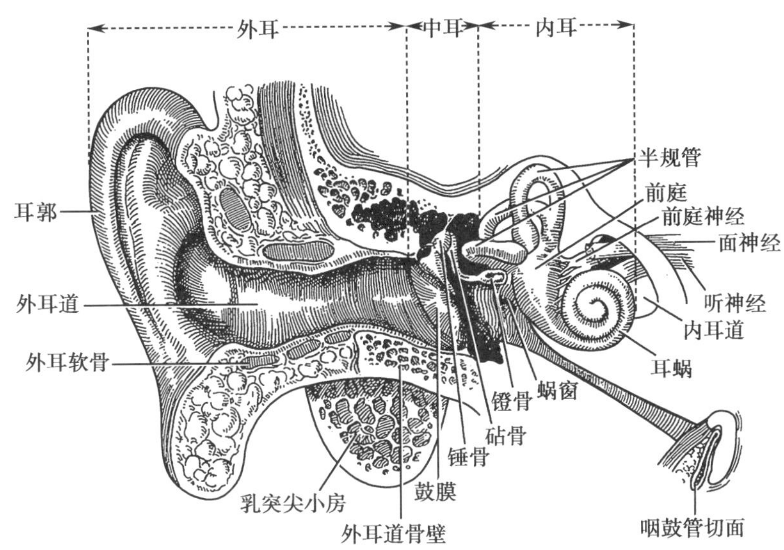

图 2-1-1　耳的组成及分部

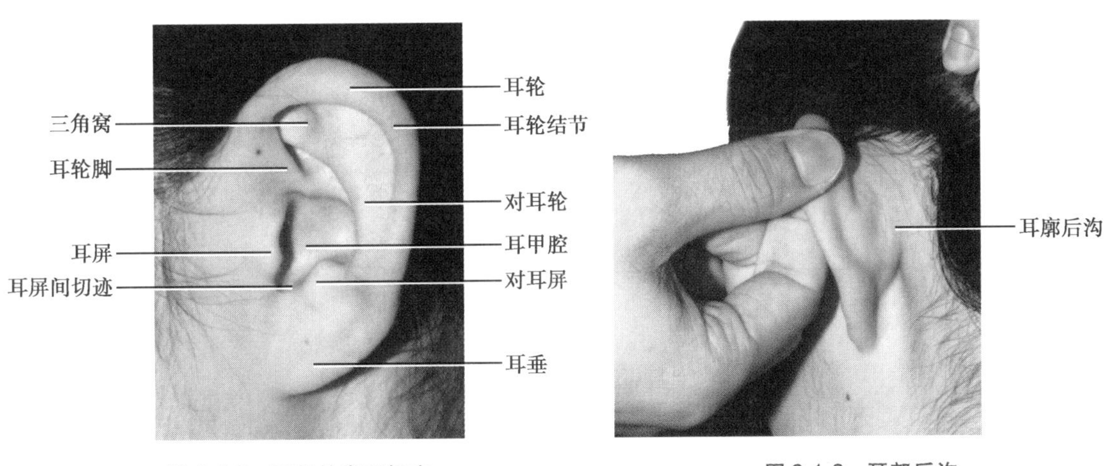

图 2-1-2　耳郭的表面标志　　　　图 2-1-3　耳郭后沟

2. 外耳道(external acoustic meatus)　呈“S”形,起自外耳道口,止于鼓膜,长 2.5~3.5cm,由软骨部和骨部组成。

外 1/3 为软骨部,内 2/3 为骨部。骨性外耳道的后上壁由颞骨鳞部构成,前壁、下壁和大部分后壁由颞骨鼓部构成。外耳道有两处较狭窄,一处为骨部与软骨部交界处,另一处为骨部距鼓膜约 0.5cm 处,后者称外耳道峡。

外耳道的皮肤与耳郭的皮肤相连,软骨部的皮肤含有毛囊、皮脂腺及耵聍腺,为外耳道疖肿的好发部位。而骨性外耳道的皮肤菲薄,无毛囊及腺体存在。

外耳道的神经由三叉神经、面神经及迷走神经相应分支支配。因此口腔及颞颌关节疾病可引起反射性耳痛,而刺激外耳道皮肤可通过迷走神经的耳支引起反射性咳嗽。

(二)中耳

中耳(middle ear)是位于颞骨中的不规则含气腔和通道,包括鼓室、鼓窦、乳突及咽鼓管四部分。

鼓室六壁及解剖特点(视频)

1. 鼓室(tympanic cavity)　是颞骨内最大的不规则含气腔,由颞骨岩部、鳞部、鼓部及鼓膜围绕而成。

(1) 鼓室近似于一立方体,共有 6 个壁(图 2-1-4)。

1) 外壁:又称鼓膜壁,由骨部和膜部两部分组成。骨部由上鼓室的外壁和骨性鼓环组成。膜部即鼓膜,为鼓室外侧壁的主要组成部分。

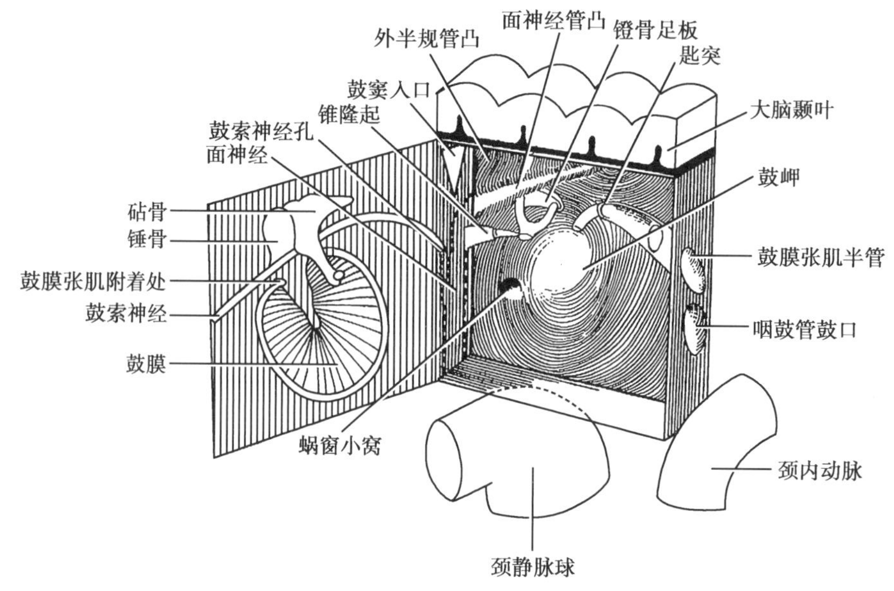

图 2-1-4　鼓室六壁模式图

鼓膜为椭圆形半透明薄膜。高约 9mm、宽约 8mm、厚约 0.1mm,分为紧张部与松弛部两部分。紧张部为鼓膜的主要部分,呈浅漏斗状,周边借纤维软骨环附于鼓骨的鼓沟中。松弛部位于紧张部之上,略呈三角形,直接附着于鼓切迹处。

鼓膜的组织学结构分 3 层,外为上皮层,与外耳道皮肤相连,覆以复层鳞状上皮;中间为纤维层,锤骨柄附着于此,松弛部无此层;内侧为黏膜层,与鼓室的黏膜相延续,外伤后愈合的鼓膜因缺乏纤维层而"薄如蝉翼"。

鼓膜的标志:鼓膜的中心部最凹处相当于锤骨柄的尖端,称之为鼓膜脐。在锤骨柄的前下方可见一三角形反光区,称之为光锥。鼓膜内陷变形时,光锥可变形或消失(图 2-1-5)。为便于描述,人为将鼓膜分为 4 个象限,即沿锤骨柄作一假想线,再经鼓膜脐作一与之垂直的假想线,将鼓膜分为前上、前下、后上、后下 4 个象限(图 2-1-6)。

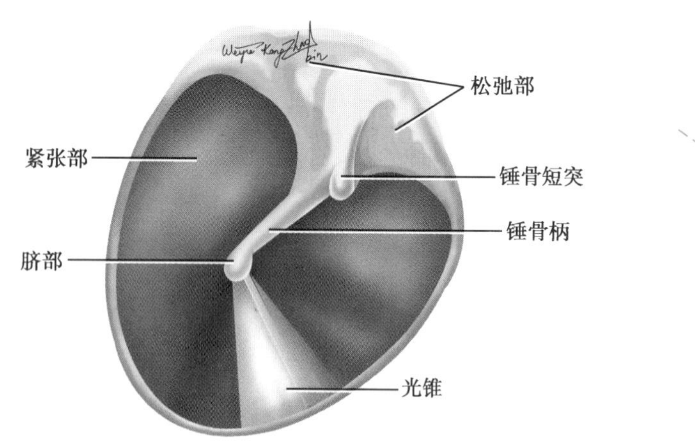

图 2-1-5　正常鼓膜像(右耳)

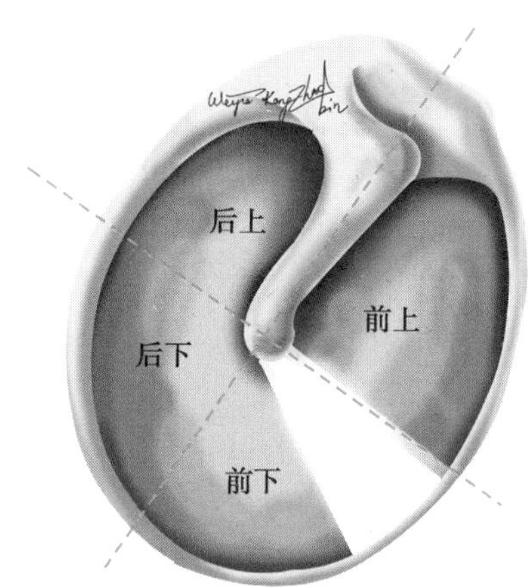

图 2-1-6　鼓膜四个象限(右耳)

2）内壁:即内耳的外壁(迷路壁)。有多个突起及小凹,鼓岬为中央较大的突起,系耳蜗底周所在处。在鼓岬的后上方有一椭圆形凹陷,窝底有一近似椭圆形的窗孔向内通内耳的前庭,称为前庭窗或卵圆窗,由镫骨底板及环韧带封闭。鼓岬的后下方有一圆形凹陷,其内有一通向耳蜗鼓阶的圆形窗孔,称之为蜗窗或圆窗,由圆窗膜封闭,又称第二鼓膜。面神经管的水平部走行于前庭窗的后上方,是手术中寻找面神经的重要标志,而外半规管则位于面神经管凸的后上方,是迷路瘘管好发部位。前庭窗稍上方鼓膜张肌半管的鼓室端弯曲向外形成匙突,鼓膜张肌的肌腱绕过匙突向外达锤骨柄上部的

内侧。面神经隐窝(facial recess):其外界为深部外耳道后壁与鼓索神经,内侧为面神经垂直段,上方为砧骨窝,是重要的手术入路。

3）前壁:即颈动脉壁,其下部以极薄的骨板与颈内动脉相隔,上部有二开口,上为鼓膜张肌半管的开口,下为咽鼓管半管的鼓室口。

4）后壁:即乳突壁,上宽下窄,面神经垂直段通过此壁的内侧。借上方的鼓窦入口,上鼓室与鼓窦相通,鼓窦入口的底部有砧骨窝。鼓窦入口的内侧、面神经管凸的后上方为外半规管隆凸。其中鼓窦入口、砧骨短突、外半规管隆凸均是术中判定面神经的重要标志。

5）上壁:即鼓室盖(tegmen tympani),分隔鼓室与颅中窝,上有岩鳞裂,婴幼儿时常未闭合,成为耳源性颅内感染的传染途径之一。

6）下壁:又称颈静脉壁,为一菲薄的骨板,将鼓室与颈内静脉和静脉球分隔。

（2）鼓室的内容物:包括听小骨、肌肉、韧带及神经。

1）听小骨:即锤骨、砧骨和镫骨,是人体最小的一组骨头,三者以关节连接成链,称之为听骨链(ossicular chain),借韧带悬吊于鼓室腔,其中锤骨以锤骨柄与鼓膜相贴,砧骨居三者之间,镫骨借镫骨底板与前庭窗相连,听小骨将鼓膜振动的能量传入内耳(图2-1-7,图2-1-8)。

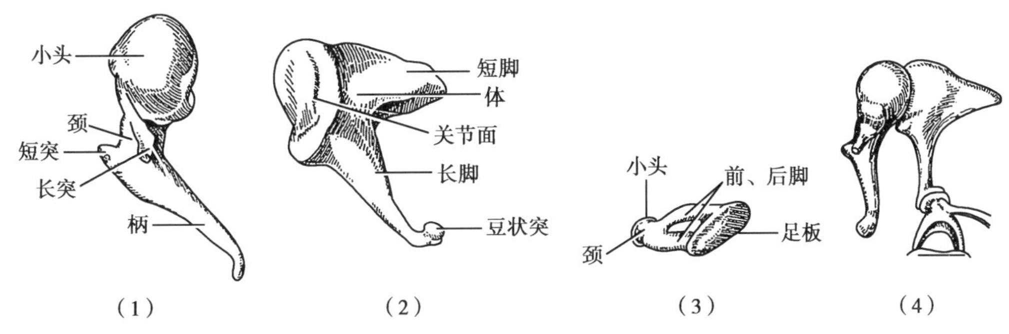

图2-1-7　听小骨及听骨链

(1)锤骨;(2)砧骨;(3)镫骨;(4)听骨链。

2）肌肉:鼓室的肌肉有鼓膜张肌和镫骨肌。鼓膜张肌:收缩时牵拉锤骨柄向内,增加鼓膜紧张度,防止强声对鼓膜及内耳的损伤。镫骨肌:是人体最小的一块肌肉,收缩时牵拉镫骨小头向后,使镫骨底板以其后端为支点向后外离开前庭窗,以减少内耳的压力。

3）韧带:连接听骨的韧带有6条,即锤骨上、前和外侧韧带,砧骨上和后韧带、镫骨环韧带。

4）神经:由舌咽神经的鼓室支与颈内动脉交感神经丛的上、下颈鼓支组成的鼓室丛,司鼓室、咽鼓管及乳突气房的感觉;另外,面神经分支的鼓索神经也走行于鼓室内,横过鼓室后与舌神经合并,司舌前2/3的味觉。

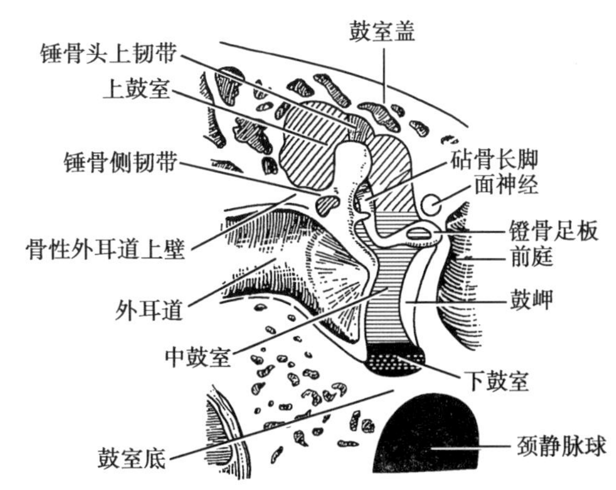

图2-1-8　鼓室及鼓室内容

2. 咽鼓管(pharyngotympanic tube)　是沟通鼓室与鼻咽的通道,成人咽鼓管长31~38mm,由外1/3的骨部和内2/3软骨部构成。咽鼓管的鼓室端称为鼓室口,位于鼓室前壁,鼻咽端的开口位于鼻咽侧壁,位于下鼻甲后端的后下方。绕鼻咽口后方和上方有一隆起,为咽鼓管圆枕。成人咽鼓管鼓室口高于咽口约15~25mm,而小儿的咽鼓管则近乎于水平位。小儿咽鼓管在解剖学上与成人相比具有管腔短、内径宽、接近水平的特点,因此婴幼儿易因鼻咽部的炎症经咽鼓管侵入鼓室而引起中耳炎。咽鼓管在吞咽、张口及捏鼻鼓气时开放,空气由咽口经咽鼓管进入鼓室,使鼓室内气压与外界气压保持平衡,咽鼓管功能异常,通气功能下降是形成分泌性中耳炎的主要原因之一(图2-1-9)。

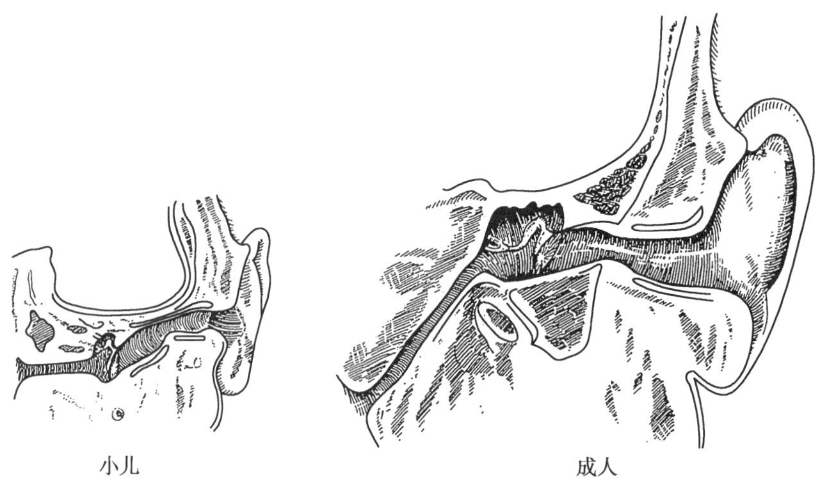

图 2-1-9　小儿咽鼓管与成人咽鼓管解剖对比

3. 鼓窦(tympanic antrum)　为鼓室后上方一个较大的含气腔,介于上鼓室与乳突气房之间,是鼓室与乳突气房相通的要道,也是中耳乳突手术的重要解剖标志及入路。鼓窦的形状不规则,与乳突的气化程度有直接关系。在鼓窦的前壁有一近似三角形的开口,称之为鼓窦入口,向前与上鼓室相通,在其前下方为外耳道后壁及面神经垂直段的起始部,有重要的临床意义。

4. 乳突(mastoid process)　位于颞骨的后下部,内含有许多大小不等、相互交通的有黏膜被覆的气腔,即乳突气房。根据气房发育的情况,可将乳突分为 4 型,即气化型,气房发育完全;板障型,气房发育不良,小而数量少;硬化型,乳突气房近乎于未发育;混合型,为以上三型任何两型或三型的同时存在。以气化型最为多见,约占 65%(图 2-1-10)。

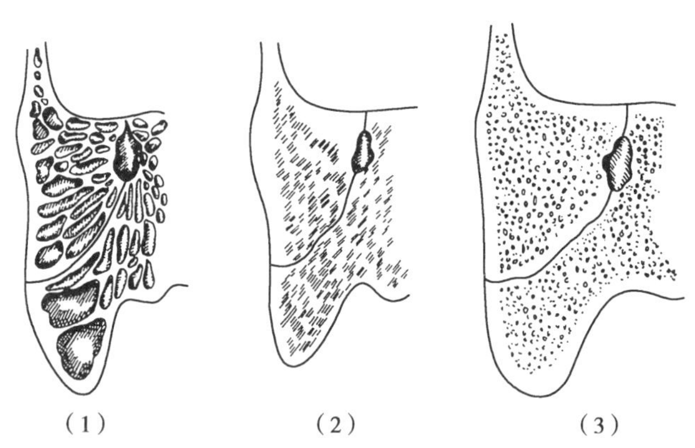

图 2-1-10　乳突气化分型

(1)气化型;(2)硬化型;(3)混合型。

(三)内耳

内耳(inner ear)又称迷路,深居颞骨岩部,含有听觉与位置觉重要感受装置。

内耳由骨迷路、膜迷路和淋巴液组成。骨迷路是内耳的骨性包裹,膜迷路包含在骨迷路之中,骨迷路与膜迷路之间的间隙充满外淋巴液;膜迷路内含有内淋巴液,内、外淋巴互不相通。

1. 骨迷路(osseous labyrinth)　由致密的骨质构成。分为前庭、耳蜗和半规管三部分(图 2-1-11)。

(1) 前庭(vestibule):居骨迷路的中部,耳蜗与半规管之间,为一不规则的椭圆形腔,容纳椭圆囊和球囊。前庭向前与耳蜗的前庭阶相通,向后经 5 个小孔与骨半规管相通,前庭的外壁为鼓室内壁,上有前庭窗和蜗窗(前庭窗由镫骨底板和环韧带封闭,蜗窗上覆盖蜗窗膜),内壁构成内耳道底(图 2-1-12)。

(2) 耳蜗(cochlea):位于前庭的前部,为一形似蜗牛壳的螺旋骨管,由中央的蜗轴和周围的骨蜗管组成,骨蜗管旋绕蜗轴 $2\frac{1}{2}$~$2\frac{3}{4}$周,底部突出于鼓室内壁,形成鼓岬,蜗顶朝向前外下方,接近咽鼓

管鼓室口。围绕蜗轴突入管腔的螺旋状骨板，称之为骨螺旋板，与基底膜（膜螺旋板）一同将骨蜗管分为上、下两腔，上腔又被前庭膜一分为二，故骨蜗管共有3个管腔，即前庭阶、中阶和鼓阶。其中前庭阶起自前庭窗，鼓阶起自蜗窗，中阶位于前庭阶内，属膜迷路（图2-1-13）。

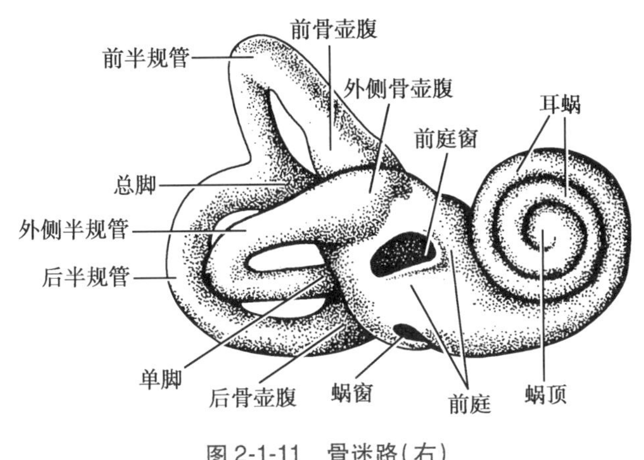

图2-1-11　骨迷路（右）

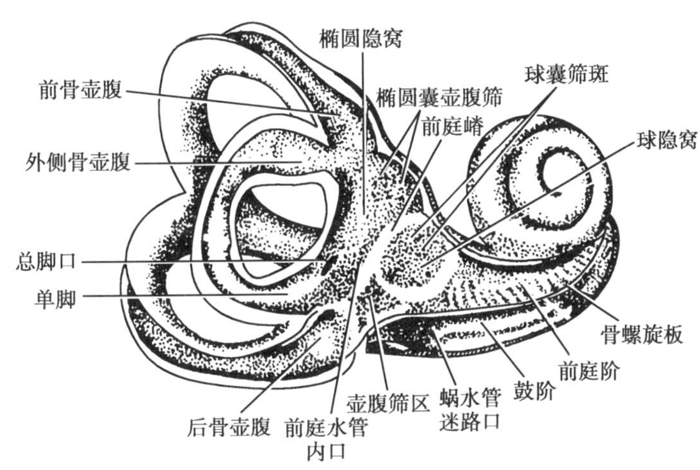

图2-1-12　前庭剖切面

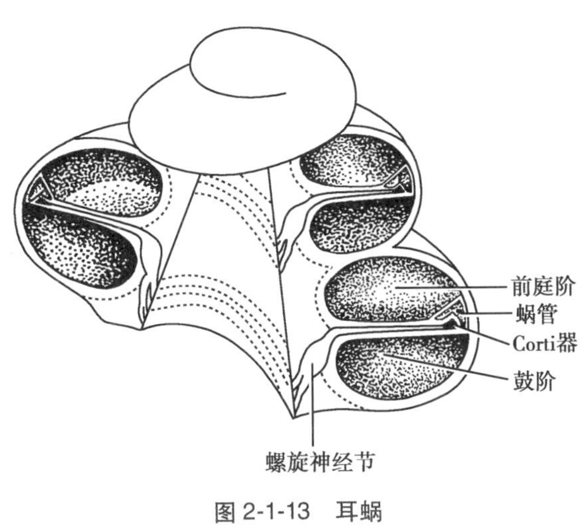

图2-1-13　耳蜗

（3）半规管（semicircular canals）：每侧共3个半规管，均位于前庭的后上方。根据所在的位置，分为外半规管（水平半规管）、前半规管（上半规管）和后半规管。3个半规管均为2/3环的骨管，且一端

膨大称之为壶腹，前、后半规管的非壶腹端合成一总脚，外半规管的非壶腹端称为单脚，因此3个半规管共有5个孔开口于前庭。3个半规管互相垂直，当头位垂直时，外半规管与地面成30°角（见图2-1-12，图2-1-13）。

2. 膜迷路　膜迷路（membr-anous labyrinth）包含在骨迷路内，由椭圆囊、球囊、3个膜半规管、膜蜗管（中阶）、内淋巴管和内淋巴囊构成。膜迷路借网状纤维系着于骨迷路内，悬浮于外淋巴中，膜迷路内充满内淋巴（图2-1-14）。

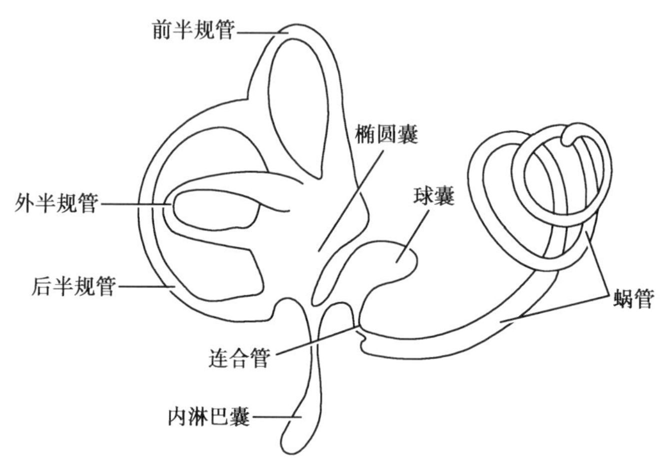

图2-1-14　膜迷路（右）

（1）位觉感受器：椭圆囊位于前庭后上部，内有椭圆囊斑；球囊略成球形，位于前庭的前下方，内含球囊斑，两者均称为位觉斑。膜半规管与骨半规管的形状相同，约占骨半规管腔隙的1/4，在骨半规管的壶腹部，膜半规管相应膨大，称之为膜壶腹，内含壶腹嵴，同样是位觉感受器。前庭神经的末梢感受器分布于椭圆囊斑、球囊斑及壶腹嵴。

（2）听觉感受器：膜蜗管（membranous cochlear duct）即中阶，为一螺旋形膜性盲管，内含内淋巴。膜蜗管的横切面呈三角形，分外壁、上壁及下壁3个壁。外壁为螺旋韧带和血管纹，上壁为前庭膜，下壁主要为基底膜。在基底膜上有由支持细胞、内、外毛细胞和胶状盖膜组成的Corti器（螺旋器），是听觉感受器（图2-1-15）。

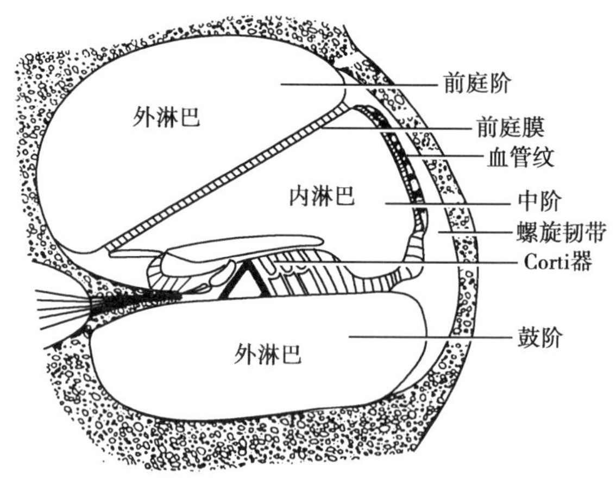

图2-1-15　耳蜗横切面图

3. 内耳的血供　内耳的血供主要来自小脑前下动脉或基底动脉分出的迷路动脉，少数来自耳后动脉的茎乳动脉分支。内耳的供血动脉十分纤细，属于终末动脉，是临床易于因血管因素引起内耳损伤的解剖学基础（图2-1-16）。

020102

听神经的传导通路（视频）

4. 位听神经及传导径路　位听神经分为蜗神经和前庭神经二支。

（1）蜗神经及其传导径路：螺旋神经节位于蜗轴与骨螺旋板连接处，由双极神经细胞组成，其周围突分布于螺旋器，中枢突在内耳道底形成蜗神经，其上行传导径路依次为蜗神经背核和腹核、双侧上橄榄核、外侧丘系、下丘、内侧膝状体，经内囊到达大脑皮质的听区（图2-1-17）。

（2）前庭神经及其传导径路：前庭神经节位于内耳道底部，亦由双极神经细胞组成，其周围突分布于膜半规管的壶腹嵴、椭圆囊斑和球囊斑，中枢突形成前庭神经，于蜗神经上方进入脑桥和延髓，大部分神经纤维止于前庭神经核，小部分达小脑。前庭核发出的二级神经元，分别达于小脑、第Ⅲ、Ⅳ、Ⅵ脑神经核等（图2-1-18）。

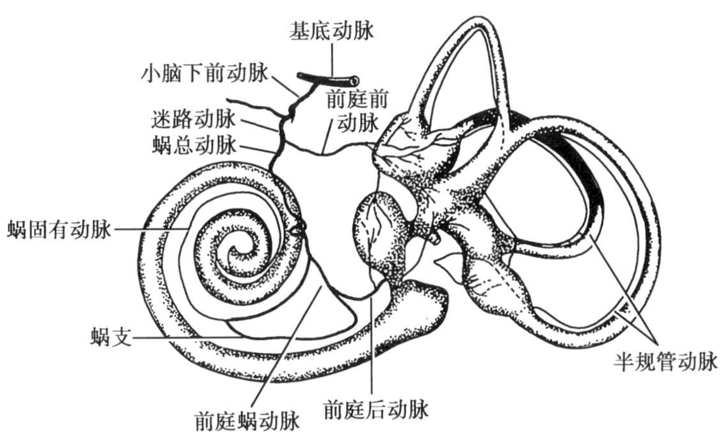

图 2-1-16　内耳血供

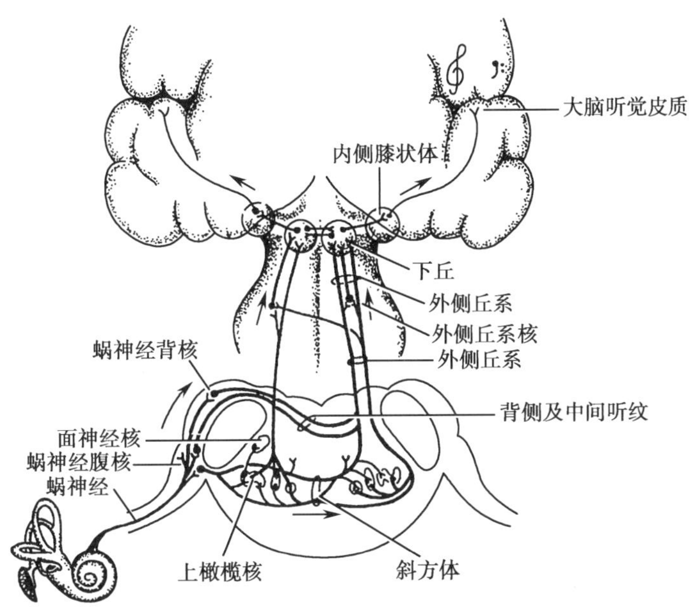

图 2-1-17　蜗神经传导通路

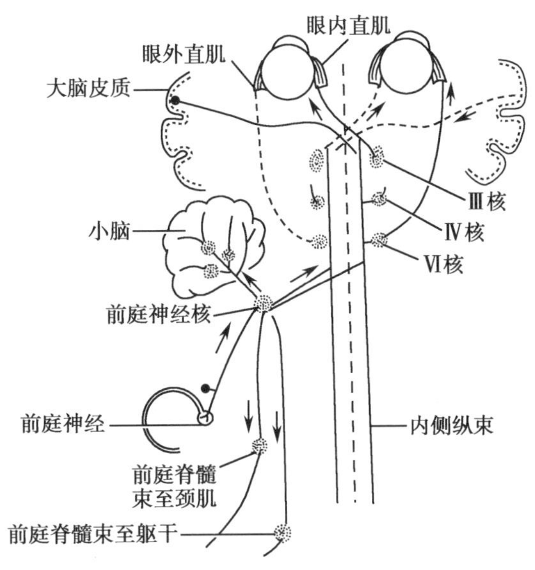

图 2-1-18　前庭神经传导通路

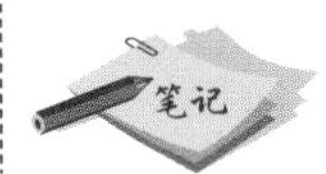

面神经的应用解剖(视频)

5. 面神经　面神经为一混合神经,以运动纤维为主,少部分感觉纤维和副交感纤维。面神经离开脑桥后,与听神经伴行到达内耳门,进入内耳道后它位于听神经的前方,在内耳道底的前上方进入面神经管,在管内面神经分为迷路段、鼓室段和乳突段,最后经茎乳孔出颅。中耳病变和手术时易引起鼓室段和乳突段的损伤。面神经出茎乳孔后,分支支配面部表情肌,其中支配额肌、眼轮匝肌和皱眉肌的面神经受双侧大脑皮质控制,支配面下部表情肌的面神经,仅受对侧大脑皮质控制,因而一侧中枢性面神经损害,皱额和闭眼功能无明显障碍,仅出现对侧面下部瘫痪,是面神经周围性瘫与中枢性瘫的鉴别点(图 2-1-19)。

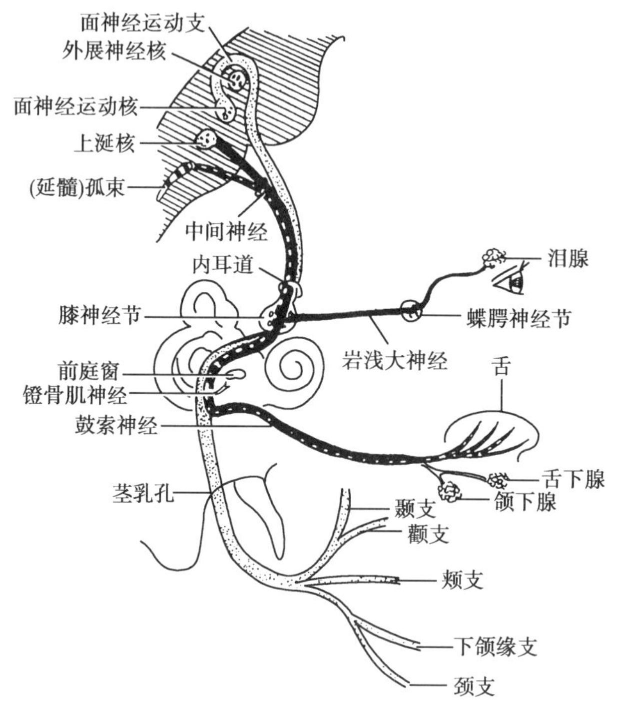

图 2-1-19　面神经的组成及分支走行示意图

颞骨(temporal bone)左右成对,位于颅骨两侧的中下 1/3 部。其上方与顶骨、前方与蝶骨及颧骨、后方与枕骨相接,参与组成颅中窝与颅后窝。颞骨为一复合骨块,由鼓部、乳突部、岩部、鳞部和茎突所组成。颞骨内及其周围有许多重要结构,应为耳鼻咽喉科医师所掌握。

二、耳部的生理学

(一)听觉

声波在介质内以机械能的形式传播,最终将能量传至内耳 Corti 器,换能后以生物电的形式传导并产生听觉。人耳听觉的声波频率为 20~20 000Hz,但对 1 000~3 000Hz 的声波最敏感。声音的强度称声强,声强级以分贝(dB)为单位。引起人耳听觉的某一最小声强值称为听阈,人耳的听阈随声波频率的不同而各异。

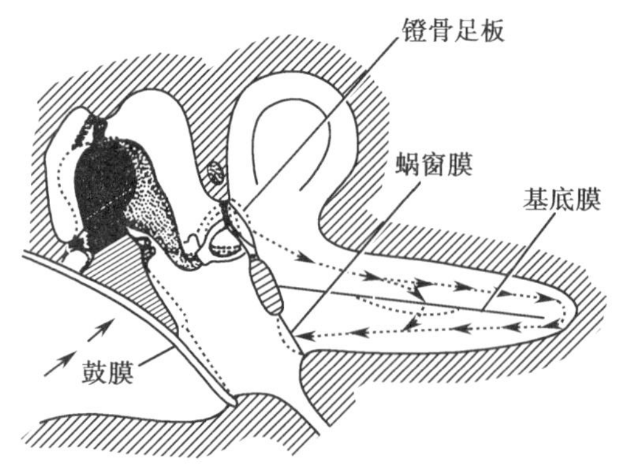

图 2-1-20　气传导

声波传入内耳有两种途径:①空气传导:声波由耳郭集音后,经外耳道振动鼓膜,引起鼓膜-听骨链机械振动,该机械振动通过镫骨底板激动内耳的内、外淋巴液,引发基底膜振动,位于基底膜上的螺旋器产生神经冲动,经蜗神经传至听觉中枢,引起听觉

(图 2-1-20)。②骨传导:为声波直接振动颅骨,使内耳淋巴液发生相应的波动,并激动耳蜗的螺旋器产生神经冲动,引起听觉。

咽鼓管对维持中耳的生理功能有重要作用。它能使中耳与外界大气压保持平衡,引流鼓室分泌物等。咽鼓管通常处于关闭状态,能阻挡说话声、呼吸声传入中耳,防止呼吸道感染传入中耳。

鼓室内的鼓膜张肌和镫骨肌有保护内耳结构免受强声损伤的作用。

(二)平衡

人体维持平衡,主要依靠前庭系、视觉系及本体感觉系相互协调来完成。前庭系各部分生理功能如下。①半规管:主要感受正、负角加速度的刺激。在正或负角加速度作用下,膜半规管的内淋巴在惯性作用下发生反旋转方向的流动,刺激壶腹嵴内毛细胞产生神经冲动,传入各级前庭中枢,引起综合反应,以维持身体的动态平衡。②椭圆囊斑和球囊斑:主要感受直线加(减)速度的刺激,这种刺激产生的神经冲动,经前庭神经传入各级前庭中枢,感知各种头位变化,维持身体静态平衡。③前庭神经核:不仅能传导神经冲动,也与许多传导束有密切联系,故在平衡功能紊乱时,会产生眩晕、眼球震颤、恶心、呕吐、面色苍白、出汗、心悸等症状。

第二节　鼻的应用解剖与生理

一、鼻的应用解剖

鼻(nose)由外鼻、鼻腔及鼻窦三部分组成。外鼻突出于颜面中央,鼻腔是位于两侧面颅骨之间的不规则腔隙,鼻窦是位于鼻腔周围含气骨性空腔,借自然窦口开口于鼻腔,并同眼眶,前、中颅底等结构毗邻。

外鼻的解剖、骨性支架、软骨支架分布(视频)

(一)外鼻

外鼻(external nose)以骨及软骨为支架,外覆软组织构成,呈基底向下的三棱椎体。上端与额部相连,称鼻根,下端向前突起为鼻尖,鼻根与鼻尖之间为鼻梁,鼻梁两侧为鼻背,而鼻尖两侧由大翼软骨为支架形成的弧形隆起为鼻翼。两侧鼻翼软骨内侧脚及鼻中隔下缘构成鼻小柱。鼻翼游离缘、鼻小柱及上唇共同构成双侧前鼻孔,鼻翼向外与面颊交界处有一浅沟,称之为鼻唇沟,面神经功能异常时,鼻唇沟可变浅或消失(图 2-1-21)。

1. 支架　外鼻的支架由骨和软骨共同构成,骨性支架包括额骨鼻突、鼻骨和上颌骨额突,软骨主要为隔背软骨与大翼软骨。其中鼻骨是左右成对,上窄厚、下宽薄的近似于长方形的骨片,外伤易造成骨折。隔背软骨底面观似"铁锚状",由两侧的鼻外侧软骨及鼻中隔软骨组成,它们与鼻骨、上颌骨额突共同支持鼻背。大翼软骨底面观呈马蹄铁形,有两脚,左右两外侧脚构成鼻翼支架,两内侧脚夹鼻中隔软骨之前缘构成鼻小柱支架(图 2-1-22,图 2-1-23)。

2. 皮肤　鼻根与鼻背部皮肤薄而松弛,而鼻尖及鼻翼皮肤较厚,与其下脂肪纤维组织与软骨膜连接紧密,炎症时皮肤稍有肿胀即压迫神经末梢,痛感明显。外鼻皮肤富含皮脂腺及汗腺,是鼻部疖肿、痤疮的好发部位。

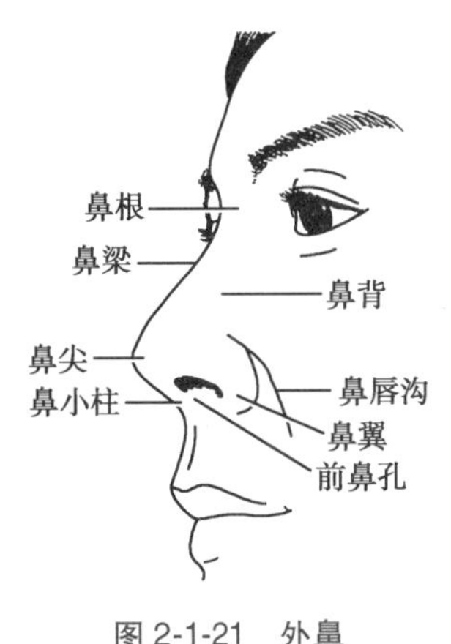

图 2-1-21　外鼻

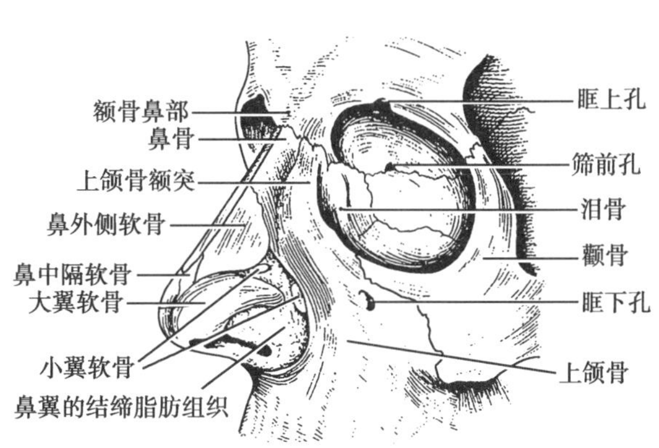

图 2-1-22　外鼻的支架

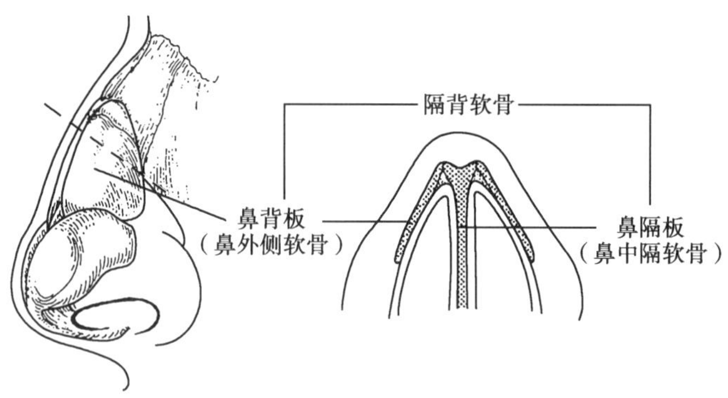

图 2-1-23　隔背软骨

3. 静脉　外鼻静脉主要经内眦静脉和面静脉入颈内静脉，同时内眦静脉又经眼上、下静脉与海绵窦相通，加之面部的静脉无静脉瓣，血液可双向流动，故当鼻部疖肿等面部危险三角区内的感染灶，受挤压或治疗不当时可引起海绵窦血栓性静脉炎（图 2-1-24）。临床上将鼻根部与上唇三角形区域称为“危险三角区”。

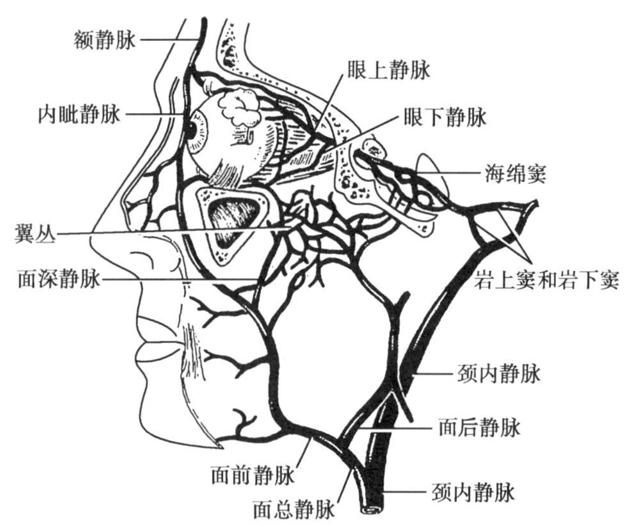

图 2-1-24　外鼻静脉与眼静脉及海绵窦的关系

4. 神经　运动神经为面神经。感觉神经为三叉神经第一支（眼神经）和第二支（上颌神经）的分支，即筛前神经、滑车上神经、滑车下神经和眶下神经。

5. 淋巴回流　外鼻的淋巴主要注入下颌下淋巴结和腮腺淋巴结。

（二）鼻腔

鼻腔（nasal cavity）为一顶窄底宽的不规则狭长腔隙，起于前鼻孔，后端借后鼻孔与鼻咽部相通，以鼻中隔为界分为左右两侧鼻孔，以鼻内孔（鼻翼内侧弧形隆起，也称鼻阈）为界分为鼻前庭和固有鼻腔。

1. 鼻前庭　鼻前庭（nasal vestibule）即鼻翼内面所对应的空间，前端为前鼻孔，后方为鼻内孔。鼻前庭内有皮肤覆盖，长有鼻毛，皮肤富含皮脂腺和汗腺，同样是疖肿的好发部位，同时因局部组织缺乏皮下组织，皮肤直接与软骨膜紧密粘连，一旦发生疖肿，疼痛明显。

2. 固有鼻腔　起自鼻内孔，止于后鼻孔，有内、外、顶、底四壁。

（1）内侧壁：即鼻中隔（nasal septum），由软骨及骨组成，包括鼻中隔软骨、筛骨正中板及犁骨。软骨膜及骨膜外覆盖以黏膜，其中在鼻中隔的前下方黏膜内血管丰富，交织成网，为鼻出血的好发部位，儿童及青壮年尤为多见，称之为利特尔区（Little 区），又称之为鼻腔的“易出血区”（图 2-1-25，图 2-1-26）。

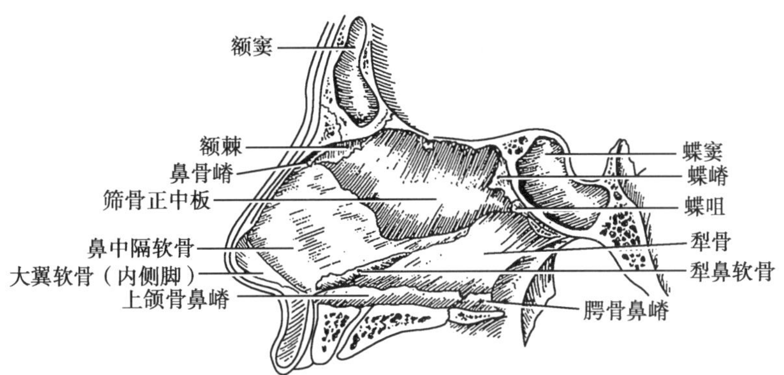

图 2-1-25　鼻腔内侧壁

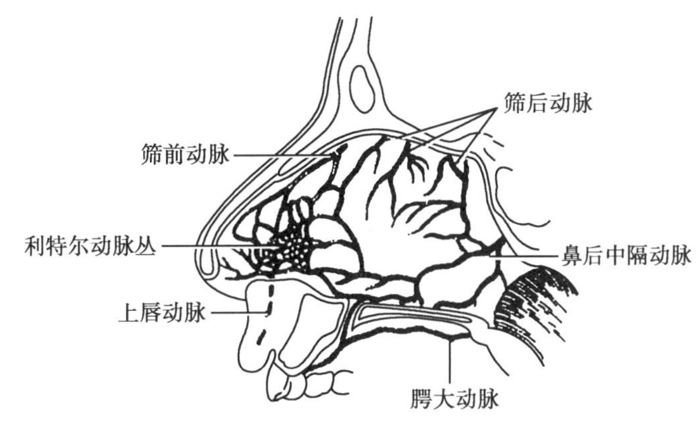

图 2-1-26　鼻腔易出血区

（2）外侧壁：解剖结构最为复杂，临床意义也最为重要。鼻腔外侧壁表面有 3 个呈阶梯状排列的长条骨片，外覆骨膜及黏膜，从下向上依次称之为下鼻甲、中鼻甲、上鼻甲，由下向上 3 个鼻甲的大小依次缩小 1/3，前端位置依次后退 1/3，3 个鼻甲与对应的鼻腔外侧壁形成一间隙，分别称之为下鼻道、中鼻道、上鼻道，中鼻甲及中鼻道有极为重要的临床意义（图 2-1-27，图 2-1-28）。

下鼻甲为一单独呈水平状卷曲的长骨片，附着于上颌骨内侧壁和腭骨垂直板。表面被覆黏膜即为下鼻甲，是 3 对鼻甲中体积最大的，如肿胀或肥厚时常可引起鼻塞；下鼻甲的后端距咽鼓管咽口 1~1.5cm，下鼻甲的肿胀可影响咽鼓管的正常开放，出现耳部症状；下鼻道的前上方有鼻泪管的开口；下鼻道外侧壁的前段近下鼻甲附着处，骨壁最薄，是上颌窦穿刺冲洗的最佳进针点（图 2-1-27，图 2-1-28）。

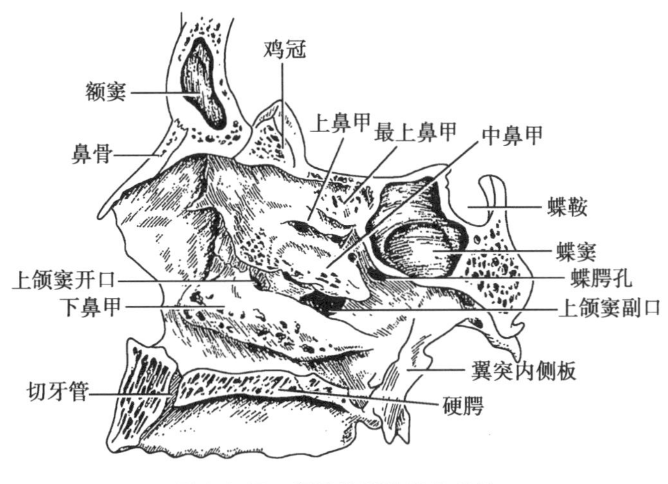

图 2-1-27　鼻腔外侧壁骨性结构

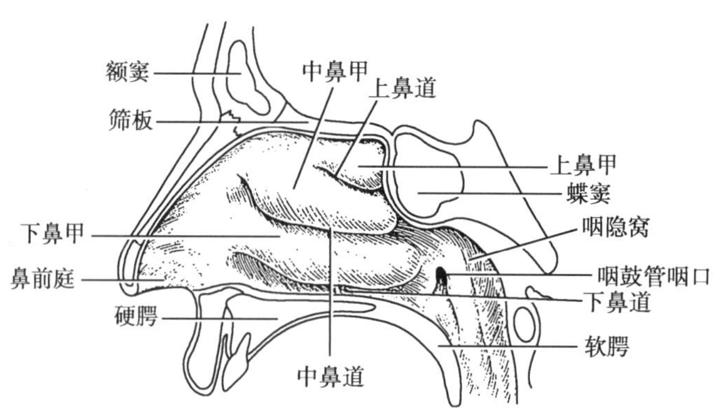

图 2-1-28 正常鼻腔外侧壁

中鼻甲属筛骨的一部分，分水平部与垂直部，从前上向后下倾斜形成的中鼻甲基板将筛窦分为前组筛窦和后组筛窦。中鼻甲是鼻内镜手术的重要标志，手术应保持在中鼻甲外侧操作，可避免损伤筛板。中鼻甲的解剖变异，如泡性中鼻甲和中鼻甲反向弯曲是引起中鼻道或筛漏斗阻塞的主要原因之一。

窦口鼻道复合体(视频)

中鼻道(middle meatus)外侧壁解剖结构复杂，是内镜手术进路最为重要的区域。上有两个隆起，前下者呈弧形嵴状隆起，名钩突(uncinate process)；其后上的隆起，名筛泡(ethmoid bulla)。两者之间的半月形裂隙，名为半月裂孔(semilunar hiatus)，半月裂孔向前下和外上逐渐扩大的漏斗状空间，名为筛漏斗(ethmoid infundibulum)，额窦经鼻额管开口于其最上部，向后下依次为前组筛窦开口和上颌窦开口(图 2-1-29)。

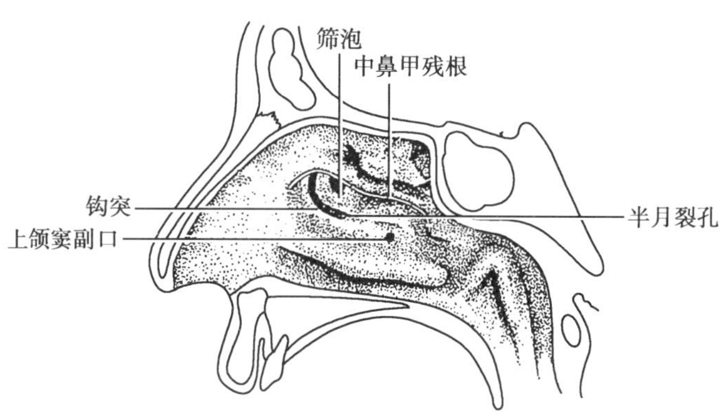

图 2-1-29 中鼻道的解剖结构

现代鼻科学对鼻及鼻窦炎症性疾病的发病机制研究认为：中鼻甲、中鼻道及其附近区域的异常，包括解剖异常及病理改变是主要病因，将该区域称为窦口鼻道复合体(ostiomeatal complex，OMC)。它是指以筛漏斗为中心的附近区域，包括筛漏斗、钩突、筛泡、半月裂孔、中鼻甲、中鼻道、前组筛窦、额窦开口及上颌窦开口等一系列结构。功能性鼻内镜外科就是以恢复窦口鼻道复合体的正常生理通道为目的的术式，其中，中鼻甲、钩突和筛泡是鼻内镜手术的重要标志。

上鼻甲属筛骨的一部分，其最小，位于鼻腔外侧壁后上部。前鼻镜检查一般无法窥及上鼻甲。上鼻甲后端的后上方有蝶筛隐窝，是蝶窦开口所在部位，因此，上鼻甲是术中判定蝶窦开口的重要标志之一。后组筛窦开口于上鼻道。

(3) 顶壁：呈穹窿状。前段倾斜上升，由鼻骨和额骨鼻突构成。后段倾斜向下，即蝶窦前壁。中段呈水平状，即分隔颅前窝的筛骨水平板，又名筛板(cribriform plate)，嗅神经穿过筛孔进入颅内，筛板菲薄而脆，损伤后易形成脑脊液鼻漏(cerebrospinal fluid rhinorrhea，CFR)，是鼻部手术的危险区。

(4) 底壁：即硬腭的鼻腔面，与口腔相隔。前 3/4 由上颌骨腭突、后 1/4 由腭骨水平部构成。

3. 鼻腔黏膜　分为嗅区黏膜和呼吸区黏膜两部分。

（1）嗅区黏膜：面积较小，主要分布于上鼻甲内侧面及与其相对应的鼻中隔部。嗅区黏膜为假复层无纤毛柱状上皮，含有由具有嗅毛的双极嗅细胞、支持细胞和基底细胞构成的特异性感觉上皮即嗅器。分泌物能溶解到达嗅区的含气味微粒，刺激嗅毛产生嗅觉（图 2-1-30）。

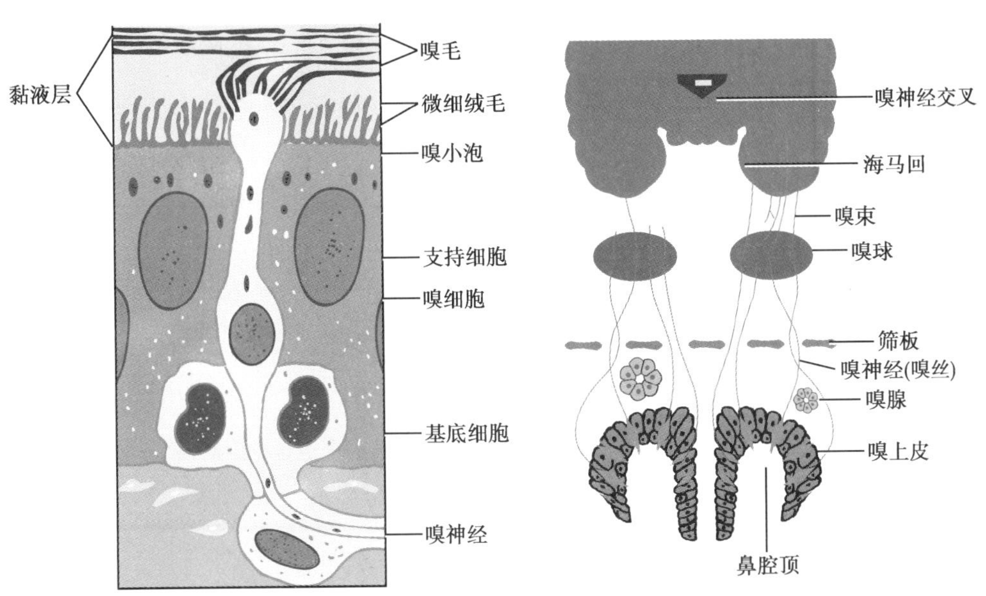

图 2-1-30 嗅黏膜显微解剖模式图

020106

黏液纤毛清除系统的工作原理及生理功能（视频）

020107

鼻腔的血液供应及血管分布（视频）

（2）呼吸区黏膜：指除嗅区以外的鼻腔黏膜区。占鼻腔黏膜的绝大部分，表面光滑湿润，内含丰富的静脉窦，构成海绵体样结构。鼻腔前 1/3 分别为鳞状上皮、移行上皮和假复层柱状上皮，后 2/3 为假复层纤毛柱状上皮。后者是由柱状纤毛细胞、柱状细胞、杯状细胞和基底细胞组成。每个柱状纤毛细胞表面有 250~300 根纤毛，借纤毛摆动可将鼻腔内尘埃、细菌等异物随分泌物排至鼻咽部。杯状细胞内含大量黏液颗粒，具有分泌功能。黏膜下层含有丰富的黏液腺和浆液腺，能产生大量分泌物，在黏膜表面形成一层随纤毛运动而不断向后移动的黏液毯。黏膜下层毛细血管丰富，对化学物质（如组胺等）的作用非常敏感，能迅速舒缩。呼吸区黏膜对吸入的气体有很好的加温、加湿和过滤清洁作用。

4. 鼻腔的血管　其动脉主要来自颈内动脉的分支眼动脉及颈外动脉的分支颌内动脉，其中眼动脉在眶内分为筛前动脉和筛后动脉，经筛前孔及筛后孔入筛窦，横行于筛顶，经过一短的颅内走行后穿筛板进入鼻腔。筛前动脉主要供应前组筛窦、鼻腔的前上部，而筛后动脉主要供应后组筛窦及鼻腔的后上部（图 2-1-31）。

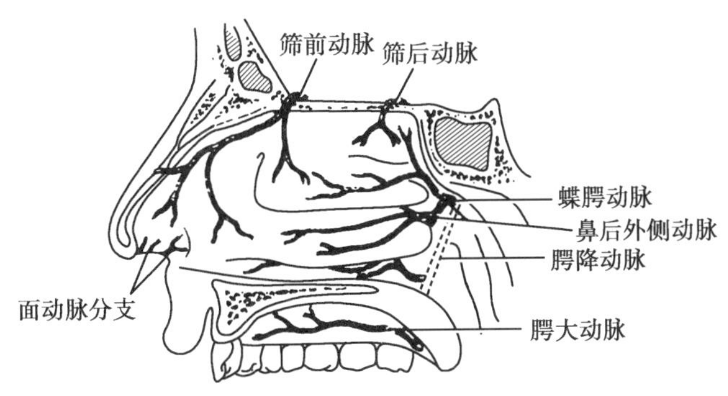

图 2-1-31 鼻腔外侧壁的动脉

颌内动脉首先在翼腭窝内，分出蝶腭动脉、眶下动脉和腭大动脉、上颌牙槽后动脉供应鼻腔。

蝶腭动脉经蝶腭孔进入鼻腔，分为鼻后外侧动脉和鼻后中隔动脉。前者供应鼻腔外侧壁后部、下部和鼻腔底；后者供应鼻中隔后部、下部。较粗一支鼻腭动脉在鼻中隔前下部的黏膜下层与筛前、后动脉的鼻中隔支、上唇动脉和腭大动脉吻合，构成丰富的动脉丛，即利特尔动脉丛（Little 区）。

鼻腔的静脉主要汇入颈内静脉，鼻腔上部静脉则可经眼静脉汇入海绵窦，或经筛静脉汇入颅内的静脉和硬脑膜窦，鼻中隔前下部的静脉亦构成血管丛，称克氏静脉丛（Kiesselbach plexus），也是该部位出血的重要来源。老年人下鼻道外侧壁后部近鼻咽处有表浅扩张的鼻后侧静脉丛，称为吴氏鼻-鼻咽静脉丛（Woodruff naso-nasapharyngeal venous plexus），是老年患者常见的鼻出血的主要来源。

5. 鼻腔的淋巴　分布较少，汇入耳前淋巴结、腮腺淋巴结、颌下淋巴结、咽后淋巴结及颈深淋巴结上群（图 2-1-32）。

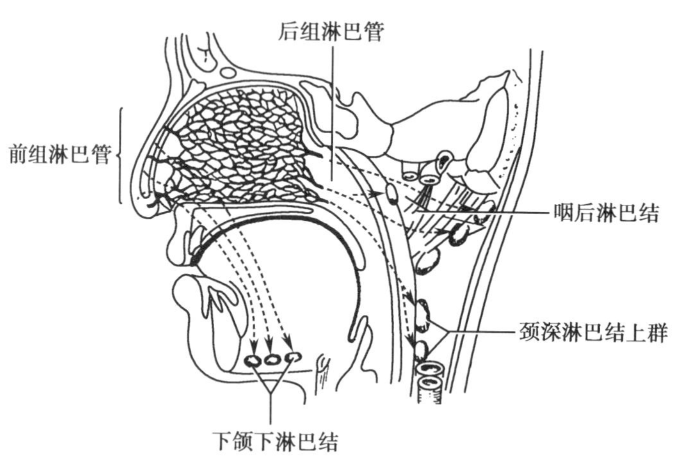

图 2-1-32　鼻腔的淋巴引流

6. 鼻腔的神经　包括嗅神经、感觉神经和自主神经。

嗅神经分布于嗅区黏膜。嗅细胞中枢突汇集成嗅丝，穿经筛板上的筛孔抵达嗅球。嗅神经鞘膜即由硬脑膜延续构成，嗅神经周围的空隙与蛛网膜下腔直接相通。感觉神经主要来自三叉神经的眼神经和上颌神经的分支，有筛前神经、筛后神经、蝶腭神经等。自主神经主要有交感神经和副交感神经。交感神经主司鼻黏膜血管收缩，副交感神经则主司鼻黏膜血管扩张和腺体分泌。

鼻窦的分部及解剖关系（视频）

（三）鼻窦

鼻窦（nasal sinuses，accessory nasal sinuses）是位于鼻腔周围颅骨内的含气空腔，借自然窦口与鼻腔相通。依据窦口所在位置，将开口于中鼻道的上颌窦、额窦及前组筛窦称之为前组鼻窦；将开口于上鼻道和蝶筛隐窝的后组筛窦及蝶窦称之为后组鼻窦（图 2-1-33）。

1. 上颌窦　上颌窦（maxillary sinus）位于上颌骨体内，为鼻窦中体积最大者，成人平均 12~13ml，形似一横置的锥体，基底为鼻腔外侧壁，锥顶指向颧突，共 5 个壁：①前壁即面壁，中央部称之为尖牙窝，壁薄，手术时从此入窦腔；位于眶下缘之下 12mm 处有眶下孔，内有同名血管及神经走行；②后外壁与翼腭窝和颞下窝毗邻，上颌窦恶性肿瘤破坏此壁累及翼肌，可致张口受限；③上壁即眼眶底壁内侧部，承托眶内容物，炎症、肿瘤、囊肿或外伤时两者可相互影响；④底壁即牙槽突，与上颌第二前磨牙和第一、二磨牙关系密切，故牙根感染有时可引起牙源性上颌窦炎；⑤内侧壁，即鼻腔外侧壁下部，有上颌窦窦口通中鼻道，窦口小、位置较高，不易引流，是上颌窦易患炎症的原因之一。

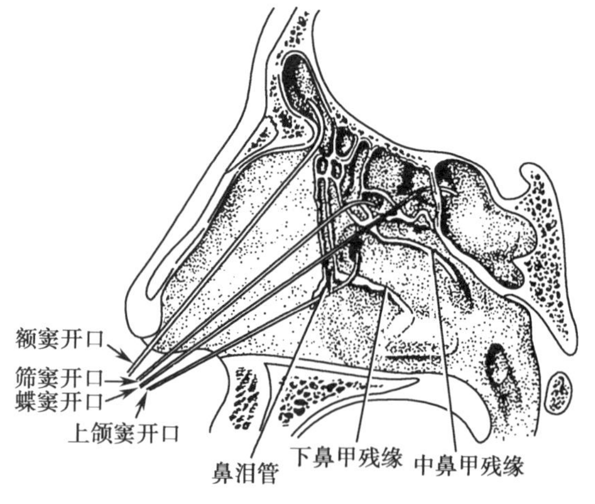

图 2-1-33　鼻窦的开口部位

2. 筛窦　筛窦（ethmoid sinus）为筛骨体内的含气空腔，呈蜂房状，成人筛窦含 4~17 个气房，发育好者可达 18~30 个气房，位于鼻腔外侧壁的上部，介于鼻腔与眼眶之间、蝶窦之前及颅前窝之下，借中

鼻甲基板分为前组筛窦和后组筛窦，各自的开口不同（如前描述）。

筛窦共有6个壁：①外侧壁即眼眶内侧壁，由泪骨和纸样板构成，纸样板菲薄如纸，手术不慎损伤此壁可引起眶内并发症。②内侧壁即鼻腔外侧壁上部，附有上鼻甲和中鼻甲。③顶壁即额骨眶板的内侧部分，亦为颅前窝底的一部分，其内侧与筛骨水平板（即筛板）相连接，外侧为延续额骨眶板的外侧部分，即眶顶壁。顶壁与筛板的连接有两种方式：水平式和高台式（图2-1-34）。高台式在鼻内镜术中易发生并发症。④下壁即中鼻道外侧壁结构，如筛泡、钩突和筛漏斗等。⑤前壁与上颌骨额突及额窦相接。⑥后壁借蝶筛板与蝶窦相邻，随后组筛窦发育情况，此壁有较大的解剖变异。如Onodi气房（图2-1-35）又称蝶上筛房，就是由后组筛窦向外后伸展而形成的。

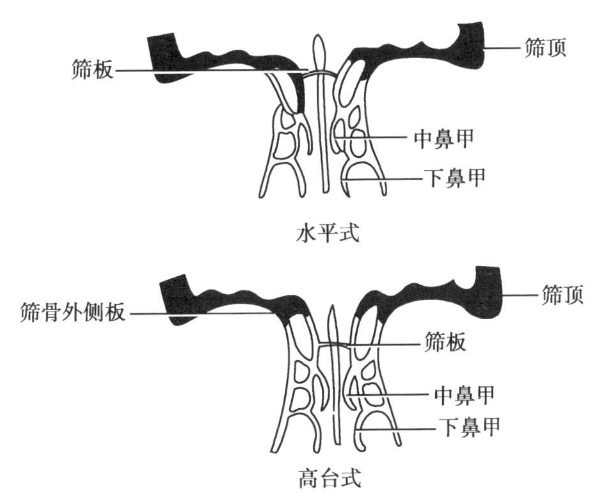

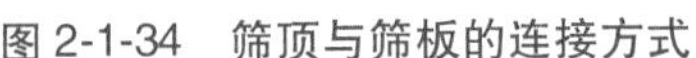

图2-1-34　筛顶与筛板的连接方式

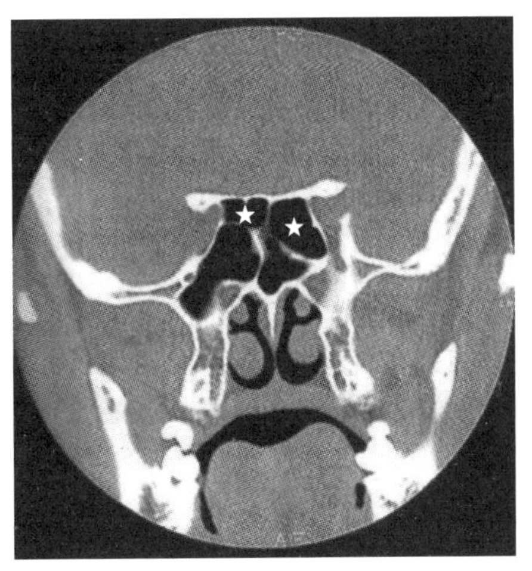

图2-1-35　Onodi气房

3. 额窦　额窦（frontal sinus）是位于额骨内、外板之间的含气空腔，左右各一，向下经鼻额管，引流至额隐窝，开口于中鼻道，属前组鼻窦。其前壁为额骨外骨板，后壁即为额骨内骨板，较薄，与颅前窝相邻，底壁为眼眶的顶壁内3/4及前组筛窦的顶壁，内侧壁为两侧额窦之中隔，额窦的发育有较大的差异。鼻内镜手术开放额窦自然开口有较高的技术要求。

4. 蝶窦　蝶窦（sphenoid sinus）居蝶骨体内，由蝶窦中隔分为左右两侧蝶窦，其中两侧蝶窦大小及形态多不对称。蝶窦共有6个壁：①蝶窦外侧壁与颈内动脉、视神经、海绵窦及颅中窝毗邻，损伤相应解剖学结构可出现致死性大出血、失明等严重并发症；②顶壁为颅中窝的底，构成蝶鞍的底部，承托垂体；③前壁参与构成鼻腔顶的后壁和筛窦的后壁，上方近鼻中隔处有蝶窦的自然开口，呈椭圆形、圆形或肾形等；④后壁骨质较厚，其后为枕骨的斜坡，毗邻脑桥；⑤下壁为后鼻孔上缘和鼻咽顶；⑥内侧壁即蝶窦中隔。随着内镜外科手术的开展，熟悉蝶窦解剖有重要的临床意义。

5. 鼻窦的血管、淋巴及神经

（1）血管：上颌窦由鼻后外侧动脉、上颌牙槽后动脉和眶下动脉等供应；静脉回流入蝶腭静脉。

筛窦由筛前、筛后、眶上和鼻后外侧动脉等供应，静脉回流入筛前、后静脉，亦可回流到硬脑膜的静脉和嗅球、额叶的静脉丛。

额窦由筛前、眶下和鼻后外侧动脉等供应，静脉回流入筛前静脉，也可经板障静脉、硬脑膜的静脉入矢状窦。

蝶窦由颈外动脉的分支咽升动脉，上颌动脉咽支和蝶腭动脉的小分支等供应，静脉回流入蝶腭静脉，并有静脉与海绵窦相通。

（2）淋巴：鼻窦内毛细淋巴管不多，汇入咽后淋巴结和颈深淋巴结上群。

（3）感觉神经：均由三叉神经第一、二支主司。

二、鼻的生理学

鼻腔除通气、对空气的过滤、清洁、加温、加湿、共鸣、反射、嗅觉功能以外，还具有重要的生理

功能。

1. 鼻阻力　是正常鼻呼吸时，由鼻阈(鼻内孔)所形成的阻力，占全部呼吸道阻力的40%~50%。该阻力的存在有助于吸气时胸腔负压的形成，使肺泡充分扩张，增大气体的交换面积，同时呼气时又有助于延长气体在肺泡内的停留时间。因此，正常鼻阈阻力的存在对充分实现肺泡的气体交换过程有重要意义。

2. 鼻肺反射(nasopulmonary reflex)　有实验证明，当鼻腔的阻力增高或鼻黏膜受到化学气体刺激时均可引起支气管的收缩，从而减少肺通气量，该现象称之为鼻肺反射。其反射弧的传入纤维是鼻黏膜的三叉神经末梢，传出纤维是支配支气管平滑肌的迷走神经，中枢是三叉神经核和迷走神经核。变应性鼻炎诱发支气管哮喘可能通过此反射引起，其临床意义现已受到重视(图2-1-36)。

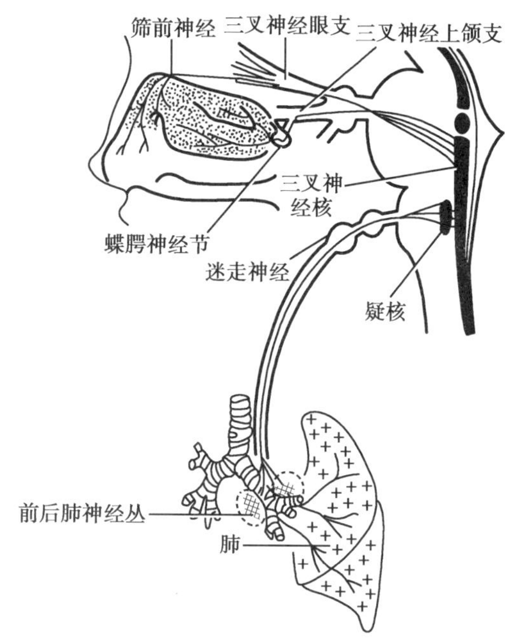

图2-1-36　鼻肺反射示意图

3. 鼻周期　或称生理性鼻甲周期，系指正常人两侧下鼻甲黏膜内的容量血管呈交替性收缩与扩张，表现为两侧鼻甲大小和鼻腔阻力呈相应的交替性改变。此种改变2~7h交替一次，两侧鼻腔总阻力维持不变，对鼻呼吸无明显影响。鼻周期的生理作用尚不清楚，一般认为它可促使人们在睡眠中翻身，有利于提高睡眠质量。

4. 鼻黏膜的免疫防御功能　源于鼻黏膜的具有免疫防御功能的物质有两大类，即：非特异性和特异性免疫物质。非特异性免疫物质，如溶菌酶、蛋白分解酶等；特异性免疫物质，主要有免疫球蛋白IgG、IgA、IgE。近年来发现，在正常的鼻窦黏膜上皮中存在较大数量的一氧化氮(NO)，经窦口进入鼻腔，在鼻黏膜的免疫防御功能中具有抗菌、抗病毒的作用。另外，正常的鼻黏膜上皮细胞可产生多种细胞因子，这些细胞因子的变化可影响炎症细胞的聚积与活性水平。

鼻窦可能在声音的共鸣、减轻头颅的重量等方面有其生理意义。

第三节　咽的应用解剖与生理

一、咽的应用解剖

咽是呼吸道和消化道上端的共同通道，上宽下窄、前后扁平略呈漏斗形。上起颅底，下至第6颈椎，成人全长约12cm。向前与鼻腔、口腔和喉相通；后壁与椎前筋膜相邻；两侧与颈部大血管和神经毗邻(图2-1-37)。咽被人为地分为三部分，即鼻咽、口咽及喉咽部。

(一)鼻咽

鼻咽(nasopharynx)位于蝶骨体和枕骨基底部下方，顶部呈穹窿状，前方为鼻中隔后缘和后鼻孔，与鼻腔相通，后方平对第1、2颈椎。顶部黏膜内有丰富的淋巴组织聚集，称腺样体(adenoid)，又称咽扁桃体。若腺样体肥大，可影响鼻通气，或阻塞咽鼓管咽口引起听力减退。左右两侧壁有咽鼓管咽口及咽隐窝。咽鼓管咽口位于下鼻甲平面后端后方1.0~1.5cm处，略呈三角形或喇叭形，咽口周围有散在的淋巴组织，称咽鼓管扁桃体(tubal tonsil)，咽口上方有一隆起部分称咽鼓管圆枕(torus tubalis)，咽鼓管圆枕后上方有一凹陷区，称咽隐窝(pharyngeal recess)，是鼻咽癌的好发部位，其上方与颅底破裂孔接近，鼻咽癌易经此处侵及颅内。鼻咽的下方与口咽相通，正常生理吞咽时，软腭上提与咽后壁接触，将鼻咽与口咽暂时隔开。软腭功能异常时可出现进食反呛。

(二)口咽

口咽(oropharynx)是口腔向后方的延续部，介于硬腭与会厌上缘平面之间，通常所谓咽部即指此区。后壁平对第 2、3 颈椎体，黏膜下有散在的淋巴滤泡。向前经咽峡与口腔相通。所谓咽峡(faux)(图 2-1-38)是由上方的腭垂和软腭游离缘、下方舌根、两侧腭舌弓和腭咽弓所围成的环形狭窄部分。腭舌弓和腭咽弓之间为扁桃体窝，腭扁桃体(tonsilla palatina)位于其中。

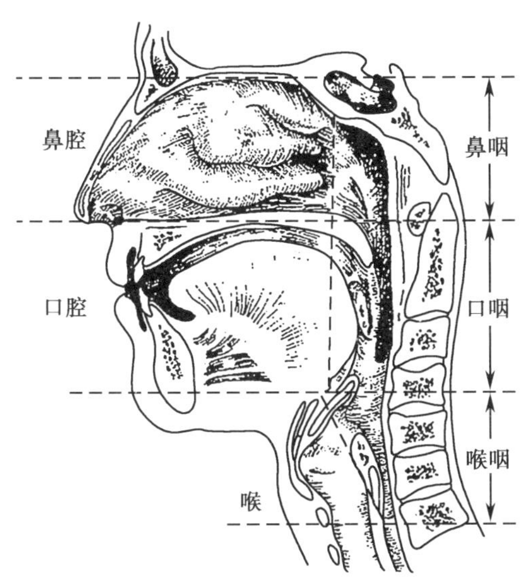

图 2-1-37　咽的分部

图 2-1-38　咽峡的组成

在每侧腭咽弓的后方有纵行条状淋巴组织，名咽侧索。

舌根表面粗糙，覆盖复层扁平上皮，与舌肌紧密相连。后端有舌盲孔，为胚胎甲状舌管咽端的遗迹。舌根上面有淋巴组织团块，称舌扁桃体，是组成咽淋巴内环的重要成分。

（三）喉咽

喉咽(laryngopharynx)又称下咽，位于会厌软骨上缘与环状软骨下缘平面之间，向下连接食管，后壁平对第 3~6 颈椎；前面自上而下有会厌、杓会厌襞和杓状软骨所围成的入口，称喉口，与喉腔相通。在会厌前方，舌会厌外侧襞和舌会厌正中襞之间，左右各有一个浅凹陷称会厌谷，在喉口两侧各有两个较深的隐窝名为梨状窝。两侧梨状窝之间，环状软骨板的后方称环后区，其下方即为食管入口(图 2-1-39)。

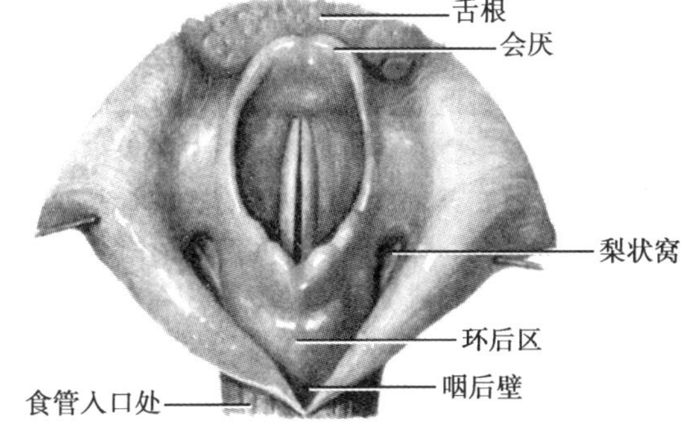

图 2-1-39　喉咽

（四）咽壁的构造

咽壁从内至外有 4 层，即黏膜层、纤维层、肌肉层和外膜层。

1. 黏膜层　鼻咽部的黏膜主要为假复层纤毛柱状上皮，口咽和喉咽的黏膜均为复层鳞状上皮，黏膜下除含有丰富的黏液腺和浆液腺外，还有大量的淋巴组织聚集，与咽部的其他淋巴组织共同构成咽淋巴环。

2. 纤维层　又称腱膜层，主要由颅咽筋膜构成，介于黏膜层和肌层之间，上接颅底，下部渐薄，两侧的纤维组织在后壁正中形成咽缝，为咽缩肌的附着处。

3. 肌肉层　根据功能的不同分为 3 组，即咽缩肌组、咽提肌组、腭帆肌组，完成不同的功能。

4. 外膜层　又称筋膜层，是覆盖于咽缩肌之外，由咽肌层周围的结缔组织所组成，系颊咽筋膜的延续。

知识拓展-咽部筋膜间隙

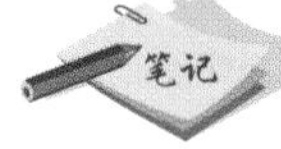

（五）咽的淋巴组织

咽淋巴组织丰富，较大淋巴组织团块呈环状排列，称为咽淋巴环(Waldeyer 淋巴环)，主要由咽扁桃体(腺样体)、咽鼓管扁桃体、腭扁桃体、咽侧索、咽后壁淋巴滤泡及舌扁桃体构成内环。内环淋巴流向颈部淋巴结，后者又互相交通，自成一环，称外环，主要由咽后淋巴结、下颌角淋巴结、颌下淋巴结、颏下淋巴结等组成（图 2-1-40）。

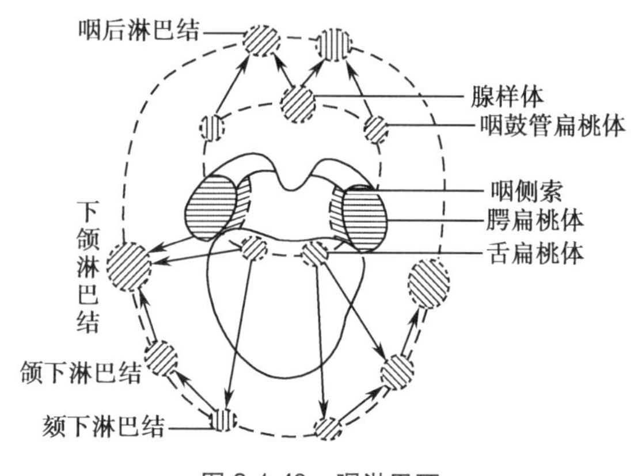

图 2-1-40　咽淋巴环

【腺样体】

又称咽扁桃体，位于鼻咽顶与后壁交界处，形似半个剥了皮的橘子，表面不平，有 5~6 条纵形沟隙，居中的沟隙最深，在其下端有时可见胚胎期残余的凹陷，称咽囊。腺样体出生后即存在，6~7 岁时最显著，一般 10 岁以后逐渐退化萎缩。

【腭扁桃体】

位于口咽两侧腭舌弓与腭咽弓围成的三角形扁桃体窝内，为咽淋巴组织中最大者。

1. 扁桃体的结构　可分为内侧面（游离面）、外侧面（深面）、上极和下极。外侧与咽腱膜和咽上缩肌相邻，咽腱膜与被膜间有疏松结缔组织，形成扁桃体周围隙。扁桃体手术沿此间隙进行，同时扁桃体脓肿在此间隙形成。扁桃体内侧面朝向咽腔，表面有鳞状上皮黏膜覆盖，其黏膜上皮向扁桃体实质陷入形成 6~20 个深浅不一的盲管，称为扁桃体隐窝，是细菌、病毒存留繁殖，形成感染"病灶"的部位（图 2-1-41）。

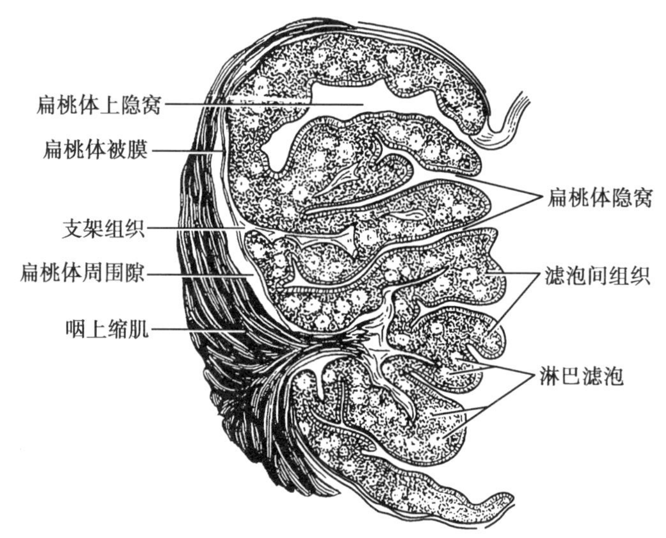

图 2-1-41　腭扁桃体及扁桃体隐窝

2. 扁桃体的血管　腭扁桃体的血液供应十分丰富，动脉有 5 支，均来自颈外动脉的分支，分别为腭降动脉、腭升动脉、面动脉扁桃体支、咽升动脉扁桃体支、舌背动脉（图 2-1-42）。

扁桃体静脉血先流入扁桃体包膜外的扁桃体周围静脉丛，经咽静脉丛及舌静脉汇入颈内静脉。

3. 扁桃体的神经　扁桃体由咽丛、三叉神经第二支（上颌神经）以及舌咽神经的分支支配。

（六）咽的血管及神经

1. 动脉　咽部的血液供应来自颈外动脉的分支，有咽升动脉、面动脉、上颌动脉、舌动脉的分支。

2. 静脉　咽部的静脉经咽静脉丛和翼丛，流经面静脉，汇入颈内静脉。

3. 神经　咽部神经主要为舌咽神经、迷走神经和交感神经干的颈上神经节所构成的咽丛。

二、咽的生理学

咽为呼吸道与消化道上端的共同通道，具有下列生理功能。

（一）呼吸功能

是呼吸时气流出入的通道，对吸入的空气有调节温度、湿度及清洁的作用。

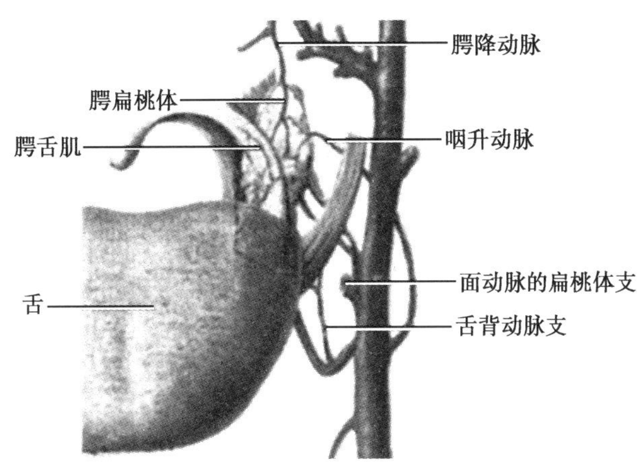

图 2-1-42　腭扁桃体的供血动脉

（二）言语形成

咽腔为共鸣腔之一，发音时，咽腔和口腔可改变形状，产生共鸣。正常的咽部结构与发音时咽部形态大小的相应变化，对语言形成的清晰度有重要作用。

（三）吞咽功能

吞咽过程可分为 3 期：即口腔期、咽腔期、食管期。咽腔期的吞咽活动最为复杂，有多个器官协调参与。

（四）防御保护功能

主要通过咽反射来完成。

（五）调节中耳气压功能

咽鼓管咽口的开放，与咽肌的运动密切相关。吞咽时咽鼓管可开放以调节中耳压力。

（六）扁桃体的免疫功能

扁桃体是一免疫活性器官，扁桃体生发中心含有各种吞噬细胞，同时，扁桃体可以形成具有天然免疫力的细胞和抗体，如 T 细胞、B 细胞、吞噬细胞及免疫球蛋白等，因此对血液、淋巴或其他组织侵入机体的有害物质具有积极的防御作用。

出生时扁桃体尚无生发中心，随着年龄增长，免疫功能逐渐活跃，特别是 3~5 岁时，因接触外界变应原的机会较多，扁桃体显著增大，此时的扁桃体肥大应视为正常生理现象。青春期后，扁桃体的免疫活动趋于减退，组织本身也逐渐缩小。

第四节　喉的应用解剖与生理

一、喉的应用解剖

喉部的解剖分布(视频)

喉（larynx）由咽演化而来，位于颈前正中，上通喉咽，下连气管。喉上端为会厌上缘，下端为环状软骨的下缘。在成年男性相当于第 3~6 颈椎平面，在女性及儿童喉位置偏高。喉是由软骨、肌肉、韧带、纤维结缔组织和黏膜构成的管腔样器官，前方有皮肤、皮下组织、筋膜及肌肉所覆盖，两侧有颈鞘内容走行，而后方则有喉咽与颈椎相隔（图 2-1-43）。

（一）喉软骨

构成喉的支架，单块且较大的有甲状软骨、环状软骨和会厌软骨，成对而较小的有杓状软骨、小角软骨和楔状软骨（图 2-1-44）。

1. 甲状软骨（thyroid cartilage）　为喉软骨中最大的一块，由左右对称的两块方形软骨板在前方中线部位接合而成，两板接合处形成一交角，成年男性该交角多为锐角，其上端向前突出，称为喉结，为成年男性的特征性标志；女性多为钝角，喉结不明显。甲状软骨上缘正中有一"V"形切迹，称甲状软骨切迹。两侧甲状软骨板后缘向上、下延伸，形成甲状软骨上角和下角。上角以甲状舌骨侧韧带与舌骨大角相连，下角内面与环状软骨形成环甲关节。其后方是喉返神经入喉处。

笔记

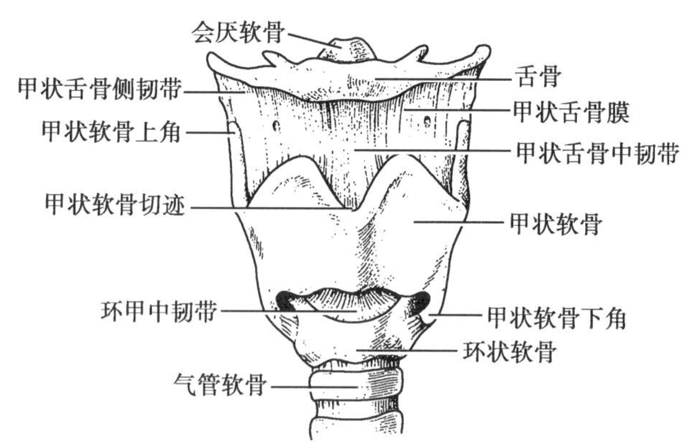

图 2-1-43 喉的位置及形状

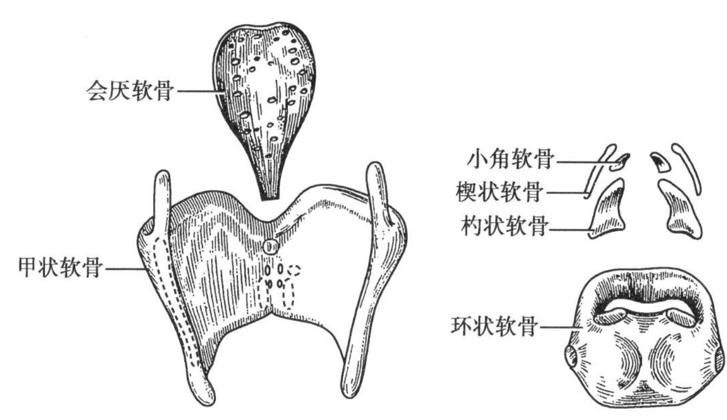

图 2-1-44 喉软骨

2. 会厌软骨(epiglottic cartilage) 位于舌骨及舌根后面,扁平,呈树叶状,上宽下窄,表面覆盖黏膜构成会厌。成人多表现为圆形、平展,树叶状。儿童则表现为两侧缘向内卷曲,较软。会厌分舌面与喉面,舌面的黏膜下组织疏松,炎症、外伤时易肿胀。会厌为喉入口的活瓣,吞咽动作时会厌向前下封闭喉入口,避免食团进入呼吸道。

3. 环状软骨(cricoid cartilage) 甲状软骨之下,第一气管环之上,为喉气管中唯一完整的环形软骨,对保持喉气管的通畅至关重要。环状软骨的损伤,可引起喉狭窄。环状软骨的前部较窄,为环状软骨弓;后方较宽,为环状软骨板,板的上缘与杓状软骨形成的环杓关节,司声带的活动。

(二)喉肌

分喉外肌和喉内肌两组。

1. 喉外肌上接舌骨、下颌骨,下连胸骨、肩胛骨,它将喉与周围结构连接,并能起到升降与固定喉体作用。以舌骨为中心可分为舌骨上肌群和舌骨下肌群。

2. 喉内肌从功能上分为 5 组。

(1) 声带内收肌:环杓侧肌和杓肌,二者收缩时可使声门闭合。

(2) 声带外展肌:环杓后肌,收缩时使两侧声带后端分开,声门张大。

(3) 声带紧张肌:环甲肌,收缩时将声韧带拉紧,增加声带紧张度。

(4) 声带松弛肌:甲杓肌,收缩时使杓状软骨内转,缩短声带,使声带松弛。

(5) 会厌活动肌:杓会厌肌使喉入口关闭,甲状会厌肌使喉入口开放。

(三)喉腔的分区

喉腔上界为喉入口,下界为环状软骨下缘。以声带为界,将喉腔分为声门上区、声门区和声门下区三部分(图 2-1-45)。

1. 声门上区 指声带以上区域,包括会厌、杓会厌皱襞、室带和喉室。室带也称假声带,外观淡红色,厚约 4mm,左右对称,位于声带上方并与之平行。喉室位于室带和声带之间,呈梭形腔隙,有黏液腺分泌黏液润滑声带。

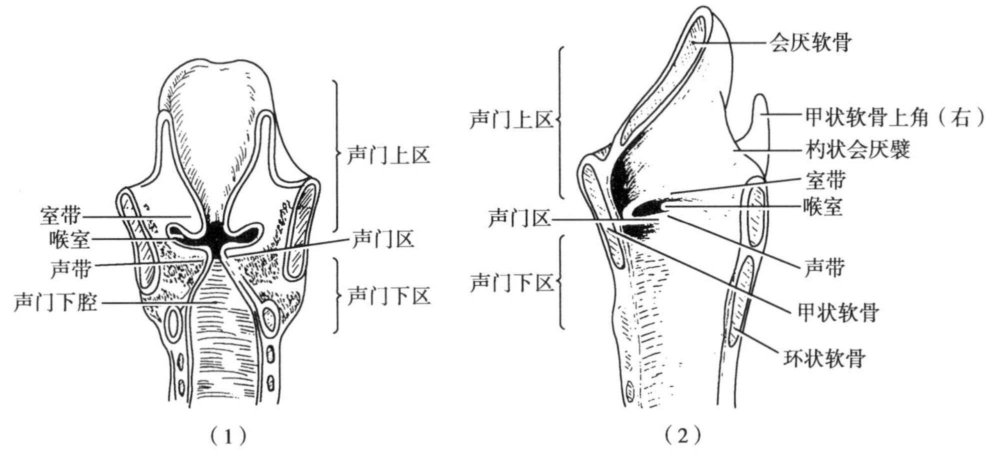

图 2-1-45　喉腔的分区
(1)喉的冠状切面后面观;(2)喉的矢状切面内面观。

2. 声门区　是两侧声带之间的区域,包括两侧声带、前连合、后连合及杓状软骨区域。声带左右成对,由黏膜、声韧带、声带肌组成。在声带游离缘黏膜下有一潜在疏松的间隙,称 Reink 间隙,炎症或外伤时易引起水肿,影响发声,并与声带息肉的形成有一定关系。双侧声带外展时声门区可出现一等腰三角形的裂隙,称之为声门裂(rima vocalis),简称声门。空气由此进出,为喉最狭窄处。

3. 声门下区　指声带游离缘以下至环状软骨下缘以上部分。幼儿期此处黏膜下组织疏松,炎症时易水肿而致喉阻塞。

（四）喉韧带与膜

1. 甲状舌骨膜　是甲状软骨上缘和舌骨后面及下缘之间的弹性纤维结缔组织,膜中央的增厚部分称甲状舌骨中韧带。两侧较薄,有喉上神经内支及喉上动、静脉从此膜两侧入喉(见图 2-1-43,图 2-1-46)。

2. 环甲膜　喉弹性圆锥的一部分,位于甲状软骨与环状软骨之间,其中央增厚而坚韧的部分称环甲中韧带,是手术进入上呼吸道的捷径。急性喉梗阻时,紧急情况下可行环甲膜穿刺或切开,进行急救(见图 2-1-43,图 2-1-47)。

知识拓展-喉的间隙

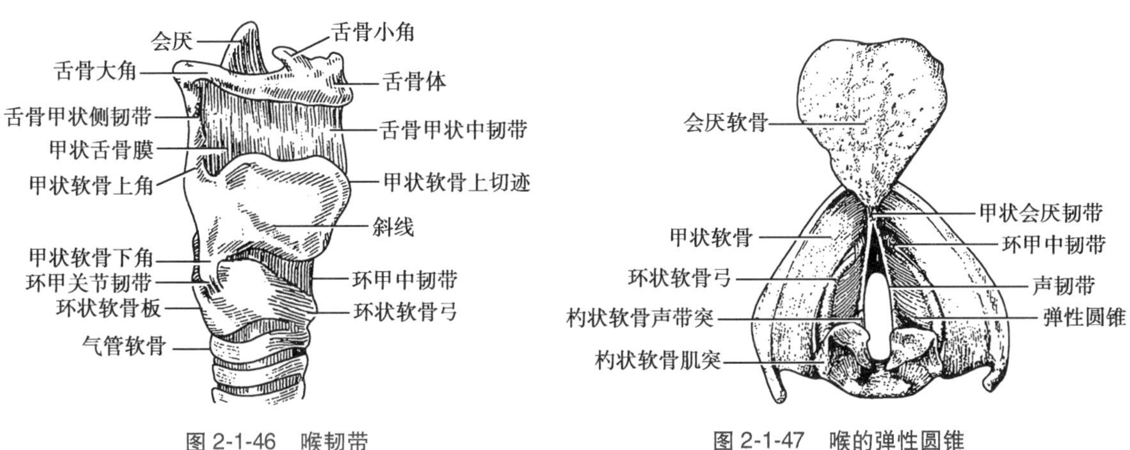

图 2-1-46　喉韧带　　图 2-1-47　喉的弹性圆锥

（五）喉的神经

喉的神经主要有喉上神经和喉返神经,两者均为迷走神经的分支。

1. 喉上神经　在相当于舌骨大角平面分为内、外两支。外支主要为运动支,支配环甲肌。内支为感觉神经,穿过甲状舌骨膜入喉,分布于声带以上区域的黏膜(图 2-1-48)。

2. 喉返神经　是迷走神经入胸后的分支,左、右路径不完全相同,右侧喉返神经在锁骨下动脉之前分出,向后绕过该动脉下后方上行,在环甲关节后方入喉。左侧喉返神经则在主动脉弓前分出,向

笔记

后绕过主动脉弓下后方上行入喉。由于其径路较右侧长，损伤机会较多，因此临床左侧声带麻痹较右侧多见。单侧喉返神经损伤后出现短期声音嘶哑，双侧损伤则常使声带外展受限，出现严重呼吸困难，需进行气管切开。喉返神经主要为运动神经，支配除环甲肌以外的喉内各肌，亦有感觉支分布于声门下区黏膜（图 2-1-48）。

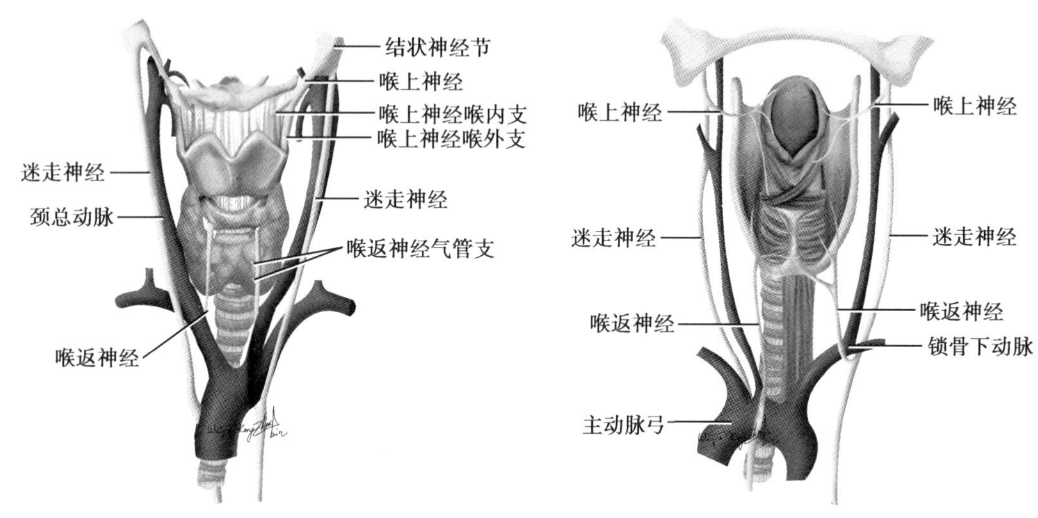

图 2-1-48　喉的神经

（六）喉的血管和淋巴

喉的动脉主要是来自甲状腺上动脉的喉上动脉、环甲动脉，以及来自甲状腺下动脉的喉下动脉。静脉与动脉伴行，汇入甲状腺上、中、下静脉。喉的淋巴分为声门上区和声门下区两组：声门上区的淋巴管丰富，汇入颈总动脉分叉处和颈内静脉附近的颈深上淋巴结群。声门区淋巴组织极少。声门下区淋巴管也较少，可穿出环甲膜，汇入喉前和气管前淋巴结后再进入颈深淋巴结下群，喉癌的转移特点与解剖学特点相一致。

（七）小儿喉的解剖学特点

小儿喉部的解剖与成人相比有不同之处：

喉的生理功能（视频）

1. 小儿喉的位置较成人高，喉腔较小，喉内黏膜下组织疏松，炎症、水肿时易使声门阻塞。
2. 小儿喉软骨较软，尚未钙化。触诊检查不明显。
3. 黏膜下淋巴组织及腺体组织丰富，炎症时易肿胀。
4. 小儿咳嗽反射较差，呼吸道分泌物不易排出。
5. 小儿神经系统较不稳定，易受激惹而发生喉痉挛。

二、喉的生理学

（一）呼吸功能

喉是上呼吸道的重要组成部分，声门裂是呼吸通道的最狭窄处，吸气时声门相对增宽，以减少呼吸道阻力，利于空气吸入；呼气时声门相对变窄，以增加呼吸阻力，利于肺泡内气体交换。呼吸时声门张开的大小是依据机体需求，通过中枢神经系统进行调节。运动时声带外展，声门开大，以便吸入更多的空气；反之，安静时声门变小，吸入空气减少。

（二）发声功能

喉是发音的重要器官。声带作为发音的振动器官，发声时，两侧声带内收并保持一定张力，在呼出气流的冲击下，声带振动形成声音。喉部发出的声音为基声，要通过喉腔、咽腔、口腔、鼻腔、鼻窦和气管、胸腔等上部与下部共鸣腔的共鸣作用，配合舌、唇、软腭等构语器官的动作，形成语言。音调的高低取决于声带振动的频率，声音的强弱取决于声带振幅的大小。声带或共鸣器官的病变可影响发声效果。

（三）保护下呼吸道与吞咽功能

喉对下呼吸道有保护作用。吞咽时，喉被上提，会厌向后下倾倒盖住喉入口，形成保护下呼吸道的第一道防线。此时两侧室带内收向中线靠拢，形成第二道防线。声带内收、声门闭合，形成第三道防线。在吞咽时，这三道防线同时关闭，食管口开放，食物从梨状窝进入食管，且可防止异物进入呼吸道。

（四）屏气功能

吸气后声门紧闭，呼吸暂停，控制膈肌活动，胸部固定，腹压增加，有利于完成排便、分娩、跳跃、上肢用力等活动。

第五节 气管、支气管、食管的应用解剖与生理

一、气管、支气管、食管的应用解剖

（一）气管

气管(trachea)是呼吸系统的重要组成部分，连于喉和左右主支气管之间，上起于环状软骨的下缘，下至气管隆嵴处，由16~20个气管环组成，管腔前2/3为马蹄型软骨，后1/3为坚实膜性结构(图2-1-49)。

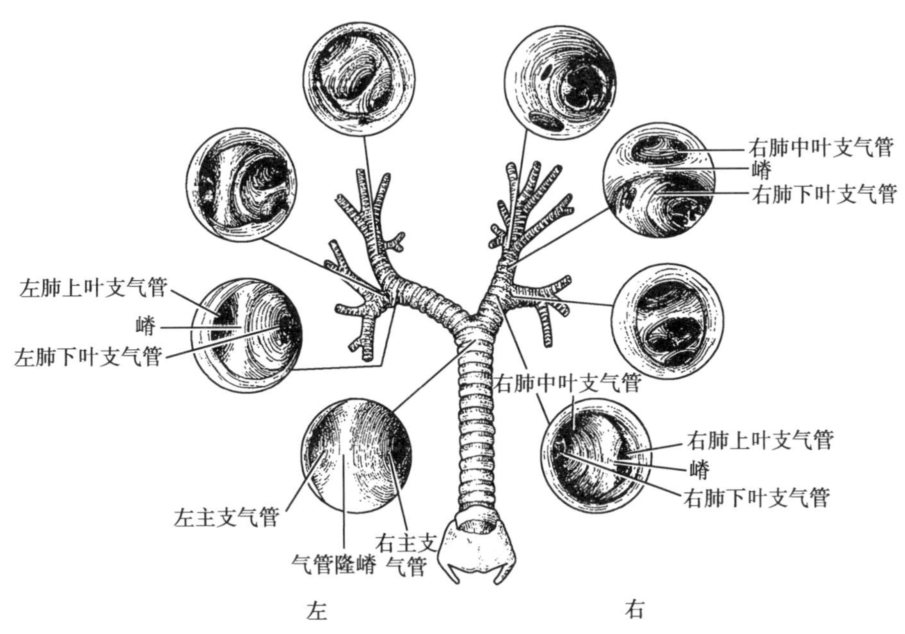

图 2-1-49 气管及支气管树形结构

成人气管长10~12cm，分为颈段气管与胸段气管。颈段气管位于颈前正中，有7~8个气管环，其位置表浅，其前覆盖有皮肤、筋膜及带状肌等。在第2~4气管环的前面，有甲状腺的峡部跨越。胸段气管有9~12个气管环，位于上纵隔内，两侧胸膜囊之间，前方有胸腺、左头臂静脉、主动脉弓，后方紧贴食管。

气管壁由内向外分别为黏膜层、黏膜下层、纤维软骨层及纤维和肌肉层。

气管的血供主要来自甲状腺下动脉与甲状腺下静脉，其分支分布于颈段气管前面，在头颈部手术中有重要的临床意义。

气管下端分支形成左、右主支气管，分叉处气管的内面形成上凸的纵嵴，称之为气管隆嵴(carina of trachea)，是左右主支气管的分界，其边缘光滑锐利，是支气管镜检查时的重要解剖标志。

（二）支气管

支气管(bronchus)连接气管与肺部，其结构与气管相似，由软骨环、结缔组织与平滑肌组成。成人

气管约在第 5 胸椎上缘水平，分为左、右两主支气管，其中左、右主支气管相比，右侧主支气管具有粗、短、直的解剖特点，与气管纵轴延长线的夹角小，为 20°～30°，是临床易于形成右侧支气管异物的解剖学基础；而左侧主支气管则有细、长、斜的解剖学特点，与气管纵轴延长线的夹角为 40°～55°，临床左侧支气管异物较为少见。

气管、支气管由交感神经和副交感神经支配。交感神经司气管、支气管的扩张，副交感神经兴奋使气管、支气管收缩。

气管、支气管的淋巴引流至气管前淋巴结、气管旁淋巴结、气管支气管周围淋巴结。

（三）食管

食管（esophagus）是上消化道的组成部分之一，为一富有弹性的肌性管道。成人约第 6 颈椎平面与喉咽下端相延续，在内镜下食管入口距上切牙 15～20cm。下行穿过横膈食管裂孔，进入腹部约平第 10～11 胸椎与贲门相连。静止时，上段食管的前、后壁几乎相贴，吞咽时管腔呈不同程度的扩张。

食管自上而下有 4 处生理性狭窄（图 2-1-50），有重要的临床意义，是异物存留的部位。第一狭窄即食管入口处，成人距离上切牙的距离约 16cm，由环咽肌收缩而致，是食管最狭窄的部位，异物最易嵌顿于此处。第二狭窄相当于第 4 胸椎平面，为主动脉弓压迫食管左侧壁所致，食管镜检查时局部可见搏动，距上切牙的距离约 23cm。第三狭窄相当于第 5 胸椎平面，为左主支气管压迫食管前壁而成，由于第二、三狭窄位置邻近，临床上常合称为第二狭窄。第四狭窄平第 10 胸椎，距上切牙的距离约 40cm，为食管穿过横膈裂孔所致。临床为便于记忆与应用，可粗略认为食管有 3 个生理性狭窄，成人距上切牙的距离分别为 15cm、25cm、40cm。

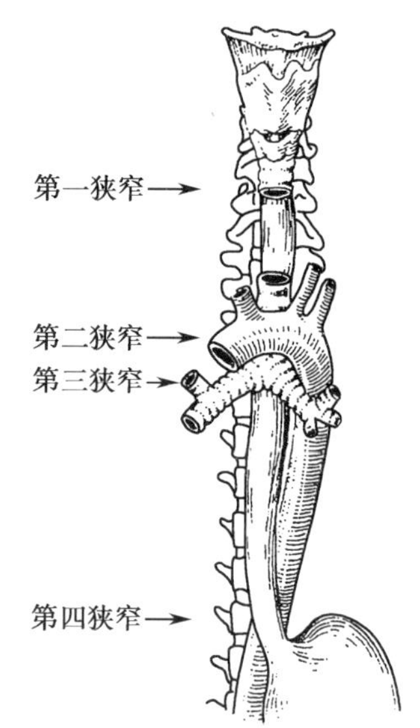

图 2-1-50　食管的生理性狭窄

食管壁厚 3～4mm，从内到外由黏膜层、黏膜下层、肌层与纤维层构成。

食管的血供主要来自甲状腺下动脉及胸、腹主动脉的分支。食管上端静脉经甲状腺下静脉汇入上腔静脉；中段回流至奇静脉；下段则注入门静脉系统，因此，门静脉高压时，食管下段静脉则充盈曲张。食管由交感神经、副交感神经支配，神经纤维主要来自上、下颈交感神经节和迷走神经。淋巴主要引流到颈深下淋巴结群、锁骨上淋巴结、气管旁淋巴结、气管支气管淋巴结及腹腔淋巴结。

二、气管、支气管、食管的生理学

（一）气管、支气管的生理学

1. 通气和呼吸调节功能　气管、支气管是外界气体进入肺内进行气体交换的主要通道，并有调节呼吸的作用。正常时气管、支气管管腔通畅，气道阻力小，气体交换充分。气管、支气管病变如炎症时，由于黏膜肿胀，分泌物增多，使气管、支气管管腔变窄，气道阻力增加，妨碍气体交换。气管、支气管异物时，可引起气道的阻力增高，影响气体的交换，出现不同程度的临床症状。

2. 清洁功能　随空气被吸入的尘埃、细菌及其他微粒沉积在气管、支气管黏液层上，通过纤毛节律性击拍式摆动，黏液层由下而上的波浪式运动，推向喉部而被咳出。此外，气管、支气管对吸入气体有继续调温、加湿的作用，使气体进入肺泡时湿度和温度与体温相当。

3. 免疫功能　包括非特异性免疫和特异性免疫。非特异性免疫除黏液纤毛运载系统的清洁功能、黏膜内的巨噬细胞吞噬和消化入侵的微生物外，还有一些非特异性可溶性因子。特异性免疫包括体液免疫和细胞免疫。

4. 防御性咳嗽和屏气反射　气管、支气管内壁黏膜下富有来自迷走神经的感觉传入神经末梢，机械性或化学性刺激均能引起咳嗽反射，并反射性引起呼吸暂停，声门关闭。

（二）食管生理学

食管是食物进入胃的通道。当食物到达下咽部时可引起咽下反射，使环咽肌一过性松弛，食管入口开放，食团进入食管反射性地引起管壁平滑肌按顺序地收缩，形成了食管由上而下的蠕动，把食团逐渐推向贲门。吞咽动作极为复杂，由多种神经反射调节完成。食管还具有分泌功能。食管壁的黏膜下层黏液腺分泌黏液，起润滑保护作用。

第六节　颈部应用解剖

颈部（neck）位于头与胸部之间，以颈段脊柱为支架，连接头、躯干和上肢。颈部前方正中为颈段呼吸道和消化道，两侧有许多出入颅腔的大血管和神经排列。颈根部有胸膜顶、肺尖及出入胸腔、上肢的血管神经。颈部各层筋膜将规律排列的颈部诸肌与血管、神经、器官等包绕，形成筋膜鞘及筋膜间隙，是手术中的重要解剖标志。颈部淋巴结丰富，排列在血管、神经及器官的周围。

一、颈部的分区

颈部以两侧斜方肌前缘为界，分为固有颈部和项部。两侧斜方肌前缘及脊柱颈部前方的部位，称固有颈部，即通常所指的颈部（图 2-1-51）。

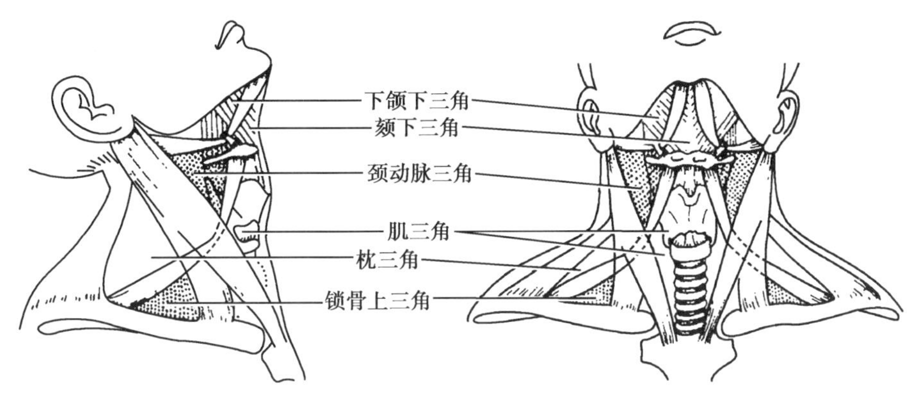

图 2-1-51　颈部的分区

1. 固有颈部根据临床意义，又被进一步分为颈前区、胸锁乳突肌区与颈外侧区三部分。

（1）颈前区：也称颈前三角。上界为下颌骨下缘，外界为胸锁乳突肌前缘。以舌骨为界，分为舌骨上区、舌骨下区。舌骨上区又以二腹肌为界，分为颏下三角区、下颌下三角区；舌骨下区则以肩胛舌骨肌上腹为界，分为颈动脉三角区及肌三角区。

（2）颈外侧区：也称颈后三角。边界为胸锁乳突肌后缘、斜方肌前缘和锁骨。以肩胛舌骨肌下腹为界，分为枕三角区与锁骨上三角区。

（3）胸锁乳突肌区：即胸锁乳突肌本身所在区域（图 2-1-51）。

2. 项部　斜方肌覆盖的深部及脊柱颈部之间的部分称为项部。

二、各三角区内容物及主要解剖结构

1. 颏下三角　位于两侧二腹肌前腹与舌骨体间，内有数个淋巴结。

2. 下颌下三角　位于下颌骨下缘及二腹肌前、后腹之间，内有颌下腺及血管、神经和淋巴结。

3. 颈动脉三角　位于胸锁乳突肌前缘、肩胛舌骨肌上腹与二腹肌后腹之间。颈动脉三角区内有诸多重要血管神经，颈总动脉在此分为颈内和颈外动脉。

（1）颈内静脉：位于胸锁乳突肌前缘深面，有面总静脉、舌静脉、甲状腺上及甲状腺中静脉汇入。

（2）颈总动脉：位于颈内静脉内侧，平甲状软骨上缘分为颈内及颈外动脉。颈总动脉末端稍膨大，为颈动脉窦（internal carotid sinus），为敏感的压力感受器，受刺激后可反射性的减低心率和降低血压。在颈总动脉分叉的后方，有扁平的颈动脉小体（carotid glomus），为化学感受器，当血液化学成分发生变化时，可感受刺激出现反射性呼吸调节作用。颈内动脉位于颈外动脉后外侧，经颈动脉管入颅内，在颈外无分支，是脑血液供应的主要来源。颈外动脉居前内侧，在颈部向前发出甲状腺上动脉、舌

动脉和面动脉，向后发出枕动脉和耳后动脉，向内发出咽升动脉，向上颞浅动脉为其终支动脉。

(3) 舌咽神经及舌下神经于二腹肌后缘深面呈弓形跨过颈内、外动脉浅面前行。舌下神经于颈外动脉浅面发出颈袢上根。

(4) 迷走神经包于颈动脉鞘内，在颈内静脉及颈总动脉之间及后方下行，在颈部及纵隔内发出喉上及喉返神经。

颈总动脉、颈内动静脉、迷走神经是构成颈动脉鞘的内容。

(5) 副神经：走行于颈内静脉的后外侧，向下行走于胸锁乳突肌深面，之前发出胸锁乳突肌支，少数神经总干直接走行胸锁乳突肌内，于该肌后缘上、中1/3处走行于颈外侧区，于锁骨上二横指达斜方肌前缘，支配胸锁乳突肌及斜方肌。功能性颈淋巴结清扫术及分区性颈淋巴结清扫术要尽量保留副神经(图 2-1-52)

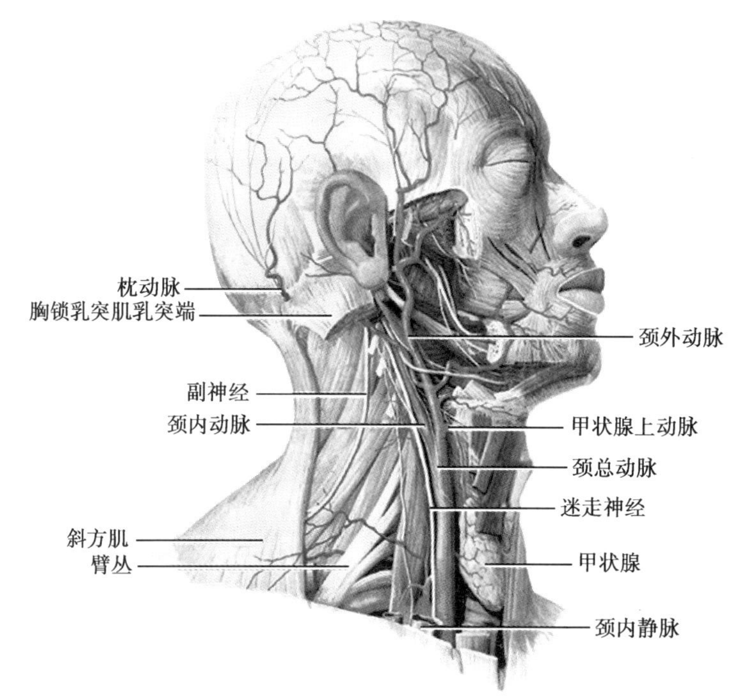

图 2-1-52　颈动脉三角内容

4. 肌三角　又称肩胛舌骨肌气管三角。位于颈前正中线、胸锁乳突肌前缘和肩胛舌骨肌上腹间，在此区内有喉、气管颈段、食管颈段、甲状腺、甲状旁腺、喉上神经及喉返神经等重要组织。

5. 胸锁乳突肌区　胸锁乳突肌起于胸骨柄前面、锁骨上缘内1/3，向后上止于乳突外侧面。收缩时可在颈部见到明显突起，是颈部外科重要的肌性标志。其浅层为皮肤、颈阔肌、颈筋膜浅层、颈外静脉等。在胸锁乳突肌后缘中点有枕小神经、耳大神经、颈横神经、锁骨上神经，依次由深筋膜伸出。深层有颈袢、颈动脉鞘、颈丛、膈神经及交感神经。

6. 颈外侧区　可分为枕三角和锁骨上三角。

(1) 枕三角：位于胸锁乳突肌后缘、斜方肌前缘及肩胛舌骨肌下腹之间。底为椎前筋膜覆盖的颈深部肌层，顶为颈筋膜浅层，有副神经通过。

(2) 锁骨上三角：位于胸锁乳突肌下份外侧深部与颈椎的前方。内含臂丛、锁骨下动脉、锁骨下静脉、胸导管颈段、胸膜顶及肺尖。

三、颈部的筋膜及筋膜间隙

颈部的筋膜分浅、深两层，其中浅层筋膜即皮下结缔组织。颈部深筋膜又称颈部固有筋膜，由致密的结缔组织构成，位于浅筋膜及颈阔肌的深面，分浅、中、深3层。

浅层：围绕整个颈部形成一总鞘，称封套筋膜。包绕胸锁乳突肌、斜方肌和舌骨下肌群并形成这

些肌肉的肌鞘。在舌骨上部包绕颌下腺、腮腺并形成其被膜。在颈前正中处形成颈白线,颈部手术常经此线切开。中层又称颈内筋膜,分为脏层和壁层。此层筋膜在气管和甲状腺前方形成气管前筋膜和甲状腺假被膜囊。两侧形成颈动脉鞘,后上部形成颊咽筋膜。深层即椎前筋膜,覆盖在椎前肌和椎体的前面。向上附于颅底,向下在第3胸椎平面与前纵韧带相融合。两侧覆盖前、中斜角肌和肩胛提肌等构成颈后三角的底。向后与颈后部肌膜相续。臂丛神经干和锁骨下动脉穿出斜角肌间隙时,携带此层筋膜延伸至腋窝,形成腋鞘,又名颈腋管,另交感干及膈神经也位于此筋膜的深面。而颈横动、静脉则走行于其浅层,为颈淋巴结清扫术的标志层。颈淋巴结清扫术是在椎前筋膜的浅层进行。

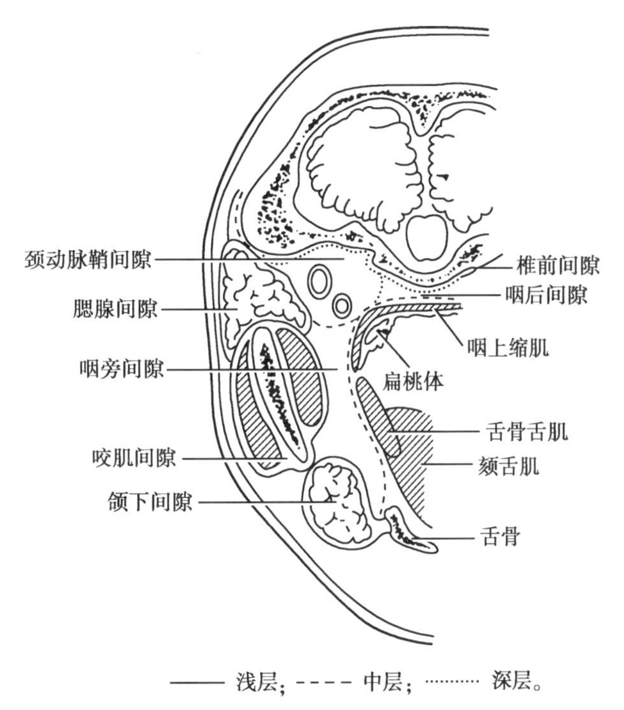

图 2-1-53　颈部筋膜及筋膜间隙

筋膜间隙包括胸骨上间隙、锁骨上间隙、气管前间隙、咽后间隙、咽旁间隙及椎前间隙(图 2-1-53)。颈部许多重要的血管和神经在此间隙走行,各筋膜间隙内淋巴组织丰富。临床上这些间隙往往成为炎症扩散和恶性肿瘤转移的途径。

四、颈部的淋巴组织

颈部淋巴由淋巴结及淋巴管连成网链,收纳头、颈及部分胸及上肢淋巴。分为浅和深淋巴结,以深层淋巴结最有意义。主要沿颈内静脉、副神经及颈横血管排列。分为以下3组:

1. 颈内静脉淋巴结　上起颅底,下达颈根部,沿颈内静脉全长排列,以舌骨及肩胛舌骨肌跨越颈内静脉处为标志,分为颈内静脉上组、中组及下组淋巴结,接纳不同解剖部位的淋巴引流,汇入右淋巴导管、胸导管(左侧),或直接汇入静脉角(图 2-1-54)。

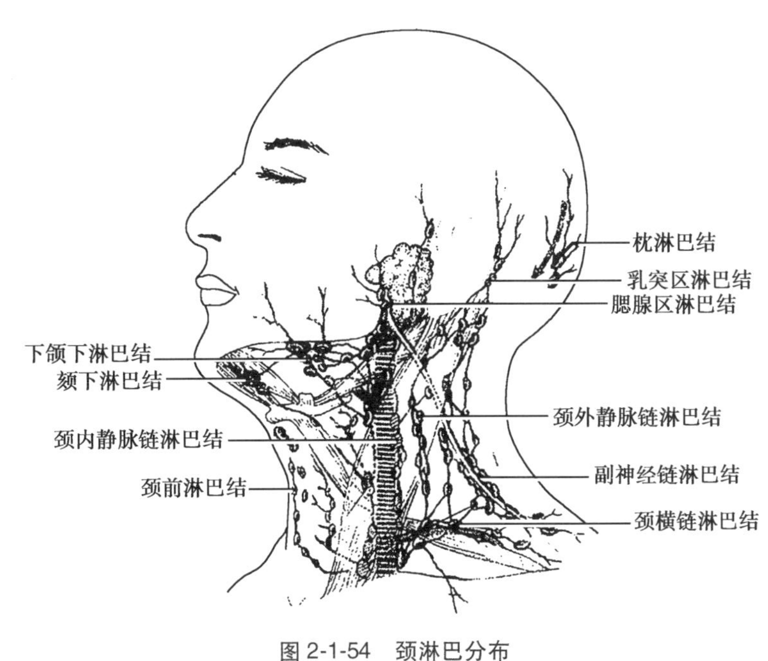

图 2-1-54　颈淋巴分布

知识拓展-甲状腺

2. 锁骨上淋巴结　沿颈横血管排列，为颈部淋巴集中回流处，收纳副神经淋巴结、胸上部、乳房及上肢引流区的淋巴，汇入颈深下淋巴结，或直接汇入胸导管、右淋巴导管。左锁骨上淋巴结是胃及食管下部恶性肿瘤常累及的颈淋巴结，又称之为 Virchow 淋巴结。

3. 副神经淋巴结　沿副神经全程排列，多位于神经下内方，收纳枕部、耳后及肩胛上的淋巴，汇入颈深上淋巴结及锁骨上淋巴结。

本章小结

掌握应用解剖和生理是认识疾病的基础，通过对本章耳、鼻、咽、喉，气管和食管及颈部的解剖和生理的学习，应掌握其中重要的解剖部位和结构的意义，例如：窦口鼻道复合体的构成和在鼻科手术中的意义。为各章节的学习打下坚实基础。

（杨坤娜）

扫一扫，测一测

思考题

1. 简述中耳的组成及鼓室六壁的结构。
2. 简述外鼻静脉回流特点及临床意义。
3. 简述窦口鼻道复合体的构成和在鼻科手术中的意义。

第二章　耳鼻咽喉检查法

学习目标

1. 掌握：耳鼻咽喉专科各种检查器械的用途，基本使用方法，使用原则。
2. 熟悉：耳鼻咽喉各部位常用的检查方法和临床意义。
3. 了解：耳鼻咽喉各部位特殊的检查方法和临床意义。

第一节　检查设备

耳鼻咽喉头颈外科检查基本方法与设备（视频）

由于耳鼻咽喉及相关头颈部区域诸器官在解剖学上具有腔小洞深、不易直视观察的特点，临床上常需使用专门的检查器械和良好的照明才能进行检查，以下为常用的、简单的检查器械（图 2-2-1）。

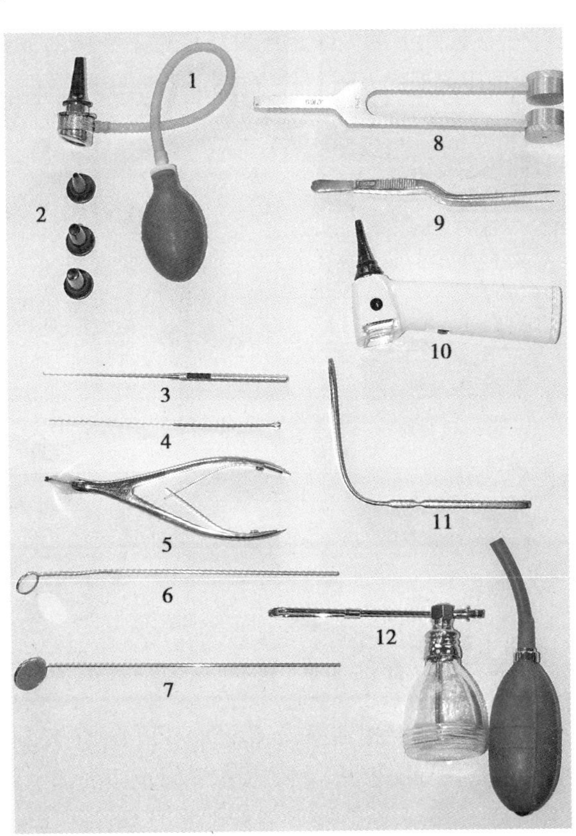

图 2-2-1　耳鼻咽喉科常用检查器械

随着鼻内镜、耳内镜、纤维和电子耳鼻咽喉镜、动态喉镜等在临床的广泛应用，已大大提高了检查的范围以及清晰度，同时可以具备图像显示、处理和保存的功能，有利于教学和科研。

1. 检查室的设置与设备　室内宜稍暗，应备有光源，多为100W的白炽灯，检查椅（目前一般配备带有自动升降、旋转的自动机械检查椅）、检查器械、消毒器械和用后器械盛具、污物桶，以及一次性用品、敷料（如纱布、油纱、止血栓子、止血海绵、明胶海绵、棉球、棉片、棉签、注射器）、药品（1%麻黄碱液或1%丁卡因等）等。目前诊疗综合工作台已成为常用的耳鼻咽喉科装备，配有带臂光源、自动升降旋转座椅、药物喷枪、负压吸引器、加热风机、内镜图像显示系统、纤维喉镜、阅片灯、储物盒、抽屉、试剂摆放台、计算机、打印机等，十分便于临床专科诊疗（图2-2-2）。

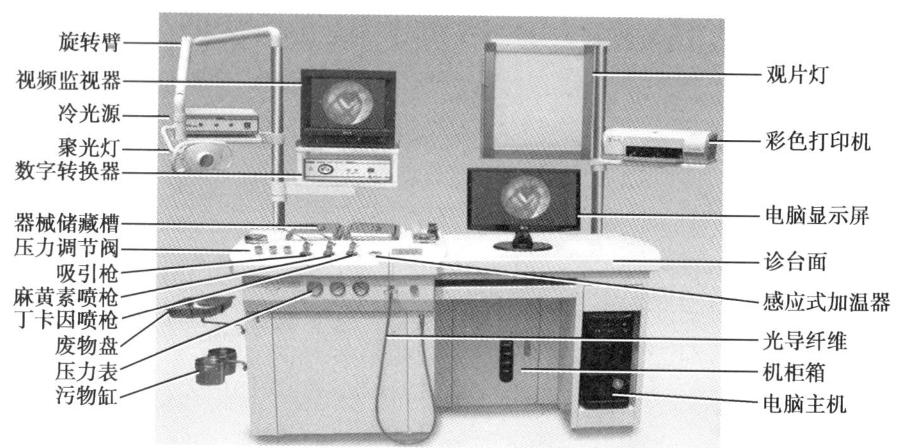

图 2-2-2　耳鼻咽喉科诊疗综合工作台及基本结构

2. 额镜的使用　额镜为中央有一小孔的凹面反射聚光镜，其焦距为25cm，借额带固定于头部额前，镜面可灵活转动。检查时，光源一般置于额镜同侧，略高于受检者耳部，相距约15cm。调整镜面使之贴近左眼或右眼，并使投射于额镜面上的光线经反射后聚集于受检部位，保持瞳孔、额镜中央孔和受检部位处于同一条直线上。两眼同时睁开进行检查（图2-2-3，图2-2-4）。

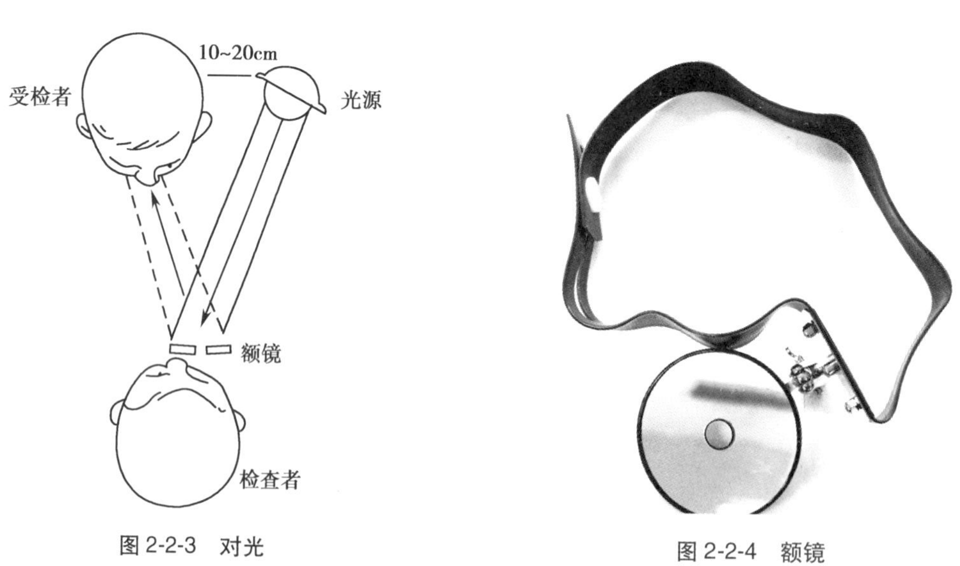

图 2-2-3　对光

图 2-2-4　额镜

3. 检查体位　一般受检者与检查者相对而坐，受检者上身稍前倾（图2-2-5）。检查不合作的儿童时，须由其家属或医务人员抱持，采用双腿夹住双下肢、右手固定额头部于胸前，左手环抱两臂，将其全身固定（图2-2-6）。

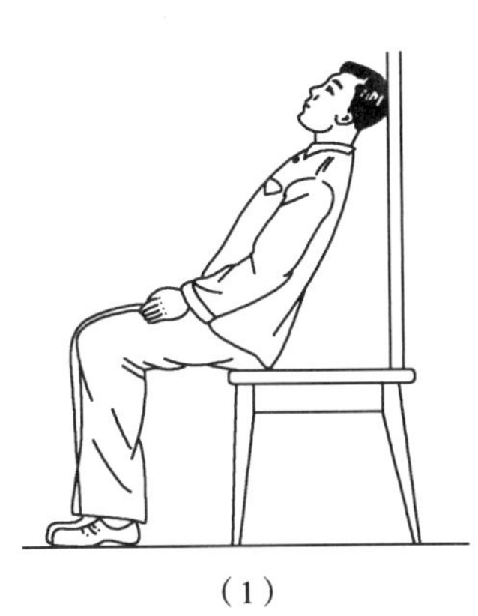
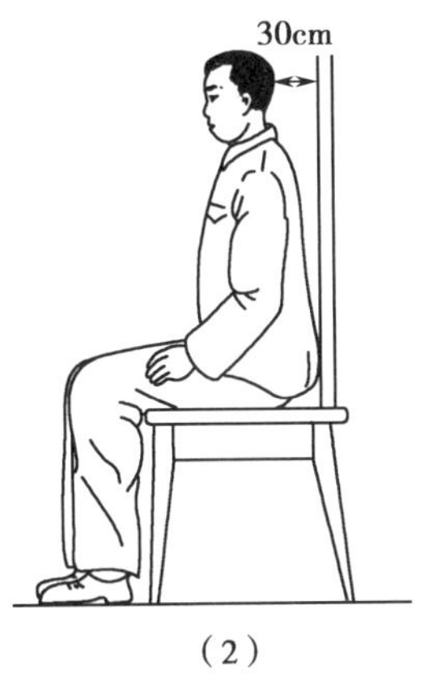

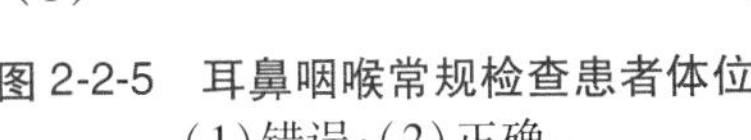

图 2-2-5　耳鼻咽喉常规检查患者体位
(1)错误;(2)正确。

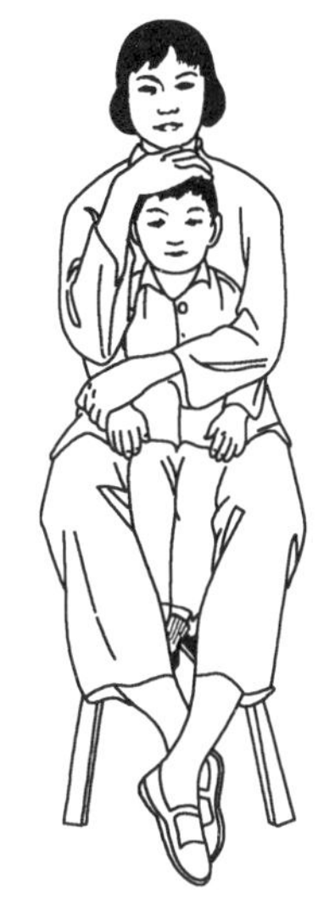

图 2-2-6　小儿受检时的体位

第二节　耳部检查法

一、耳部的一般检查法

1. 耳郭及耳周的检查法

(1) 视诊:注意耳郭的形态、大小、有无畸形,皮肤有无红肿、触痛,有无局限性隆起、瘘管及瘘管周围有无红肿及瘢痕、赘生物等。

(2) 触诊:指压乳突区有无压痛,耳周淋巴结是否肿大,有无耳屏前压痛和耳郭牵拉痛等。

2. 外耳道及鼓膜检查法　可通过多种方法进行检查,如徒手检查法、窥耳器检查法、鼓气耳镜、电耳镜检查法、耳内镜检查法等。

(1) 徒手检查法:包括双手法和单手法(图 2-2-7,图 2-2-8)。外耳道被耵聍或外耳道分泌物堵塞者,需首先清理干净后再进行检查。因外耳道弯曲呈"S"状,检查时应将耳郭向后、上、外方轻轻牵拉,使外耳道变直,同时用食指将耳屏向前推压,使外耳道口扩大,以便观察。婴幼儿外耳道呈裂隙状,检查时应向后下牵拉耳郭,并将耳屏向前推才能使外耳道变直,便于观察。

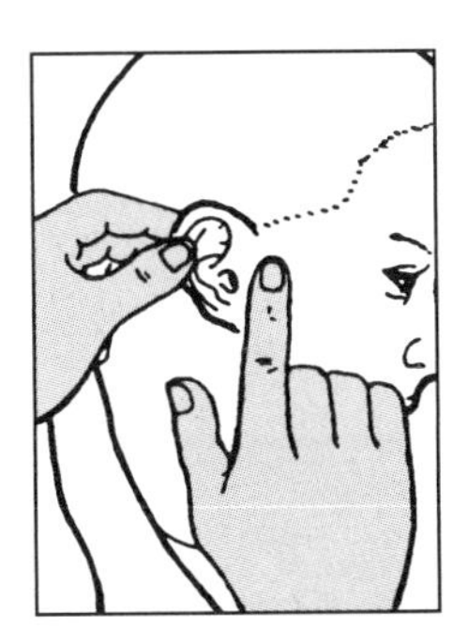

图 2-2-7　双手徒手检查法

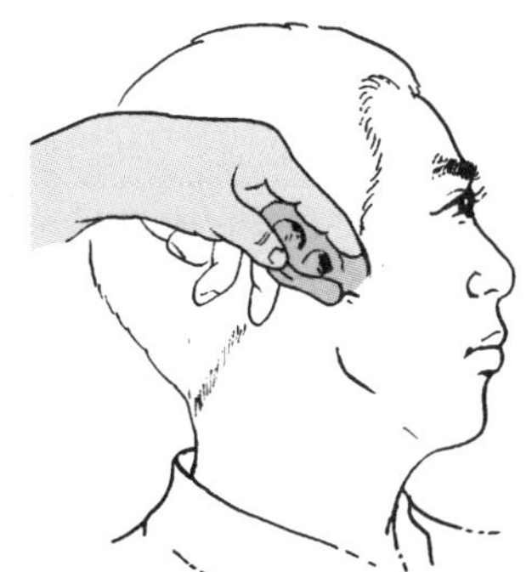
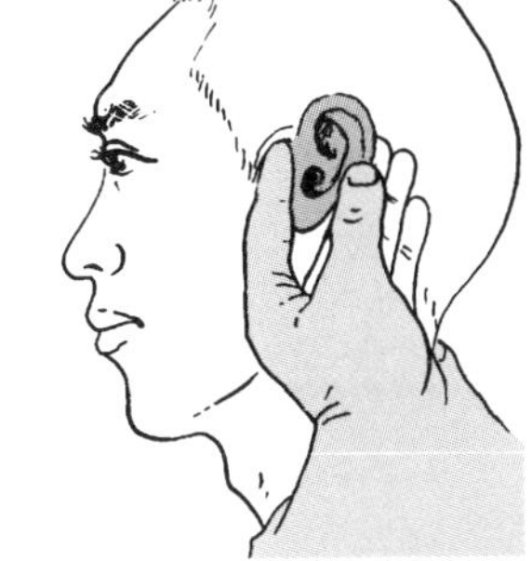

图 2-2-8　单手徒手检查法

(2) 耳镜检查法:耳镜形似漏斗,具有有多种口径。检查时根据外耳道的宽窄选用适当口径的耳镜,用以撑开狭窄弯曲的耳道,避开耳毛,便于光线射入。耳镜检查也分为单手检查法和双手检查法(图 2-2-9,图 2-2-10)。检查时,耳镜的前端勿超过软骨部和骨部交界处,可在耳道内稍微转动方向和调整角度,以便观察鼓膜及外耳道全貌。

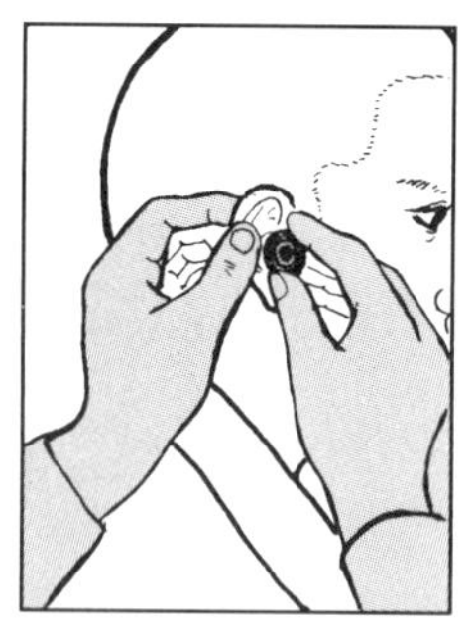

图 2-2-9　双手耳镜检查法

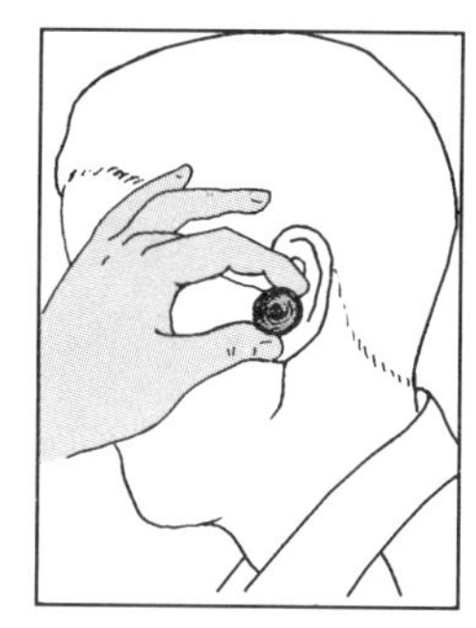

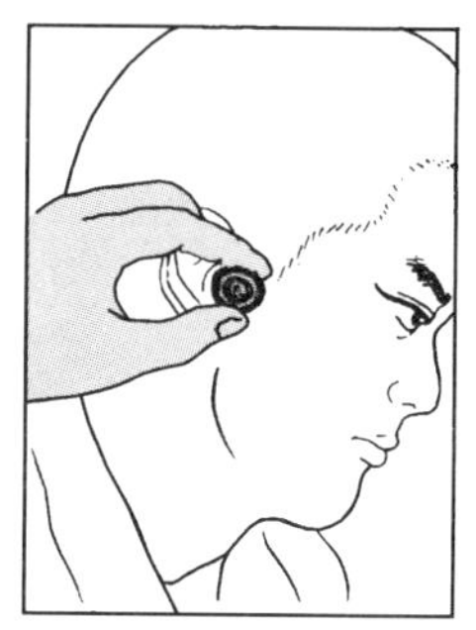

图 2-2-10　单手耳镜检查法

（3）鼓气耳镜：将大小适当的鼓气耳镜置于外耳道内，将外耳道口封闭后，通过耳镜底部的放大镜进行观察，并通过挤压橡皮球囊改变外耳道的压力后观察鼓膜的活动情况（图 2-2-11）。

（4）电耳镜检查法：电耳镜的检查方法与普通耳镜检查法基本相同，但因自带光源，有放大作用，便于携带，可行床旁检查。

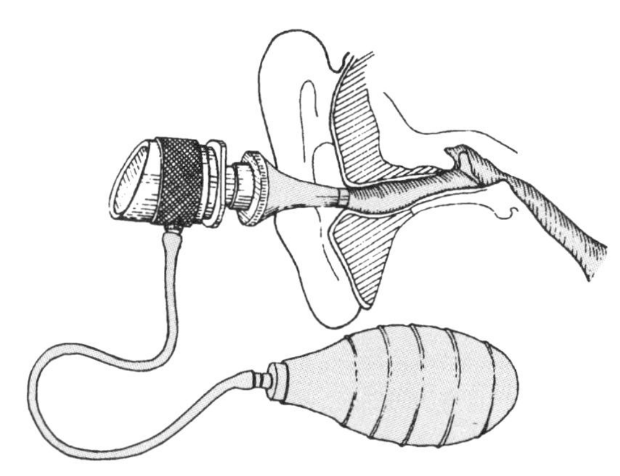

图 2-2-11　鼓气耳镜检查法

（5）耳内镜检查法：耳内镜是冷光源硬管内镜，有不同规格并配备电视监视系统和照相设备，在观察的同时也可进行治疗。

3. 咽鼓管功能检查法　咽鼓管是调节鼓室内气压的重要解剖结构，与许多中耳疾病的发生、发展和预后紧密相关，常用的检查方法如下。

（1）吞咽法：将听诊器前端体件换为橄榄头并置于受试者外耳道口，嘱受试者做吞咽动作。咽鼓管功能正常时，检查者可经听诊器听到轻柔的“嘘嘘”样气流声。也可通过耳镜观察到鼓膜随吞咽动作而向外运动，表明咽鼓管功能正常。

（2）吹张法：①捏鼻鼓气法：又称瓦尔萨尔法，当受试者行捏鼻鼓气时，正常咽鼓管将开放，致气流冲入鼓室，检查者可从连接于受检者的听诊器内听到鼓膜的振动声或经电耳镜观察到鼓膜的活动。②波氏球（Politzer bag）吹张法：将波氏球的橄榄头置于受试者的一侧前鼻孔，并压紧封闭对侧前鼻孔，嘱受试者在做吞咽动作的同时挤压波氏球，此时正常咽鼓管呈开放状态，气流将冲入鼓室，检查者可从听诊管内听到鼓膜的振动声。此法也可用于治疗咽鼓管功能不良。③咽鼓管导管法：将咽鼓管导管经鼻腔插入鼻咽部，并将末端对准咽鼓管咽口后吹气，借助于连接于受试耳与检查者耳的听诊管，听诊是否有通过咽鼓管的轻柔气流声（图 2-2-12）。

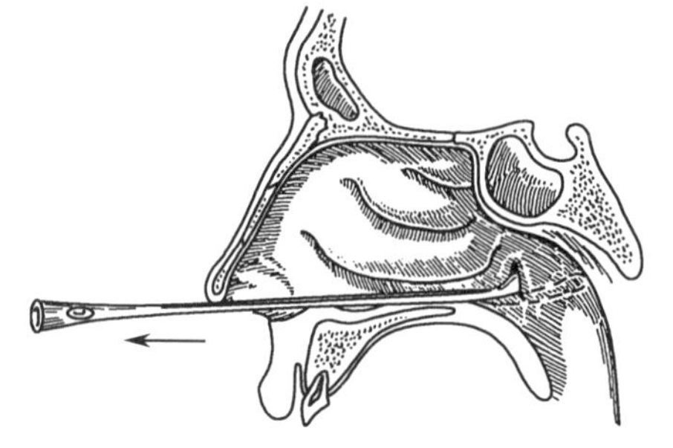

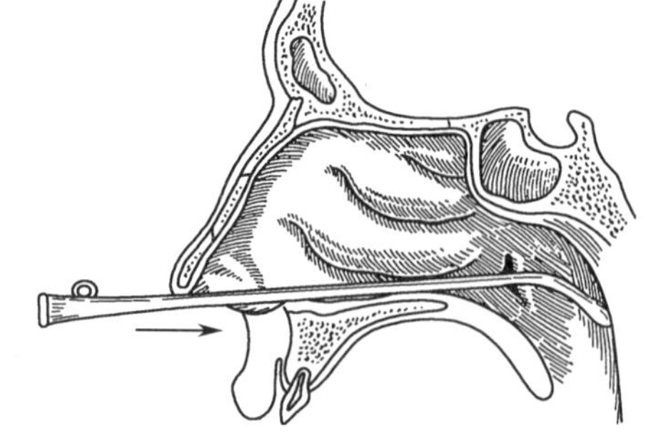

图 2-2-12　咽鼓管吹张导管法

注意事项：①操作时动作要轻柔，切勿使用暴力，以免损伤鼻腔或咽鼓管口的黏膜；②吹气时要把握力度和速度，以免用力过度导致鼓膜穿孔；③鼻腔或鼻咽部有脓液或分泌物时，应提前清除。

对于鼓膜穿孔者，可通过鼓室滴药法、咽鼓管造影法等检查咽鼓管功能。

二、听功能检查法

音叉实验操作要点及结果分析（视频）

临床听力检查法分为主观测听法与客观测听法。主观测听法需要依靠受试者的主观判断，故又称为行为测听，包括语音检查法、音叉试验、纯音听阈测试、言语测听等。客观测听法无须受试者的行为配合，故结果客观、可靠，包括声导抗、耳声发射及听性诱发电位测试等，尤其适合伪聋、弱智和婴幼儿的检查。

1. 音叉试验　临床常用的主观测听法之一，设备简单，操作方便。用于初步判断耳聋性质，但不能判断听力损失程度。常用 C 调倍频程频率音叉，振动频率分别为 C128、C256、C512、C1024 和 C2048Hz，其中最常用的为 C256 和 C512。检查时，检查者手持叉柄，用叉臂敲击另一手掌的鱼际肌，将振动的叉臂末端置于受试耳外耳道口 1cm 处，以检查气导（air conduction，AC）听力；检查骨导（bone conduction，BC）时则应将振动的叉柄末端底部压置于颅面骨或乳突部。采用以下试验可初步鉴别耳聋的性质（表 2-2-1）。

表 2-2-1　音叉试验结果的比较

试验方法	听力正常	传导性聋	感音神经性聋
林纳试验（RT）	+	-或 ±	+
韦伯试验（WT）	正中	偏患耳或较重耳	偏健耳或较轻耳
施瓦巴赫试验（ST）	±	+	-

（1）林纳试验（Rinne test，RT）：通过比较受试耳气导和骨导的长短判断耳聋性质。方法：先测试骨导听力，一旦受试耳听不到音叉声时，立即测同侧气导听力，受试耳此时若又能听及，说明气导>骨导（AC>BC）为 RT 阳性（+）。若不能听及，应再敲击音叉，先测气导听力，当不再听及时，立即测同侧骨导听力，若此时又能听及，可证实为骨导>气导（BC>AC），为 RT 阴性（-）。若气导与骨导相等（AC=BC），以“（±）”记录，表示中度传导性聋或混合性聋（图 2-2-13）。

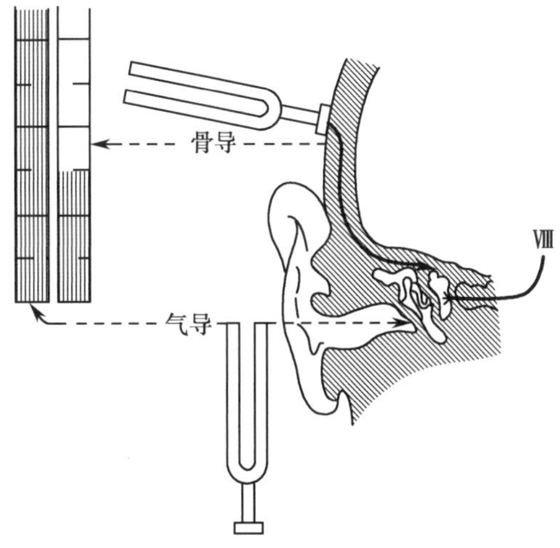

图 2-2-13　林纳试验
阳性（AC>BC）：正常或感音神经性耳聋。

（2）韦伯试验（Weber test，WT）：用于比较受试者两耳的骨导听力。方法：取 C256 或 C512 音叉，敲击后将叉柄底部紧压于颅面中线上任何一点，同时让受试者仔细辨别音叉声偏向何侧（图 2-2-14）。

（3）施瓦巴赫试验（Schwabach test，ST）：目的在于比较受试者与正常人的骨导听力。方法：先试正常人骨导听力，当不能听及音叉声时，迅速将音叉移至受试耳乳突区测试之。然后按同法先测受试耳，后移至正常人。如受试耳骨导延长以“（+）”表示，缩短则以“（-）”表示，“（±）”表示两者相似。

（4）盖莱试验（Gelle test，GT）：用于检测鼓膜完整者的镫骨活动情况。方法：将鼓气耳镜置于外耳道口并密闭，用橡皮球向外耳道内交替加压和减压，同时将振动音叉的叉柄底部置于乳突区。若镫骨活动正常，则受试耳感觉到随耳道压力变化一致的音叉声音强弱变化，为阳性（+）；无变化者为阴性（-）。耳硬化症或听骨链固定时为阴性。

2. 纯音听力计检查法　纯音听力计是利用电声学原理设计而成的、能发出 125~10 000Hz 频率和 -20~100dB HL 强度的纯音听力检测设备。采用该检查法可以了解受试耳的听敏度，估计听觉损害的程度、类型和部位，并能记录存档，是临床最为常用的主观测听法。

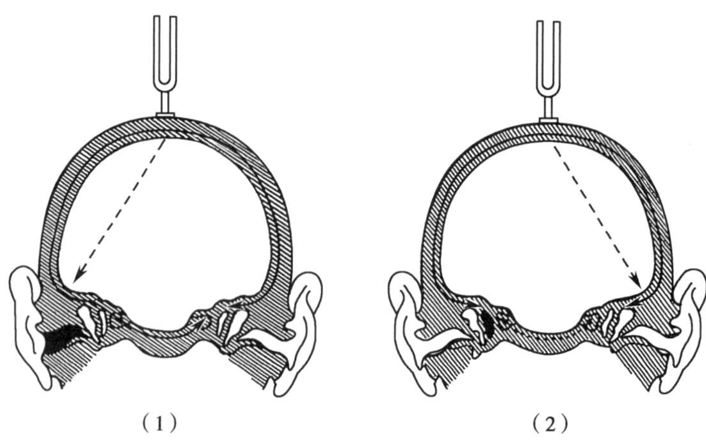

图 2-2-14　韦伯试验

(1)示骨导偏向试验偏患侧；(2)示骨导偏向试验偏健侧。

纯音听阈测试(pure tone threshold audiometry)通过纯音听力计测试不同频率听觉的最小声强值，并绘制纯音听力曲线。纯音听阈图记录符号如表 2-2-2 所示。

表 2-2-2　纯音听阈符号表

	右(红色)	左(蓝色)
气导，未掩蔽	○	×
气导，掩蔽	△	□
骨导，未掩蔽	<	>
骨导，掩蔽	[	]

(1) 传导性聋：骨导正常或接近正常，气导听阈提高；气骨导间有间距，气骨导差(air bone gap)一般不大于 60dB；气导曲线平坦或低频听力损失较重使曲线呈上升型(图 2-2-15)。

(2) 感音神经性聋：气、骨导曲线呈一致性下降，无气骨导差，一般高频听力损失较重，故听力曲线呈渐降型或陡降型。严重的感音神经性聋低频听力也下降使曲线呈平坦型。少数感音神经性聋亦可以低频听力损失为主(图 2-2-16)。

(3) 混合性聋：兼有传导性聋与感音神经性聋的听力曲线特点。气、骨导曲线皆下降，但存在一定的气骨导差值(图 2-2-17)。

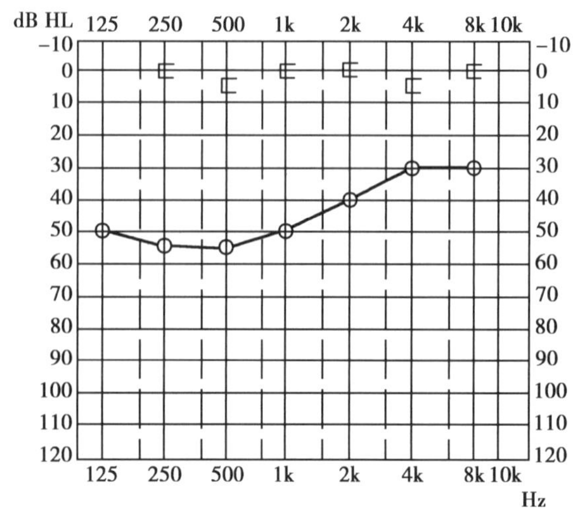

图 2-2-15　传导性聋(右耳)

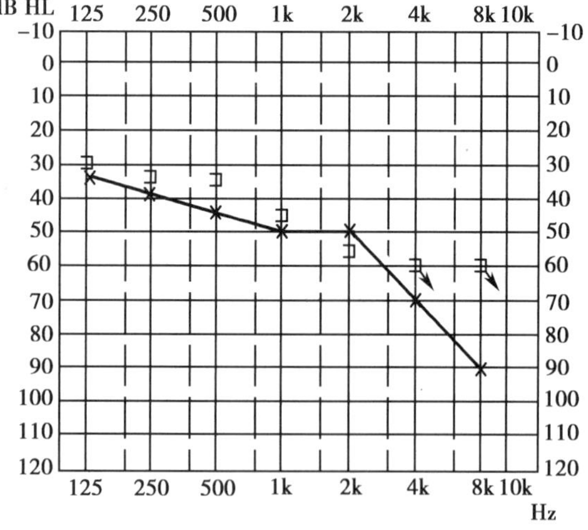

图 2-2-16　感音神经性聋(左耳)

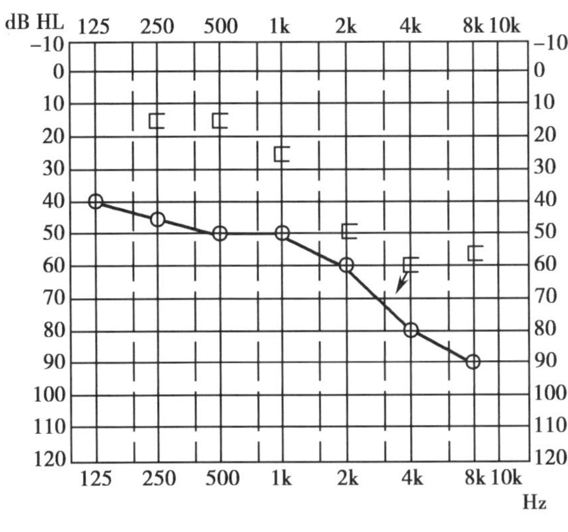

图 2-2-17　混合性聋(右耳)

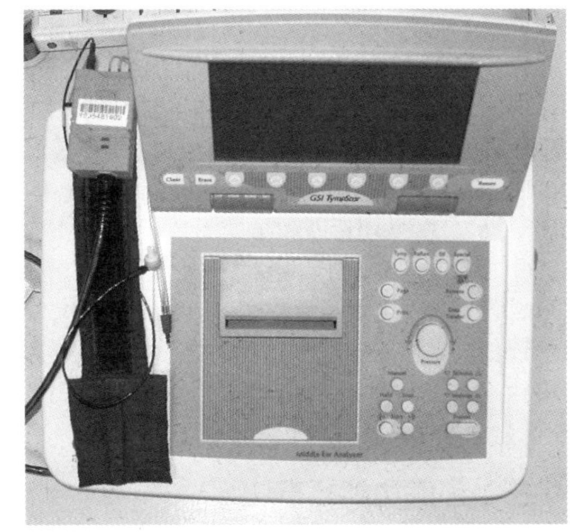

图 2-2-18　声导抗仪

3. 言语测听法(speech audiometry)　是将编制的标准测听词汇录入数码载体上，通过耳机或自由声场进行测试。言语测听可以弥补纯音测听在反映受试者语言辨别能力上的不足，有助于耳聋病变部位的诊断，以及用于耳蜗植入术后听觉康复和助听器使用效果的评估。主要的测试项目有言语接受阈(SRT)和言语识别率(SDS)。

4. 声导抗检测法　声导抗仪(图 2-2-18)由声刺激器、声导抗桥和气泵三大部分组成。声波在介质中传播时所遇到的阻力称声阻抗，被介质接纳传递的声能叫声导纳。声强不变时，介质的阻抗越大，导纳就越小，两者呈倒数关系。介质的声导抗取决于它的摩擦(阻力)、质量(惯性)和劲度(弹性)。在中耳传音系统中的质量主要由鼓膜及听骨的重量所决定，比较恒定；劲度主要由鼓膜、韧带、中耳肌张力及中耳空气的压力所产生，易受各种因素影响，变化较大，是决定中耳导抗变量和声导抗测试结果的主要成分。通过声导抗测试可以评价中耳传音系统、内耳、听神经以及脑干听觉通路的功能，也可以检测咽鼓管的功能，是临床常用的客观听力检查方法之一。

(1) 鼓室导抗测量：是在外耳道压力变化过程中测量中耳的声导抗值，主要的测试内容如下。

1) 静态声顺：是鼓膜在正常状态和被施予正压时鼓室的等效容积毫升数差值，即声顺值，代表中耳传音系统的活动度，但应结合镫骨肌声反射与纯音测听综合分析。

2) 鼓室导抗图：记录鼓膜在 +200 ~ $-200mmH_2O$ 连续逐渐调节外耳道气压时由内向外移动所产生的声顺动态变化，记录的结果为鼓室导抗图，又称为声顺图或鼓室功能曲线。根据该曲线可较客观地反映鼓室内各种病变的情况。A 型为正常曲线；As 型见于耳硬化、听骨固定或鼓膜明显增厚等；Ad 型见于听骨链中断、鼓膜萎缩、愈合性穿孔以及咽鼓管异常开放；B 型曲线多见于鼓室积液和中耳明显粘连；C 型曲线表示着咽鼓管功能障碍、鼓室负压(图 2-2-19)。

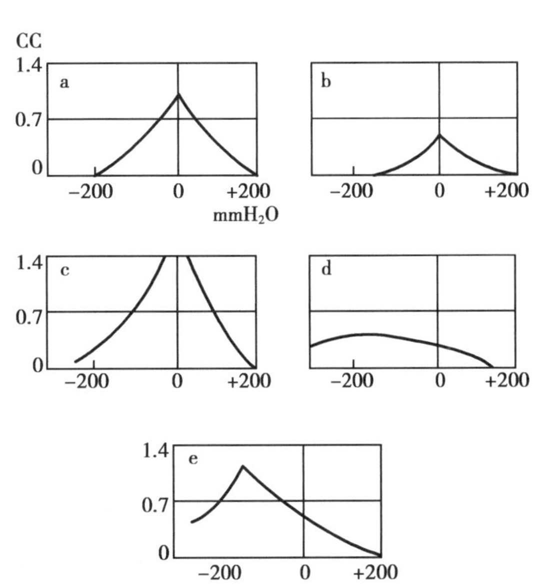

图 2-2-19　鼓室导抗图(鼓室功能曲线)

a. A 型：正常型；b. As 型：低峰型或声顺降低型；c. Ad 型：高峰型(过度活动型)或声顺增高型；d. B 型：平坦型；e. C 型：鼓室负压型($1mmH_2O$ = 9.806 375Pa)。

(2) 镫骨肌声反射：当人耳受到一定强度的声刺激后可引起镫骨肌的反射性收缩，包括同侧和对侧声反射两条径路。正常诱发镫骨肌反射的声音强度为 70 ~ 100dB(SL)，且左、右耳分别可引出同侧和对侧耳的声反射。其临床意义有：

估计听敏度、判别耳聋性质、确定响度重振与病理性适应、鉴别非器质性聋、为判断耳聋病变部位提供诊断参考、对周围性面瘫进行定位诊断、对重症肌无力作辅助诊断及疗效评估等。

5. 耳声发射检测法　耳声发射是通过记录耳蜗外毛细胞主动收缩过程中所产生的向外耳道发射的声能来检测耳蜗功能。耳声发射包括自发性耳声发射、瞬态诱发性耳声发射和畸变产物耳声发射，其中后两种是临床上常用的检测项目，具有客观、简便、省时、无创、灵敏等特点。临床上除了用于常规的听力检测外，现已成为了新生儿听力筛查的首选方法，特别是高危新生儿和其他高危人群，更有助于早期发现、早期诊断和早期干预。另外，耳声发射对蜗病变和蜗后病变聋的鉴别诊断也有帮助。

6. 听性诱发电位检测法　声波从耳蜗的毛细胞起沿听觉通路传入大脑过程中产生的神经冲动可以形成各种生物电反应，称之为听性诱发电位（auditory evoked potentials，AEP），记录这些诱发电位并用于评估听觉通路各部分功能的方法称之为电反应测听法（electric response audiometry，ERA），属客观测听检查法。临床上常用的听性诱发电位主要有以下几种：耳蜗电图（ECoChG）、听性脑干反应（ABR）、多频稳态诱发电位（ASSR）。

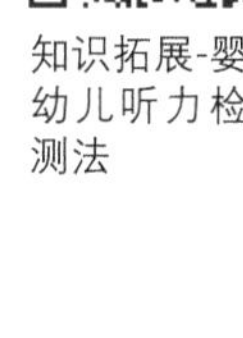
知识拓展-婴幼儿听力检测法

三、前庭功能检查法

前庭功能检查的目的在于了解前庭功能状况，并为定位诊断提供依据。由于前庭神经系统和小脑、脊髓、肢体、眼、自主神经等具有广泛的联系，因此，前庭功能检查不仅与耳科疾病有关，而且和神经内、外科，眼科，内科，创伤科等亦有密切关系。前庭功能检查主要可分为平衡及协调功能检查和眼动检查两方面。

1. 平衡及协调功能检查　检查平衡功能的方法分为静态平衡和动态平衡功能检查两大类。静态平衡功能检查法有：①闭目直立检查法：迷路或小脑病变者出现自发性倾倒；②静态姿势描记法：采用静态平衡仪获得客观而精确的检查结果。动态平衡功能检查法有：①星形足迹行走试验：偏差角大于90°者示两侧前庭功能有显著差异；②动态姿势描记法：采用动态姿势仪来检测受检者的平衡功能。检查协调功能的方法有：指鼻试验、跟-膝-胫试验、轮替运动及对指运动等，用于检测小脑功能。

2. 眼动检查　通过观察眼球运动（包括眼球震颤）来检测前庭眼反射（VOR）径路、视眼反射径路与视前庭联系的功能状态。

眼球震颤（nystagmus）是眼球的一种不随意的节律性往返运动，简称眼震。前庭系的周围性病变、中枢性病变以及某些眼病均可引起眼震。眼震的观察指标有眼震的方向、频率、强度、幅度、潜伏期和持续时间等。眼震的方向可分为水平性、垂直性、旋转性和对角性等。前庭性眼震的特点是：①有节律，快相在疾病早期朝向患侧，晚期转向健侧；②一般为中频、小幅；③大多表现为水平旋转性的混合性眼震，偶尔也可有单纯水平性或旋转性眼震，但无垂直及对角性眼震；④持续时间短，多伴有眩晕、耳鸣、耳聋。

眼动检测方法包括自发性眼震检查法、视眼动检查法和前庭眼动检查法，常采用眼震电图描记仪进行检查。

四、耳部影像学检查

1. 颞骨CT检查　颞骨扫描可采用轴位和冠状位。轴位由上而下分别可以显示咽鼓管骨段、骨性外耳道、锤骨、耳蜗、颈静脉球窝、圆窗、砧骨、镫骨、面神经管水平段和迷路段、内耳道、水平半规管、前半规管、后半规管、乳突和鼓室天盖等。冠状位从前至后分别可以显示锤骨、耳蜗、颈动脉管升部、前半规管、内耳道、外耳道、水平半规管、中鼓室、下鼓室、鼓窦等。

2. 颞骨MRI检查　由于磁共振成像具有很高的软组织辨识度，相比CT扫描，MRI可以为明确耳部病变组织的性质提供帮助，对听神经瘤、颈静脉球体瘤、耳源性脑脓肿等的诊断具有重要价值。

3. 数字减影血管造影（DSA）　可以辅助诊断耳部血管瘤、颈静脉球瘤、颈静脉瘘等。

第三节　鼻部检查法

一、常规鼻部检查

（一）外鼻

观察外鼻有无畸形、缺损、肿胀、新生物，皮肤有无异常改变。再以示指和拇指触诊，检查鼻部皮

肤有无触痛、增厚、变硬，鼻骨有无塌陷或骨擦感等。

（二）鼻腔

1. 鼻前庭检查　嘱受检者头稍后仰，用拇指将其鼻尖抬起，观察鼻前庭皮肤有无红肿、糜烂、溃疡、皲裂、结痂、肿块和鼻毛脱落等。

2. 前鼻镜检查　通常以左手持鼻镜，右手扶持受检者面颊部，以调整头位。将鼻镜两叶合拢，使之与鼻底平行，缓缓置入鼻前庭，但不能超越鼻阈，以免引起疼痛或鼻腔黏膜损伤。然后将前鼻镜两叶上下张开以扩张鼻孔（图 2-2-20）。循 3 个头位由低向高依次检查鼻腔：先使受检者头稍低（第一位置），观察鼻腔底部、下鼻甲、下鼻道及鼻中隔前下部；再使头后仰至 30°（第二位置），检查鼻中隔中段、中鼻甲、中鼻道和嗅裂中后部；最后使头进一步后仰至 60°（第三位置），查看鼻中隔上部、中鼻甲前端、鼻丘、嗅裂与中鼻道的前部（图 2-2-21）。

前鼻镜检查的三种位置（视频）

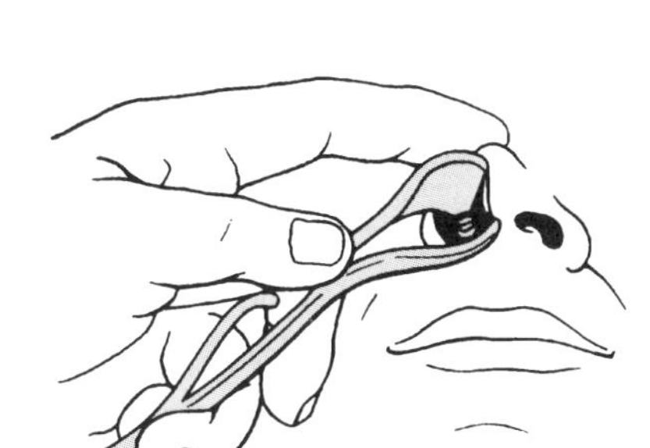

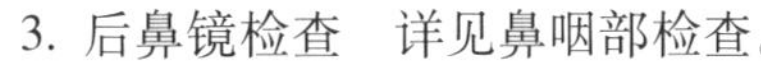

图 2-2-20　前鼻镜使用法

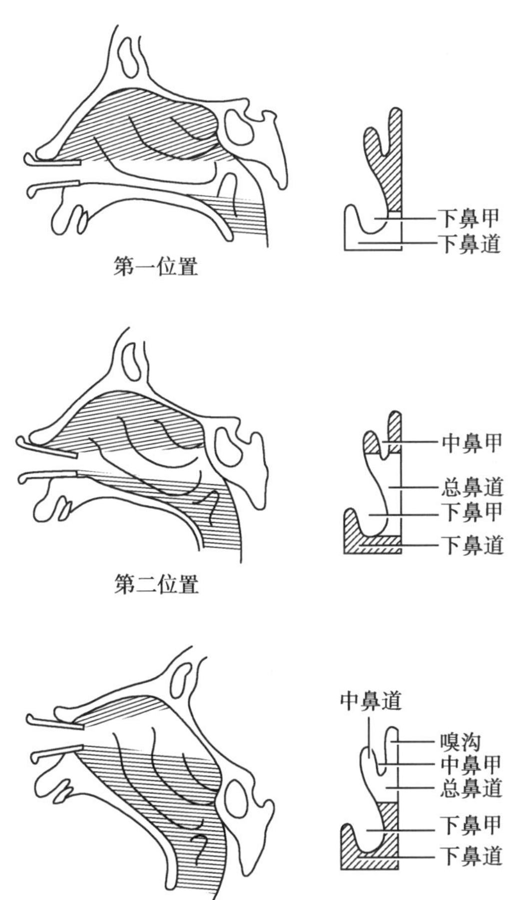

图 2-2-21　前鼻镜检查 3 种位置

3. 后鼻镜检查　详见鼻咽部检查。

（三）鼻窦

1. 一般检查　检查尖牙窝、内眦及眶内上角皮肤有无红肿、压痛，局部有无弹性或硬性膨隆，有无眼球移位或运动障碍，有无视力障碍等。

2. 前鼻镜检查　主要观察中鼻道、嗅裂或后鼻孔处有无脓涕存留，中鼻甲黏膜有无红肿、息肉样变，中鼻道有无息肉或其他新生物。

临床上疑有鼻窦炎者，在鼻镜检查中未发现鼻道内有异常分泌物，可行体位引流术。方法如下：先用 1% 麻黄碱液充分收缩中鼻道与嗅裂附近黏膜，使鼻窦口通畅。疑为上颌窦炎者，取头前倾 90°，患侧居上；疑为额窦炎，取正坐位，头位直立；疑为前组筛窦炎时，头位稍向后倾；疑为后组筛窦炎，头位稍向前倾；疑为蝶窦炎，取低头位。检查时应保持原位 10min，然后检查鼻腔，观察有无分泌物排出。亦可取坐位，下肢自然分开，屈身，头垂抵膝，10min 后坐正检查，观察中鼻道、嗅裂处有无脓性分泌物出现。

3. 上颌窦穿刺冲洗术　可用于上颌窦内病变的活检和分泌物的冲洗，是诊断及治疗上颌窦疾病的常用方法之一。主要方法是：用 1% 丁卡因棉片行下鼻道前段黏膜表面麻醉，将穿刺针伸入下鼻道内的下鼻甲附着缘下，在距下鼻甲前端约 1.5cm 处，针尖朝向眼外眦方向，稍用力旋转

笔记

上颌窦穿刺冲洗术的步骤及要点（视频）

鼻内镜外科的基本原理及常用器械（视频）

即可将针头穿通上颌窦内侧壁。感到阻力消失时，拔出针芯，用空针如可抽出空气表明已进入窦腔内。此时可进行冲洗直至将脓液洗净，还可注入抗生素溶液或甲硝唑溶液。拔出穿刺针后将棉片填压于鼻底部。

二、鼻内镜检查法

鼻内镜可直接进入鼻腔的深部，在近于直视下观察鼻腔和鼻窦口、甚至窦腔的情况，同时还可将图像通过显示器显示和放大，极大地提高了检查质量。

1. 硬质鼻内镜检查法　一套完整的鼻内镜包括 0°、30°、70°、90°及 120°等多种视角镜（图 2-2-22），并配有图像显示和视频处理系统，可显示和记录检查的结果及内容。受检者可取坐位或仰卧位，使用1%丁卡因加少量肾上腺素棉片鼻腔黏膜表面麻醉后，按顺序进行检查，使用 0°镜可观察鼻腔大部分解剖部位，如下鼻甲、下鼻道、鼻中隔、中鼻甲、中鼻道、钩突、筛泡、后鼻孔、咽鼓管咽口等。使用 30°镜或 70°镜，可更好地观察中鼻道、额窦、前组筛窦、上颌窦的开口以及蝶筛隐窝和后组筛窦的开口。使用 90°镜有利于观察嗅裂、上鼻甲及上鼻道。

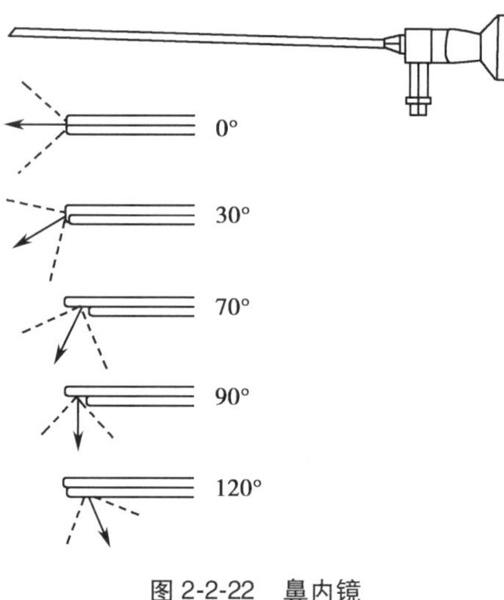

图 2-2-22　鼻内镜

检查时要注意观察中鼻道和影响中鼻道通气引流的相关解剖因素，视野范围内鼻黏膜形态以及有无诸如脓性分泌物、糜烂、息肉、囊肿及肿瘤等病变。硬质鼻内镜还可完成对鼻窦的检查，如可经下鼻道钻孔检查上颌窦，是目前被广泛使用的鼻腔鼻窦手术设备。

2. 软管鼻内镜检查　也可参照硬质鼻内镜的方法对鼻腔的各解剖部位进行检查。

三、鼻功能检查法

1. 鼻通气功能检查法　主要是判定鼻通气程度、鼻气道阻力大小、鼻气道狭窄部位、鼻气道有效横截面积等，依此判定病情和决定治疗方案。

主要的检查方法有以下两种。①鼻测压计法：即测定呼吸时气流在鼻腔的阻力。正常成人的鼻腔阻力是 196~294Pa（2~3cmH_2O）/（L·S）。当有鼻腔阻塞性疾病时，鼻阻力升高；空鼻症时，鼻阻力明显减少。②声反射鼻量计法：定量判断鼻腔、鼻咽腔容积、最小横截面积，以此来客观评估鼻腔和鼻咽部疾病的病变程度、性质和疗效。

2. 嗅觉功能检查法　包括嗅瓶试验、嗅阈检查和嗅觉诱发电位。嗅瓶试验是最常用的定性法，一般用醋、香油、煤油、香精等 5 种不同气味的溶液作为嗅觉检查剂，以水作对照剂，分别装入颜色、大小、式样完全相同的有色小瓶内备用。检查时令受检者闭目，以手指堵塞一侧鼻孔，将上述小瓶盖子打开，分别置于另一侧鼻孔下令其嗅之，再以同法施于对侧。全部嗅出者为嗅觉良好，仅能嗅出 2 种以下者为嗅觉减退，全部不能嗅出者为嗅觉丧失。

四、鼻部影像学检查

1. X 线检查　常用的摄片体位有鼻颏位（Water 位）和鼻额位（Caldwell 位）。通过观察窦腔和窦壁 X 片上透光度的变化，判断某些鼻窦有无炎症、肿瘤、囊肿、异物、骨折等疾患。

2. CT 和 MRI 检查　如常规 X 线检查不能明确诊断，可用 CT 扫描或磁共振检查。CT 扫描是鼻腔鼻窦疾病诊断和鼻内镜手术前最常用和首选的影像学检查方法，可清晰显示病变及相关解剖学结构，常采用冠状位和轴位拍摄。MRI 不受骨影干扰，对软组织辨识度高于 CT，可以准确判断鼻及鼻窦与颅内或眶内有相关联病变时，病变的位置、大小及侵及范围，更有利于观察病变与周围软组织、淋巴结等的解剖关系。

第四节　咽部检查法

咽部检查包括口咽部、鼻咽部及喉咽部的检查。

一、口咽部

受检者端坐，张口平静呼吸。检查者用压舌板置于舌前2/3处，将舌压向口底，观察腭舌弓、腭咽弓、腭扁桃体及咽侧索、咽后壁等。嘱受检者发“啊”音，观察软腭的位置和运动是否对称活动。

观察口咽黏膜有无充血、溃疡或新生物；软腭有无下塌或裂开；腭垂是否过长、分叉；双侧扁桃体及腭舌弓、腭咽弓有无充血、水肿、溃疡、新生物；检查扁桃体时还须注意表面有无瘢痕，隐窝口是否有脓栓或干酪样物；咽后壁有无淋巴滤泡增生、肿胀和隆起；咽反射是否敏感、迟钝或消失。

二、鼻咽部

常用间接鼻咽镜检查。嘱受检者端坐，张口用鼻平静呼吸。如遇咽反射敏感者，可先用1%丁卡因口咽腔喷雾黏膜表面麻醉后再进行检查。检查者左手持压舌板压住舌前2/3处，右手持鼻咽镜伸至软腭与咽后壁之间，避免触及咽后壁或舌根，以免引起恶心。借助于额镜照明，逐渐转动镜面，通过反光镜面观察软腭背面、鼻中隔后缘、后鼻孔、咽鼓管咽口、圆枕、咽隐窝、鼻咽顶后壁及腺样体（图2-2-23）。咽隐窝是鼻咽癌的好发部位，鼻咽癌早期特征之一就是咽隐窝饱满。

间接鼻咽镜检查（视频）

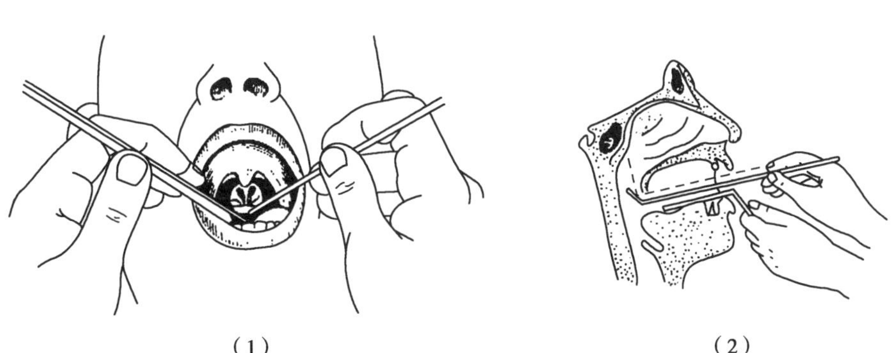

（1）　　（2）

图2-2-23　间接鼻咽镜检查
（1）正面观；（2）侧面观。

鼻咽部的检查需注意黏膜有无充血、粗糙、出血、溃疡、隆起及新生物等。

鼻咽触诊（视频）

鼻咽部指诊主要用于儿童。方法是：受检者端坐，头稍前倾，若为儿童，应由助手抱好固定，用右手示指迅速探入鼻咽部触诊鼻中隔后缘、后鼻孔、鼻咽腔，注意有无腺样体肥大或其他鼻咽肿物及其与周围的关系，撤出时注意手指有无脓液和血迹（图2-2-24）。目前较少采用，改为电子鼻咽镜检查。

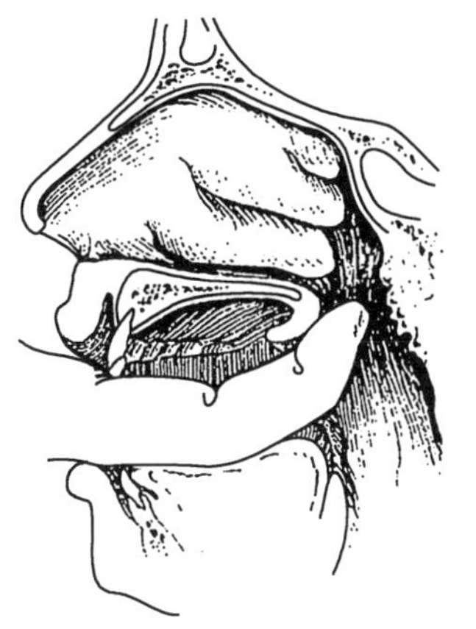

图2-2-24　鼻咽指诊示意图

三、喉咽部

见喉部检查法。

四、咽部内镜检查法

鼻咽部内镜检查包括以下两种：①硬性内镜检查法：分为经鼻和经口两种，先用1%丁卡因鼻腔、咽腔喷雾黏膜表面麻醉后，将内镜管经鼻或者经口放入鼻咽部，转动内镜以观察鼻咽部。②纤维内镜检查法：检查前清理鼻腔分泌物，用1%丁卡因鼻腔、咽腔喷雾黏膜表面麻醉，患者取坐位或卧位，检查者左手持操纵杆，右手将镜体远端经前鼻孔送入鼻腔底部，到达鼻咽部，拨动操纵杆以便观察鼻咽的各壁，对可疑病变的部位钳取标本进

行病理学检查。

五、多导睡眠描记术

多导睡眠描记术(polysomnography,PSG)是在全夜睡眠中,连续并同步地记录和监测口鼻气流、血氧饱和度、心电图、胸腹呼吸运动、体位、鼾声、睡眠时间等10余项指标,根据监测的结果分析睡眠结构、脑电反应、肌电反应、呼吸功能和心血管功能等,为阻塞性睡眠呼吸暂停低通气综合征的诊断提供"金标准"(图2-2-25)。

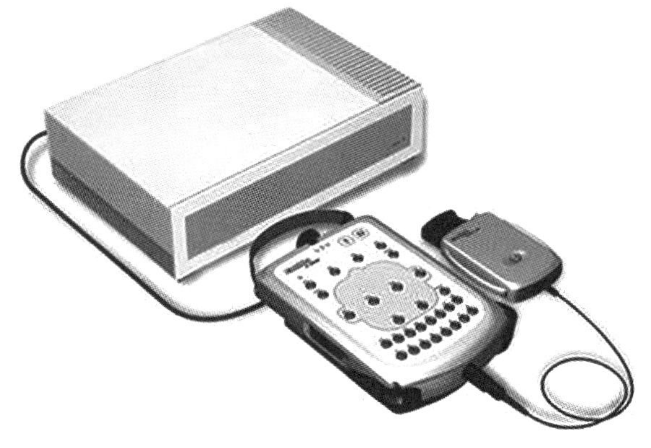

图 2-2-25　多导睡眠监测仪

六、咽部影像学检查

X线检查最常用的是鼻咽侧位片,主要用于腺样体肥大的检查,根据鼻咽顶后壁黏膜增厚的程度及气道的宽窄,判断有无腺样体的肥大。CT及MRI检查适合于鼻咽部的占位性病变,可提示病变范围及与周围结构的关系。

第五节　喉部检查法

喉部检查包括喉的外部检查、间接喉镜检查、直接喉镜检查、纤维及电子喉镜检查、显微喉镜检查、动态喉镜检查等及喉的影像学检查等多种检查方法。进行各项检查同样首先需采集病史,据病情采用不同的检查方法。

一、喉的外部检查法

包括视诊及触诊,观察局部皮肤有无损伤、淤血、喉结的大小、位置是否居中等。外喉的触诊注意甲状软骨、环状软骨、舌骨、环甲膜等标志,有无皮下气肿、触痛、畸形,正常的喉软骨摩擦音等。考虑喉恶性肿瘤时,尚需注意颈部淋巴结的肿大情况。

二、间接喉镜检查法

间接喉镜检查法是喉部最常用和最简单的方法。受检者端坐,上身稍前倾,头稍后仰,张口伸舌,全身放松,检查者以消毒纱布包裹受检者舌前部,左手拇、中指挟持并向前牵拉舌体,右手持间接喉镜,镜面稍加热,在检查者手背试温后,将间接喉镜经左侧口角放入口咽部。检查顺序:镜面朝前下方,镜背将腭垂和软腭推向后上方,嘱患者发"衣"音,使会厌上举,依次检查舌面、舌根、会厌、会厌谷、双侧室带和声带、梨状窝、环后区等部位,注意这些部位的黏膜有无充血、水肿、增厚、溃疡、瘢痕、异物、新生物等。嘱受检者发"衣"音和吸气时,观察双声带活动的情况。发声时可见两侧声带内收,吸气时两侧声带外展。对咽反射敏感者,可使用1%丁卡因黏膜表面麻醉后再进行检查(图2-2-26)。

020209

喉镜检查原理及要点(视频)

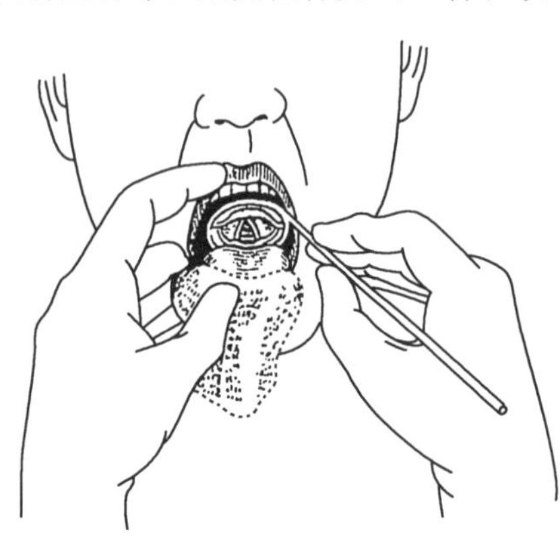

图 2-2-26　间接喉镜检查示意图

三、直接喉镜检查法

直接喉镜检查除了可进行喉腔和喉咽的直视检查外,还可施行手术或其他治疗。采用支撑喉镜可以增加操作的稳定性和减轻检查者的体力,显微喉镜可以更为精确地观察和处理病变。

1. 适应证　①喉腔检查:因会厌短而后倾不能暴露喉腔、或不合作的小儿,无法用间接喉镜查清病变者;②喉腔手术:喉部活检、摘除息肉和小肿瘤、取出异物、切除瘢痕

组织、扩张喉腔等；③导入支气管镜：作小儿支气管镜时，一般先用直接喉镜暴露声门后再插入支气管镜；④气管内插管：用于抢救喉阻塞患者和作麻醉插管；⑤作气管内吸引：用于清除呼吸道积液及给氧。

2. 禁忌证　无绝对的禁忌证。如有严重的全身性疾病，可推迟手术；对必须做检查者，应与相关科室共同做好术前准备和术中、术后的抢救。对喉阻塞者，应做好气管切开术的准备。有严重颈椎病变者，不宜施行硬管直接喉镜检查。

3. 检查前准备　应详细询问病史，做好口腔、牙齿、咽部、间接喉镜检查和全身检查。向受检者说明检查过程，以解除顾虑，取得配合。检查前 4~6h 禁饮食。备好适当大小的喉镜、喉钳、光源、吸引器、气管切开术设备，必要时备好支气管镜和气管钳。成人术前可根据需要使用巴比妥类镇静药和阿托品，但对小儿和有呼吸困难的患者则不宜使用。

4. 麻醉　1%丁卡因黏膜表面麻醉。对颈部短粗、检查时间可能较长及不合作儿童，可使用全麻。

5. 检查方法　受检者仰卧，头颈部置于手术台外，肩部靠近手术台边缘，并高出手术台约 15cm。助手固定受检者的头颈部，并根据检查时具体情况调整头位。检查者以纱布保护受检者上列牙齿及上唇，左手持直接喉镜沿舌背正中或右侧导入咽部，看见会厌后再深入 1cm 左右，挑起会厌，用力向上抬起喉镜，即可暴露喉腔，进行检查和手术（图 2-2-27）。

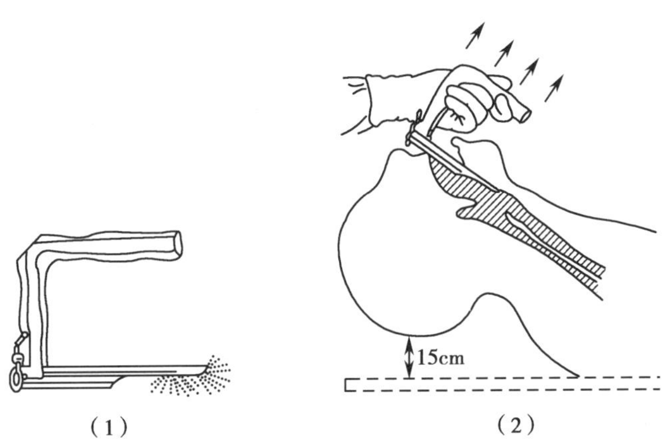

图 2-2-27　直接喉镜检查法
（1）直接喉镜；（2）检查方法。

6. 注意事项　检查时偶可发生喉痉挛，多因为麻醉不够充分、操作不够细致或受检者情绪紧张。因此，充分的麻醉、熟练的操作和受检者的配合，可以预防喉痉挛的发生。一旦发生喉痉挛，应立即停止手术，使患者坐起，放松多可以逐渐缓解。术后 2h 内禁饮食，以免发生误吸。

四、纤维喉镜检查法

现已成为临床上广泛使用的方法，可经鼻或经口进行检查。受检者取坐位或仰卧位，鼻腔及口腔黏膜表面麻醉后，将喉镜经鼻腔或口腔导入，对鼻、鼻咽、口咽及喉咽、喉等解剖部位进行检查，还可进行活检、息肉摘除及个别异物的取出等（图 2-2-28）。

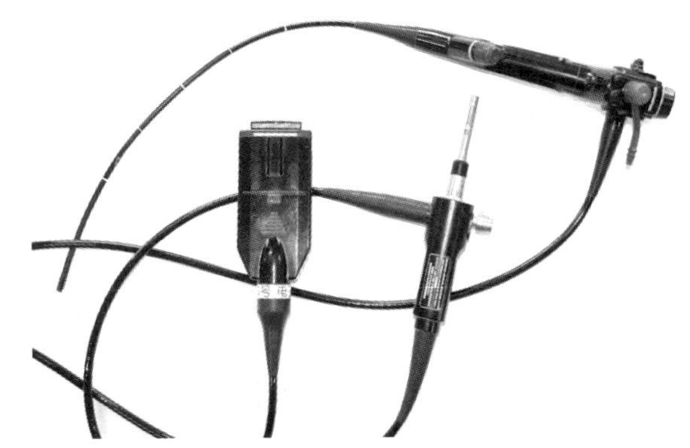

图 2-2-28　纤维电子鼻咽喉镜

纤维喉镜检查的优点是：①痛苦小、创伤小；②操作简便，可在患者正常发音状态下观察咽喉部的各种病变；③镜体本身细软可弯曲，患者不需要特殊体位，尤其是有颈部畸形、张口困难者；④镜体末端可接近解剖及病变部位，利于咽喉部、声门上区的检查。缺点是对于鼻腔狭窄者喉镜导入相对困难、图像容易失真变形。

五、显微喉镜检查法

显微喉镜检查法是通过特殊设计的支撑或悬吊喉镜，在手术显微镜下采用微型手术器械进行喉部手术。该方法可用于声带精细手术，如声带小结、声带息肉等。使用的器械包括喉镜部分和显微镜部分，其中喉镜部分又分为支撑式直接喉镜和悬吊式直接喉镜，可以根据患者的年龄、体形及手术需要选择不同的类型和型号。

六、动态喉镜检查法

又称频闪喉镜，借助发出不同频率的闪光照在声带上，观察声带运动情况，当频闪光的频率与声带振动频率一致时，声带表现静止不动，当频闪光的频率与声带振动频率有差别时，可观察到声带振动引起的黏膜波。病理情况下，声带的黏膜波可中断或消失，有利于发现常规内镜下不易发现的声带早期病变，如上皮增生、小囊肿、白斑或癌变等情况。

七、喉的影像学检查法

常规X线检查有喉正位片、侧位片及正位体层片，有助于发现喉肿瘤的部位、范围及喉狭窄的程度。计算机断层扫描（CT）检查是临床最为常用的影像学检查，对喉部外伤、肿瘤的诊断有指导意义，可显示肿瘤的范围、颈部淋巴结的转移等。磁共振成像（MRI）能更好地显示喉部软组织的病变，如肿瘤有无侵及会厌前间隙、声门旁间隙及舌根、梨状窝等有帮助。

第六节　气管、支气管与食管检查法

一、气管、支气管检查法

支气管镜检查包括硬管支气管镜检查及纤维支气管镜检查。支气管镜检查具有诊断和治疗的双重功能，目的是明确气管、支气管的病变部位、范围和性质。

硬管支气管检查多在全麻下进行，个别紧急情况下，如小儿呼吸道活动性异物可采用无麻醉，但需行麻醉监护。

支气管镜检的适应证：①原因不明的咯血、咳嗽，久治不愈的肺炎、肺不张、肺气肿、肺脓肿，下呼吸道阻塞性呼吸困难等，需查明原因者。②气管切开术后呼吸困难未解除或拔管困难。③气管、支气管狭窄，气管食管瘘，明确病变部位。④收集下呼吸道分泌物做细菌培养和组织标本。⑤支气管造影时导入药液。⑥吸出下呼吸道潴留的分泌物、血液，或取出干痂及假膜。⑦取出气管、支气管异物。⑧气管、支气管病变的局部治疗，如切除小的良性肿瘤或肉芽组织、止血、滴药和灌洗。

支气管镜检的禁忌证：有严重心脏病及高血压、近期有严重咯血、上呼吸道急性炎症、活动性肺结核、颈椎病、张口困难及全身情况差者，不宜行硬管支气管镜检查。

插入支气管镜的方法包括间接法和直接法。

1. 间接法　即先使用直达喉镜暴露声门后再插入支气管镜，主要适用于年龄较小的儿童。受检者取仰卧位，肩部与手术台前缘平齐，头后仰，并高出手术台约15cm。由助手固定头部，纱条垫于患者上切牙，起到保护作用。检查者左手持侧开式直达喉镜，由右侧口角、舌根达会厌喉面，向前上方向抬起会厌，暴露声门。支气管镜经喉镜达声门，镜的斜面朝向左侧声带，通过声门插入气管，退出直达喉镜，将支气管镜柄旋转向上并逐渐伸入，依次检查气管、支气管。气管隆嵴呈一纵行隆起，是左、右主支气管分叉的重要解剖标志。进入支气管时，需根据情况变换头位，以利于检查左、右支气管（图2-2-29）。

2. 直接法　成人或较大儿童，可不用直达喉镜暴露声门，直接用支气管镜挑起会厌，暴露声门，并通过声门进行检查（图2-2-30）。

行硬管支气管镜检查时，因器械对声门的刺激可致喉头水肿和呼吸困难，故操作应轻柔、准确，时间不宜超过30min，术中可给予地塞米松肌内注射或静脉滴注。

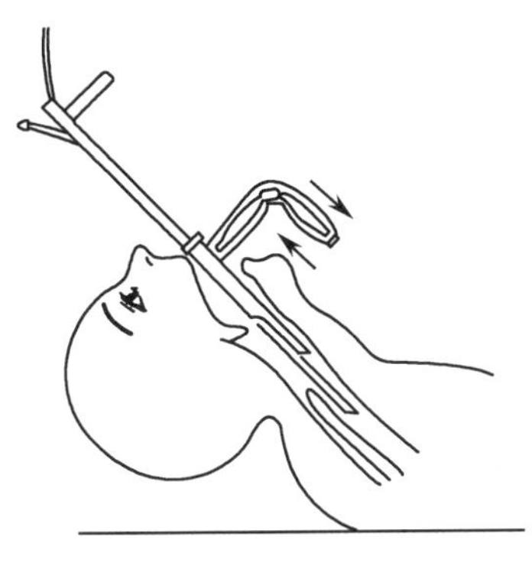

图 2-2-29　直接喉镜导入支气管镜

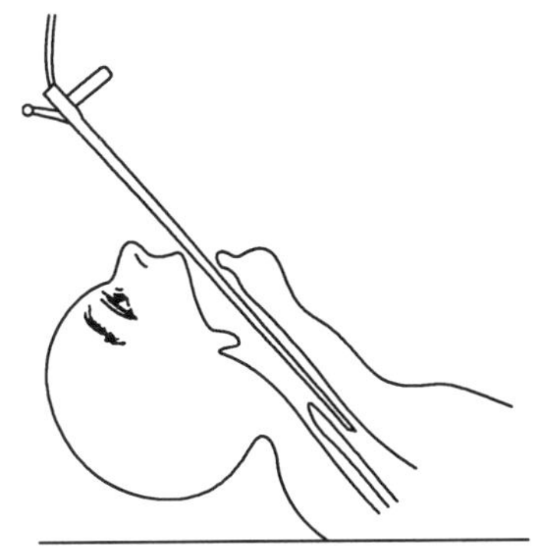

图 2-2-30　硬管支气管镜直接插入

纤维支气管检查一般在局麻下进行，主要适用于检查气管、支气管及肺内病变，钳取组织行病理检查，吸取阻塞的分泌物及取出肺叶支气管内的小异物等。

二、食管镜检查法

食管镜检查是应用硬管、纤维食管镜或上消化道电子内镜检查食管内病变的方法，明确食管病变的部位、范围和性质。

适应证：①明确食管异物的诊断，并取出食管异物；②检查食管狭窄的情况，并可行食管镜扩张术；③检查食管占位病变，并可行活检。

禁忌证：①食管腐蚀伤的急性期；②严重的心血管疾患，如重度脱水、全身衰竭，需在情况改善后手术；③严重的食管静脉曲张；④明显的脊柱前凸，严重的颈椎病变或张口困难。

术前准备：①根据病史，术前需行食管钡餐造影，怀疑食管损伤严重者需行食管碘油造影，以避免因食管穿孔钡剂溢入纵隔；②术前禁饮食 4~6h；③术前 30min 可给予阿托品及镇静药；④根据年龄及发育情况选择合适的食管镜及异物钳。检查可在局麻下完成。对于儿童及不配合的成人及有并发症或异物难以取出者，需行全身麻醉。

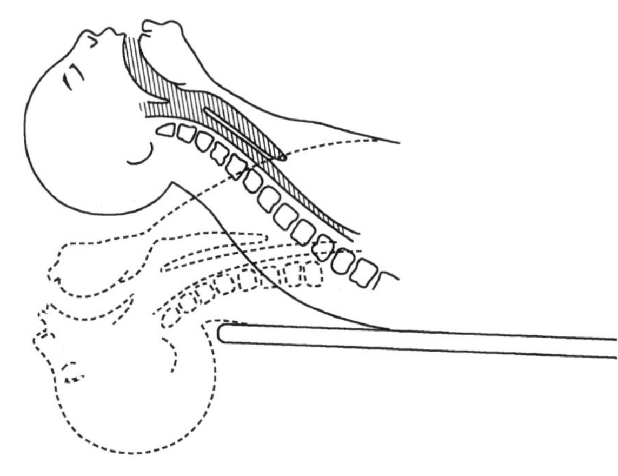

图 2-2-31　食管镜检查时患者体位

受检者取仰卧垂头位，头后仰并高出手术台面约 15cm，随食管镜进入，可将头位渐放低（图 2-2-31）。检查者左手持食管镜的远端，同时固定于上切牙，右手持食管镜的近端，将食管镜经口腔导入。可循正中入路，经会厌、杓状软骨、环后隙，抬起食管镜前端达食管入口处；也可经右侧杓状软骨后外侧进入右侧梨状窝，然后渐移到中线，抬起食管镜前端暴露食管入口。通过食管入口是手术难点，需左手使用一向前、向上的力量将食管镜推入食管，行食管全程检查。进入过程中要仔细检查食管入口处有无异物残留及黏膜损伤，如有新生物则需观察病变范围和性质，并留取组织送病检。

第七节　颈部检查法

一、颈部的一般检查

进行体格检查之前，首先要详细询问有关病史，根据病史进行各项检查。

多取坐位，必要时可取卧位，检查时要充分暴露颈部及上胸部，按视、触、听的顺序进行。

1. 视诊　观察颈部位置，有无活动受限，有无斜颈及强迫性体位或头位，颈部的体表标志是否正常，颈部各三角区的正常标志和界线是否清晰，有无肿块以及肿块的位置、大小、数目、是否透光、是否随吞咽活动，皮肤有无充血、溃疡、皮疹、瘢痕、瘘管。外伤性患者有无皮下淤血、气肿，胸骨上窝随呼吸的凹陷等。腮腺及颌下腺是否对称、有无肿大。颈部静脉有无充盈、怒张，动脉有无异常搏动。

外喉的检查详见本章第四节喉部检查法。

炎症或肿瘤转移可导致颈部出现局部淋巴结单个或多个肿大，较大或多个融合者可在颈部形成局部肿块，炎症或肿瘤伴有炎症者可伴有局部皮肤充血。检查时要注意肿大淋巴结的分布、数目、大小等。

甲状舌管囊肿可表现为颈前正中圆形或类圆形的肿块，位置多位于舌骨与甲状软骨之间，且随吞咽及伸舌时而活动。甲状舌管囊肿若在皮肤形成瘘管则称为甲状舌管瘘，常继发于炎症感染之后。甲状腺弥漫性肿大或肿瘤时可在颈前形成局部隆起和肿块，吞咽时更为明显。神经鞘瘤常位于咽旁间隙，大小不定，中心区可有液化。颈部转移性包块常与病变的来源、性质、病程等因素有关。

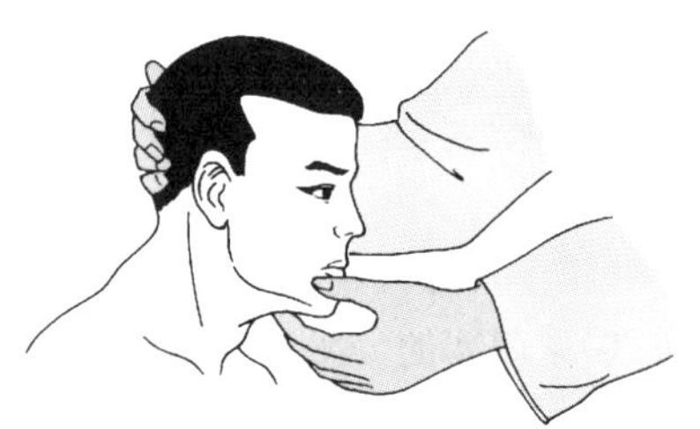

图 2-2-32　颏下及下颌下区检查法

2. 触诊　在患者放松状态下，按照自上而下的顺序，依次对颈部各分区进行触诊，观察正常标志有无变化，正常结构是否清楚，是否有局部的压痛、肿胀、硬结、肌紧张感、条索状瘘管、捻发感、波动感、动脉的异常搏动，如淋巴结肿大应注意分布、数目、大小、质地、活动度、有无触痛、局部皮肤变化等（图 2-2-32～图 2-2-34）。

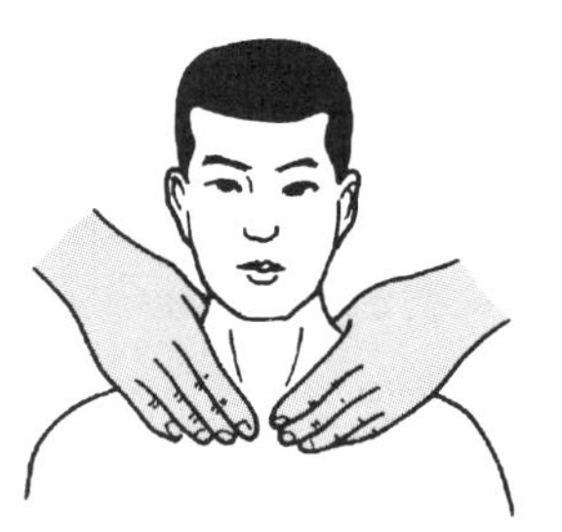

立于患者后面检查

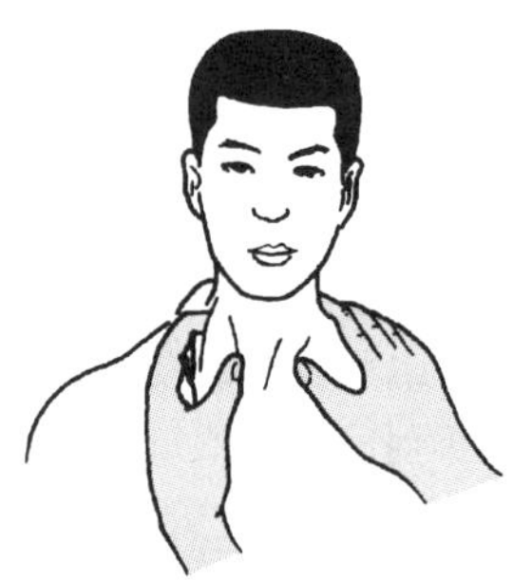

立于患者前面检查

图 2-2-33　颈前区检查法

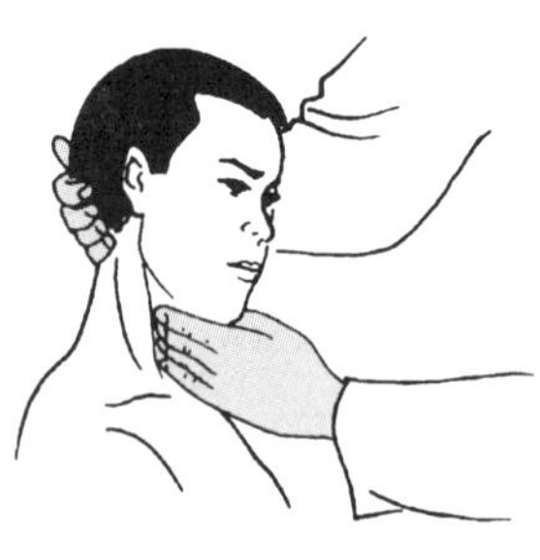

颈前三角检查法

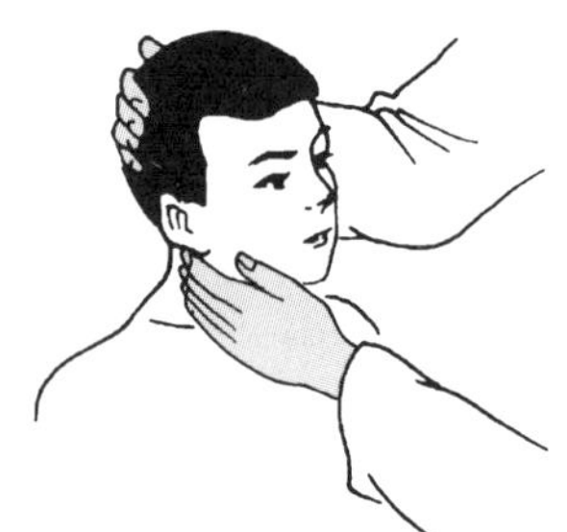

颈后三角检查法

图 2-2-34　颈外侧区检查法

3. 听诊　甲状腺功能亢进时可在甲状腺区域闻及持续性血管杂音。颈动脉体瘤或在颈动脉行程上的其他肿块，常可在肿块区内闻及血管杂音。其他疾病如活动性气管异物，在颈部可闻及随呼吸在气管内的拍击音。

二、颈部的影像学检查

颈部的影像学检查包括超声检查、X 线、CT、MRI、数字减影血管造影（digital subtraction angiography，DSA）、放射性核素检查等。

1. 超声检查　无创、快捷，可动态观察，以B超最常用，主要用于颈部涎腺、甲状腺腺瘤和淋巴结等肿块的大小、性质及其与周边结构关系的诊断。

2. X线检查　如颈部正位和侧位片、喉部的体层片等，均有助于颈部疾病的发现和诊断。

3. CT及MRI检查　CT扫描可显示肿块的大小、位置、形状及与周围组织的关系，并通过测定CT值和CT增强可确定肿块的性质，以及了解肿瘤与周围血管的关系。CT可明确显示骨组织，有助于判断有无骨组织破坏，而MRI则对软组织的分辨率较高，二者均可不使用血管造影剂即可诊断血管性疾病及占位性疾病与主要血管之间的关系。

4. DSA　为一有创的检查方法，可用于判定颈部肿块与血管的关系、肿块的血供来源。在DSA的引导下，可经血管内导管将栓塞物注入肿瘤血管内，以阻断肿瘤血供。

知识拓展-数字减影血管造影

5. 放射性核素检查　主要用于甲状腺疾病的诊断以及颈部可疑为甲状腺病变的鉴别诊断。最常用的是甲状腺核素显影，根据放射性核素在甲状腺的分布规律，可将占位性病变分为冷、温、凉、热结节，“温度”的高低与局部肿块聚集 I^{131} 的功能成正比，冷结节聚碘功能明显低于周围正常腺体组织或完全无浓聚，单个冷结节更提示为甲状腺恶性肿瘤。

本章小结

耳鼻咽喉-头颈外科学领域涉及听觉、平衡觉、嗅觉、发声及语言、呼吸及吞咽等器官的解剖与发育、生理与病理，以及疾病的的诊断、治疗和预防。耳鼻咽喉诸器官的解剖特点是孔小洞深、结构精细、毗邻复杂，需借助各种设备进行疾病的诊治。因此，学习耳鼻咽喉科学首先要掌握各种检查设备的使用和检查方法的应用。

通过本章内容的学习，掌握耳鼻咽喉专科各种检查器械的用途，基本使用方法，使用原则；熟悉耳鼻咽喉科常见病的检查方法；了解耳鼻咽喉科一些特殊检查方法等，使学生具有能进行基本诊疗操作，能使用、管理常用器械、仪器、设备的能力。

（杨坤娜）

扫一扫，测一测

思考题

1. 简述鼻内镜手术的适应证和应用领域。
2. 对比不同性质耳聋的纯音听阈测试的特点。

第三章 耳部疾病

学习目标

1. 掌握：鼓膜外伤的临床表现和治疗；外耳道疖与外耳道炎的临床表现和治疗；分泌性中耳炎、急慢性化脓性中耳炎、中耳胆脂瘤、耳源性眩晕疾病的临床表现和治疗原则；化脓性中耳乳突炎颅内外并发症的分类及主要临床表现；耳聋的分类。

2. 熟悉：耳郭外伤、颞骨骨折的临床表现和治疗；外耳道耵聍栓塞的治疗；分泌性中耳炎的病因研究；急性化脓性中耳炎的感染途径；慢性化脓性中耳炎的病因、鉴别和手术原则；中耳胆脂瘤与慢性化脓性中耳炎的鉴别；梅尼埃病的临床诊断标准；耳鸣的分类及治疗。

3. 了解：耳郭假性囊肿的临床表现及治疗；外耳道真菌病的病因、临床表现；中耳胆脂瘤的发病机制；化脓性中耳乳突炎颅内外并发症、后遗疾病的处理原则；耳聋预防措施及人工助听技术。

4. 具备对耳部疾病的初步诊断以及正确选择辅助检查方法，使用常用器械、仪器、设备进行基本的诊疗操作的能力。

5. 能够利用所学知识对患者及家属进行指导，开展科普知识宣传，帮助患者了解耳部疾病相关知识。

第一节 耳 外 伤

耳外伤包括外耳、中耳及内耳的损伤。临床常见有耳郭外伤、鼓膜外伤及颞骨骨折等，亦可伴有头面部、躯干、肢体等多部位的同时受累。

一、耳郭外伤

【病因】

耳郭外伤(injury of auricle)是外耳损伤中的常见病，因耳郭暴露于头颅两侧，较易受外力损伤。常见损伤原因有机械性损伤如挫伤和撕裂伤，其次有物理性损伤如冻伤及烧伤等。耳郭外伤可单独发生，亦可伴发于头面部外伤。

耳郭是由较薄的皮肤覆盖在凹凸不平的软骨上组成。耳郭软骨薄而富有弹性，是整个耳郭的支架，如因外伤、感染发生缺损或变形就会造成耳郭的畸形，影响外耳的功能及外观。这种畸形的修复较为困难，故对耳郭外伤的处理要给予重视。

【临床表现】

不同原因所致耳郭外伤在不同时期表现各有不同。早期多表现为血肿、出血、皮肤和软骨断裂，若继发感染，后期可表现为缺损或畸形。

1. 耳郭挫伤 多为钝物撞击所致，轻者仅皮肤擦伤、局部红肿，重者可形成血肿，表现为皮下或软骨膜下紫红色半圆形隆起，面积可大可小。因耳郭皮下组织少，血液循环差，血肿不易吸收，若不及时处理，血肿机化可致耳郭增厚变形；大的血肿可继发感染，引起软骨坏死、耳郭畸形。

2. 耳郭撕裂伤 轻者表现为受伤耳郭的小裂口，重者有组织缺损，甚至耳郭部分或完全断离。

【治疗】

治疗原则：及时清创止血、控制感染、预防畸形。

1. 耳郭挫伤 耳郭血肿应早期抽吸治疗，并加压包扎 48h，必要时可反复抽吸；大面积血肿应尽早手术切开清除积血，同时应用抗生素严防感染。

2. 耳郭撕裂伤 外伤后应早期清创缝合，尽量保留皮肤。如有耳郭缺损，视缺失程度施行相应的耳郭成形术，术后应用抗生素防治感染。

二、鼓膜外伤

【病因】

鼓膜外伤(injury of tympanic membrane)常因直接或间接外力作用所致，可分为器械伤：如棒状物挖耳刺伤鼓膜；医源性损伤：如取耵聍、外耳道异物等；压力伤：如掌击、炮震、高台跳水及潜水等；其他如烧伤、颞骨纵形骨折等引起。

【临床表现】

1. 鼓膜破裂后突感耳痛、听力减退伴耳鸣，耳道内少量出血和耳内闭塞感。气压伤时，因气压、撞击可致内耳受损，出现眩晕、恶心。

2. 耳镜检查 可见鼓膜多呈不规则裂隙状穿孔，穿孔边缘及耳道内有血迹或血痂；颞骨骨折伴脑脊液漏时，可见有清水样液渗出。

3. 听力检查 传导性聋或混合性聋。

【治疗】

1. 应用抗生素预防感染，外耳道用酒精擦拭消毒，外耳道口松填消毒棉球，保持外耳道清洁干燥。

2. 预防上呼吸道感染，嘱患者切勿用力擤鼻，以防来自鼻咽的感染。

3. 禁止外耳道冲洗或滴药。穿孔愈合前，禁止游泳或任何水液入耳。绝大多数的穿孔若无感染可于 3~4 周自行愈合，较大而经久不愈的穿孔可择期行鼓膜修补术。

【预防】

加强卫生宣教，禁用锐器挖耳，在强气压环境工作时要戴防护耳塞。

三、颞骨骨折

【病因及分类】

颞骨骨折(fracture of temporal bone)常为头部外伤的一部分，多见于车祸、高处坠落及各种暴力直接或间接伤及头部、颞部和耳部。约 1/3 的颅底骨折可侵及颞骨岩部。颞骨骨折可累及中耳、内耳和面神经。

临床分类通常以骨折线与岩部长轴的关系分为纵行、横行、混合型颞骨骨折和岩尖骨折 4 种类型(图 2-3-1)。

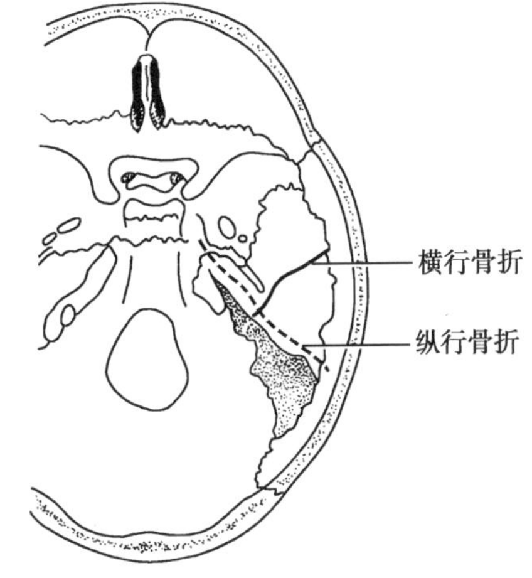

图 2-3-1 颞骨岩部骨折示意图

【临床表现】

1. 纵行骨折 最常见，约占 70%~80%。多由颞部和顶部受撞击所致。约 20%的纵行骨折可两侧同时发生。骨折线与岩部长轴平行，常起自颞骨鳞部，通过外耳道后上壁、中耳顶部，沿颈动脉管，至颅中窝底的棘孔或破裂孔附近。外耳道皮肤及鼓膜常被撕裂，中耳结构受损，血自外耳道流出或自咽鼓管经鼻、咽流出。出现传导性聋和低频耳鸣。因骨折线多于骨迷路前方或外侧穿过，故极少伤及内耳。约 20%的纵行骨折可致面神经受压、水肿或因血肿压迫发生面瘫，但预后较好。偶可累及颞颌关节。伴硬脑膜

撕裂时,脑脊液可经鼓室、鼓膜损伤处外流形成耳漏、鼻漏。

2. 横行骨折　较少见,约占20%。主要是枕部暴力所致。骨折线与岩部长轴垂直,常起自颅后窝的枕骨大孔,横过岩锥直达颅中窝。或经过舌下神经孔及岩部的管孔(如颈静脉孔),少数可经内耳道和迷路到达破裂孔或棘孔附近。因骨折线可通过内耳道或骨迷路,故常有耳蜗、前庭及面神经受损症状,如感音性聋、面瘫、眩晕、自发性眼震和血鼓室等。面瘫的发生率约为50%,且不易恢复。脑桥侧和蛛网膜下腔的脑脊液经骨折缝流入鼓室也可形成脑脊液耳漏、鼻漏。

3. 混合型骨折　少见,常因颅骨多发性骨折,颞骨同时发生纵行与横行骨折,出现多种中耳与内耳症状。

4. 岩尖骨折　很少见,可损伤第Ⅱ~Ⅵ对脑神经,出现弱视、睑裂变小、上睑下垂、瞳孔扩大、眼球运动障碍、复视等眼部症状以及三叉神经痛和面部感觉障碍。岩尖骨折可损伤颈内动脉,引起致命性大出血。

【治疗】

1. 颞骨骨折常伴有颅脑外伤,应先处理危及患者生命的主要问题,然后处理耳部情况。保持呼吸道通畅,必要时行气管切开;控制出血,及时补液或输血,防止失血性休克;外耳道严重出血或颅内压增高者,速请神经外科会诊。病情允许,应作头颅CT或MRI,完善神经系统和耳科检查等。

2. 应用抗生素预防和控制颅内和耳部感染,注意耳部消毒。有脑脊液漏者,严格按照颅脑外伤处理。如患者全身情况许可,在严格无菌操作下清除外耳道积血或污物。不可作外耳道填塞,仅于外耳道口松填消毒棉球。取头高位或半卧位,多数耳漏均可自行停止。如超过2~3周仍未停止者,在病情允许时行手术修补。

3. 横行骨折所致周围性面瘫,应及早手术减压。病情稳定后,对后遗鼓膜穿孔、听骨断离或面神经麻痹等症状,可后期行鼓室成形术或面神经手术。

第二节　耳郭假性囊肿

耳郭假性囊肿(pseudocyst of auricle)指耳郭软骨夹层内的非化脓性浆液性囊肿,表现为耳郭外侧面上半部的无痛性囊肿样隆起。本病又名耳郭非化脓性软骨膜炎、耳郭浆液性软骨膜炎、耳郭软骨间积液等,发病年龄以20~50岁者为多,男性多于女性。

【病因】

病因不明,目前认为与机械性刺激、挤压造成局部微循环障碍,引起组织间的无菌性炎性渗出有关。

【临床表现】

1. 偶然发现耳郭外侧面局限性囊性隆起,有肿胀感,无痛,有时有灼热和痒感。常因刺激后迅速增大。较小囊肿仅稍隆起,大者隆起明显,有波动感,无压痛,表面肤色正常或略红。

2. 穿刺可抽出淡黄色液体,生化检查含丰富蛋白质,细菌培养无细菌生长。多数病例在穿刺后不久又会有渗出液积聚。

【治疗】

治疗目的是减少囊液渗出,促进囊壁粘连愈合,预防囊肿感染。

1. 发病早期或小囊肿可用冷敷、超短波、紫外线照射等物理治疗。

2. 积液明显者可采用穿刺抽液,加压包扎,也可抽液后注入硬化剂,加压包扎,促使囊壁粘连、机化。

3. 穿刺效果不佳者可手术治疗,在囊肿隆起部切除一部分囊壁,开一小窗,清除积液、加压包扎、促进囊壁粘连愈合。

4. 若局部胀痛应使用抗生素预防感染。

第三节　外耳道耵聍栓塞

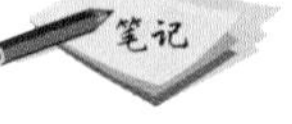

耵聍栓塞(impacted cerumen)是由于外耳道内耵聍聚积过多,形成较硬团块,阻塞于外耳道内,可

影响听力。

【临床表现】

1. 症状 外耳道未完全堵塞时多无症状，可有局部瘙痒感。完全堵塞时，耳闷胀不适，伴听力下降、耳鸣，甚至眩晕。下颌关节活动时或进水膨胀后可有耳痛，伴感染则疼痛剧烈。

2. 耳镜检查 外耳道内有棕黑色团块，触之硬，也有软如枣泥者，与外耳道壁可无间隙。听力检查为传导性听力损失。

【治疗】

取出外耳道耵聍是唯一治疗方法。但需注意操作轻柔以减少疼痛和避免外耳道或鼓膜损伤，若损伤外耳道皮肤，要注意预防感染。

1. 耵聍钩取出法 对可活动、未完全阻塞外耳道的耵聍，可用耵聍钩或膝状镊取出。完全阻塞者需用耵聍钩将耵聍与外耳道分离出缝隙后，慢慢钩出。

2. 外耳道冲洗法 对难以取出者，可先滴用3%～5%碳酸氢钠溶液软化耵聍，每天4～6次，2～3d后待耵聍软化，用温的生理盐水冲出，或用吸引器慢慢吸出。注意若有急慢性化脓性中耳炎不能用冲洗法。

第四节 外耳道疖与外耳道炎

一、外耳道疖

外耳道疖(furuncle of external acoustic meatus)是外耳道皮肤的局限性化脓性炎症。

【病因】

外耳道疖肿多发生在软骨部，由皮肤毛囊、皮脂腺和耵聍腺感染而形成的。致病菌多为金黄色葡萄球菌，有时为白色葡萄球菌感染。常见感染途径有：①挖耳引起外耳道皮肤损伤后细菌感染；②游泳、洗头、洗澡时不洁水进入和浸泡致细菌感染；③化脓性中耳炎的脓液刺激引起局部感染；④糖尿病、慢性肾炎，营养不良等全身性疾病使局部抵抗力下降是本病的诱因。

【临床表现】

1. 症状与体征 局部跳动性疼痛为主要症状，常因外耳道皮下组织少、皮肤和软骨膜连接紧密、炎性肿胀刺激神经末梢所致。疖肿破溃后有稠厚脓液流出，可混有血液。脓液感染邻近皮肤可引起多发性疖肿。外耳道后壁的疖肿，皮肤肿胀可蔓延到耳后，使耳后沟消失、耳郭耸立。严重者可伴有发热和全身不适。因疖肿部位不同，可引起耳前或耳后淋巴结肿痛。

2. 辅助检查 有明显的耳屏压痛和耳郭牵拉痛，外耳道软骨部有局限性红肿，肿胀的中央可有白色脓头。血象检查，白细胞升高。

【诊断和鉴别诊断】

根据症状和体征，多不难诊断。但当肿胀波及耳后，使耳后沟消失时，需与急性乳突炎、慢性化脓性中耳乳突炎和耳后骨膜下脓肿相鉴别。参见本章第十节相关内容。

【治疗】

1. 局部治疗 根据疖的不同阶段，采取不同的治疗方法。

(1) 早期可用鱼石脂甘油纱条敷于红肿处，每日更换一次；也可局部理疗，促进炎症消散。未成熟疖肿禁忌切开，以防炎症扩散。

(2) 疖肿成熟时，可用无菌针头刺破脓头，用棉签挤压脓头排出脓液。疖肿较大，波动感明显者，可在局麻下沿外耳道纵轴平行切开，用镊子将稠厚的脓栓取出，脓腔置引流条。

(3) 疖肿已经破溃，用3%过氧化氢溶液将脓液清洗干净，保持引流通畅。

2. 全身治疗 积极应用抗生素控制感染。疼痛剧烈者，服用镇静、止痛药。

二、外耳道炎

外耳道炎(otitis externa)是外耳道皮肤或皮下组织的急、慢性弥漫性炎症。病因与外耳道疖大致

相同。根据病程可分为急性弥漫性外耳道炎和慢性外耳道炎。

【临床表现】

1. 急性弥漫性外耳道炎　初期耳内灼热感，随病情发展耳内胀痛逐渐加剧，咀嚼或说话时加重。外耳道内有稀薄或渐呈脓性分泌物流出。检查有耳郭牵拉痛和耳屏压痛；外耳道弥漫性红肿、潮湿，有时可见小脓疱；病情严重者耳郭周围可水肿，耳周淋巴结肿胀或压痛。

2. 慢性外耳道炎　患者常感耳痒不适，耳道内少量分泌物流出。检查见外耳道皮肤多增厚、有痂皮附着，撕脱后外耳道皮肤呈渗血状。外耳道潮湿，内有少量黏稠分泌物或有白色豆渣状分泌物堆积于外耳道深部。

【治疗】

1. 清洁外耳道，保持局部清洁、干燥和引流通畅。

2. 外耳道红肿时，局部滴用2%～3%酚甘油或敷用鱼石脂软膏，可起到消炎止痛的作用。如外耳道肿胀严重，影响引流，可在外耳道内放一细纱条引流，也利于滴药后药液流入外耳道深部。

3. 严重的外耳道炎需全身应用抗生素。避免使用有耳毒性药物。耳痛剧烈者给予镇静止痛药。必要时可联合应用抗生素和糖皮质激素类药物。

【预防】

改变不良的挖耳习惯；避免在污水中游泳；洗头、洗澡时避免水进入外耳道内，耳内进水及时拭干。

第五节　外耳道真菌病

外耳道真菌病（otomycosis）又称真菌性外耳道炎（otitis externa mycotica），是外耳道内真菌侵入或外耳道内的条件致病性真菌，在适宜的条件下繁殖所引起的外耳道炎性病变。致病性真菌种类较多，以念珠菌、曲霉菌、青霉菌及毛霉菌等多见。

【病因】

外耳道进水、中耳流脓、挖耳损伤外耳道；机体抵抗力下降；全身长期大剂量应用或滥用抗生素均可导致真菌感染。

【临床表现】

1. 症状与体征　早期或轻者可无症状。多表现为耳内发痒及闷胀感，有时奇痒，以夜间为甚；真菌大量繁殖，堆积成团块致阻塞感，听觉障碍、耳鸣甚至眩晕；合并细菌感染时，可有外耳道肿胀、疼痛和流脓；有些以化脓和肉芽肿为主的真菌感染，严重者可引起面瘫。

2. 检查　可因真菌种类表现各异。常见外耳道深部和鼓膜覆盖有白色、灰黄色或烟黑色薄膜、丝状、绒毛状霉苔，也可呈筒状或块状痂皮。揭去痂皮，可见患处充血肿胀、潮湿、轻度糜烂，或有少量渗血。实验室检查，显微镜下可见菌丝和孢子，也可做真菌培养检查，明确诊断。

【治疗】

清除外耳道内污物，保持外耳道干燥。局部应用广谱抗真菌霜剂或溶液，一般不需要全身应用抗真菌药。

【预防】

保持外耳道干燥，耳内进水及时拭干。改变不良的挖耳习惯。合理使用抗生素及激素。

第六节　分泌性中耳炎

分泌性中耳炎（otitis media with effusion，OME）是指以鼓室积液、听力下降为主要特征的中耳非化脓性炎症。本病有较多的命名如分泌性中耳炎，浆液性中耳炎，卡他性中耳炎等，分泌物极为黏稠者称为胶耳（glue ear）。按我国自然科学名词审定委员会意见（1991），本病称为分泌性中耳炎。

本病在小儿的发病率明显高于成人，是引起小儿听力下降的重要原因之一。

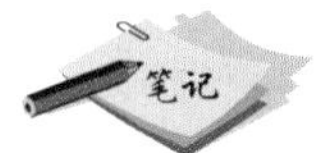

按病程的长短不同，可分为急性（3周内），亚急性（3周～3个月）和慢性（3个月以上）三种，或可

分为急性和慢性(病程在8周以上)两种。慢性分泌性中耳炎多由急性分泌性中耳炎反复发作,迁延转化而来,也可缓慢起病而无急性经历。

【病因】

病因复杂,与多种因素有关。

1. 咽鼓管功能障碍

(1) 咽鼓管阻塞:咽鼓管通常处于关闭状态,仅在吞咽、打呵欠等动作时短暂开放,以调节中耳内气压,使之与外界大气压保持平衡。当咽鼓管阻塞时,中耳腔逐渐形成负压,黏膜发生水肿,血管通透性增加,漏出的血清聚集于中耳,形成积液。

1)机械性阻塞:长期以来,咽鼓管咽口的机械性阻塞(如鼻咽占位性病变、巨大息肉、下甲肥厚、长期后鼻孔或鼻咽填塞等)直接压迫、堵塞咽鼓管咽口,被认为是本病的主要原因。

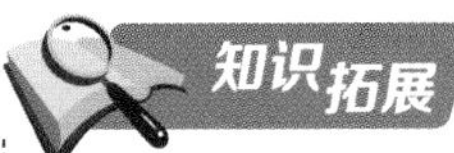

分泌性中耳炎病因研究进展

近年来,随着病因学研究的不断深入,有学者认为单纯机械性阻塞作为本病主要病因的可能性较小,还涉及其他发病机制。①腺样体炎症:感染的腺样体可潜藏大量的致病微生物,同时腺样体自身释放某些炎症介质也可引起黏膜水肿;②慢性鼻窦炎:脓涕长期的刺激使咽鼓管周围的黏膜和淋巴组织增生,导致咽口狭窄。新的研究发现,此类患者鼻咽部sIgA活性低,细菌易于在此繁殖;③鼻咽癌:鼻咽癌患者放疗前后常并发此症,除了肿瘤的机械性压迫,还与腭帆张肌、腭帆提肌、咽鼓管局部结构遭肿瘤破坏或放射性损伤,以及咽口的瘢痕性狭窄等因素有关。

2) 非机械性阻塞:①司咽鼓管开闭的肌肉收缩无力,软骨弹性差,咽鼓管软骨段向腔内下陷,管腔更为狭窄,甚至闭塞;②细菌蛋白溶解酶的破坏,使咽鼓管内表面活性物质减少,表面张力提高,影响咽鼓管的开放。

(2) 咽鼓管的清洁和防御功能障碍:咽鼓管黏膜的“黏液纤毛输送系统”,主要司清洁功能,保护中耳的无菌状态。细菌的外毒素或先天性纤毛运动不良综合征可引发纤毛运动障碍甚至瘫痪。此外,老年人因管壁周围组织的弹性降低可致咽鼓管关闭不全,病原体可循此侵入中耳。

2. 中耳局部感染　主要致病菌为流感嗜血杆菌和肺炎链球菌,其次为β-溶血性链球菌,金黄色葡萄球菌等。致病菌的内毒素在病变迁延为慢性的过程中具有一定作用。此外,滥用抗生素、致病菌毒力较弱,可能与本病的非化脓性特点有关。慢性分泌性中耳炎的中耳积液中还可检出流感病毒,呼吸道合胞病毒,腺病毒等病毒。

3. 免疫反应　由于中耳积液中细菌检出率较高,并检测到细菌的特异性抗体、炎症介质、免疫复合物及补体等,提示慢性分泌性中耳炎可能是一种由抗体介导的免疫复合物疾病。但也有学者认为它是由T细胞介导的迟发型变态反应。

4. 其他　如神经能性炎症机制、胃食管反流学说等。牙错位咬合、腭裂亦可引起本病,而被动吸烟,环境污染,哺乳方法不当,家族遗传等均为儿童患病的危险因素。

【临床表现】

1. 症状

(1) 耳痛:急性起病时多有耳痛,可轻可重。慢性期耳痛不明显。小儿常在夜间发作,哭闹不止,次晨耳痛减轻,1~2d后消失。成人多无明显耳痛。

(2) 听力下降:急性分泌性中耳炎患者发病前多有上呼吸道感染病史,后听力渐下降,伴自听增强。可有变位性听力改善(当头位变动,如前倾或偏向患侧,此时因积液离开蜗窗,听力可暂时改善)。黏液黏稠者,听力可不因头位变动而变化。小儿常因对声音反应迟钝,注意力不集中就诊,也可因另一耳听力正常长期不被家长察觉。慢性患者起病隐匿,常说不清发病时间。

(3) 耳内闭塞感:耳内闭塞感或闷胀感是成人常见的主诉之一,按压耳屏后症状可暂时减轻。

(4) 耳鸣:多为低调间歇性,如“噼啪”声,或“轰轰”声等。当头部运动,打呵欠或擤鼻时,耳内可出现气过水声,但若积液已充满鼓室或很黏稠,则无此症状。

2. 检查

(1) 耳镜检查：①充血：急性者鼓膜松弛部或全鼓膜轻度弥漫性充血；②鼓膜内陷：表现为光锥缩短，变形或消失，锤骨柄向后上移位，锤骨短突外突明显；③鼓室积液：鼓膜失去正常光泽，呈淡黄、橙红或琥珀色，慢性者可呈灰蓝或乳白色，紧张部有扩张的微血管。若积液不黏稠且未充满鼓室，透过鼓膜可见到凹面向上的弧形液气平面，称为发状线。头位改变时，此平面与地面平行的关系不变。透过鼓膜有时尚可见到气泡影，作咽鼓管吹张后气泡可增多；④鼓膜活动受限：鼓室积液很多时，鼓膜向外隆凸，鼓气耳镜检查显示活动受限。

(2) 听力学检查：①音叉试验和纯音听阈测试显示不同程度传导性听力损失，重者可达 40dB HL。听力损失一般以低频为主，少数患者可合并感音神经性听力损失；②声导抗图：平坦型(B 型)是分泌性中耳炎的典型曲线，负压型(C 型)示鼓室负压，咽鼓管功能不良，部分患者中耳可有积液。

(3) 影像学检查：颞骨 CT 扫描可见鼓室内低密度影，乳突气房中可见液气面。

【诊断】

根据病史和临床表现，结合听力学检查结果，诊断一般不难。必要时可在无菌操作下作鼓膜穿刺术可确诊。但若积液甚为黏稠，也可能抽不出液体。

【鉴别诊断】

1. 鼻咽癌　鼻咽癌好发于咽隐窝，早期可压迫或阻塞咽鼓管咽口，引起分泌性中耳炎。对成年患者一侧分泌性中耳炎应警惕有鼻咽癌的可能。进行鼻咽镜或内镜检查，同时血清中 EB 病毒血清学、鼻咽部 CT 扫描或 MRI 有较高诊断价值。对可疑患者要密切随访，必要时反复多次鼻咽部活检。

2. 脑脊液耳漏　颞骨骨折合并脑脊液漏而鼓膜完整者，脑脊液聚集于鼓室产生类似分泌性中耳炎的临床表现。头部外伤史，鼓室液体的实验室检查结果及颞骨 CT 或 X 线摄片可资鉴别。

3. 胆固醇肉芽肿　也称特发性血鼓室，中耳内并无血液，而是鼓室、乳突内有棕褐色液体积聚。鼓膜呈蓝色或蓝黑色，有蓝鼓膜之称。鼓室及乳突腔内有暗红色或棕褐色肉芽，颞骨 CT 片示鼓室及乳突内有软组织影，少数有骨质破坏。

【治疗】

治疗原则是控制感染，清除中耳积液，改善咽鼓管通气、引流，同时治疗相关疾病。

1. 非手术治疗

(1) 抗生素：急性分泌性中耳炎可针对致病菌选用青霉素类或头孢类抗生素，适当短期治疗。对于小儿，国外较新的流行病学发现，75%~90%的患儿在 3 个月内可痊愈，过早的药物和手术干预并无益处，反而增加副作用风险，即使鼓膜充血也不可作为临床使用抗生素的指征。建议暂时给予观察随访 2~3 个月。观察期间定期复查鼓气耳镜和声导抗，若出现病情变化再做相应处理。

(2) 糖皮质激素：急性期可用糖皮质激素如地塞米松或泼尼松等短期治疗，以减少积液渗出和促进吸收。

(3) 改善咽鼓管通气引流：减充血剂如 1%麻黄碱，盐酸羟甲唑啉滴(喷)鼻腔；咽鼓管吹张(可采用捏鼻鼓气法，小儿可用波氏球法，成人可用导管法)。成人可经导管向咽鼓管咽口吹入泼尼松龙 1ml，隔日 1 次，共 3~6 次。

(4) 稀化黏液，促纤毛运动：口服稀化黏素类药物(如：桃金娘油)可稀化黏液，增加纤毛输送系统的清洁功能，利于分泌物经咽鼓管排出。

(5) 若小儿因耳痛哭闹不止，无法入睡，可短期给予止痛处理。

2. 手术治疗

(1) 鼓膜穿刺术：在无菌条件下通过鼓膜穿刺抽出积液。必要时可重复穿刺。成人在局麻下(小儿全麻)，以针尖斜面较短的 7 号针头，从鼓膜前下刺入鼓室，抽吸积液(图 2-3-2)。也可于抽液后注入糖皮质激素，α-糜蛋白酶等药物。

(2) 鼓膜切开术：黏稠积液，鼓膜穿刺时难以吸净；或经反复抽吸，积液又迅速生成、聚积时，宜作鼓膜切开术。用鼓膜切开刀在鼓膜前下象限作弧形或放射状切口(图 2-3-3)，注意避免损伤鼓室内壁黏膜。小儿可在全麻下行鼓膜切开术。

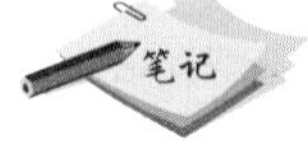

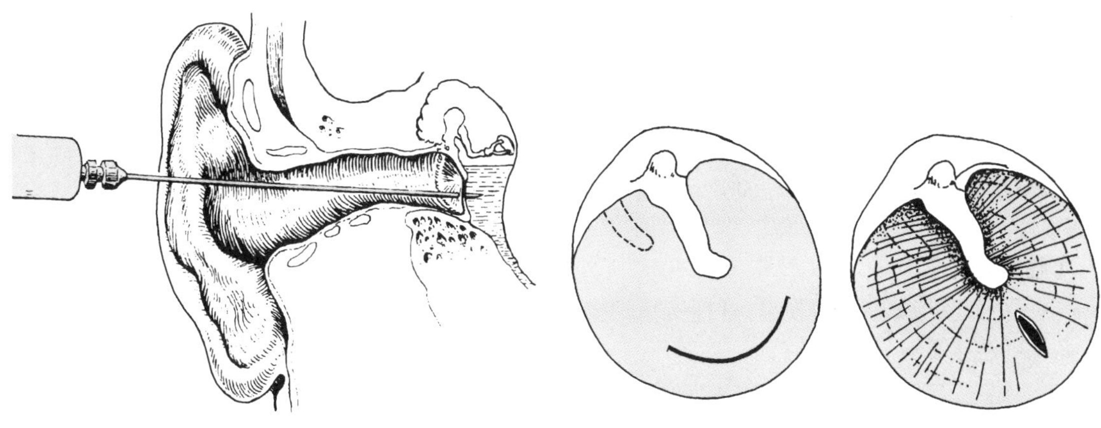

图 2-3-2　鼓膜穿刺术位置示意图

图 2-3-3　鼓膜切开术示意图

（3）鼓膜切开加置管术：病情迁延不愈，或反复发作积液黏稠如胶耳者可于鼓膜切开并将积液充分吸净后，在切口处放置一通气管，以改善中耳的通气引流，促进咽鼓管功能的恢复（图 2-3-4）。通气管的留置时间一般为 6~8 周，最长可达 1~2 年，不超过 3 年。咽鼓管功能恢复后，通气管大多可自行脱出。

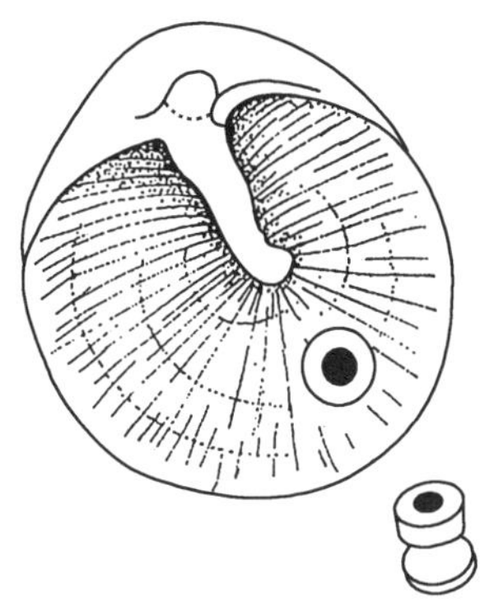

图 2-3-4　鼓膜切开加置管术示意图

3. 病因治疗　对反复发作的分泌性中耳炎，除治疗疾病本身外，更重要的是仔细寻找病因并积极治疗。包括鼻部、鼻咽部、口咽部疾病等。根据具体病情进行相应的手术如腺样体摘除、下鼻甲部分切除、鼻息肉摘除术、功能性内镜手术等。其中腺样体摘除术，在儿童分泌性中耳炎治疗中的作用应予以重视。

【预后】

急性分泌性中耳炎预后一般良好。少数慢性分泌性中耳炎可遗留粘连性中耳炎，鼓室硬化症，胆固醇肉芽肿等。

第七节　急性化脓性中耳炎

急性化脓性中耳炎（acute suppurative otitis media）是中耳黏膜的急性化脓性炎症。好发于儿童，冬春季多见，常继发于上呼吸道感染。病变主要位于鼓室黏膜，中耳其他部位黏膜亦可受累。临床上以耳痛、耳漏、鼓膜充血、穿孔为主要特点。由于抗生素的普遍应用，目前发病率已有所下降。

【病因】

主要致病菌为肺炎链球菌、葡萄球菌、流感嗜血杆菌、乙型溶血性链球菌及铜绿假单胞菌等，原发性真菌感染罕见。致病菌可通过以下 3 条途径侵袭中耳，其中以咽鼓管途径最为常见。

1. 咽鼓管途径

（1）急性上呼吸道感染时，潜藏于腺样体或鼻咽其他部位的致病菌沿咽鼓管侵入中耳。特别是小儿的咽鼓管较成人宽、短、平，咽口的位置较低，鼻咽部的病原体更易从咽鼓管侵入中耳。

（2）在不洁的水中游泳或跳水，不适当的捏鼻鼓气、擤鼻，咽鼓管吹张和鼻腔治疗等，病原体可经咽鼓管进入中耳鼓室。

（3）急性传染病期：如麻疹、猩红热、白喉、百日咳、流感等病原体可经咽鼓管侵袭中耳，破坏中耳及其周围组织，引起急性坏死性中耳炎。其他致病菌也可经此途径发生继发感染。小儿免疫功能较差，本病发病率较成人高。

（4）婴幼儿哺乳位置不当，如平卧吮奶时，乳汁易经婴幼儿宽而短的咽鼓管流入中耳。

2. 外耳道-鼓膜途径　鼓膜外伤或穿孔时，致病菌可直接经穿孔侵入中耳。未严格遵循无菌操作进行鼓膜穿刺、切开或鼓室置管均可导致中耳感染。

3. 血行感染 极少见。

【病理生理】

病变早期，鼓室黏膜充血，水肿，咽鼓管咽口的闭塞，使鼓室内气体吸收渐呈负压，血浆、纤维蛋白、红细胞及多形核白细胞等从毛细血管渗出，聚集于鼓室，并逐渐变为脓性。脓液增多，鼓室内压力随之增加，鼓膜受压，血供障碍，加之小静脉发生血栓性静脉炎，导致鼓膜局部溃破、穿孔，脓液随之外泄。若治疗得当，局部引流通畅，炎症可逐渐消退，小的穿孔也多可自行修复。若治疗不当病变可迁延为慢性。

【临床表现】

本病全身及局部症状均较重，可有畏寒、发热、耳痛、听力下降伴耳鸣等。一旦鼓膜穿孔，脓液外泄，症状可迅速缓解（表 2-3-1）。

表 2-3-1 鼓膜穿孔前后症状比较

	穿孔前	穿孔后
全身症状	畏寒，发热，倦怠，食欲减退。小儿全身症状较重，常伴呕吐，腹泻等	全身症状明显减轻或消失，体温很快恢复正常
耳痛	疼痛剧烈。耳深部痛（搏动性跳痛，刺痛），吞咽及咳嗽时加重，可向同侧头面部或牙齿放射，耳痛加重可致烦躁不安，夜不成眠。小儿表现为搔耳、摇头、哭闹不安	明显减轻
听力减退	耳闷，听力下降，偶有眩晕	逐渐减轻
耳鸣	搏动性、低调耳鸣	逐渐消失
耳漏	无	初为血水样，以后变为黏液脓性

【检查】

1. 耳周检查 乳突区有轻微压痛。小儿乳突区皮肤可出现轻度红肿。

2. 耳镜检查 起病早期，鼓膜松弛部充血，锤骨柄及紧张部周边可见放射状的扩张的血管。随着病情发展，整个鼓膜弥漫性充血、肿胀，向外膨出，正常标志不易辨识。膨隆局部出现小黄点，后从此处发生穿孔，初始穿孔甚小而不易窥清。电耳镜下可见穿孔处为一针尖样、闪烁搏动的亮点，分泌物从该处涌出，称之为"灯塔征"。婴幼儿的鼓膜较厚，富有弹性，不易穿孔，往往鼓室有较多积脓，鼓膜可能仍无显著充血或膨隆，要特别注意。坏死性中耳炎可发生多个穿孔，并迅速融合，形成大穿孔。

3. 听力检查 呈传导性听力损失。少数患者可因耳蜗受累，出现混合型听力损失。

4. 血象检查 白细胞总数增多，中性粒细胞比率增加。鼓膜穿孔后血象渐趋正常。

【治疗】

治疗原则：控制感染、通畅引流、祛除病因。

1. 全身治疗

（1）抗生素的使用：及早应用足量的广谱抗生素控制感染。一般可选用青霉素类和头孢类抗生素。鼓膜穿孔后取脓液作细菌培养及药敏试验，并参照结果选用敏感药物。症状消失后仍需继续治疗数日，务求彻底治愈。

（2）减充血剂喷鼻，如 1%麻黄碱、盐酸羟甲唑啉等，利于恢复咽鼓管功能，改善引流。

（3）注意休息，进食清淡易消化饮食，通便。重症者给予支持疗法。小儿呕吐、腹泻时，应注意补液，纠正电解质紊乱。

2. 局部治疗

（1）鼓膜穿孔前

1）选用 2%苯酚甘油滴耳，可消炎止痛。需注意该药遇脓液或血水后可释放苯酚，对鼓膜和鼓室黏膜有腐蚀作用，故鼓膜穿孔后应立即停止使用。慢性化脓性中耳炎忌用此药。

2）鼓膜切开术：适用于全身及局部症状较重，鼓膜膨出明显，经一般治疗后无明显减轻；穿孔太

小，分泌物引流不畅；疑有并发症可能，但尚无须立即行乳突手术者。建议无菌操作下行鼓膜切开术，以利通畅引流，缓解全身症状。小儿鼓膜较厚，不易穿孔。必要时，可考虑鼓膜切开术，畅通引流，以缩短病程，预防并发症。

（2）鼓膜穿孔后

1）先用3%过氧化氢溶液或硼酸液彻底清洗外耳道脓液，然后拭干。

2）选用无耳毒性的抗生素溶液滴耳，如0.3%氧氟沙星滴耳液，盐酸洛美沙星滴耳液，利福平滴耳液等。禁用粉剂，以免影响引流。

3）脓液减少，炎症逐渐消退，可选用甘油或酒精制剂。如3%硼酸甘油或3%硼酸酒精等。

4）炎症完全消退后，穿孔大都可自行愈合。流脓已停止而鼓膜穿孔长期不愈合者，可行鼓膜成形术。

3. 病因治疗　积极治疗慢性鼻炎、鼻窦炎、腺样体肥大、慢性扁桃体炎等鼻、咽部慢性疾病，有助于防止中耳炎复发。

【预后】

预后一般良好。治疗不彻底者可转变为隐蔽性中耳乳突炎或分泌性中耳炎。

第八节　慢性化脓性中耳炎

慢性化脓性中耳炎（chronic suppurative otitis media）是中耳黏膜、骨膜甚至深达骨质的慢性化脓性炎症。临床上以耳内长期间歇或持续性流脓，鼓膜穿孔和听力下降为特点。本病是耳科常见病，病变不仅位于鼓室，还常侵犯鼓窦，乳突和咽鼓管。部分病例可伴有病灶内上皮组织增生合并形成中耳胆脂瘤，严重者可引起颅内、外并发症。

【病因】

急性化脓性中耳炎未及时治疗或治疗不彻底，以致病程迁延6~8周转为慢性，此为较常见的原因；急性坏死性中耳炎，病变深达骨质者；全身或局部抵抗力下降，如营养不良，慢性贫血，糖尿病等。婴幼儿免疫功能低下，患急性中耳炎时较易演变为慢性；鼻、咽部存在慢性疾病，易使中耳炎反复发作，经久不愈。

常见的致病菌为金黄色葡萄球菌和铜绿假单胞菌，其他的有变形杆菌、克雷伯杆菌、溶血性链球菌等。病程较长者，常出现两种以上细菌的混合感染，且菌种常有变化。致病菌产生的细菌生物膜具有屏障作用，抗体或药物不易透过，反而在其表面形成免疫复合物体，加重感染。需氧菌和厌氧菌的混合感染也逐渐多见，个别病例出现细菌感染基础上，真菌为主的混合感染。

【病理生理】

本病病理变化轻重不一，轻者病变位于鼓室，主要是黏膜充血、水肿、炎性渗出。病变重者，除黏膜病变外，病变可深达骨质，形成慢性骨疡，有局部肉芽或息肉生长，病变可迁延不愈，少数有硬化灶和粘连并存。有些局部可发生鳞状上皮化生继发胆脂瘤。

传统上，慢性化脓性中耳炎分为“单纯型、骨疡型和胆脂瘤型”3型。但单纯型有时可见肉芽及小的胆脂瘤，骨疡型和胆脂瘤型可合并存在。特别是随着对胆脂瘤型中耳炎发病机制及颞骨病理学研究的深入，我国对化脓性中耳炎的分型不断修正，原有的3型分类法已不适用。2004年由中华耳鼻咽喉头颈外科学会耳科学组暨中华耳鼻咽喉科杂志在西安主持制定了我国第一个中耳炎分类法，其中将“慢性化脓性中耳炎”和“胆脂瘤中耳炎（不含先天性胆脂瘤）”分别列为2个独立的疾病，而慢性化脓性中耳炎，也不再分型。2011年4月，在昆明召开的会议，又对“西安指南”进行了修订，并于2012年推出了新的分类。新的分类指南（2012年，昆明）将中耳炎分为分泌性中耳炎、化脓性中耳炎、中耳胆脂瘤、特殊类型中耳炎四类。其中化脓性中耳炎分为急性和慢性两类。而慢性化脓性中耳炎分静止期和活动期。

【临床表现】

耳内长期间歇或持续性流脓，鼓膜穿孔和听力下降是本病的临床特点。静止期最多见，病变主要局限于中耳鼓室黏膜，故又有黏膜型之称。活动期病变超出黏膜组织，可有不同程度骨质

破坏，又称坏死型或肉芽骨疡型，可由急性坏死型中耳炎迁延而来。静止期和活动期的鉴别要点见表 2-3-2。

表 2-3-2 两型慢性化脓性中耳炎的鉴别要点

	静止期	活动期
耳流脓	一般无，上呼吸道感染时，有流脓发作，呈间歇性	持续性
分泌物性质	继发感染时为黏液性或黏液脓性，一般不臭	黏稠脓性间带血丝，可有臭味
鼓膜及鼓室	紧张部中央性穿孔，鼓室黏膜光滑，可轻度水肿	鼓膜边缘性穿孔或紧张部大穿孔或完全缺失，鼓室内有肉芽或息肉
听力下降	一般为轻度传导性聋	多为较重传导性聋或为混合型聋
颞骨 CT	无骨质破坏	中耳有软组织影或骨质破坏
并发症	一般无	可引起颅内外并发症

【诊断及鉴别诊断】

根据病史、鼓膜穿孔及鼓室情况，结合颞骨 CT 图像，诊断一般不难。应与以下疾病鉴别。

1. 中耳胆脂瘤 详见本章第九节中耳胆脂瘤相关内容。

2. 中耳癌 好发于中年以上的患者，多为鳞状细胞癌。大多有长期耳流脓病史。耳内有血性分泌物及肉芽，伴耳痛，可出现同侧周围性面瘫及张口困难，晚期有多对脑神经受损表现。检查见外耳道或鼓室内有新生物，接触易出血。影像学检查可发现局部骨质破坏。新生物活检可确诊。

3. 结核性中耳炎 多继发于肺部或其他部位结核。起病隐匿，耳内脓液稀薄，听力损失明显，早期可发生面瘫。鼓膜紧张部大穿孔，肉芽苍白。颞骨 CT 示鼓室及乳突有骨质破坏区及死骨形成。肉芽组织病理学检查，或取分泌物涂片、培养及结核菌素试验可确诊。

【治疗】

治疗原则为祛除病因，控制感染，畅通引流，清除病灶，恢复听力。

1. 病因治疗 积极治疗急性化脓性中耳炎和可能引发和加重中耳病变的邻近器官感染性病灶。

2. 药物治疗 静止期以及引流通畅的活动期患者，以局部用药为主，炎症急性发作时宜全身应用抗生素。用药前尽可能先取脓液作细菌培养及药敏试验，以指导用药。

（1）局部用药种类：①分泌物较多，鼓室黏膜充血水肿时选用抗生素溶液或抗生素与糖皮质激素混合液，如 0.3%氧氟沙星滴耳液，利福平滴耳液，0.25%氯霉素滴耳液等。②黏膜炎症逐渐消退，脓液减少，可选用乙醇或甘油制剂，如 3%～4%硼酸甘油，3%～4%硼酸乙醇，2.5%～5%氯霉素甘油等。

（2）局部用药注意事项：①用药前用 3%过氧化氢溶液洗耳，并用棉签拭干后方可滴药；②忌用耳毒性药物如氨基糖苷类抗生素制剂（如新霉素，庆大霉素等）滴耳；③脓液多或穿孔小者，忌用粉剂，以免结块妨碍引流，引起严重并发症；④忌用腐蚀剂，如酚甘油；⑤避免使用有色药物，以免妨碍观察；⑥滴耳药应尽可能与体温接近，以免引起眩晕。

3. 手术治疗 近年来，随着耳显微外科、内镜中耳手术的迅速开展与普及，及时处理中耳细微病变，彻底清除中耳病灶，保留或改善中耳功能，已成为慢性化脓性中耳炎手术治疗的原则。

根据病情可选择以清除中耳病灶为主的各种乳突手术以及以重建中耳传音机构为目的的鼓室成形术等。

第九节 中耳胆脂瘤

中耳胆脂瘤（cholesteatoma）是一种位于中耳内的囊性结构并非真性肿瘤。但由于胆脂瘤具有侵袭性、破坏性，可破坏吸收颅底骨质，可侵入颅内，对患者有潜在危险，应予以重视。

【病因和发病机制】

颞骨内的胆脂瘤可分为先天性和后天性两种。先天性胆脂瘤来源于胚胎期外胚层组织，可见于岩尖、乳突和中耳腔。后天性胆脂瘤又分为原发性和继发性两种：①后天性原发性胆脂瘤出现在完整鼓膜内侧，与外耳道无连续性，缺乏引起鼓膜穿孔的病因和中耳感染的病史，胆脂瘤合并细菌感染后中耳可出现化脓性炎症；②后天性继发性胆脂瘤则继发于慢性化脓性中耳炎或慢性分泌性中耳炎，感染和咽鼓管功能不良通常被认为是后天性继发性胆脂瘤的易感因素。

后天性胆脂瘤的发生确切机制尚不清楚，主要的经典学说如下：

1. 袋状内陷学说　松弛部形成了一个不能自洁的囊袋，表层上皮及角化物质可不断脱落，并在囊内堆积，囊腔逐渐扩大，形成后天性原发性胆脂瘤。形成机制：由于咽鼓管功能不良，中耳内长期处于负压状态，位于上鼓室、中鼓室间的鼓室隔处的黏膜、韧带组织出现肿胀、增厚，甚至粘连。鼓前峡和鼓后峡出现部分或全部闭锁，上鼓室、鼓窦及乳突腔与中鼓室、下鼓室、咽鼓管之间形成两个互不相通或不完全相通的系统。受上鼓室长期高负压的影响，鼓膜松弛部向鼓室内陷入，该处逐渐形成内陷囊袋。

2. 基底细胞增殖学说　鼓膜松弛部的上皮细胞能通过增殖而形成上皮小柱，破坏基底膜后伸入上皮下组织，在此基础上形成原发性胆脂瘤。

3. 上皮移行学说　原有慢性化脓性中耳炎边缘性穿孔或大穿孔，其外耳道及鼓膜的上皮可由穿孔处沿骨面向鼓室内移行生长，并逐渐伸达鼓窦及乳突区，其脱落上皮及角化物质堆积于该处而不能自洁，逐渐聚集成团，形成继发性胆脂瘤。

4. 鳞状上皮化生学说　中耳慢性炎症和鼓膜外伤刺激中耳黏膜的上皮细胞，使之化生为角化性鳞状上皮（胆脂瘤基质）继而发生胆脂瘤。

【临床表现】

1. 不伴感染的胆脂瘤，早期可无任何症状。

2. 继发性胆脂瘤可有长期持续耳流脓，脓量时多时少，常有特殊的恶臭。伴有肉芽者，脓液中可带血丝。后天原发性胆脂瘤早期无耳流脓，合并感染后可有耳流脓。

3. 听力下降　本病一般均有较重的传导性听力损失。但原发性上鼓室内早期局限性的小胆脂瘤可不引起明显的听力损害，即使听骨已有部分破坏，因胆脂瘤可作为缺损听骨之间的传音桥梁，听力损失并不明显。如病变侵及耳蜗，则听力损失可呈混合性。

【检查】

1. 耳镜检查　鼓膜松弛部或紧张部后上边缘性穿孔，从穿孔处可见鼓室内有灰白色鳞屑状或豆渣样无定形物质，奇臭。若穿孔被痂皮覆盖，常致漏诊。

2. 纯音测听　听力损失可轻可重，多为传导性或混合性听力损失。

3. 颞骨 CT　显示上鼓室、鼓窦或乳突有边缘浓密，整齐的骨质破坏区。

【鉴别诊断】

本病应与不伴胆脂瘤的慢性化脓性中耳炎（静止期）鉴别（表 2-3-3）。慢性化脓性中耳炎活动期参见本章第八节慢性化脓性中耳炎，不再赘述。

表 2-3-3　慢性化脓性中耳炎（静止期）与中耳胆脂瘤鉴别

	慢性化脓性中耳炎（静止期）	中耳胆脂瘤
耳内流脓	间歇性	持续性，如穿孔被痂皮所堵则为间歇性
分泌物性质	继发感染时为黏液性或黏液脓性，一般不臭	脓性或黏液脓性，可含“豆渣样物”，奇臭
鼓膜及鼓室	紧张部中央性穿孔，鼓室黏膜光滑，可轻度水肿	松弛部穿孔或紧张部后上边缘性穿孔，少数为大穿孔，鼓室内有灰白色鳞片状或无定形物质，亦可伴有肉芽
听力	一般为轻度传导性聋	听力损失可轻可重，为传导性或混合性
颞骨 CT	无骨质破坏	骨质破坏，边缘浓密，整齐
并发症	一般无	常可引起颅内外并发症

【治疗】

胆脂瘤可出现颅内并发症，威胁生命。故原则上应及早手术治疗。手术治疗的目的：①彻底清除

胆脂瘤和炎性肉芽、息肉以及病变的骨质、黏膜等；②重建传音结构。术中尽可能保留与传音结构有关的健康组织，如听小骨，残余鼓膜，咽鼓管黏膜等，并在此基础上一期或二期重建传音结构；③力求干耳；④预防并发症。

第十节　化脓性中耳乳突炎并发症及后遗疾病

一、耳源性颅内外并发症

（一）概述

由化脓性中耳炎及中耳胆脂瘤等耳部疾病所引起的颅内、外并发症统称为耳源性并发症（otogenic complications）。由于中耳乳突解剖位置特殊，这些并发症特别是颅内并发症常常危及生命，是耳鼻咽喉科危急重症之一。

【病因】

1. 发病的相关因素

（1）骨质破坏严重：多种类型的中耳疾病均可引起颅内、外并发症，特别是中耳乳突骨质破坏严重者。其中以中耳胆脂瘤最常出现颅内、外并发症，化脓性中耳炎（活动期）骨质破坏，肉芽形成引流不畅者次之，急性中耳炎在幼儿时也易出现并发症。

（2）致病菌毒力：致病菌毒力强，对常用抗生素不敏感或已产生抗药性，是引起并发症的原因之一。致病菌主要为革兰氏阴性杆菌，如：变形杆菌、铜绿假单胞菌、大肠埃希菌或副大肠埃希菌等。也可出现球菌（如：金黄色葡萄球菌、溶血性链球菌、肺炎球菌）或两种以上致病菌混合感染。

（3）机体抵抗力：严重全身慢性疾病（如糖尿病、结核病等），长期营养不良，年老体弱或儿童机体抵抗力差，均易使中耳炎症扩散而出现并发症。

（4）不合理的治疗：中耳炎患者滥用抗生素，出现细菌耐药性。或使用粉剂吹耳，造成脓液引流不畅，导致并发症的形成。

2. 传播途径

（1）经破坏的骨壁途径：是最常见的传播途径。这与中耳乳突的解剖毗邻关系密切相关。当鼓室、鼓窦、乙状窦、窦脑膜角等骨壁破坏后，感染可向颅内蔓延。如：①感染穿破乳突外侧壁或乳突尖部的骨质，形成耳后骨膜下脓肿和颈深部脓肿（也称 Bezold 脓肿）；②鼓室盖受炎症侵蚀破坏时，细菌即可进入颅内形成硬脑膜外脓肿，脑膜炎甚至脑脓肿；③半规管或鼓岬遭破坏，细菌可循此向内耳扩散，导致迷路炎；④中耳乳突的后壁与乙状窦相邻，该区骨质破坏时可形成乙状窦或横窦周围炎甚至脓肿；⑤窦脑膜角受侵蚀后，炎症可直接与颅中窝或颅后窝相通，可出现小脑脓肿；⑥中耳的内侧壁和后壁的炎症侵蚀骨质常波及面神经，形成周围性面瘫。

（2）血行途径：中耳黏膜骨质内有许多血管可与脑膜、脑组织中的血管沟通，使炎症沿血液循环途径蔓延，不仅引起颅内并发症，还可造成脓毒败血症，出现如肺炎和肝脓肿等远处脏器的化脓性感染。

（3）炎症可循前庭窗、蜗窗等解剖通道和小儿尚未闭合的骨缝直接传播，形成颅内、外并发症。

【分类】

耳源性并发症可分为 2 类，即颅外并发症和颅内并发症。

1. 颅外并发症　包括颞骨内和颞骨外并发症。

（1）颞骨内并发症：迷路炎、岩锥炎及耳源性周围性面瘫。

（2）颞骨外并发症：耳后骨膜下脓肿及瘘管、颈深部脓肿（Bezold 脓肿）、二腹肌下脓肿（Mouret 脓肿），帽状腱膜下脓肿等。

2. 颅内并发症　硬脑膜外脓肿、硬脑膜下脓肿、乙状窦血栓性静脉炎、蛛网膜炎、耳源性脑积水、脑膜炎、脑脓肿、脑疝等。

【诊断】

由于抗生素的使用，耳源性并发症的症状可能不典型，需详询病史，完善检查，特别注意以下几点。

1. 详询病史　中耳炎患者突然出现神志改变、意识淡漠，常常是发生颅内并发症的首发症状。流脓突然减少、增多或停止（引流不畅），同时伴头痛、高热，出现耳后肿胀等应考虑并发症的可能。

2. 注意观察有无颅内并发症的特征性表现（如：脑膜刺激症状、颅内压增高的表现以及中枢局灶性定位体征）。注意眼底改变，腰穿和脑脊液及血液的实验室检查对诊断颅内并发症如脑膜炎、脑脓肿等有重要参考价值。

3. 耳部检查　观察耳道内分泌物性质、有无臭味，有无血性分泌物；鼓膜的穿孔部位、性质，有无小穿孔引流不畅，有无肉芽及胆脂瘤等，有无慢性化脓性中耳炎急性发作；乳突区有无红肿压痛，颈部是否呈硬条索状。

4. 颞骨和颅脑影像学检查　了解有无骨质破坏以及并发症的范围和类型。

5. 细菌培养　做脓液和脑脊液的细菌培养及药敏试验，有助于指导用药。

【治疗】

治疗原则：手术清除中耳乳突的病灶和相关病变，畅通引流，应用广谱抗生素抗感染、对症支持治疗，颅内高压者首先以降低颅内压，抢救生命为主。

1. 手术治疗　彻底清除中耳乳突的病变，探查鼓室盖、乙状窦板有无破坏，可疑病例需开放检查，力求去除病灶，畅通引流。

2. 应用足量广谱抗生素　未作药敏试验之前选用可穿透血脑屏障的广谱强力抗生素，考虑患者多合并厌氧菌感染，建议联合应用抗厌氧菌的药物。

3. 支持疗法　根据病情需要给予补液，能量消耗大者可适当补血浆、氨基酸等。

4. 对症治疗　如颅内压高时可用甘露醇脱水治疗，同时注意水、电解质平衡。遇有颅内高压危象时，首先处理颅内高压而后手术，或同时进行。糖皮质激素可减轻脑水肿，可酌情使用，一般可用地塞米松 10~20mg/d 静脉滴注。

（二）颅外并发症

1. 耳后骨膜下脓肿　脓液经破坏或缺损的骨壁或乳突尖部骨皮质流入耳后骨膜下。表现耳痛、高热、全身不适，儿童尤甚。检查见耳后红肿，明显触痛，有波动感，穿刺有脓。如果脓肿穿破骨膜及耳后皮肤则形成耳后瘘管。治疗以消炎排脓和清除病灶为主，全身应用抗生素类药物。外科治疗视病情行乳突手术。

2. 颈深部脓肿（Bezold 脓肿）　多发生于乳突尖部气化良好的化脓性中耳炎患者。脓液从乳突尖破溃至胸锁乳突肌深面，在颈侧形成脓肿。表现高热、寒战、颈侧疼痛，活动受限。行乳突根治术，彻底清除病变气房组织，及早经胸锁乳突肌前缘切口，行脓肿切开。

3. 迷路炎　又称内耳炎，是化脓性中耳乳突炎常见的并发症。按病变范围及病理改变可分为局限性迷路炎（亦称迷路瘘管），浆液性迷路炎和化脓性迷路炎 3 种类型。可表现为不同程度的眩晕、恶心、呕吐，耳鸣、听力减退甚至全聋，检查可见眼震。卧床休息、对症治疗。使用抗生素的同时行乳突根治术，前两类不需打开迷路，化脓性迷路炎感染可继续向颅内扩散，手术需开放迷路，以利引流。

（三）颅内并发症

1. 硬脑膜外脓肿　发生于颅骨骨板和硬脑膜之间的脓液积聚，是最常见的耳源性颅内并发症。脓肿较小时无特殊症状，常于乳突手术中发现。脓肿较大、发展较快时可有病侧头痛，多为局限性或持续性跳痛、体温多不超过 38℃。脓肿大，范围广，可引起颅内压增高症状。若脓肿溃破入中耳，出现中耳脓液突然增多，头痛反而减轻。一经确诊立即行乳突根治术，彻底清除病灶，循骨质破坏区彻底暴露硬脑膜，探查脓肿部位，将脓液尽量排尽，通畅引流，刮除肉芽组织直至外观正常的硬脑膜为止。

2. 耳源性脑膜炎　急慢性化脓性中耳炎所并发的弥漫性蛛网膜、软脑膜的急性化脓性炎症。局限性脑膜炎又称硬脑膜下脓肿。临床表现为：①高热、头痛、喷射状呕吐为主要症状。起病时可有寒战、高热、体温高达 40℃左右，晚期可达 41℃。脉快，剧烈头痛，部位不定，可为弥漫性全头痛，以枕后部为重。②精神神经症状：容易激动，全身感觉过敏，烦躁不安，四肢抽搐；重者嗜睡、谵妄、甚至昏迷。炎症累及脑部血管或脑实质时，可出现相应的中枢神经症状，甚至引起脑疝，呼吸循环衰竭而死亡。③脑膜刺激征：轻者有颈部抵抗，随着病情加重，出现颈项强直，甚至角弓反张，以及病理性神经反射。

④脑脊液检查:压力增高,混浊。白细胞计数显著增多,以多形核粒细胞增多为主,蛋白含量增高,糖与氯化物含量明显降低,细菌培养阳性。治疗:选用足量抗生素控制感染,酌情应用糖皮质激素;全身情况允许前提下尽早进行乳突根治术,彻底清除病灶,畅通引流,但必须注意当颅内压高时,应控制液体输入量,预防脑疝形成,必要时用高渗脱水药,在降颅内压的同时进行手术;支持疗法,保持水电解质平衡。

3. 耳源性脑脓肿 是化脓性中耳乳突炎最严重的颅内并发症,可危及患者生命。脓肿多发于大脑颞叶,其次为小脑。在各种脑脓肿中80%为耳源性脑脓肿,小脑脓肿几乎全为耳源性。常为单发性,当细菌毒力强或患者体质差,也可多发。典型病例在临床可分为4期:

(1) 起病期:历时数天,此期可出现体温升高,畏寒、头痛、呕吐及轻度脑膜炎刺激征等症状和体征。脑脊液中细胞计数稍高,蛋白量增高,血中白细胞计数增多,以中性粒细胞为主。

(2) 隐伏期:该期可持续10d至数周不等。此期症状不定,患者可有轻度不规则头痛、低热,食欲减退、便秘,年轻体壮患者症状可不明显,但多有烦躁或抑郁少语,以及嗜睡等精神症状。

(3) 显症期:也是脓肿形成期,包膜形成并逐渐扩大,颅内压随之增高,可出现多种症状:

1) 中毒症状:表情淡漠、反应迟钝,精神萎靡甚至嗜睡。多在午后有低热、高热或体温正常,甚至有人体温低于正常。食欲缺乏或亢进,贪食、便秘。

2) 颅内高压症状:最显著的表现是头痛,轻者为患侧痛,重者为持续性全头痛或枕后痛,夜间症状加重,患者常因剧痛而惨叫不止;喷射状呕吐,与进食无关;可出现视神经乳头水肿;不同程度意识障碍;体温高而脉迟缓;打哈欠,频繁无意识的动作(如挖耳、触睾丸等),家属常反映患者性格及行为反常。

3) 局灶性症状:脑部不同位置的脓肿可出现不同的定位症状。颞叶脓肿可出现对侧肢体偏瘫、对侧中枢性面瘫、失语症等;小脑脓肿可出现中枢性眼震、同侧肢体肌张力减弱或消失、共济失调等。

(4) 终末期:可形成脑疝。经过及时治疗,部分可治愈,但全身情况差及就诊晚者常因脑疝而出现呼吸心搏停止而死亡。

耳源性脑脓肿需与脑积水、脑肿瘤鉴别。颅脑CT扫描或MRI可显示脓肿的位置、大小、脑室受压情况。治疗应在降低颅内压的前提下,以手术治疗为主,控制感染和支持疗法为辅。

4. 乙状窦血栓性静脉炎 为伴有血栓形成的乙状窦静脉炎,是常见的耳源性颅内并发症。主要临床表现有:①全身症状:细菌侵入乙状窦内引起静脉系统感染,可出现明显的脓毒血症。表现为寒战后高热(体温可达40~41℃)、剧烈头痛、脉快、呼吸急促、重病容,体温呈弛张型,高热数小时后大汗淋漓,体温骤降,过数小时再高热,一日内1~2次,形似疟疾。当机体抵抗力很差时也可以无体温反应。小儿高热时常有抽搐。②局部症状:病侧耳痛与剧烈头痛,乳突后方轻度水肿,同侧颈部可触及条索状物,压痛明显。③实验室检查:血白细胞明显增多,多形核白细胞增高,红细胞及血红蛋白减少。脑脊液常规检查可正常。④压颈实验:压迫健侧颈内静脉,此时脑脊液压力迅速上升,可超出原压力的1~2倍;再压迫患侧颈内静脉,若乙状窦内有闭塞性血栓存在,此时脑脊液压力不升高或仅升高极微,称Tobey-Ayer试验阳性。⑤眼底检查:可出现视盘水肿,视网膜静脉扩张,压迫颈内静脉,眼底静脉无变化,表明颈内静脉有闭塞性血栓,此称为Growe试验阳性。治疗原则:手术治疗为主,辅以足量抗生素及支持疗法。尽早行乳突根治术,清除病灶并探查乙状窦,窦内的血栓一般不必取出。有乙状窦脓肿时应将窦内病变组织全部清除。

二、中耳炎后遗疾病

(一) 粘连性中耳炎

粘连性中耳炎(adhesive otitis media)又称不张性中耳炎,是指各种原因引起的中耳黏膜损伤继发纤维组织增生,在中耳传音系统之间以及与鼓室壁之间构成异常连接,从而引起中耳传音系统运动障碍,导致传导性聋。可见于任何年龄,常始发于儿童,双耳发病多见。

【病因】

病因不明,可能与下列因素有关:①咽鼓管狭窄、阻塞或功能障碍;②中耳黏膜炎性反应;③鼓膜萎缩变薄,弹性丧失;④鼓峡阻塞;⑤乳突气化不良;⑥外伤等。

【临床表现】

1. 症状 听力减退,多为传导性,少数为混合性,甚至全聋。患者常有耳鸣,偶有眩晕。

2. 检查 耳镜检查可见鼓膜完整,内陷或塌陷。多有不同程度的增厚,混浊、萎缩、瘢痕或钙化斑等变化。鼓膜活动度常减弱或消失,光锥移位、变形或消失;咽鼓管功能多有障碍,咽鼓管吹张听力多无改善;音叉试验、纯音测听检查多呈传导性聋。

【治疗】

1. 病程早期、病变活动期应积极处理,针对鼓膜内陷和塌陷,鼓室内可注入空气、药物或行鼓膜置管。

2. 病程后期,病变静止期应根据不同的病因,听力损失程度,有无其他病变选用不同处理。听力损失程度轻,不影响工作、生活的可不予处理;老年人及治疗困难的病例可选配助听器;听力损失程度较重的年轻患者建议手术治疗。最近研究表明,使用软骨重建鼓膜可有效防止复发,且可获得较好的听力。

(二)鼓室硬化症

鼓室硬化症(tympanosclerosis)是指中耳黏膜长期受慢性炎症刺激引起的一种退行性病理变化,本病特征是鼓室黏膜固有层和鼓膜纤维层水肿增厚,炎症细胞浸润,胶原结缔组织发生透明样变和钙质沉着,鼓膜出现白色斑块和中耳黏膜下结节样沉积。传音系统的钙质沉着,可引起传导性听力下降。

【临床表现】

1. 症状 绝大多数患者有慢性中耳炎病史。主诉缓慢进行性听力减退,部分患者伴有耳鸣。

2. 检查

(1) 耳镜检查:可见鼓膜有中央性穿孔,多为干性穿孔。或鼓膜萎缩性瘢痕愈合,增厚混浊,鼓膜上可见片状或岛状钙化斑沉着。

(2) 听力检查:多为传导性聋。气骨导差通常在 20~40dB,当硬化症累及鼓膜及中耳腔传音结构时气骨导差通常在 40dB 以上。部分患者可有骨导听力下降。

(3) 乳突 X 线摄片、颞骨 CT 检查:显示硬化型或板障型乳突,上鼓室可见软组织影。咽鼓管功能多正常。

【治疗】

手术治疗是目前的有效措施。目的是清除影响听力的病灶、重建听力。

王先生,50 岁。左耳反复流脓 20 余年,听力下降入院。患者于 20 年前开始出现左耳反复流脓,脓液时多时少,伴有特殊恶臭,有时带“豆渣样物”。无发热,无头痛。不伴恶心呕吐。全身应用抗生素和局部抗生素溶液滴耳,流脓可减少或消失,但常反复发作。体格检查:神志清,生命体征平稳。耳镜检查:左耳鼓膜松弛部可见内陷囊袋,内充满“豆渣样物”。乳突区有轻微压痛。

病例讨论

(邵广宇)

第十一节 耳源性眩晕疾病

一、眩晕的概述

人体的平衡主要靠前庭系统(内耳)、视觉(眼)和本体(皮肤浅感受器、颈和躯体深感受器)感觉这 3 个系统的共同协调作用,以及周围与中枢神经系统之间复杂交错的联系和整合来维持的。其中,前庭系统起主导作用。前庭系统及其与中枢系统交互过程中的任何部位受生理性刺激或病理性因素

影响时，都会在客观上表现为平衡障碍，主观上表现为眩晕或头晕症状。临床上前庭系统疾病、眼部疾病、神经中枢疾病、全身性疾病等均可引发眩晕。因此，眩晕疾病常涉及耳鼻咽喉科、神经科、内科、眼科及精神卫生科等诸多学科。

（一）定义

眩晕是因机体对空间定位障碍而产生的一种运动性或位置性错觉。最常表现为自身或者周围事物的旋转感，或者摇晃浮沉感。眩晕是症状而非临床疾病。头晕是指头部里面出现不适感而又无法明确表达的症状，可为一种漂浮感、不稳感，失去自我的一种感受，也是空间定位障碍的表现。其范畴比眩晕更广。

（二）分类

按照发病部位分为：外周性眩晕和中枢性眩晕，前者指内耳疾病导致的眩晕，最常见的有良性阵发性位置性眩晕、梅尼埃病、前庭神经炎等。后者包括脑卒中、多发性硬化等。

按照发作频率分为：阵发性和持续性，前者包括良性阵发性位置性眩晕、梅尼埃病、前庭性偏头痛等，后者包括前庭神经炎、突发性耳聋伴眩晕和后循环梗死等。

（三）眩晕的诊断

眩晕的表现多种多样，引起眩晕的疾病涉及许多临床学科。同一种疾病发生于同一系统的不同部位，可引起不同形式的眩晕；而同一部位的病变可由不同的疾病所引起，表现出不同形式的眩晕。故眩晕的诊断应做到精准定因、定位、定性。

1. 病史的采集与分析　主要了解眩晕的发作诱因、发作形式、发作频率、伴随症状等。

2. 辅助检查　有针对性地进行下列各项检查，以便明确眩晕的病因及病变部位。①全身一般检查。②耳鼻咽喉科专科检查：重点了解耳部情况，包括听力检查，以及有无咽反射消失，伸舌偏斜等。③神经系统检查：包括感觉和运动系统检查等。④前庭功能检查：平衡试验、甘油试验等。⑤眼科检查：有助于判断是否为眼性眩晕。⑥精神心理状态评估：应包括精神状态及心理应激状态的评估。⑦影像学检查：了解中耳、内耳道及颅内情况。⑧脑电图检查：必要时排除前庭性癫痫。⑨眩晕激发试验：是眩晕诊断中的重要部分，通过一些试验激发患者眩晕发作而获得更多信息。

（四）治疗原则

由于多数眩晕疾病的发病原因不明、病理机制复杂，应用单一治疗方法并非完全有效。临床上多提倡以药物、手法复位、手术和前庭康复综合应用的个体化综合治疗策略。

二、梅尼埃病

梅尼埃病（Ménière disease，MD）是一种原因不明、多数以膜迷路积水为主要病理改变的内耳病。临床表现主要为发作性眩晕、单侧或双侧波动性听力减退、耳鸣和耳内胀满感。本病多发于青壮年，发病高峰为40~60岁，其次为青年人，儿童罕见。女性多于男性（1.3∶1）。一般单耳发病，随着病程进展，可出现双耳受累。

（一）病因

迄今不明。可能与内淋巴管机械阻塞与内淋巴液吸收障碍、自主神经功能紊乱、内耳小血管痉挛导致内耳及内淋巴囊微循环障碍及内耳免疫功能紊乱有关。

1. 内淋巴管机械阻塞与内淋巴液吸收障碍　内淋巴液由耳蜗血管纹和前庭暗细胞产生后，通过局部环流和（或）纵流方式到达内淋巴囊而被吸收。其中局部环流主要发生在前庭的椭圆囊斑和半规管壶腹内，纵流主要发生在耳蜗和球囊斑内。在上述通路中的任何部位的狭窄或阻塞均可引起内淋巴管机械阻塞与内淋巴液吸收障碍，是膜迷路积水的主要原因。

2. 精神因素导致的内耳循环障碍　不少患者在发病前有情绪波动、精神紧张、过度疲劳病史。本学说认为，由于自主神经功能紊乱，内耳小血管痉挛可导致内耳及内淋巴囊微循环障碍，代谢紊乱，导致膜迷路积水。

3. 免疫反应与自身免疫异常　近年来大量研究证实，内耳能接受抗原刺激并产生免疫应答。发生抗原-抗体反应，导致内耳毛细血管扩张，通透性增加，体液渗入膜迷路，造成膜迷路积水。

4. 其他病因　内淋巴囊功能紊乱，遗传因素，球囊耳石脱落等。

（二）病理

主要的病理表现为膜迷路积水，主要发生在耳蜗蜗管和球囊，椭圆囊和壶腹相对不明显，半规管与内淋巴囊一般不膨大。而蜗管的肿胀使前庭膜凸向前庭阶，重者可贴近骨壁而阻断外淋巴液流动。内淋巴液压力极高时可使前庭膜破裂，内外淋巴液混合。裂孔小者多能自愈，亦可反复破裂。疾病早期感觉上皮变化不明显，但当膜迷路反复破裂或长期不愈时，血管纹、盖膜、耳蜗毛细胞及其支持细胞、传入神经纤维及其螺旋神经节细胞均可发生退变。内、外淋巴液混合所致离子平衡破坏是梅尼埃病临床发病的病理生理基础。

（三）临床表现

典型的梅尼埃病症状包括发作性眩晕，波动性-渐进性听力下降，耳鸣及耳胀满感。

1. 眩晕　多呈突发性眩晕，少数患者发作前可有轻微耳胀满感、耳痒、耳鸣等。患者感到自身或周围物体沿一定的方向与平面旋转，或为摇晃感、漂浮感，同时常伴有恶心、呕吐、面色苍白、出冷汗、脉搏迟缓、血压下降等自主神经反射症状。患者神志清醒，眩晕持续时间多为 20min 至 12h。在缓解期可有不平衡或不稳感，可持续数天。眩晕常反复发作，复发次数越多，持续越长、间歇越短。发作间歇期可为数日、数周、数月、数年。

2. 耳聋　初次发作即可伴有单侧或双侧耳聋，发作间歇期听力常能部分或完全自然恢复。反复发作时可呈波动性听力下降，是本病的一个重要特征。随发作次数增多，听力损失逐渐加重，并不可逆转。

3. 耳鸣　多出现在眩晕发作之前。初为持续性低音调吹风声或流水声，后转为高音调蝉鸣声、哨声或汽笛声。耳鸣在眩晕发作时加剧，间歇期自然缓解，但常不消失。

4. 耳胀满感　发作期患耳内或头部有胀满、沉重或压迫感。

（四）检查

1. 耳镜检查　鼓膜正常，声导抗测试鼓室导抗图正常，咽鼓管功能良好。

2. 膜迷路 MRI 成像　部分患者可显示前庭导水管变直、变细。

3. 前庭功能检查　发作期可观察到水平或水平-旋转性自发性眼震和位置性眼震，动/静态平衡功能检查结果异常。间歇期自发性眼震和各种诱发试验结果可能正常，多次复发者患耳前庭功能可能减退或丧失。

4. 听力检查　呈感音神经性聋。纯音听力图早期为上升型或峰型（低、高频两端下降型，峰值常位于 2 000Hz 处）、晚期可呈平坦型或下降型。耳蜗电图的-SP 增大、SP-AP 复合波增宽，-SP/AP 比值增加（-SP/AP ≥0. 4）。甘油试验：按 1. 2~1. 5g/kg 的甘油加等量生理盐水或果汁空腹饮下，服用前与服用后 3h 内，每隔 1h 做 1 次纯音测听。若患耳在服甘油后平均听阈提高 15dB 或以上者为阳性。本病患者常为阳性，但在间歇期、脱水等药物治疗期为阴性。

（五）诊断标准

中华医学会耳鼻咽喉头颈外科学分会 2017 年制定的《梅尼埃病诊断和治疗指南（2017）》中梅尼埃病的临床诊断标准如下：

1. 2 次或 2 次以上眩晕发作，每次持续 20min 至 12h。

2. 病程中至少有一次听力学检查证实患耳有低到中频的感音神经性听力下降。

3. 患耳有波动性听力下降、耳鸣和（或）耳闷胀感。

4. 排除其他疾病引起的眩晕，如前庭性偏头痛、突发性耳聋、良性阵发性位置性眩晕、迷路炎、前庭神经炎、药物中毒性眩晕、颅内占位性病变等；此外，还需要排除继发性膜迷路积水。

（六）鉴别诊断

1. 良性阵发性位置性眩晕　系特定头位诱发的短暂（数秒钟）阵发性眩晕，伴有眼震（后详述）。

2. 前庭神经炎　前庭神经炎（vestibular neuritis）可能因病毒感染所致。临床上以突发眩晕，自发性眼震，恶心、呕吐为特征。前庭功能减弱而无耳鸣和耳聋。数天后症状逐渐缓解，但可转变为持续数个月的位置性眩晕。痊愈后极少复发。该病无耳蜗症状是与梅尼埃病的主要鉴别点。

3. 前庭药物中毒　有应用耳毒性药物的病史，眩晕起病慢，程度轻，持续时间长，非发作性，可因

逐渐被代偿而缓解，伴耳聋和耳鸣。

4. 迷路炎　有化脓性中耳炎及中耳手术病史。

5. 突发性聋　约半数突发性聋患者伴眩晕，但极少反复发作。听力损失快而重。

6. Hunt 综合征　可伴轻度眩晕、耳鸣和听力障碍，耳郭或其周围皮肤的带状疱疹及周围性面瘫有助于鉴别。

7. Cogan 综合征　除眩晕及双侧耳鸣、耳聋外，非梅毒性角膜实质炎与脉管炎为其特点，糖皮质激素治疗效果显著，可资区别。

8. 外淋巴瘘　半规管、蜗窗或前庭窗自发性或继发性（手术、外伤等）外淋巴瘘，除波动性听力损失外，可合并眩晕及平衡障碍。可疑者宜行手术探查证实并修补之。

（七）治疗

本病的治疗有内科和外科手段。治疗目的：减少或控制眩晕发作，保存听力，减轻耳鸣及耳闷胀感。

1. 内科治疗　包括发作期和间歇期的治疗。

（1）急性发作期的治疗：目的在于控制眩晕发作及相关症状。①卧床休息，症状缓解后宜尽早逐渐下床活动。②前庭神经抑制剂：常用的有地西泮、苯海拉明、地芬尼多等。其中地西泮可能会影响前庭代偿，故仅用于眩晕急性发作。苯海拉明可有效抑制眩晕和呕吐症状，但青光眼和前列腺疾病者慎用。③血管扩张药及钙离子拮抗剂：常用者有桂利嗪、氟桂利嗪、倍他司汀等。④止吐药物：常用甲氧氯普胺，在急性期镇吐效果较好，但大剂量和长期使用可引起锥体外系症状和内分泌障碍。

（2）间歇期的治疗：①患者教育：向患者解释梅尼埃病相关治疗，使其了解疾病的自然病程规律、可能的诱发因素、治疗方法及预后。做好心理咨询和辅导工作，消除患者恐惧心理。②饮食和生活方式调整：低盐饮食，避免咖啡因类饮料，巧克力，酒精等，可选用高蛋白、高维生素食物。③药物治疗：利尿药，有减轻内淋巴积水的作用，临床常用药物包括氢氯噻嗪、氨苯蝶啶等，用药期间需定期检测血钾浓度。④鼓室低压脉冲治疗：可减少眩晕发作频率，对听力无明显影响。治疗机制不明，可能与压力促进内淋巴液吸收有关。⑤鼓室内注射糖皮质激素：常选用地塞米松或甲泼尼龙，可控制患者眩晕发作，治疗机制可能与其改善内淋巴积水状态、调节免疫功能等有关，可反复多次注射，对耳蜗及前庭功能无损伤。⑥鼓室内注射庆大霉素（化学迷路切除）：是目前针对单侧顽固梅尼埃病性眩晕患者经药物治疗无效的一线治疗方法，可有效控制大部分患者的眩晕症状，其作用机制是庆大霉素可选择性地破坏前庭感觉上皮和产生内淋巴液的暗细胞。该方法对听力具有一定影响，注射耳听力损失发生率约为 10%～30%。

2. 外科手术治疗　包括内淋巴囊手术、三个半规管阻塞术和前庭神经切断术、迷路切除术等，适用于眩晕发作频繁、剧烈，6 个月非手术治疗无效的患者。手术治疗可能会损伤患侧部分或全部听力。

三、良性阵发性位置性眩晕

良性阵发性位置性眩晕（benign paroxysmal positional vertigo，BPPV）俗称耳石症，是一种相对于重力方向的头位变化所诱发的、以反复发作的短暂性眩晕和特征性眼球震颤为表现的外周性前庭疾病，常具有自限性，易复发。主要机制是半规管结石症和嵴顶结石症。即变性的耳石从椭圆囊脱落并自由漂浮在半规管的内淋巴液中或黏附于壶腹嵴顶上，当头部移动时，耳石受到重力作用引发内淋巴液异常流动或壶腹嵴对重力作用的异常感知而导致眩晕。耳石症占全部眩晕性疾病的 20%～30%，是目前临床上最常见的外周性眩晕疾病。根据发病半规管的不同可分为后半规管 BPPV、外半规管 BPPV、上半规管 BPPV 和混合性 BPPV，其中后半规管 BPPV 最为多见，约占全部 BPPV 的 80%。

（一）病因

半数以上患者的病因仍不明确，部分患者的病因与下列因素有关。

1. 年龄　年龄越大，发生率越高，可能与退行性改变有关。

2. 头部外伤　头部外伤，特别是多发于轻度头颅外伤后数日及数周，耳石脱落异位进入半规管内。

3. 继发于耳部其他疾病，如偏头痛、内耳畸形、突发性耳聋、前庭神经炎、梅尼埃病，以及耳部手术后等。

（二）临床表现

1. 症状 患者常在头位变化（如起床、躺下、仰卧位翻身，以及抬头、低头等动作）时出现强烈的眩晕，常伴恶心、呕吐等自主神经症状。眩晕一般不超过1min，但嵴帽结石症可以达到数分钟。眩晕发作后可有较长时间的头重脚轻，漂浮感及不稳定感。

2. 位置性眼震 是本病的主要体征：后半规管BPPV表现为含旋转和上跳成分的眼震。水平半规管BPPV表现为水平性或者水平略带旋转性眼震。

（三）检查

1. Dix-Hallpike变位性眼震试验 为后半规管BPPV的常规检查方法：①患者坐于检查床上，检查者位于患者侧方，双手持头，向一侧扭转45°，让患者迅速向后躺下，同时头部向后仰15°～30°；②观察患者的眼震方向至眼震停止后，恢复患者至端坐位；③休息5min后检查另一侧。

患侧的判定：诱发出旋转和上跳性眼震的那一侧判定为患侧。若双侧同时诱发出上述眼震者为双侧后半规管BPPV。

2. Roll变位性眼震试验 为水平半规管BPPV的常用诱发体位：患者仰卧位，检查者手持患者头部分别快速向左、右两侧旋转90°。若引出的眼震为水平性或者水平略带旋转性眼震，且快相的方向朝向地面，则称之为向地性眼震；若眼震快相的方向背离地面，则称为背地性眼震。

患侧的判定：水平半规管结石症行Roll试验均可诱发双侧水平向地性眼震，以诱发试验时眼震较强烈一侧为患侧。而嵴帽结石症行Roll试验均可诱发双侧水平背地性眼震，以眼震相对较弱一侧为患侧。

3. 听力学检查 一般无听力学异常改变。如继发于某种耳病，则可出现患耳听力学改变。

（四）诊断与鉴别诊断

病史的特征性和眼震极为重要。结合病史，变位性眼震试验以及听力学等检查可确诊，变位性眼震检查最好在发作期进行。本病应与前庭神经炎、梅尼埃病、前庭性偏头痛等相鉴别。

（五）治疗

虽然BPPV有一定的自愈倾向，但其自愈的时间有时可达数个月或数年，发作期可因眩晕跌倒致头颅、四肢外伤等严重并发症，故应尽早进行手法复位治疗。

1. 抗眩晕药 如氟桂利嗪、异丙嗪等。前庭抑制剂对控制症状有一定的作用，但不宜长期使用。

2. 手法复位 是本病最有效的治疗方法，可反复进行。目的是让耳石顺着解剖通道回到椭圆囊内。

（1）后半规管BPPV：常用的手法复位为Epley复位法或Semont复位法。

（2）水平半规管BPPV：常用Barbecue复位法或Gufoni复位法，无效者可采用强迫体位治疗。

（3）前半规管BPPV：常用Yacovino复位法。

3. 前庭康复训练 可提高部分耳石复位后患者的姿势稳定性。

4. 手术治疗 BPPV是良性疾病，一般不需要手术治疗。仅当患者经过正规的手法复位治疗及必要的药物治疗后症状仍然频繁发作，且严重影响生活工作质量时才考虑手术。手术有后壶腹神经切断术或半规管阻塞术等。

梅尼埃病的历史演变与检查

梅尼埃病由法国医师Prosper Ménière于1861年首次提出，当时描述的病因为迷路内的出血，后来研究证明该病是由于内耳积水所致，而非出血。经过150年循序渐进的发展，医学将膜迷路积水分为原发性和继发性，梅尼埃病归为原发性膜迷路积水。新的研究发现，经静脉或鼓室钆剂注射内耳造影技术是检测膜迷路积水可靠、有效的检查手段，解决了以往由于前庭膜和基底膜菲薄所致的内耳MRI水成像无法区分内、外淋巴间隙边界的难题。相比较传统经典检查方法如耳蜗电图、CT、MRI水成像等，阳性率更高，评估方法更科学，对梅尼埃病具有非常重要的诊断价值和临床意义。

第十二节　突发性聋

突发性聋(sudden hearing loss,SHL)指72h内突然发生的、原因不明的感音神经性听力损失,至少在相邻的两个频率听力下降≥20dBHL。患者多能准确提供发病时间、地点与情形。我国突聋发病率近年有上升趋势,但目前缺乏大样本流行病学数据。美国的发病率为每年5/10万~20/10万,任何年龄均可患病,高峰年龄为50~60岁。我国突聋多中心研究显示,发病年龄中位数为41岁,男女比例无明显差异,儿童罕见。以单侧耳发病为主,双侧发病率较低。

一、病因

突发性聋病因很多,包括内耳微循环障碍、病毒感染,自身免疫性内耳病等上百种。即使如此,只有10%~15%的突聋患者在发病期间能够找到明确病因。查找突发性聋的病因首先必须排除可能危及生命的疾病,如听神经瘤、脑卒中、恶性肿瘤等。

1. 内耳供血障碍　被认为是主要原因。内耳微循环障碍可由内耳血管功能紊乱、痉挛、栓塞、出血、血栓形成等引起,如中、老年人,特别是合并动脉硬化、高血压者,可因迷路动脉的某一终末支出现血栓或栓塞形成而导致突发性聋。但内耳血供障碍学说至今尚有争议。

2. 病毒感染学说　原因可能是出现了急性病毒性前庭迷路炎或耳蜗炎。与本病可能有关的病毒很多,如腮腺炎病毒、水痘-带状疱疹病毒、流感病毒、柯萨奇病毒等。

3. 其他　自身免疫病(如Cogan综合征)、听神经瘤、颅脑外伤、药物中毒、精神心理因素等。

二、分型

突发性聋根据听力损失累及的频率和程度,分为:低频下降型、高频下降型、平坦下降型、全聋型(含极重度聋)。

1. 低频下降型　1 000Hz(含)以下频率听力下降,至少250、500Hz处听力损失≥20dB HL。

2. 高频下降型　2 000Hz(含)以上频率听力下降,至少4 000、8 000Hz处听力损失≥20dB HL。

3. 平坦下降型　所有频率听力均下降,250~8 000Hz(250、500、1 000、2 000、3 000、4 000、8 000Hz)平均听阈≤80dB HL。

4. 全聋型　所有频率听力均下降,250~8 000Hz(250、500、1 000、2 000、3 000、4 000、8 000Hz)平均听阈≥81dB HL。

三、诊断

根据中华医学会耳鼻咽喉头颈外科学分会制定的《突发性耳聋诊断和治疗指南(2015)》,该病的诊断依据为:①在72h内突然发生的、至少在相邻的两个频率听力下降≥20dB HL的感音神经性听力损失,多为单侧,少数可双侧同时或先后发生。②未发现明确病因(包括全身或局部因素)。③可伴耳鸣、耳闷胀感、耳周皮肤感觉异常等。④可伴眩晕、恶心、呕吐。

四、治疗

中华医学会耳鼻咽喉头颈外科学分会制定的《突发性耳聋诊断和治疗指南(2015)》中给出了详细的治疗建议:

1. 突聋急性发作期(3周以内)　采用糖皮质激素+血液流变学治疗(包括血液稀释、改善血液流动度以及降低黏稠度/纤维蛋白原、具体药物有银杏叶提取物、巴曲酶等)。

2. 糖皮质激素的使用　口服给药:泼尼松每天1mg/(kg·d)(常用最大剂量为60mg),晨起顿服,疗程为3~5d。激素也可静脉注射给药,如甲泼尼龙或地塞米松。对于糖尿病患者或者全身用药无效者,可以采用鼓室内注射。

3. 突发性聋可能会出现听神经继发性损伤,可给予营养神经药物(如甲钴胺、神经营养因子等)和抗氧化剂(如硫辛酸等)。

4. 其他可供选择的药物　①10%低分子右旋糖酐静脉滴注。②活血化瘀中药：如复方丹参、川芎嗪、葛根黄酮静脉滴注。③钙离子通道拮抗剂：如尼莫地平、氟桂利嗪。④组胺衍生物：倍他司汀。⑤抗病毒治疗，在有直接病毒感染证据时可采用。

5. 高压氧　如果常规治疗效果不好，可考虑作为补救性措施。

【预后】

低频下降型预后较好，全聋型和高频下降型预后较差。听力损失的程度越重，预后越差。初始发病为全聋型或接近全聋者预后很差。复发常见于低频下降型。

第十三节　耳聋及其防治

一、耳聋概论

一般正常人耳能听到频率为 20~20 000Hz 的声音，而正常幼儿尚可听到 24 000Hz 频率的声音。当人体听觉系统中的传音、感音、听神经或（和）其各级中枢的任何结构或功能障碍，都可表现为不同程度的听力减退（听力下降），轻者称为重听（hypoacusis;hard of hearing），重者听不清或听不到外界声响时则称为聋（hearing loss）。临床上将两者统称为聋。

耳聋是影响人类生活质量，导致终生残疾的最主要问题之一。其发病率很高，全球约有 7 亿人口的听力损失在中等程度以上（听阈>55dB）。2006 年中国第二次残疾人抽样调查显示：全国听力语言残疾者达 2 780 万人，其中单纯听力残疾超过 2 000 万，多重残疾中有听力残疾的为 776 万，言语残疾 127 万。其中聋哑人 200 多万，并以每年 3 万多的数量在增长。

二、耳聋分类

耳聋按病变性质可分为器质性聋和功能性聋两大类。前者可依照病变位置划分为传导性聋、感音神经性聋和混合性聋 3 类。感音神经性聋可细分为感音性聋，其病变部位在耳蜗，又称为耳蜗性聋；神经性聋，因病变部位在耳蜗以后的诸部位，又称为蜗后聋。功能性聋因无明显器质性变化，又称精神性聋或癔症性聋。

按发病时间分类，以出生前后划分为先天性聋和后天性聋。以语言功能发育程度划分为语前聋和语后聋。先天性聋按病因不同，可分为遗传性聋和非遗传性聋两类。

三、耳聋分级

临床上常以纯音测听所得言语频率听阈的平均值为标准。我国法定为以 500Hz、1 000Hz、2 000Hz 三个频率为准，WHO（1997）建议将 4 000Hz 列入统计范围。

我国法定以单耳听力损失为准，将耳聋分为 5 级。①轻度耳聋：听低声谈话有困难，语频平均听阈在 26~40dB HL。②中度耳聋：听一般谈话有困难，语频听阈在 41~55dB HL。③中重度聋：要大声说话才能听清，语频听阈 56~70dB HL。④重度耳聋：需要耳旁大声说话才能听到，听阈在 71~90dB HL。⑤极重度耳聋：耳旁大声呼唤都听不清，听阈>90dB HL。WHO（1997）建议分轻度（26~40dB HL）、中度（41~60dB HL）、重度（61~80dB HL）和极重度（>81dB HL）4 级。

1. 传导性聋　在声音传导径路上（外耳、中耳）任何结构与功能障碍，都会导致进入内耳的声能减弱，所造成的听力下降称为传导性聋。听力损失的程度，可因病变部位和程度不同而有差别，最严重者气传导功能完全丧失，听阈可上升至 60dB。

（1）病因：①先天性疾病：常见者有耳郭、鼓膜、听小骨畸形，外耳道狭窄/闭锁，蜗窗、前庭窗和鼓室的发育异常。②后天性疾病：常见者如外耳道异物、耵聍栓塞、炎性肿胀、瘢痕闭锁、鼓膜炎、急慢性分泌性与化脓性中耳炎及其并发症和后遗症、耳硬化、中耳肿瘤等。

（2）治疗：应根据病因和病变的部位、性质及范围确定不同的治疗方法，具体可见各疾病诊疗章节。在确定咽鼓管功能及耳蜗功能正常后，大多数传导性聋，可经耳显微外科手术重建听力。因各种原因不能手术者，可佩戴助听器。

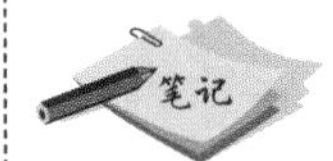

（3）预防：传导性聋多由中耳病变引起，应以预防和治疗中耳病变为重点。

2. 感音神经性聋　由于螺旋器毛细胞、听神经、听觉传导径路或各级神经元受损害，致声音的感受与神经冲动传递障碍以及皮质功能缺如引起的听力下降，分别称感音性或神经性或中枢性聋。临床上用常规测听法未能将其区分时，可统称为感音神经性聋。

（1）病因及临床特征

1）先天性聋：系出生时或出生后不久就已存在的听力障碍。其病因可分为遗传性聋及非遗传性聋两大类。①遗传性聋：指由基因或染色体异常所致的感音神经性聋，常伴有其他器官或组织的畸形。②非遗传性聋：妊娠早期母亲患风疹、腮腺炎、流感等病毒感染性疾患，或梅毒、糖尿病、肾炎、败血症、克汀病等全身疾病，或应用耳毒性药物等均可使胎儿耳聋。母子血液 Rh 因子相异，分娩时产程过长、难产、产伤致胎儿缺氧窒息也可致聋。

2）老年性聋：是人体老化过程在听觉器官中的表现。老年性聋的出现年龄与发展速度因人而异，其发病机制尚不清楚，似与遗传及整个生命过程中所遭受到的各种有害因素（包括疾病、精神创伤等）影响有关。

3）传染病源性聋：又称感染性聋，系指由各种急、慢性传染病产生或并发的感音神经性聋，如流行性脑脊髓膜炎、猩红热、白喉、伤寒、斑疹伤寒、布鲁杆菌病、风疹、流行性感冒、腮腺炎、麻疹、水痘和带状疱疹、回归热、疟疾、梅毒、艾滋病等。病原微生物或其毒素通过血液循环进入内耳，影响内耳结构与功能，引起感音性聋。

4）全身系统性疾病引起的耳聋：如高血压与动脉硬化、糖尿病、慢性肾炎、尿毒症、甲状腺功能低下、克汀病、白血病等疾病，均可引起内耳供血障碍、血管纹改变和耳蜗毛细胞、螺旋神经节细胞退变而致聋。

5）耳毒性聋：又称药物中毒性聋，指误用某些药物或长期接触某些化学制品所致的耳聋。发病率似渐增多。已知有耳毒性的药物近百种。常用者有链霉素、卡那霉素、新霉素、庆大霉素等氨基糖苷类抗生素；水杨酸类止痛药；奎宁、氯喹等抗疟药；长春新碱、2-硝基咪唑、顺铂等抗癌药；呋塞米、依他尼酸等袢利尿药；抗肝素化制剂保兰勃林；铊化物制剂沙利度胺等。另外，铅、磷、砷、苯、一氧化碳、二硫化碳、四氯化碳、酒精，烟草等中毒。这些药物与化学制品无论全身或局部以任何方式应用或接触，均有可能经血液循环、脑脊液或窗膜等途径直接或间接进入内耳，损害听及前庭器官功能，出现耳聋、耳鸣和眩晕。孕妇应用后可经胎盘进入胎儿体内损害听觉系统。

6）创伤性聋：头颅闭合性创伤、颞骨骨折，可导致迷路震荡、内耳出血、内耳毛细胞和螺旋神经节细胞受损。此外，潜水、爆震与长期噪声刺激常可引起内耳损伤，出现感音神经性聋。

7）特发性突发性聋：指突发快速的或 72h 内原因不明的主观感受到的单耳或双耳感音神经性听力损失。患者多能准确提供发病时间、地点与情形。病因很多，主要有内耳微循环障碍、病毒感染、自身免疫性内耳病等。详见突发性耳聋章节。

8）自身免疫性聋：为多发于青壮年的双侧同时或先后出现的、非对称性、波动性进行性感音神经性聋。耳聋多在数周或数个月达到严重程度，有时可有波动。前庭功能多相继逐渐受累。患者自觉头晕、不稳而无眼震。抗内耳组织特异性抗体试验、白细胞移动抑制试验、淋巴细胞转化试验及其亚群分析等有助于诊断，患者常合并有其他自身免疫性疾病，环磷酰胺、泼尼松等免疫抑制剂疗效较好，但停药后可复发，再次用药仍有效。

9）其他：能引起耳聋的疾病尚有很多，较常见者如梅尼埃病、耳蜗性耳硬化、脑桥小脑角占位疾病、多发性硬化症等。

（2）诊断和鉴别诊断：全面、系统地收集病史，详尽的耳鼻部检查，准确的听觉功能、前庭功能和咽鼓管功能检测，必要的影像学和全身检查等是诊断和鉴别诊断的基础。

（3）治疗：感音神经性聋的治疗原则是恢复或部分恢复已丧失的听力，尽量保存并利用残余的听力。方法如下。

1）药物治疗：因致聋原因很多，发病机制和病理改变复杂且不尽相同，故尚无一个简单有效且适用于任何情况的药物或疗法。目前多在排除或治疗病因的同时，尽早选用可扩张内耳血管的药物、降低血液黏稠度和溶解小血栓的药物、维生素 B 族药物、能量制剂，必要时还可应用抗细菌、抗病毒及类

固醇激素类药物。

2）听觉和言语训练：听觉训练是借助听器利用聋人的残余听力，或植入人工听觉设备后获得听力，通过长期的声响刺激，逐步培养其聆听习惯，提高听觉注意、定位及识别、记忆等方面的能力。言语训练是依据听觉、视觉与触觉等互补功能，借助适应的仪器（音频指示器、言语仪等），以科学的教学法训练聋儿发声、读唇，进而理解并积累词汇，掌握语法规则，灵活准确表达思想感情。发声训练包括呼吸方法、唇舌运动、嗓音运用，以及音素、音调、语调等项目的训练。听觉和言语训练相互补充，相互促进，不能偏废，应尽早开始，穿插施行。

3）人工助听技术：详见下文。

（4）预防

1）广泛宣传杜绝近亲结婚，积极防治妊娠期疾病，减少产伤。大力推广新生儿听力筛查，倡导耳聋基因筛查，努力做到早期发现、早期干预。

2）提高生活水平，保证心身健康，减慢老化过程。

3）严格掌握应用耳毒性药物的适应证，尽可能减少用量及疗程，特别对有家族药物中毒史者、肾功能不全、孕妇、婴幼儿和已有耳聋者更应慎重。用药期间要随时了解并检查听力，发现有中毒征兆者尽快停药治疗。

4）避免颅脑损伤，尽量减少与强噪声等有害物理因素及化学物质接触，戒除烟酒嗜好。除努力减少噪声及有害理化因素，改善劳动条件和环境等社会行为外，还要加强个体防护观念及措施。

3. 混合性聋　耳传音与感音系统同时受累所致的耳聋，称混合性聋。如慢性中耳炎伴老年性聋、噪声性聋或全身疾病所引起的聋。混合性聋的听力改变特征是既有气导损害，又有骨导损害，曲线呈缓降型，低频区有气骨导间距而高频区不明显。混合性聋的治疗方法，应根据不同病因及病情综合分析选定。

4. 功能性聋　本病又称精神性聋或癔症性聋，属非器质性耳聋。常由精神心理受创伤引起，表现为单侧或双侧听力突然严重丧失，无耳鸣和眩晕。说话的音调、强弱与发病前相同，但多有缄默、四肢震颤麻木、过度凝视等癔症症状。反复测听结果变异较大，无响度重振，言语接受阈和识别率较低。自描测听曲线为Ⅴ型，镫骨肌声反射和听性脑干诱发电位正常。前庭功能无改变。患者可突然自愈或经各种暗示治疗而快速恢复。助听器常有奇效。但治愈后可复发。

5. 伪聋　本病又称诈聋，指听觉系统无病或仅有轻微损害，有意识夸大其听力损失程度者。伪聋的动机很复杂，多诡称单侧重度聋，因双侧聋易被识破。声导抗、听性诱发电位和耳声发射可作为识别伪聋的检测方法。

四、人工助听技术

1. 助听器（hearing aid）　是一种帮助聋人听取声音的扩音装置。种类很多，有气导与骨导、盒式与耳机式（眼镜式、耳背式和耳内式）、单耳与双耳交联等。语频平均听力损失35～80dB者均可使用；听力损失60dB左右效果最好。单侧耳聋一般不需配用助听器。双侧耳聋者，若两耳损失程度大体相同，可用双耳助听器或单耳助听器。若两耳听力损失程度差别较大，但都未超过50dB者，宜给听力较差耳配用；若有一耳听力损失超过50dB，则应给听力较好耳配用。此外，还应考虑听力损害的特点，例如助听器应该先用于言语识别率较高，听力曲线较平坦，气骨导间距较大或动态听力范围较宽之耳。外耳道狭窄或长期有炎症者宜用骨导助听器。

2. 人工耳蜗植入（cochlear implant，CI）　人工耳蜗又称电子耳蜗，是精密的电子仪器，包括植入体及言语处理器两部分，是目前帮助极重度聋人获得听力，获得或保持言语功能的良好工具。语前极重度者，应在言语中枢发育最佳阶段或之前植入，语后聋者应在失去听觉之后尽早植入。先天性聋儿经助听器训练不能获得应用听力者，应视为首选，但必须是应用助听器无效，耳内无活动性病变，影像学检查显示听神经发育正常，电生理学检查显示听觉通路完整。电子耳蜗的基本原理是在感音性聋者的耳蜗螺旋神经纤维与节细胞大部分仍存活的基础上，将连接到体外的声电换能器上的微电极经蜗窗插入耳蜗鼓阶内，并贴附于耳蜗轴骨壁上，用于直接刺激神经末梢，将模拟的听觉信息传向中枢，以期使全聋者重新感知声响。若配合以言语训练，可恢复部分言语功能。

3. 振动声桥(vibrant sound bridge,VSB)　是一种半植入式中耳助听装置。主要是利用装置内的漂浮质量传感器产生振动,并带动听骨链的振动或直接将该能量通过圆窗或前庭窗传到内耳,使之产生听觉。振动声桥适应证主要为传导性和混合性聋,还可拓展至部分先天性外耳中耳畸形的患者。

4. 骨锚式助听器(bone-anchored hearing aid,Baha)　是一种通过骨导方式改善听力的助听设备,包括声音处理器、钛质桥基和植入体3部分。它的工作原理是声音处理器通过麦克风收集外界的声音,声音经过电磁转换装置转换为机械振动,振动通过颅骨和颌骨传导到内耳,引起耳蜗内淋巴液波的振动,刺激毛细胞并将振动的动能转变成电脉冲信号,由听神经传至听觉中枢而产生听觉。Baha有两种佩戴方式:一种是颅骨颞侧植入式;另一种是带有基座的头带固定式,用于年龄小的患儿(5周岁以下)。Baha除适用于单/双侧传导性聋、混合性聋以及单侧感音神经性聋患者外,还可应用于其他特殊听力受损者,比如头部放疗后听力下降者、伴中度智力缺陷的传导性或混合性聋患者等。

第十四节　耳鸣的诊断及治疗

耳鸣(tinnitus)是在无外界相应声源或外界电磁等刺激源的情况下患者耳内或颅内有声音的一种主观感觉。耳鸣是听觉功能紊乱所致的一种常见症状。其发病率较高,发病机制尚不明确。

一、分类

根据耳鸣发生的可能部位及其病因可将耳鸣分为:

(一)根据耳鸣产生的部位分类

1. 耳源性耳鸣　指产生耳鸣的病变部位位于听觉系统内。大多指感音神经性耳鸣或主观性耳鸣。

(1) 外中耳病变:耳郭、外耳道病变阻塞外耳道或中耳的病变常可引起不同程度的传导性聋,是由于外界环境噪声受病变阻隔无法传入内耳,对体内生理性杂音的掩蔽作用减弱,使体内产生的微弱声音相对增强而造成耳鸣。

(2) 耳蜗及蜗后病变:耳蜗病变引起耳鸣的机制尚不明确,一般认为这类耳鸣是病变部位的自发性放电活动所致。内耳道和脑桥小脑角病变,如炎症、胆脂瘤、肿瘤、血管异常等可压迫听神经造成机械性刺激,产生异常的神经冲动而导致耳鸣。

(3) 中枢听觉通路病变:脑干和听觉皮质的病变,如多发性硬化、肿瘤、血管病变、感染病灶累及耳蜗核与听皮质间的传入或传出神经纤维等,皆能对听觉传导通路反射弧造成干扰,导致耳鸣。

2. 非耳源性耳鸣　指起源于听觉系统以外部位的耳鸣,多指体声。

(1) 血管源性耳鸣:颈动脉或椎动脉系统的血管病变,包括颅内和颅外的血管病变皆可引起耳鸣。如动静脉瘘和动脉瘤,常产生与脉搏同步的搏动性杂音。

(2) 肌源性:腭肌阵挛是客观性耳鸣最常见的原因。患者一耳或双耳可听到不规则的咯咯声,耳鸣节律与软腭痉挛性收缩同步。此外,中耳肌包括镫骨肌或鼓膜张肌痉挛性收缩亦可产生典型节律的咔嗒声。

(3) 咽鼓管病变(咽鼓管异常开放):咽鼓管周围脂肪组织消失或其他原因导致其异常开放,使患者听到与呼吸节律同步的耳鸣声。

(4) 颞颌关节病:牙齿咬合不平衡或颞颌关节炎可引起耳鸣。当患者张口或闭口时,患者本人和旁人可在外耳道附近听到咔嗒声。

(二)根据产生耳鸣的病因分类

许多耳鸣患者常未能发现明显的病因,故上述分类法难以完全满足临床需要。大多数已知的耳鸣病因在前面已有叙述,其他可能的病因尚包括:

1. 疾病性耳鸣　某些疾患可导致耳鸣,如甲状腺功能异常、偏头痛、糖尿病、高血压、高血脂、贫血、肾病、多发性硬化、碘或锌缺乏、自身免疫性疾病等。

2. 精神心理性耳鸣　①幻听：耳鸣声呈语言样，如听见被指责或被骂声，为精神病的一种症状。②听像（auditory imagery）：是由心理学原因引起的耳鸣，最常见的为乐声或歌声，它可能是平常的耳鸣声被大脑想象转换为愉快的乐声。也可能为轻型精神病或精神紊乱而同时伴有耳鸣者。精神心理性耳鸣应作精神病治疗。

二、病理生理机制

耳鸣的机制尚未完全明确，现认为耳鸣的产生与神经的异常兴奋有关，产生耳鸣的可能机制：

1. 相邻神经元之间兴奋性同步排放　受影响神经元产生与兴奋性神经元神经兴奋性同步排放，此假说可解释听神经患者的耳鸣机制。

2. 毛细胞超量阳离子内流　感觉毛细胞自发性的过量钾离子和钙离子内流，引起其全部突触同步释放神经递质。该假说可解释噪声性聋及药物中毒性耳聋患者的耳鸣机制。

Jastreboff（1990）提出，耳鸣产生于听觉皮质下中枢对神经末梢微弱信号的觉察和处理过程中。与自主神经系统和边缘系统密切相关。

三、检查

1. 一般全身检查。

2. 神经系统检查　可协助中枢及其他周围神经系统病变的诊断及定位。

3. 耳鼻咽喉科物理检查　除常规检查外，应作颈部检查和颞颌关节功能检查。如为搏动性耳鸣，应作头、颈侧及耳周的听诊，了解有无血管搏动声、颈转动及压迫颈动、静脉对耳鸣的影响等。

4. 听觉及平衡功能检查　如纯音测听、声导抗、耳声发射、听觉脑干诱发电位、平衡功能、协调试验及眼动检查等。

5. 耳鸣的测试　包括耳鸣音调的频率或频谱匹配、耳鸣响度匹配、耳鸣可掩蔽性测定、耳鸣的残留抑制测定等。

四、诊断

耳鸣是可能是全身疾病及局部疾病的一种症状，诱发和影响因素较为复杂，且与患者的心理状态关系密切，因此耳鸣的诊断较为困难，诊断过程中应力求达到定位（病变部位诊断）、定因（病因诊断）和定量（分级诊断）。

（一）病史的采集

病史采集极为重要，是耳鸣诊断的关键，病史应包括：

1. 耳鸣发生情况及病程　包括耳鸣出现时间，持续时间，变化过程，诊断及治疗过程等。

2. 耳鸣的特征　包括部位及耳别，持续性或间断性，有无波动性。如为间断性，应描述发生及间断的时间以及有无规律性变化。

3. 伴随的耳部症状　如耳聋、眩晕、耳闷胀感等，四者之间出现时间之先后关系。

4. 耳鸣音调性质、响度及对生活的影响程度　耳鸣音调性质，如高调、中调、低调；耳鸣声具体描述，如蝉鸣、哨音、汽笛声、隆隆声、咔嗒声等；耳鸣是搏动性还是非搏动性，搏动性是否与心跳或脉搏同步，是否与呼吸有关；音调性质有否变化等。同时可与环境声或生活声比较，记录响度指数。根据耳鸣对情绪及生活、工作的影响，使患者感到烦恼的程度，可分轻、中、重三级。

5. 耳鸣的可能原因及触发因素　耳鼻咽喉科尤其是耳科的过去病史，颅脑外伤、声损伤、耳毒性药物史、心脑血管疾病史及变态反应疾病史等。与听力损失的关系，环境声对耳鸣的影响，失眠、疲劳、头位及体位变化、心理状态的影响等。

6. 全身性疾病情况及家族史　既往个人及家族内与耳鸣相关的神经系统疾病、心脑血管疾病等病史询问。

（二）精神心理学评价

由于耳鸣与焦虑互为因果，故应对耳鸣患者的性格、精神状态作出精神心理学的评价。

（三）耳鸣的医学评价

耳鸣的医学评价项目包括：①一般医学检查评价；②神经耳科学检查评价；③耳蜗及前庭功能检

查评价；④耳鸣检查评价。

五、治疗

由于耳鸣的发生机制尚未完全阐明，耳鸣的治疗目前仍是一个临床研究热点。

（一）病因治疗

若能确定原发病变，则针对原发疾病进行治疗。如病因无法确定，则病因治疗较为困难。

（二）药物治疗

至今，尚未发现可彻底治愈耳鸣的药物，但某些药物对耳鸣有短期疗效。

1. 改善耳蜗血供　应用改善微循环药物可改善内耳血液循环，达到治疗内耳疾病、消除或减轻耳鸣的目的。

2. 改善内耳组织的能量代谢　三磷酸腺苷和辅酶 A 等有助于细胞能量代谢及呼吸链功能，改善微循环，对早期耳蜗病变所致耳鸣可以选用。

3. 利多卡因以及其他抗惊厥药　利多卡因等局部麻醉剂对神经轴突的接合处有阻滞作用，使听觉传导径路的异常节律过度活动得到控制，达到治疗耳蜗或蜗后病变所致的外周性或中枢性耳鸣。一般认为短期有效率为60%~80%。常用治疗耳鸣的口服抗惊厥药有卡马西平（酰胺咪嗪），扑米酮（去氧苯比妥），盐酸妥卡因酸和氯硝西泮等。

4. 抗焦虑、抗抑郁药　均有不同程度的副作用，有些药物甚至可加重耳鸣，故用药时应该慎重，且不能过量，可选用药物如多塞平和艾司唑仑等。

（三）耳鸣掩蔽疗法

Vernon（1977）最早将耳鸣掩蔽疗法应用于临床。掩蔽器具的种类很多，为了达到有效的耳鸣掩蔽，应选择合适而又简单的掩蔽器具。

（四）生物反馈疗法

生物反馈疗法是利用不同的生物反馈信号训练患者进入松弛状态。其治疗原则是指导患者有意识地控制身体对耳鸣感受，使患者通过学习改变自己身体的反应。如控制肌张力和血流量等，可使患者进入松弛状态，恢复体内的相对平衡，以达到治疗耳鸣的目的。

（五）电刺激疗法

电刺激疗法是指利用电流直接刺激听觉系统来达到抑制耳鸣目的的方法。根据刺激电极置放部位电刺激疗法分为外刺激（颅或外耳）及内刺激（中耳及内耳）两类。治疗对象主要为耳蜗性病变之耳鸣患者。

（六）耳鸣再训练疗法

耳鸣再训练疗法是根据 Jastreboff 的耳鸣神经生理学学说而设计的一种治疗耳鸣的新方法。通过改变与产生耳鸣有关的中枢神经网络的可塑性，降低机体对耳鸣的异常反应，包括皮质中枢对耳鸣的觉察、自主神经系统对耳鸣的反应以及边缘系统（情绪相关）对耳鸣的反应，从而达到机体对耳鸣的习服。耳鸣再训练主要方法包括指导性咨询和声治疗。

（七）认知行为疗法

是由认知理论和行为治疗相互吸纳、相互补充形成的一种心理治疗方法。认知理论认为认知过程是由情绪与行为共同决定的，人们可以通过改变认知过程来改变观念，进而纠正其情绪和行为。行为疗法认为，行为是通过学习而得来，因此可以通过一些实际的操作方法来消退、抑制、改变和替代原来的不良行为。耳鸣的认知行为疗法是通过矫正技术和手段改变患者对耳鸣的不合理认知观念，并时刻把认知矫正和行为矫正联系起来，努力在两者之间建立一种良性循环，取代原有的错误认知和行为，从而使原有的耳鸣不良症状减轻、消失。2014 年美国耳鼻咽喉头颈外科学会出版发表的《耳鸣临床应用指南》中将认知行为疗法作为耳鸣临床决策建议进行推广。

（八）手术治疗

体声的某些病因可通过手术进行根治。例如梅尼埃病引起的耳鸣，可根据不同情况施行内淋巴囊减压或引流术、前庭神经切除术等手术。

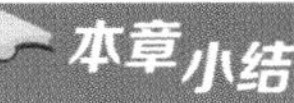

本章小结

通过对耳部疾病的学习，应该掌握耳科常见疾病、多发疾病的基本诊断和治疗原则及方法。重点了解和掌握一些疾病的更新知识，如中耳炎的分类和鉴别，良性阵发性位置性眩晕的临床特点、检查和手法治疗，突发性耳聋、梅尼埃病的治疗原则，特别是小儿分泌性中耳炎、急性中耳炎的诊断治疗原则。同时还应了解中耳炎的预防、人工助听技术。对于化脓性中耳炎的颅内、外并发症等有可能危及生命的危急症，从临床表现、诊断、鉴别诊断和治疗等各方面都应深入了解并掌握。对于耳部常见良恶性肿瘤，需要掌握临床特点和检查手段，并了解手术目的和原则。学习和掌握鼓膜穿刺、切开和置管术的操作要点，后半规管 BPPV 类型的变位试验和手法复位。

（皇甫辉　陈钢钢）

扫一扫，测一测

思考题

1. 简述分泌性中耳炎的临床表现。
2. 慢性化脓性中耳炎与中耳胆脂瘤的鉴别。

第四章 鼻部疾病

学习目标

1. 掌握:急性鼻炎的病因、并发症及治疗原则。慢性鼻炎的分类、临床表现及治疗原则。急、慢性鼻窦炎的临床表现、诊断与治疗原则。变应性鼻炎的发病机制、临床表现、诊断与治疗原则。鼻出血的病因及治疗。

2. 熟悉:鼻疖的并发症及治疗原则。鼻息肉的定义、临床表现、鉴别诊断和治疗原则。鼻中隔偏曲的临床表现及治疗原则。鼻真菌病的分类、临床表现及治疗原则。

3. 了解:鼻骨骨折的诊断及治疗原则。鼻前庭囊肿、鼻窦囊肿的临床表现。鼻腔内翻性乳头状瘤、鼻腔鼻窦恶性肿瘤的临床表现。鼻内镜外科治疗鼻窦炎的基本原理。鼻窦负压置换、上颌窦穿刺、前鼻孔填塞操作。

第一节 鼻前庭炎与鼻疖

一、鼻前庭炎

鼻前庭炎(vestibulitis of nose)是指鼻前庭皮肤的弥漫性炎症,分急、慢性两种,多因鼻腔脓性分泌物的刺激所致。长期接触有害粉尘、挖鼻等不良的生活习惯刺激鼻前庭局部也是常见病因。糖尿病患者更易患此病。

【临床表现】

炎症表现以鼻前庭外侧部明显,可为单侧或双侧。急性表现为局部疼痛明显,查体可见鼻前庭皮肤局部充血、肿胀,可伴有浅表糜烂。慢性者,局部痒、干燥、结痂。查体,鼻毛稀少,皮肤增厚、结痂或皲裂等。

【诊断】

根据临床表现及检查可诊断,但需与鼻前庭湿疹相鉴别。鼻前庭湿疹以瘙痒为主,表面可有渗出,多伴外鼻、口唇等处皮肤的湿疹,常与过敏因素相关。

【治疗】

1. 病因治疗　积极治疗鼻部原发性疾病如鼻炎、鼻窦炎疾病等,避免有害粉尘刺激,改正挖鼻等不良生活习惯。

2. 急性期　用温热生理盐水或硼酸液热湿敷,配合外用抗生素软膏。红肿明显者加用红外线理疗辅助治疗。

3. 慢性期　用3%过氧化氢溶液清除痂皮和脓液,局部涂抹1%~2%黄降汞软膏或抗生素软膏;渗出较多者用5%氧化锌软膏涂擦。皮肤糜烂和皲裂处涂以10%硝酸银,再涂以抗生素软膏。另外需

注意有无全身疾病，如糖尿病。

二、鼻疖

鼻疖(furuncle of nose)是鼻前庭及外鼻皮肤毛囊、皮脂腺或汗腺的局限性急性化脓性炎症。

【病因】

挖鼻、拔鼻毛等不良的生活习惯或外伤导致金黄色葡萄球菌感染是其主要原因，也可继发于鼻前庭炎，在机体抵抗力下降时易发病。

【临床表现】

鼻尖、鼻翼或鼻前庭局部可出现红肿、灼热、触痛等症状。初期，局部皮肤丘状隆起，周围皮肤因浸润而质硬、充血，局部皮肤与软骨膜直接相连，急性炎症时，会出现剧烈疼痛，约1周内疖肿成熟后破溃排出脓液，症状随之减轻。

发病过程中，可伴有全身不适，发热，颏下、颌下淋巴结肿大等，化验室检查多符合急性化脓性炎症改变。

【并发症】

炎症控制不当，可合并上唇及面颊部蜂窝织炎。严重者可通过内眦静脉和面静脉引起颅内感染，如海绵窦血栓性静脉炎，临床表现为寒战、高热、头剧痛，患侧眼睑及结膜水肿、眼球突出、固定甚至失明，若不及时正确治疗，可迅速发展至对侧，严重情况可危及生命或遗留脑和眼部后遗症。

【诊断】

根据临床表现及检查可诊断，需警惕颅内并发症。

【治疗】

1. 全身治疗　注意适当休息，多饮水，通大便。酌情使用抗生素和镇痛剂。糖尿病患者应积极控制血糖。

2. 局部治疗　疖肿未成熟者，可予以局部理疗，10%鱼石脂软膏外用及全身抗生素治疗。疖肿已成熟者，在“无挤压”前提下予以引流或促进破溃。破溃后，局部清洁消毒，充分引流，防止结痂，促进其彻底愈合。

3. 合并颜面、眶蜂窝织炎和海绵窦血栓性静脉炎者，及时住院治疗，在眼科及神经科医师的共同诊治下，使用足量、有效的抗生素进行系统治疗。

【预防】

改变挖鼻及拔鼻毛的不良习惯，积极治疗鼻腔及鼻窦疾病。若鼻部已发生疖肿，切忌挤压。

第二节　急性鼻炎

急性鼻炎(acute rhinitis)俗称“伤风”“感冒”，是由病毒感染引起的鼻黏膜的急性炎症性疾病，常发生于气候变更的季节，冬季更为常见。

【病因】

病毒感染引起，可继发细菌感染。以鼻病毒最为常见，其次是腺病毒、冠状病毒、流感和副流感病毒、柯萨奇病毒等，病毒经飞沫传播侵入机体。当机体抵抗力下降，如疲劳、受凉、烟酒过度，心、肺等全身慢性疾患并存等情况下，加之环境因素，如空气流通差、空气污染严重以及局部因素妨碍鼻腔的通气引流等，均易导致疾病的发生。

【病理】

发病早期，鼻黏膜血管痉挛，腺体分泌减少；继之，黏膜中的血管和淋巴管扩张，黏膜充血、水肿，腺体分泌功能增加，鼻涕初为水样涕，渐变成黏液性，随着白细胞浸润及上皮细胞及纤毛脱落，渐转变成为黏脓涕；恢复期上皮细胞恢复正常。

【临床表现】

经呼吸道传播，病程持续时间为7~10d。

1. 潜伏期　1~3d，表现为鼻内干燥、灼热感、痒感和打喷嚏；检查见鼻腔黏膜充血和干燥。

2. 急性期　4～7d，表现为鼻塞、水样鼻涕、嗅觉减退和闭塞性鼻音；继发细菌感染后，鼻涕转变为黏液性、黏脓性或脓性，全身症状因个体而异，主要表现为全身不适、倦怠、食欲下降、头痛和发热等，儿童全身症状较重，常出现高热（39℃以上），甚至惊厥，并伴有消化道症状，如恶心、呕吐、轻微腹痛和腹泻等。检查见鼻腔黏膜充血肿胀，下鼻甲充血肿大，总鼻道或鼻底有较多分泌物，早期为水样，以后渐变为黏液性、黏脓性或脓性（图 2-4-1）。

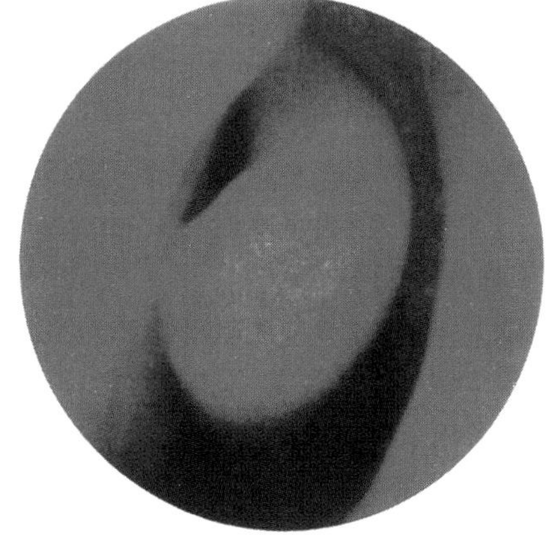

图 2-4-1　急性鼻炎（鼻黏膜充血水肿）

3. 恢复期　7～10d，若无并发症发生，上述症状逐渐减轻直至消失，鼻腔检查见黏膜充血减轻或正常，分泌物少许或消失。

【并发症】

1. 急性鼻窦炎　鼻腔黏膜炎症经鼻窦自然窦口向窦腔黏膜内蔓延，其中以上颌窦及筛窦多见。

2. 急性中耳炎　炎症通过咽鼓管可导致急性中耳炎。

3. 急性咽炎、喉炎、气管炎　若炎症向下蔓延可能引起咽、喉、气管及支气管等部位的炎症，小儿或老年患者可合并肺炎。

【诊断及鉴别诊断】

1. 流感　全身症状如发热、头痛、四肢酸痛较重，而鼻咽喉的症状反而轻。其传染性强，短期内同一地区可出现较多人群发病。

2. 变应性鼻炎　无全身症状，表现为阵发性喷嚏、清水样涕和鼻塞，然后可迅速消失。查体可见鼻黏膜苍白、水肿，找到特异性变应原有助于鉴别诊断。

3. 急性传染病　许多呼吸道急性传染病早期症状也有类似急性鼻炎的症状，如麻疹、猩红热、百日咳等，但其全身症状较重，如高热、寒战、全身肌肉酸痛等。通过严格查体及病情观察可鉴别。

【治疗】

支持及对症治疗为主，同时注意预防并发症。

1. 一般治疗　适当休息，多饮水，清淡饮食。初期可使用解热镇痛药促使发汗，中成药如抗病毒或抗感冒药减轻症状。对于合并有细菌感染者，可使用抗生素治疗。

2. 局部治疗　可使用血管收缩剂滴鼻以减轻鼻塞症状，如羟甲唑啉鼻喷剂、1%麻黄碱生理盐水（儿童 0.5%），恢复鼻腔通气。也可用生理海水或 3%高渗盐水冲洗鼻腔。另外按摩针刺迎香穴或局部热敷也可减轻临床症状。

正确的擤鼻法，压迫一侧前鼻孔，轻擤出对侧鼻腔分泌物，可减少并发症的发生。

第三节　慢性鼻炎

慢性鼻炎（chronic rhinitis）是指鼻腔黏膜或黏膜下持续数个月以上或反复发作的慢性炎症，且无明显的致病微生物感染，并伴有不同程度的鼻部功能紊乱。分为慢性单纯性鼻炎和慢性肥厚性鼻炎两类。

【病因】

可能与下列因素有关。

1. 局部因素　①急性鼻炎反复发作或未彻底治愈；②慢性鼻窦炎脓性分泌物长期刺激，鼻中隔偏曲影响鼻腔的通气，以及腺样体肥大等，常可诱发慢性鼻炎；③鼻腔长期使用减少充血药物，可导致药物性鼻炎。

2. 职业及环境因素　长期反复吸入粉尘（如水泥、石灰、煤尘、面粉等）或有害气体（如二氧化硫、甲醛等）。生活或生产环境中温度及湿度的急剧变化也对本病发生起一定的作用。

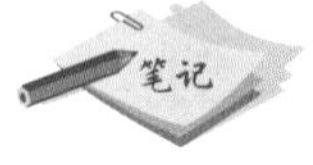

3. 全身因素　①全身的某些慢性疾病，如贫血，糖尿病，风湿，结核，心、肝、肾等重要脏器的功能

异常，可引起鼻黏膜血管长期淤血或反射性充血；②维生素A、维生素C的缺乏；③内分泌疾病或失调：甲状腺功能低下可引起鼻黏膜水肿；妊娠早期及青春期鼻黏膜可出现生理性充血、肿胀。

4. 其他因素　如烟酒嗜好，长期劳累，变应性鼻炎等。

【病理】

1. 慢性单纯性鼻炎　鼻腔黏膜血管、尤其是下鼻甲海绵状血窦的慢性扩张，通透性增加，伴局部的淋巴细胞及浆细胞为主的炎症细胞浸润，腺体的分泌功能增强。

2. 慢性肥厚性鼻炎　早期如慢性单纯性鼻炎，在此基础上进一步发展，引起纤维组织增生，表现为黏膜、黏膜下层，甚至骨膜和骨的局限性或弥漫性纤维组织增生、肥厚，以下鼻甲最为明显，肉眼可呈结节状、桑葚状或分叶状，中鼻甲前端和鼻中隔也可发生。

【临床表现】

1. 慢性单纯性鼻炎

（1）鼻塞：呈间歇性及交替性鼻塞，白天、夏季、运动时减轻，而夜间、寒冷、休息时加重，双侧鼻腔可呈交替性鼻塞。

（2）多为黏液涕，量较多。

（3）一般无闭塞性鼻音、嗅觉减退、耳鸣及耳闷等症状，偶有头痛、头晕等不适。

（4）检查：鼻黏膜呈慢性充血，下鼻甲黏膜肿胀，表面光滑、柔软、富有弹性，对血管收缩剂敏感，鼻腔内可见有黏稠涕。

2. 慢性肥厚性鼻炎

（1）鼻塞：多为持续性鼻塞，无交替性现象。

（2）黏液性或黏脓性涕，不易擤出。

（3）常有闭塞性鼻音、耳鸣及耳闷，伴有头痛、头晕、咽干、咽痛等。

（4）检查：鼻黏膜暗红色、肥厚，表面不光滑，可呈结节状、桑葚状，局部黏膜弹性差，对血管收缩剂不敏感或无反应。

【诊断】

根据病史、症状及体征易于诊断慢性鼻炎，但要注意两种类型间的鉴别诊断。

【治疗】

1. 慢性单纯性鼻炎　针对全身或局部病因予以相应治疗，如治疗全身慢性疾病，提高机体抵抗力，纠正鼻中隔偏曲等。局部治疗多选择保守治疗的方法。鼻用糖皮质激素是慢性鼻炎首选用药，具有良好抗炎作用，减轻黏膜充血水肿。当鼻内分泌物黏稠不易擤出时，可用生理盐水清洗鼻腔，以清除鼻腔分泌物，改善鼻腔通气功能。对鼻腔黏膜充血肿胀明显，鼻塞严重，日常生活工作受到影响者，可选用盐酸羟甲唑啉鼻喷雾剂或1%（小儿用0.5%）麻黄碱滴鼻液，连续应用不超过7d。保守治疗效果不佳，可手术治疗。

2. 慢性肥厚性鼻炎　药物治疗同单纯性鼻炎。对肥厚的下鼻甲可采用多种手术治疗，如下鼻甲黏膜下部分切除术、下鼻甲黏骨膜下切除术、下鼻甲骨折外移术以及局部注射、微波、射频消融、激光等治疗均有一定的疗效。其中针对单纯性鼻甲黏膜增生肥厚者，下鼻甲黏膜下低温等离子消融手术损伤小，效果较好。

第四节　萎缩性鼻炎

萎缩性鼻炎（atrophic rhinitis）是以鼻黏膜萎缩或退行性变为病理特征的慢性炎症。多发生于青年女性以及相对贫困地区，其特征为鼻腔黏膜、骨膜甚至鼻甲骨发生进行性萎缩，伴有大量脓痂形成，因常有变形杆菌感染而奇臭，又名臭鼻症（ozena）。

【病因】

分为原发性及继发性两种。其中原发性萎缩性鼻炎病因不清楚，相关研究提示为一种自身免疫性疾病。而继发性萎缩性鼻炎病因较明确，认为与以下情况有关：①鼻腔、鼻窦受到脓性分泌物、有害

粉尘、化学气体的刺激；②不适当的手术所致鼻黏膜的广泛损伤；③局部大剂量放射治疗后；④鼻部的某些特殊性疾病，如结核、梅毒和麻风等对鼻黏膜的损害。鼻甲和鼻窦的过度切除可引起“空鼻征”，与本病有所区别。

【病理】

黏膜早期呈慢性炎症改变，逐步发展为进行性萎缩，黏膜和骨部血管逐渐发生闭塞性动脉内膜炎和海绵状静脉丛炎，血管壁结缔组织增生，管腔缩小或闭塞，血供不良导致黏膜、腺体、骨膜和骨质萎缩、纤维化以及黏膜上皮鳞状上皮化，蝶腭神经节甚者也可发生纤维变性。

【临床表现】

1. 鼻塞 鼻腔脓痂阻塞，或鼻腔黏膜感觉神经萎缩后迟钝，产生“鼻塞感”。
2. 鼻干 鼻腔黏膜腺体萎缩、分泌物减少和鼻塞后长期张口呼吸所致。
3. 鼻出血 鼻黏膜的萎缩干燥、清理结痂时损伤局部黏膜均可导致出血。
4. 嗅觉障碍、减退、消失 嗅区黏膜萎缩所致。
5. 恶臭 呼出气体带有特殊臭味，为晚期或严重者脓痂中蛋白质腐败分解所致，患者自己因嗅觉丧失而不觉。
6. 头痛、头昏 鼻腔黏膜萎缩，其调温保湿功能丧失，吸入的冷空气或脓痂刺激所致。

【检查】

鼻腔宽大，鼻甲缩小，鼻腔黏膜干燥，附着有大量灰绿色脓痂充塞，伴有恶臭。自幼发病时，因外鼻发育异常可出现鞍鼻。病变可波及鼻咽、口咽及喉咽，出现类似表现（图 2-4-2）。

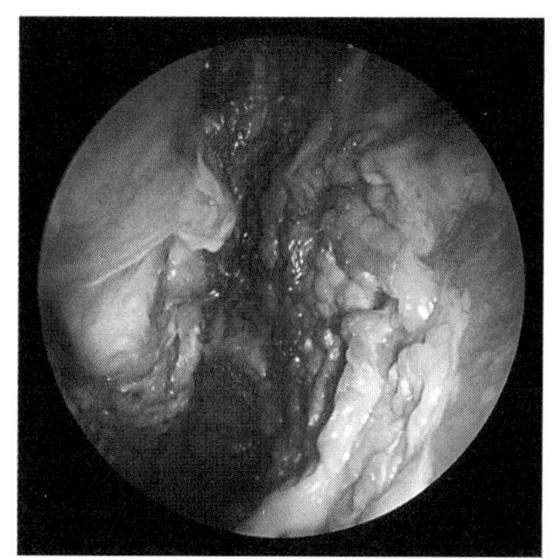

图 2-4-2 萎缩性鼻炎

【治疗】

目前尚无特效疗法，多为对症治疗。

1. 局部治疗 ①可用生理海水或鼻腔冲洗器将温生理盐水或 1∶2 000~1∶5 000 高锰酸钾溶液冲洗鼻腔，每日 1~2 次，以清洁鼻腔、去除脓痂和臭味；②可使用 1% 链霉素液状石蜡、1% 复方薄荷樟脑液状石蜡滴鼻，以湿润鼻腔黏膜、改善黏膜血液循环、软化脓痂而易擤出；③1% 新斯的明涂抹黏膜可促进血管扩张；④50% 葡萄糖外用可刺激黏膜腺体的分泌。
2. 手术治疗 目的在于缩小鼻腔的空间，减少鼻腔通气量，降低鼻腔黏膜水分蒸发，从而使结痂减少。手术方法有鼻腔外侧壁内移术，前鼻孔闭合术等。
3. 全身治疗 加强营养，改善环境及个人卫生，对本病也有一定的治疗作用。

第五节 变应性鼻炎

变应性鼻炎（allergic rhinitis，AR）是特异性个体接触致敏原后由 IgE 介导的介质（主要是组胺）释放，并有多种免疫活性细胞和细胞因子等参与的鼻黏膜非感染性慢性炎性疾病。以鼻痒、喷嚏、大量清水样涕及鼻塞为其主要的临床特点。

临床分类依据变应原是否为季节性，分为季节性和常年性变应性鼻炎，前者主要常见致敏原为花粉、真菌等季节性吸入物变应原引起。由植物花粉播散引起，又称花粉症（pollinosis）。后者由常年存在的变应原引起。常见致敏原为尘螨、蟑螂、动物皮屑等室内常年性吸入物变应原，以及某些职业性变应原。依据临床症状发作时间分为间歇性和持续性变应性鼻炎，间歇性是指症状发生的天数<4d/周或病程<4 周。持续性是指症状发生的天数≥4d/周并且病程≥连续 4 周。依据患者症状的程度和是否影响生活质量（包括睡眠、日常生活、工作和学习），变应性鼻炎分为轻度和中-重度，轻度是指症状较轻，对生活质量无影响；中-重度是指症状明显，对生活质量产生影响。

抗原(变应原)分为两大类:吸入性抗原和食物性抗原,其中以吸入性抗原尤为重要。吸入性抗原中常见有螨(包括螨的皮屑及其代谢物)、屋尘、花粉、昆虫、羽毛、上皮脱屑、真菌、植物纤维和某些化学物质等。食物性抗原如奶、蛋、鱼、虾、花生、大豆、面粉及某些水果、蔬菜等。

【发病机制及病理】

本病属 IgE 介导的Ⅰ型变态反应,也与细胞因子、细胞间黏附分子(intercellular adhesion molecule, ICAM)及部分神经肽的相互作用密切相关。当特异性抗原进入机体后,鼻黏膜局部 CD^{4+} T 淋巴细胞受细胞因子(IL-4)的刺激,分化成为 Th2 细胞,释放多种细胞因子,进而激活血管内皮细胞表达 ICAM-1 等黏附分子,促进多种淋巴细胞(嗜酸性粒细胞、肥大细胞、嗜碱性粒细胞及 T 淋巴细胞)向鼻黏膜局部的迁移、黏附及定位。变应原刺激机体产生的特异性 IgE 抗体结合在鼻黏膜局部的肥大细胞及嗜碱性粒细胞的细胞膜上,此时机体处于致敏状态。当该变应原再次进入机体时,变应原与 IgE 发生"桥连",进而激发细胞膜一系列的生化反应,最终释放以组胺为主的多种介质,介质作用于鼻黏膜血管、腺体、神经末梢上的受体,引起相应的组织反应,表现为阻力血管收缩(鼻黏膜苍白)或容量血管扩张(鼻塞、黏膜呈浅蓝色),毛细血管的通透性增高(黏膜水肿),多形核细胞、单核细胞浸润,其中以嗜酸性粒细胞为主。同时副交感神经的兴奋性增高,腺体分泌功能旺盛(大量清水样涕),感觉神经的敏感性增强(连续性喷嚏)。

【临床表现】

以鼻痒、阵发性喷嚏、大量清水样涕和鼻塞为主要特征。

1. 鼻痒　鼻腔黏膜感觉神经受到刺激后引起的鼻内发痒。严重时,可以伴随眼部发痒、软腭和咽部、外耳道发痒。小儿有不断用手指或手掌擦鼻前部的动作。

2. 喷嚏　为反射性动作,阵发性喷嚏,可连续三个以上到数十个不等。

3. 清涕　鼻腺体分泌亢进,产生大量清水样涕,重者鼻涕可不自觉从鼻孔内滴出。

4. 鼻塞　鼻塞程度不一。多呈双侧,也有单侧,或双侧交替;轻重程度不一,间歇性或者持续性。

5. 嗅觉减退　鼻腔黏膜水肿可导致嗅觉有不同程度的减退。

【检查】

1. 鼻镜检查　鼻黏膜苍白、充血或浅蓝色,黏膜水肿,下鼻甲肿大,严重时可与鼻中隔及鼻底接触。总鼻道或鼻底见大量水样分泌物(图 2-4-3)。

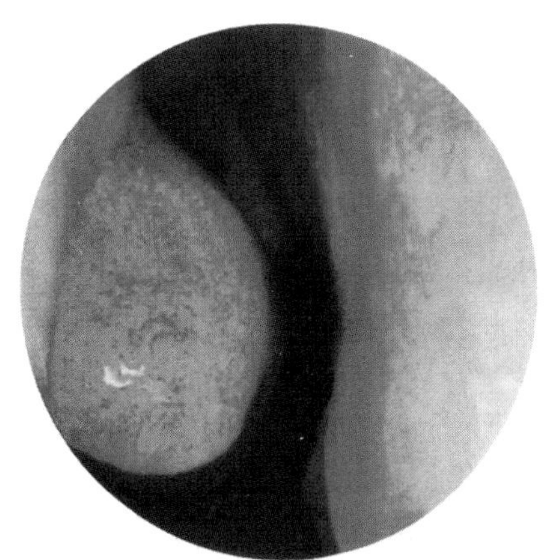

图 2-4-3　变应性鼻炎

2. 查找过敏原

(1) 皮肤试验:主要方法包括皮肤点刺试验(skin prick test,SPT)和皮内试验。SPT 具有高敏感性和较高特异性,一般均在 80%以上,因而对 AR 的诊断可提供有价值的证据,且较为便捷可靠,可用于儿童和老年人,临床推荐该方法。假如患者对某种变应原产生超敏反应,则 20min 内在皮肤点刺部位出现风团和红斑,风团直径≥3mm 判定为 SPT 阳性。

注意事项:①皮肤点刺试验应在停用抗组胺药物至少 7d 后进行。②对于超敏患者,皮肤试验应慎重进行,若特别必要,可将试剂浓度稀释后再进行。③皮肤试验后,患者需在候诊室观察半小时,候诊室应配备抗过敏性休克的抢救药品。④患者处于全身或局部过敏时,暂不行皮肤试验。

(2) 血液检查:包括血清总 IgE 检测及血清特异性 IgE 检测,其中前者受体内多种因素的影响,后者结果较为可靠,适用于任何年龄的患者,不受皮肤条件的限制,其与 SPT 具有相似的诊断性能。

(3) 鼻黏膜激发试验:该方法是将某种变应原直接作用于鼻黏膜,观察是否诱发临床相关症状。

【诊断】

根据常见的临床表现如喷嚏、清水样涕、鼻塞、鼻痒等,结合鼻黏膜苍白、水肿,鼻腔水样分泌物等体征,以及皮肤点刺试验的结果,即可做出正确的诊断。

【治疗】

包括对症治疗和对因治疗。前者主要是指药物治疗及手术治疗，后者主要是避免接触变应原及免疫治疗。

1. 避免接触变应原　对于已明确的变应原，应尽量避免或减少接触，从而减少疾病的发作。如花粉过敏者在花粉传播期尽量减少外出或戴口罩外出。螨过敏者应搞好居住环境卫生，减少螨的滋生。

2. 药物治疗

（1）抗组胺药物：与组胺竞争细胞膜 H_1 受体，可迅速缓解鼻痒、喷嚏和鼻分泌亢进。第一代抗组胺药物如氯苯那敏，有一定的中枢抑制作用，表现为嗜睡及困倦。第二代全身抗组胺药物如哌啶丁醇、西替利嗪、氯雷他定等多种，对中枢抑制作用减弱，抗 H_1 受体作用增强，但也有一定的副作用。鼻用抗组胺药物局部作用明显，见效快，全身不良反应小，在临床使用的有左卡巴斯汀等。

（2）糖皮质激素：包括全身和局部两种用药。前者用药如口服泼尼松，后者应用于变应性鼻炎的治疗较广泛，如丙酸氟替卡松、布地奈德、糠酸莫米松鼻喷雾剂等。其生物利用度低，可长期使用。

（3）肥大细胞膜稳定剂：可稳定肥大细胞膜，减少化学介质的释放，临床常用的有色甘酸钠、酮替芬等。

（4）鼻腔冲洗：可用生理盐水或高渗盐水冲洗鼻腔，减少进入鼻腔的粉尘和变应原的刺激，改善鼻腔通气。

免疫治疗（文档）

（5）局部减充血剂：收缩血管缓解症状，但不能长期使用，如1%麻黄碱和盐酸羟甲唑啉等。

3. 免疫治疗（immunotherapy）　主要针对吸入性变应原引起的变应性鼻炎。通过注射或舌下含服的方法，反复和逐步递增已确定变应原的剂量，以提高机体对变应原的耐受能力。其临床疗效较为肯定，但治疗周期长，费用高。

4. 手术及其他治疗　对部分药物和（或）免疫治疗效果不理想的病例，可考虑行选择性神经切断术，包括翼管神经切断术、筛前神经和筛后神经切断或阻滞术等。临床也有对鼻腔"触发点"黏膜进行微波、射频等热烧灼，以降低其敏感性。

知识拓展

在变应性鼻炎的治疗中，避免接触变应原、药物治疗适用于所有患者，免疫治疗主要针对轻度持续性和中至重度持续性患者。ARIA 指南把变应性鼻炎分为 4 种类型，并推荐了药物的阶梯治疗方案。①轻度间歇性鼻炎：口服或鼻用 H_1 受体阻断药；鼻用减充血剂（少于 10d）。②中-重度间歇性鼻炎：口服或鼻用 H_1 受体阻断药；口服或鼻用 H_1 受体阻断药+减充血剂；鼻用糖皮质激素。③轻度持续性鼻炎：口服或鼻用 H_1 受体阻断药；口服或鼻用 H_1 受体阻断药+减充血剂；鼻用糖皮质激素；色甘酸钠。2~4 周后复查，若已无症状建议继续治疗，糖皮质激素则减量使用，若无改善应升级治疗。④中-重度持续性鼻炎：鼻用糖皮质激素应作为一线治疗；如果鼻塞很明显可加用 1~2 周的口服糖皮质激素；或用鼻用减充血剂；2~4 周后重新评估。若病情无改善，要考虑患者的依从性、用药是否正确、诊断有无错误等原因。若病情改善则应降级治疗。

第六节　鼻　息　肉

鼻息肉（nasal polyp）是鼻腔和鼻窦黏膜的常见慢性疾病，以极度水肿少血管的鼻黏膜在鼻道形成息肉为临床特征。好发于前筛区，其中来源于上颌窦并发展到后鼻孔的单发息肉，称为上颌窦-后鼻孔息肉。另有鼻息肉病（nasal polyposis）概念，其具有以下特征：①有鼻息肉家族史、手术史；②糖皮质激素治疗效果明显；③内镜下双侧鼻黏膜广泛水肿样改变，似小囊泡融合在一起，息肉与正常黏膜无明显边界；④CT 检查示全组鼻窦炎改变；⑤术后易复发。临床上二者尚无明确的区分标准。此外，鼻息肉病常伴有囊性纤维病、不动纤毛综合征、阿司匹林三联症（阿司匹林不耐受、支气管哮喘和鼻息肉）等。

【病因和病理】

病因不清，黏液纤毛运动的障碍，中鼻道某些微环境的改变，嗜酸性粒细胞的增多等均被视为其病因。在炎症因子的刺激下，上皮细胞和免疫活性细胞合成、释放 IL-3、IL-5 及多种细胞因子和炎症介质，使嗜酸性粒细胞在局部聚集，致使血管通透性增高，血浆渗出、组织水肿，上皮破裂、增殖。细胞外基质随之增生，血管、腺体增生，形成息肉。

息肉为覆以假复层柱状纤毛上皮的高度水肿的疏松结缔组织，浸润细胞以嗜酸性粒细胞为主，可见有浆细胞、淋巴细胞，如继发感染可有中性粒细胞浸润。

【临床表现】

多为双侧持续性、渐进性的鼻塞，鼻腔黏性或脓性分泌物。多伴有嗅觉减退或丧失，闭塞性鼻音。后鼻孔息肉阻塞咽鼓管可引起耳鸣和听力减退。鼻镜检查：典型鼻息肉表面光滑，半透明，呈灰白色或淡红色，如荔枝肉样半透明肿物(图 2-4-4)。可为单蒂、多蒂或广基，基底多位于中鼻道、筛窦，巨大鼻息肉可引起外鼻变形，形成“蛙鼻”(图 2-4-5)。

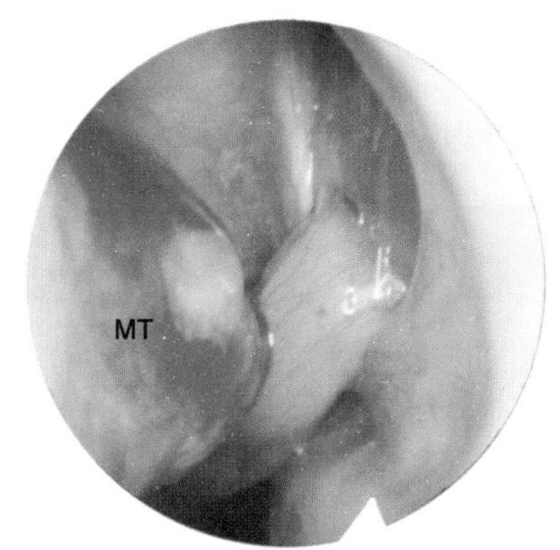

图 2-4-4 上颌窦后鼻孔息肉

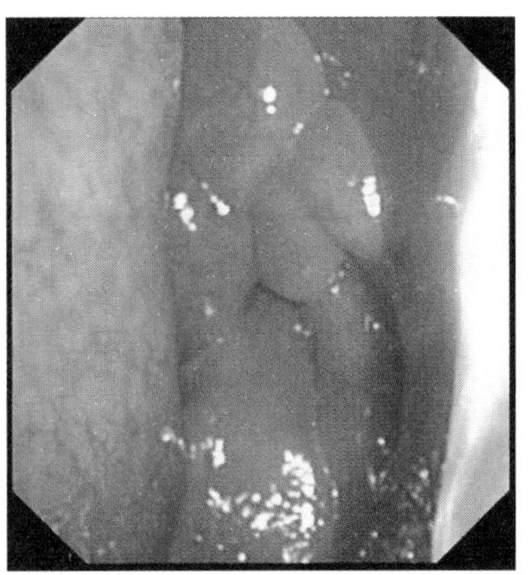

图 2-4-5 左鼻腔、左中鼻道多个息肉

【并发症】

1. 鼻窦炎　息肉引起窦口的阻塞，鼻腔黏膜的肿胀，息肉样变等均可影响窦腔的引流，继发感染可形成鼻窦炎。

2. 分泌性中耳炎　息肉的堵塞或鼻窦炎等可引起咽鼓管功能障碍，导致鼓室积液及听力下降。

3. 支气管哮喘　鼻息肉患者中有较高的支气管哮喘发病率，机制尚不清楚。

【诊断】

根据病史、症状及体征，易于诊断，需辅助鼻窦 CT 检查以完善诊断，明确病变的范围。

【鉴别诊断】

需与以下疾病相鉴别。

1. 鼻腔内翻性乳头状瘤　多为单侧，呈多发性，分叶状，表面粗糙，淡红色，术中出血倾向明显，多次复发者有一定的恶变倾向。

2. 鼻咽纤维血管瘤　多见于青春期男性，多因鼻塞、鼻出血就诊。好发于鼻咽部，基底广泛，表面粗糙不平，色红，触之较硬。

3. 鼻内脑膜-脑膨出　发生于新生儿或幼儿，肿物多来自鼻腔顶部，表面光滑，单一肿物，不能移动，无蒂，影像学检查可帮助诊断。不可贸然活检，以免脑脊液鼻漏和颅内感染。

【治疗】

以手术为主，辅以药物综合治疗。

1. 糖皮质激素治疗　激素可按局部喷鼻及全身口服用药两种方法。对于体积较小，初次发病的息肉可行单纯药物治疗；对于体积较大者及复发病例，可作为术前及术后的重要辅助治疗。

2. 手术治疗　目前主要行鼻内镜手术，在切除息肉病变的同时尽可能保留鼻腔黏膜组织。

病例导学解析(文档)

患者,男性,21岁,反复鼻塞、流脓涕、嗅觉减退5月余,伴有间断头痛。源于一次游泳后感冒出现鼻塞,流脓涕,自行服用感冒药,前症有所改善。之后间断有鼻塞、流脓性鼻涕,偶有头痛不适,自觉嗅觉下降。前鼻镜检查见:双侧鼻腔黏膜慢性充血,双下鼻甲稍肥大,左侧中鼻道有一荔枝肉样半透明、光滑新生物,表面可见脓性分泌物。

请思考:

1. 患者可能的诊断是什么?
2. 下一步需做何检查,以明确诊断?
3. 如何治疗?

第七节　急性鼻窦炎

急性鼻窦炎(acute rhinosinusitis)是指鼻腔及1个或1个以上的鼻窦黏膜的炎症。多继发于急性鼻炎,严重者可累及骨质,引起周围组织及邻近器官的并发症。

【病因】

1. 全身因素　过度劳累、营养不良等导致机体抵抗力下降可易发本病。

2. 局部因素

(1) 鼻腔疾病:急慢性鼻炎、鼻中隔偏曲、窦口鼻道复合体解剖异常、鼻息肉、变应性鼻炎、鼻腔的异物及肿瘤等,阻碍鼻腔及鼻窦的通气和引流。

(2) 邻近器官的炎症感染:如扁桃体炎、咽炎、牙根尖感染等。

(3) 鼻腔填塞物放置时间过长:如鼻腔异物、医源性填塞物等。

(4) 气压损伤:如跳水、高空迅速下降时,均可使炎症分泌物或异物进入鼻窦,引起发病。

(5) 直接感染:如鼻窦外伤、游泳时污水直接进入鼻窦等。

【致病菌】

多为化脓性球菌,如肺炎双球菌、溶血型链球菌、葡萄球菌等。其次为杆菌,如流感嗜血杆菌、大肠埃希菌等。也有厌氧菌感染。临床以混合感染最为多见。

【病理】

急性鼻窦炎病理过程同急性鼻炎。初为卡他期,进而发展为化脓期、并发症期,炎症可直接侵及骨质,或经血管扩散引起骨髓炎、眶内及颅内并发症。

【临床表现】

1. 全身症状　多继发于上呼吸道感染或急性鼻炎,原有症状加重,出现有畏寒、发热、周身不适等症状。小儿可出现呕吐、腹泻、咳嗽等消化道和呼吸道的症状。

2. 局部症状

(1) 鼻塞:多为持续性鼻塞,伴有嗅觉的减退或丧失。

(2) 脓涕:鼻腔大量脓性或黏脓性鼻涕。可有涕中带血,儿童多见。厌氧菌或大肠埃希菌感染者脓涕有恶臭。

(3) 头痛或鼻局部疼痛:脓性分泌物和细菌毒素对神经末梢的刺激、黏膜肿胀的压迫均可致头痛发生。各鼻窦头痛及局部疼痛有各自特点:①急性上颌窦炎:眶上额部痛,可能伴有同侧颌面部或上列磨牙痛。晨起轻,午后加重。②急性筛窦炎:内眦或鼻根部疼痛,一般头痛轻,前组筛窦炎头痛同额窦炎相似,后组筛窦炎同蝶窦炎相似。③急性额窦炎:晨起即前额部疼痛,且逐步加重,午后开始减轻,晚间头痛消失。④急性蝶窦炎:眼球深处或颅底钝痛,可放射至头顶、耳后及枕部。晨轻午后重。

【检查】

1. 鼻局部红肿和压痛　上颌窦炎可有下睑和颌面压痛。额窦炎可有额窦前壁叩击痛、额部皮肤

红肿及眶内上角压痛。筛窦炎可有鼻根部和内眦皮肤红肿及压痛。

2. 鼻腔检查　前鼻镜下可见鼻腔黏膜充血、肿胀，以中、下鼻甲变化明显，鼻腔内可见大量脓性或黏脓性鼻涕。用1%麻黄碱收缩鼻腔黏膜后，前组鼻窦炎时可见中鼻道有脓液引流；后组鼻窦炎时可见嗅裂有脓液引流。擤尽鼻涕后脓涕消失而怀疑鼻窦炎存在时，可行体位引流后再检查鼻腔。鼻内镜检查对鼻窦炎诊断则更为精确，检查前先用含1%麻黄碱及1%丁卡因的棉片放置于鼻腔内，起收缩鼻黏膜和表面麻醉作用，以便检查。

3. 辅助检查　鼻窦CT对诊断具有重要指导意义，是鼻窦检查的首选。MRI可较好地显示软组织病变，但不作为首选。上颌窦穿刺可用于诊断，它同时也是治疗的手段。

【诊断】

根据急性鼻炎病史、症状及体征与相关辅助检查，易于诊断。

【治疗】

祛除病因，恢复鼻腔通气及鼻窦引流，控制感染和预防并发症。

1. 全身治疗　①一般治疗与急性鼻炎相同，适当休息，多饮水等。②足量使用抗生素控制感染和预防并发症。③如有变应性鼻炎患者应全身口服抗组胺药。④如果考虑厌氧菌感染者可联合使用硝基咪唑类药物（如甲硝唑）。⑤邻近感染病灶如牙源性上颌窦炎应同时对患牙进行治疗。

2. 局部治疗　1%麻黄碱滴鼻和鼻用糖皮质激素喷鼻，可收缩鼻腔黏膜和减轻鼻黏膜水肿，帮助恢复鼻腔鼻窦的通气和引流功能。

3. 鼻窦负压置换或体位引流　均可促使鼻窦内脓液流出。鼻窦负压置换宜在患者无发热时实施。

4. 鼻腔冲洗　可用生理盐水或高渗盐水冲洗鼻腔，能促使脓性分泌物排出，改善鼻腔通气。

5. 物理治疗　短波透热、红外线照射和局部热敷可改善局部血液循环，促进炎症消退。

6. 上颌窦穿刺冲洗　用于上颌窦炎，穿刺可有效引流上颌窦内脓液，并可冲洗窦腔或局部用药。宜在全身症状消退及局部炎症得到控制下进行，穿刺部位位于下鼻道外侧壁、距离下鼻甲前端1～1.5cm的下鼻甲附着处稍下方，该处骨壁最薄弱，易于穿透。穿刺时，上颌窦穿刺针尖斜面朝向下鼻甲外侧壁，针的方向是同侧耳郭上缘。稍加用力，有“落空”感就说明已进入上颌窦内。

上颌窦穿刺冲洗（文档）

第八节　慢性鼻窦炎

慢性鼻窦炎（chronic rhinosinusitis）多为鼻腔及鼻窦急性炎症未彻底治愈，反复发作迁延所致。根据鼻窦炎症范围可分为前组鼻窦炎、后组鼻窦炎及全组鼻窦炎。根据鼻腔是否有息肉，分为伴有或不伴鼻息肉的慢性鼻窦炎。窦口鼻道复合体局部异常，阻碍窦口的引流及通气，是其发生的主要病因。各鼻窦中以上颌窦炎最为多见，其次为筛窦。

【病因】

病因和致病菌与急性化脓性鼻窦炎相似。

【病理】

黏膜的病理改变表现为水肿、增厚、血管增生、淋巴细胞及浆细胞浸润、上皮纤毛脱落或鳞状化生及息肉样变，若分泌腺管阻塞，则可发生囊性改变。可有骨膜增厚或骨质的吸收。黏膜可发生纤维组织增生而致血管阻塞和腺体萎缩。

【临床表现】

1. 全身症状　轻重不一，有时可无。常见全身症状有精神不振、头晕、记忆力减退等。

2. 局部症状　以鼻塞、脓涕为主要症状，次要症状包括头痛、嗅觉减退等。

（1）鼻塞：系鼻腔黏脓性分泌物较多，鼻黏膜肿胀，息肉形成等所致。

（2）脓涕：为黏脓性或脓性鼻涕。前组鼻窦炎多可经前鼻孔擤出；后组鼻窦炎脓涕多经后鼻孔流入咽部，刺激咽部引起咽部不适，如咳嗽。牙源性上颌窦炎的鼻涕有腐臭味。

（3）头痛：不明显，多为钝痛或闷痛，是细菌毒素的吸收引起脓毒性头痛，或窦口阻塞后窦腔内空气被吸收后的真空性头痛。疼痛部位与急性鼻窦炎相似，此类头痛会随着鼻腔通气引流的改善而有

笔记

所减轻，头痛时间规律不明显。

（4）嗅觉减退或丧失：多因鼻塞及嗅区黏膜炎症性改变后功能下降所致，多可随鼻窦炎的治愈而恢复，少数为永久性的。

（5）视力减退或失明：为本病引起的眼眶并发症。较少见，多因引起球后视神经炎所致。

【检查和诊断】

1. 详细了解病史　是否有鼻塞、脓涕的主要症状以及其他头痛、嗅觉减退等次要症状，既往有无急性鼻窦炎发作史。

2. 鼻腔检查　前鼻镜检查可见鼻黏膜呈慢性充血、肿胀、肥厚，中鼻甲肥大或息肉样变，中鼻道狭窄，黏膜水肿或息肉形成。前组鼻窦炎时，中鼻道可见有脓性分泌物引流，后组鼻窦炎脓液可位于嗅裂或积蓄于鼻腔后端流入鼻咽部。1%麻黄碱收缩鼻腔后再行体位引流，有助于诊断。鼻内镜检查能清楚、准确地看清病变部位及其他解剖学上的异常，对诊断有重要的意义。

3. 辅助检查　鼻窦 CT 检查能更精确判断窦腔的大小、形态，有无液平、黏膜增厚，中鼻道有无解剖变异，窦壁骨质有无破坏等。

4. 上颌窦穿刺冲洗　通过穿刺冲洗可了解窦内脓液的性质、颜色、臭味及脓量，并可对脓液进行细菌培养和药物敏感试验。

【治疗】

治疗原则：慢性鼻窦炎不伴鼻息肉者首选药物治疗，无改善者可考虑手术治疗；伴有鼻息肉或鼻腔解剖结构异常者首选手术治疗；围术期仍需药物治疗。

1. 鼻用糖皮质激素　可减轻鼻黏膜水肿，促进炎症消退。

2. 抗生素使用　包括青霉素或头孢类、大环内酯类抗生素等。尤其是低剂量大环内酯类抗生素，既可抗炎又可抗菌。

3. 黏液促排剂　既可增强鼻黏膜纤毛摆动，又可稀化黏涕，能促进黏脓涕的排出。

4. 血管收缩剂　可改善鼻腔通气和引流，不宜长期使用。

5. 鼻腔冲洗　可用生理盐水或高渗盐水冲洗鼻腔，能促使脓性分泌物排出，改善鼻腔通气。

6. 上颌窦穿刺冲洗及鼻窦负压置换　可直接清除窦腔内积液，促进炎症消退。

7. 功能性鼻内镜鼻窦手术　经药物规范治疗仍迁延不愈者可采用鼻窦内镜手术，鼻内镜技术极大地提高了慢性鼻窦炎的临床治愈率。

第九节　鼻中隔偏曲

鼻中隔偏曲（deviation of nasal septum）是指鼻中隔偏向单侧或双侧，或局部形成突起，并引起鼻腔通气功能障碍，产生临床症状者（图 2-4-6）。对于存在轻度偏曲而无临床症状者可视为生理状态。鼻中隔偏曲可呈多种形式。

【病因】

与以下相关因素有关。

1. 外伤　可发生于儿童时期，多数情况患者不能提供明确外伤史。

2. 发育不均衡　鼻中隔支架的骨性部分与软骨部分发育不均衡；面部骨骼发育速度的不平衡均可导致鼻中隔偏曲。

3. 鼻腔占位性病变　如鼻腔单侧鼻息肉、肿瘤等，随着体积的增大，鼻中隔可被推移而偏离中线。

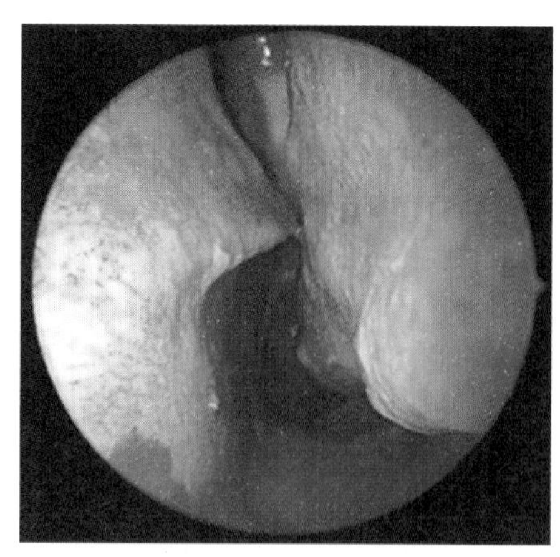

图 2-4-6　鼻中隔偏曲

【临床表现】

1. 鼻塞　鼻中隔单侧偏曲者，多表现为单侧鼻塞。双侧偏曲者则多表现为双侧鼻塞。

2. 鼻出血　鼻中隔偏曲凸面黏膜变薄，常受气流和

尘埃刺激，易发生糜烂出血。

3. 头痛 偏曲突起部对鼻甲黏膜压迫，可引起同侧头痛。

4. 邻近器官症状 偏曲所致的鼻阻塞影响鼻窦引流时，可继发鼻窦炎。长期张口呼吸和鼻内炎性分泌物蓄积，易诱发上呼吸道感染。

【诊断】

根据临床症状、体征易于诊断，鼻部CT有助于诊断。需注意是否合并有鼻部的其他疾病，如慢性鼻窦炎、鼻息肉及肿瘤等。

【治疗】

单纯鼻中隔偏曲无临床症状者无须处理。对于临床症状明显者，可行鼻中隔矫正术和鼻中隔黏膜下切除术。

第十节 鼻出血

鼻出血(epistaxis)是鼻部最常见的临床症状之一，可由鼻部疾病引起，也可由全身疾病所致。鼻出血多为单侧，少数情况下可出现双侧鼻出血；出血量多少不一，轻者仅为涕中带血，重者可引起失血性休克，反复鼻出血可导致贫血。多数为鼻腔易出血区(Little area)出血(儿童及青壮年多见)，少数为后鼻孔吴氏鼻-鼻咽静脉丛的出血(老年患者多见)。

【病因】

可分为局部及全身病因两类。

1. 局部病因

(1) 鼻外伤或医源性损伤：包括挖鼻、用力擤鼻、剧烈喷嚏等外力均可致鼻黏膜损伤而出血。鼻腔鼻窦手术和头颅部严重的外伤致前颅底或中颅底骨折，均可损伤筛前动脉或颈内动脉，临床可出现严重的鼻出血，甚至危及生命。

(2) 鼻腔及鼻窦炎症：各种炎症可引起局部黏膜病变，增加鼻出血倾向。

(3) 鼻中隔病变：鼻中隔穿孔、偏曲突起处黏膜变薄均易糜烂出血。

(4) 肿瘤：鼻腔、鼻窦及鼻咽部肿瘤溃烂出血经鼻流出，如鼻腔血管瘤、内翻性乳头状瘤、鼻咽纤维血管瘤、鼻咽癌等均可表现有鼻出血的症状。

2. 全身病因 凡引起血压增高、凝血功能障碍或血管张力改变的全身性疾病均可发生鼻出血。

(1) 心血管疾病：高血压、动脉血管粥样硬化、充血性心力衰竭等。

(2) 血液病：血友病、血小板减少性紫癜、白血病、再生障碍性贫血等。

(3) 某些急性传染病：流感、出血热、麻疹、伤寒、传染性肝炎等。

(4) 肝、肾等慢性疾病和风湿热：肝功能损害致凝血障碍，尿毒症可致血小板的异常，风湿热患儿常有鼻出血症状。

(5) 中毒：接触某些化学物质如磷、汞、砷、苯等可破坏造血系统，长期服用水杨酸类药物可致血液内凝血酶原减少。

(6) 其他：如遗传性出血性毛细血管扩张症、内分泌功能失调等。

【治疗】

鼻出血属急诊，出血量大时，患者多情绪紧张，首先应予以安慰，使之镇静。询问病史时，明确哪侧鼻腔出血、出血量、时间等，有无全身病因对治疗有十分重要意义。

1. 一般处理 消除患者的紧张情绪，可取坐位，病情严重者可取半卧位，疑有休克者取平卧头低位。嘱患者勿咽下血液，以免刺激胃肠道引起呕吐，必要时给予镇静药。

2. 常用止血方法 首先要明确出血部位，采用不同的止血方法。

(1) 简易止血法：鼻出血多发生于鼻易出血区，压迫双侧鼻翼至鼻中隔前下方出血点，约10min，观察出血是否停止。同时冰敷前额和后颈，以促使血管收缩减少出血。也可用含1%麻黄碱或0.1%肾上腺素棉片暂时性止血或用带负压的吸引管清理血凝块，以便寻找出血点。

(2) 烧灼法：对于有明确出血点且出血量较少时，可使用烧灼法处理出血部位。化学烧灼法用

50%硝酸银或50%三氯醋酸等。物理烧灼用电凝、微波、射频等离子、冷冻、激光局部止血，应避免烧灼过深或同时在鼻中隔相对的两面烧灼以防止鼻中隔穿孔。

（3）填塞法：对于出血点难以确定、出血较多或剧烈者，烧灼法治疗无效或无相应条件者，可选用鼻腔填塞法。

1）前鼻孔填塞法：多使用凡士林油纱条填塞鼻腔。另外，还可使用抗生素油纱条、止血纱布、明胶海绵作为填塞物。对于少量弥漫性渗血情况，可首选可吸收性填塞物，避免对黏膜的损伤。堵塞时一定要填充实，使填塞物对鼻腔出血部位产生一定的压力，才能达到压迫止血的目的。凡士林油纱条一般填塞1~2d，如同时使用抗生素，可延长至3~5d，否则有感染或局部压迫性坏死可能。如果堵塞时间需要更长，可选用碘仿纱条。

2）后鼻孔填塞法：如果出血部位在鼻腔后部且前鼻孔填塞无效者，可使用后鼻孔填塞法。此法是先用凡士林油纱条做成略大于后鼻孔的锥形纱球，用导尿管及缝线经口腔导入鼻咽部后鼻孔处固定，然后再行前鼻孔堵塞。此法填塞时间一般为3d，抽取时可先松前鼻孔部分堵塞物，观察有无活动性出血，然后再撤出后鼻孔栓子，栓子停留时间最长不超过5~6d。

3）新型材料填塞：膨胀海绵、气囊或水囊可用于鼻腔止血。

（4）血管结扎法：对于严重出血且上述治疗无效者，可选择相应的供血动脉结扎术。中鼻甲下缘水平面以下出血者可考虑结扎同侧上颌动脉或颈外动脉。中鼻甲下缘平面以上出血者，则可考虑结扎筛前动脉，鼻中隔前部出血可结扎上唇动脉。目前临床较少采用。

（5）血管栓塞法：对严重出血者如肿瘤引起或者不明原因大出血可采用此法。

（6）鼻内镜止血术：鼻内镜为鼻出血的检查、诊断和治疗提供了一个先进准确的技术手段。鼻内镜下可精准找到出血点，同时在直视下行鼻腔局域性填塞、射频等离子、激光、微波、高频电凝等手段完成止血治疗，损伤小，患者痛苦少，止血效果较好。

3. 全身治疗　全身可使用止血药物治疗，已行鼻腔填塞者可使用广谱抗生素预防感染，如果进食少者，可营养支持治疗。严重出血者应注意观察血压变化，有无休克倾向；间断反复出血者，注意是否处于贫血状态。老年患者注意纠正高血压及心、脑等重要脏器的功能状况，可针对不同的病因采用相应的治疗。

第十一节　鼻　外　伤

一、鼻骨骨折

鼻骨位于梨状孔上方，因其突出于面部而易于发生鼻骨骨折，如摔跤或直接暴力等。临床上严重者可同时出现上颌骨额突骨折、鼻中隔脱位、鼻中隔血肿、颅底骨折等。

【临床表现】

外伤后鼻根部或鼻梁下陷畸形、偏斜，多伴有鼻部出血。数小时后，软组织肿胀或血肿形成。如鼻腔黏膜肿胀、鼻中隔偏曲、血块积聚，可出现鼻塞。

【诊断】

根据外伤史和临床体征，多易于诊断，常规应行鼻骨和头颅CT，后者主要针对严重复杂的外伤病例。

【治疗】

鼻骨骨折可在外伤后2~3h复位，如鼻部皮肤已肿胀，则暂不复位，待肿胀消退后，根据局部畸形的程度及鼻部症状决定是否需行鼻骨复位术，复位宜在外伤后7~10d内进行，不宜超过2周。对于合并鼻中隔血肿者需及时予以穿刺引流。合并有颅底骨折、脑积液鼻漏者禁鼻腔填塞，防止逆行颅内感染的发生。

单纯鼻骨复位术多可在局麻下完成，合并有鼻中隔脱位可同时予以纠正。复杂病例合并有颅面骨复合骨折，宜在全身麻醉下切开固定。陈旧性和复杂性鼻骨骨折，鼻骨CT三维重建对治疗有重要意义。

二、鼻窦骨折

严重的颅面部软组织挫裂伤时，常伴有鼻窦骨折，其中以上颌窦或额窦最为多见，筛窦次之，蝶窦最少。

【临床表现】

各鼻窦骨折临床表现不同，严重外伤时可为复合性鼻窦骨折。

上颌窦骨折发生在额突、前壁、眶底壁、内壁及牙槽突等处，相应出现面部畸形、复视、咬合错位等症状。

额窦骨折可分为前壁骨折、后壁骨折和鼻额管骨折。前壁骨折可致面部畸形，后壁骨折因解剖上与颅前窝相邻，可致脑脊液鼻漏及颅内损伤。

筛窦骨折多发生于面部中段的骨折，如筛板或筛顶骨折时，可出现有脑脊液鼻漏等症状；若筛窦、额窦及眼眶同时受累，称为额筛眶复合体骨折，病情复杂，可出现颅脑损伤、鼻部损伤及眼部损伤的症状，如脑脊液鼻漏、鼻根部塌陷、视力障碍等。

脑脊液鼻漏易发部位（图片）

蝶窦骨折，较为少见，临床多表现为病情危重，可出现致死性出血、脑脊液鼻漏、创伤性尿崩症等相应症状。

【治疗】

鼻窦骨折需根据具体情况，分清主次分别进行治疗。先抢救可能危及生命或不可逆的并发症，然后进行骨折复位。如出现颅内并发症时，需与神经外科医师共同诊治，若合并有视力下降等，需首先对视力进行抢救性治疗。严重的鼻出血，需在抢救休克、防范误吸的同时予以有效的止血治疗。而考虑有脑脊液鼻漏者一般禁忌填塞鼻腔，以免造成颅内的逆行感染。对于不同类型的鼻窦骨折，需采用不同的术式进行复位，恢复正常的形态及其通气引流的生理功能。

第十二节 鼻真菌病

鼻真菌病（rhinomycosis）是真菌感染鼻部引起的常见疾病。常见的致病真菌有曲霉菌、念珠菌、毛霉菌等，其中以鼻曲霉菌感染最为多见。真菌是条件致病菌，只有机体的抵抗力下降及有局部诱因时才发病。

【病因】

1. 全身因素 全身消耗性疾病或代谢性疾病，如糖尿病、甲状腺功能低下、严重的贫血等，可使机体免疫功能下降；长期应用大量广谱抗生素或免疫抑制剂等，均可为真菌感染创造条件。

2. 局部因素 牙源性感染、鼻腔及鼻窦通气引流异常是常见的局部诱因。

【病理】

按其病理特点，将鼻真菌病分为非侵袭型和侵袭型两种类型。

1. 非侵袭型

（1）真菌球型：是一种慢性、非侵袭性的真菌感染，一般没有临床症状，病变通常局限于一个鼻窦，以上颌窦多见。致病真菌主要是曲霉菌。真菌球由高度密集的同心圆样排列的菌丝形成，呈泥土样或干酪样团块，颜色各异，如灰色、绿色、红褐或黑褐色等。

（2）变应性真菌性鼻窦炎：发生于特应性体质的患者，病变累及多个鼻窦，并易反复发作。发病机制尚不清楚，多数学者认为属于Ⅰ型和Ⅲ型变态反应。组织学上与变应性支气管肺曲霉菌病相似。

2. 侵袭型

（1）急性暴发型：真菌侵入黏膜下动脉内，引起血栓性动脉炎，从而导致窦腔黏膜和骨质缺血坏死，坏死组织又为真菌的生长及繁殖提供了良好的环境，使窦腔及周围组织迅速被感染坏死。在机体抵抗力减退时，沿血管向邻近鼻窦或周围组织器官（如外鼻及面部、眼眶、颅底等）扩散，快速发展和蔓延，可在几天内甚至数小时引起死亡。这种类型多由毛霉菌、曲霉菌引起。

（2）慢性侵袭型：是以肉芽组织反应为病理组织学特征的慢性进行性疾病，有血管栓塞、梗死形成和组织坏死，可见淋巴细胞、浆细胞、中性粒细胞、嗜酸性粒细胞及朗汉斯巨细胞浸润的肉芽肿表现。

【临床表现】

各型临床表现不同。

1. 真菌球型　多为单侧鼻塞和脓臭涕，偶有涕中带血或头痛。影像学特征为单窦发病、骨质破坏和病变内有钙化灶。临床此型多见。

2. 变应性真菌性鼻窦炎　多见于青年人，常伴有鼻息肉、支气管哮喘，变应原皮肤试验阳性反应。临床症状有鼻塞，涕多或鼻涕倒流。鼻腔检查可见典型的黏稠绿色或棕色黏液和鼻息肉。黏液涂片经染色可见有嗜酸性黏蛋白、夏雷结晶及真菌菌丝碎片。CT 检查与鼻窦炎相似。

3. 急性暴发型　病程短，病情变化快，有多个鼻窦受累。早期症状有发热、眶部肿胀、面部疼痛及肿胀，随着病变进展可发生头痛，视力下降，嗜睡。严重者出现球结膜水肿，眼球突出，球后疼痛，眼肌麻痹及颈强直等鼻-脑真菌病症状，迅速昏迷，死亡。重症者常合并有肺、肝、脾的真菌性损害。早期鼻黏膜缺血呈浅白色，晚期可见鼻甲和鼻中隔结痂及黑色坏死。影像学检查早期可见黏膜增厚，晚期可见骨质破坏。

4. 慢性侵袭型　病程进展缓慢，患者可有慢性鼻窦炎症状，可涕中带血，鼻腔内有结痂或干酪样物形成。前鼻镜检查可见鼻黏膜充血、肿胀，中鼻道脓液或息肉。有时在鼻腔或鼻道内见到灰褐色、黄褐色干酪样团块。鼻窦 CT 检查可见病变窦腔密度增高且不均匀，并可有局部的骨质破坏。影像学征象似恶性肿瘤表现。

【诊断】

凡单侧鼻涕带血或上颌窦冲洗液为脓性但含有暗红色血液或灰色或红褐色干酪样物者，或发现鼻窦骨质破坏，X 线摄片或 CT 显示窦腔密度不均，排除恶性肿瘤，应考虑鼻真菌病。通过涂片检查、真菌培养、病理组织学检查可确诊。需与慢性鼻窦炎、萎缩性鼻炎、鼻恶性肿瘤等鉴别（图 2-4-7）。

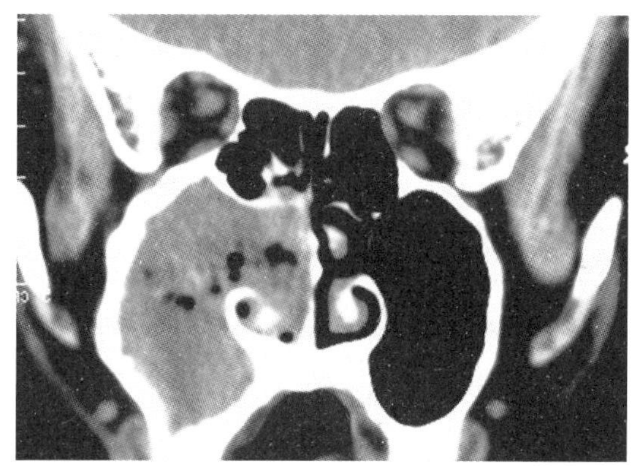

图 2-4-7　CT 扫描真菌性上颌窦炎特征
单窦发病，骨质破坏，窦腔有钙化斑

【治疗】

根据分型不同，治疗有所区别。

1. 非侵袭型鼻真菌病　应行鼻内镜下鼻窦开放术，清除鼻息肉、鼻腔及鼻窦的病变组织及分泌物，恢复及保持鼻窦的通气引流。术后鼻腔冲洗，应定期鼻内镜下复查以便及时发现和清除残留病变。一般预后较好，不必使用抗真菌药物。

2. 侵袭型鼻真菌病　尤其是急性暴发型，应在鼻内镜下开放鼻窦，清理术腔中的坏死组织，同时大量使用抗真菌药物，并且间断吸氧。该病凶险，治疗期间停用抗生素及免疫抑制剂。

3. 药物治疗　变应性真菌性鼻窦炎术后应用糖皮质激素能明显减轻炎症反应、黏膜水肿及息肉形成，降低术后复发率。侵袭型鼻真菌病必须用抗真菌药物，如两性霉素 B，对急性侵袭型真菌性鼻窦炎者静脉滴注，可良好控制，但副作用较大。伊曲康唑对曲霉菌敏感，副作用较小。术后用两性霉素 B 灌洗术腔，对控制复发有一定作用。

第十三节　鼻　囊　肿

一、鼻前庭囊肿

鼻前庭囊肿（cyst of nasal vestibule）是指位于鼻翼根部、梨状孔前方、上颌牙槽突表面软组织内的囊性肿块，系鼻腔底黏膜黏液腺腺管阻塞，腺体分泌物潴留所致。也可以是胚胎期球状突和上颌突融合部残留，故亦称球颌突囊肿。

【病理】

囊肿多为圆形或椭圆形，生长缓慢。囊肿体积大时压迫可引起周围骨质的吸收。囊壁由结缔组织构成，坚韧而富有弹性，囊壁上皮多为纤毛柱状上皮、立方上皮或扁平上皮，富含有杯状细胞，囊液

呈黄色或棕黄色黏液或浆液,合并感染可为脓液。

【临床表现】

早期无症状,随囊肿的增大,可表现为鼻翼、鼻前庭底部局部隆起,伴局部不适感和疼痛。

【检查及诊断】

检查可见一侧鼻前庭底部、鼻翼附着处或梨状孔外侧部隆起,可触及囊性肿物,柔软而有弹性,可有轻度触痛,合并感染时加重。穿刺为黄色或棕色的黏液或浆液,X线提示梨状孔底部低密度圆形或椭圆形阴影,边缘清楚,无上列牙病变。根据病史、体征及影像学检查可明确诊断。

【治疗】

囊肿引起面部畸形及影响鼻部功能者或合并感染者应手术治疗,手术取唇龈沟横切口进路,剥离囊肿,完整切除囊肿壁,避免复发。

二、鼻窦囊肿

鼻窦囊肿(cyst of nasal sinus)系指原发于鼻窦或来源于牙或牙根向上颌窦内发展的囊性肿物。分为鼻窦的黏液囊肿、黏膜囊肿及上颌窦牙源性囊肿。

(一)黏液囊肿(mucocele)

最为多见,多发于筛窦,其次为额窦,上颌窦少见。因鼻窦自然开口的阻塞后窦内积液不能排出而逐渐形成,分泌物的蛋白含量增高使窦内渗透压进一步增高,窦内压力可压迫窦壁,引起骨质的破坏,产生局部隆起畸形,合并感染时为脓囊肿,可引起严重的眶内及颅内并发症。囊肿生长缓慢,早期多无症状,随囊肿体积的增加,可出现相应的临床症状:①眼部症状:可出现眼球移位、复视、流泪、头痛、眼痛等。蝶筛区囊肿严重者可出现眶尖综合征。②面部症状:囊肿体积的增加可致眶顶、内眦及面颊部隆起。③鼻部症状:筛窦囊肿可向中鼻道突出,使中鼻道膨隆或筛泡变大,额窦囊肿可致鼻顶部膨隆,临床可出现鼻塞、嗅觉减退及鼻窦炎症状。根据病史、体征及辅助检查易于诊断,鼻腔鼻窦CT可明确病变的范围。治疗以手术治疗为主,多采用鼻内镜手术,术中不必追求完整切除囊肿,以免损害周围组织,建立经鼻腔的永久性引流即可。

(二)黏膜囊肿(mucosa cyst)

多发生于上颌窦。分为两种类型:①分泌型:系黏膜内黏液腺阻塞,腺体分泌物潴留在黏膜下形成囊肿;②非分泌型:常因炎症或变态反应,经毛细血管内渗出的浆液潴留于黏膜下层,渐膨大而形成囊肿。临床多无症状。随囊肿体积的增大可自行破溃,经鼻腔流出淡黄色清亮液。鼻窦CT有诊断意义,小的囊肿无症状可不予治疗,大的囊肿有症状者可经鼻内镜下予以切除。

(三)上颌窦牙源性囊肿(odontogentic cyst)

系上列牙发育障碍或病变形成并突入到上颌窦内的囊肿,分为含牙囊肿及牙根囊肿。含牙囊肿的发生与牙齿发育有关,病理表现为囊肿中未长出的牙齿和增殖的造釉细胞被包围在囊肿内,侵入上颌窦腔。随着囊肿内分泌物逐渐增加,压迫骨壁,使骨壁变薄、萎缩、膨胀,形成面颊隆起。囊肿有纤维组织包膜,内层为鳞状上皮,囊腔内有棕色或黄色黏液,液体内含有胆固醇结晶。X线检查囊肿可显示窦腔的增大,内含有牙影。治疗以手术为主。

牙根囊肿则是由于牙根感染、牙髓坏死,根尖肉芽肿或脓肿形成,进而上皮细胞长入其内衬里而形成囊肿内壁,为鳞状上皮。如有感染发生,上皮被破坏,代以纤维组织。囊液为黄色水样液或稀黏液,同样含胆固醇结晶。牙源性囊肿体积小时无症状,随囊肿体积的增大可出现面部的畸形,鼻塞,眼球的向上移位及视力障碍。牙根囊肿X片示病牙根尖部圆形的囊影,伴周围组织的吸收现象,治疗以手术治疗为主,术前行病牙的治疗。

第十四节 鼻腔鼻窦肿瘤

一、内翻性乳头状瘤

鼻内翻性乳头状瘤(inverting papilloma)为鼻腔及鼻窦常见的良性肿瘤之一,术后易复发,有恶变

倾向的生物学特性。多认为与人乳头状瘤病毒(human papilloma virus,HPV)感染密切相关。

【病理】

鼻腔及鼻窦黏膜的上皮组织向间质内呈管状、指状或分枝状生长,基底膜完整。上皮细胞为鳞状、扁平、移行或柱状,细胞排列有极性,可伴有周围骨质的破坏,具有恶变倾向,可视为良性与恶性之间的边缘性肿瘤。

【临床表现】

多见于40岁以上男性,单侧发病。临床表现为单侧鼻塞、脓涕、脓血涕,反复鼻出血,嗅觉下降甚至消失,随肿瘤体积的增加可出现邻近器官功能异常症状,如面部的畸形、眼功能障碍等。前鼻镜下可见肿物呈淡红色、分叶状、质中等,触及易出血,基底多位于鼻腔外侧壁。恶变征象:①术后迅速复发;②迅速侵及邻近组织或结构;③反复鼻出血;④顽固性头面部疼痛。(图2-4-8)

【诊断】

病理学和影像学检查是明确本病性质和范围的诊断依据(图2-4-9)。

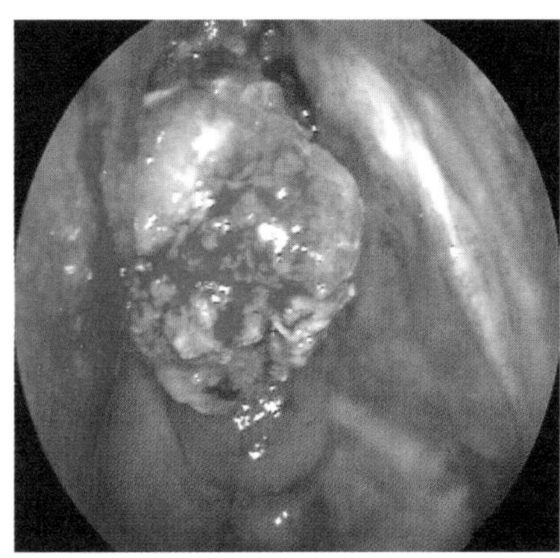

图2-4-8　鼻腔鼻窦内翻性乳头状瘤

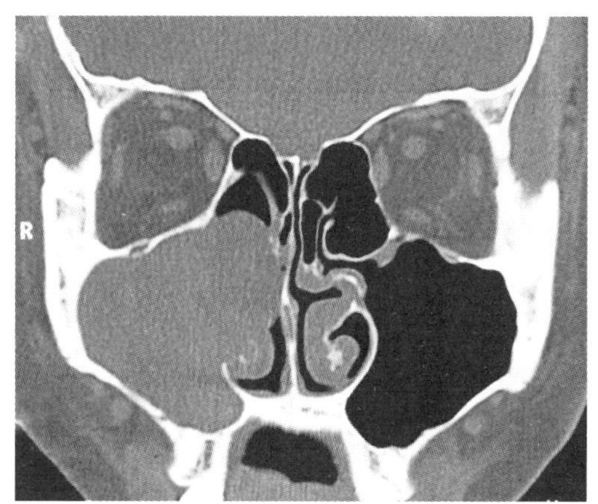

图2-4-9　鼻窦CT冠状位为内翻性乳头状瘤

【治疗】

以手术治疗为主,根据肿瘤侵及的范围采用不同的术式,现多数情况可在鼻内镜下完成。个别病例需行鼻侧切开,以便彻底切除肿瘤,对于已有恶变者,术后辅以放疗。

二、鼻腔及鼻窦恶性肿瘤

我国鼻腔鼻窦恶性肿瘤占耳鼻咽喉科恶性肿瘤的21.74%~49.22%,发病率北方高于南方。癌与肉瘤之比8.5∶1,前者好发年龄40~60岁,以鳞状细胞癌最为多见,为70%~80%;后者多见于青少年,以恶性淋巴瘤居多,多于60%。男女之比为1.5∶1~3.0∶1,原发部位及发病率最高均为上颌窦,晚期病例因肿瘤侵及范围广泛,常无法判定原发部位。

【临床表现】

1. 鼻腔恶性肿瘤　单侧鼻塞,早期为间歇性,后为持续性。常有脓涕,或带血,嗅觉下降等症状。晚期可出现双侧的鼻塞,侵入鼻窦则出现与鼻窦恶性肿瘤相同的症状。

2. 鼻窦的恶性肿瘤　早期肿瘤较小,多无明显的临床表现。随着肿瘤体积的增大可出现相应的临床表现,其中上颌窦的恶性肿瘤最为常见,可出现:①单侧脓血涕;②面颊部疼痛或麻木感,系侵犯眶下神经所致;③鼻腔外侧壁内移出现单侧鼻塞;④肿瘤侵及牙槽骨可出现牙齿的松动、疼痛及脱落;⑤肿瘤向前侵犯可引起面部的隆起、瘘管或溃烂;⑥向上侵犯眼眶出现眼球活动障碍、复视、溢泪等;⑦向下侵及硬腭引起硬腭的下塌、溃烂、变形;⑧向后外侵及翼腭窝及翼内肌出现神经痛及张口受限;⑨晚期可出现颈淋巴结转移,多见于同侧上颈淋巴结的转移。筛窦的恶性肿瘤,早期多无临床表现,随着肿瘤的生长,向外侵及纸样板出现眼球活动障碍、复视;向后侵入球后、眶尖,出现眶尖综合征,表现为突眼、动眼神经麻痹、上睑下垂、视力减退甚至失明;向前引起内眦部隆起;向上侵犯筛顶达前颅底;晚期也可发生颈淋巴结的转移。额窦的恶性肿瘤多表现为额部的疼痛,向下侵犯可在额部及眶上

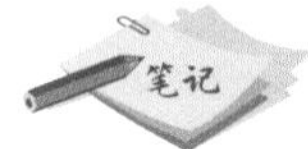

内缘隆起,同样可出现眼球的活动障碍及复视。蝶窦的恶性肿瘤晚期多表现为单侧或双侧眼球移位、运动障碍及视力的下降。因鼻窦恶性肿瘤早期无症状,部位比较隐匿,故临床多数病例就诊时已属晚期,侵及多个解剖结构,原发部位难以判定。

【诊断】

因病变部位隐匿,早期无临床症状,故早期诊断困难。对于单侧进行性鼻塞、脓血涕,应警惕此病,尤其合并有单侧面颊部麻木疼痛或上列牙松动时,要考虑上颌窦恶性肿瘤。前鼻镜和内镜检查可了解肿物性状,必要时还可行肿物组织活检。鼻窦 CT 及 MRI 增强扫描可确定肿物的性质及范围大小。确诊主要依靠肿物组织病理学的诊断。

【治疗】

采取综合治疗原则,即手术切除、放射治疗、化学治疗相结合。放疗可用于术前或术后,疗效较好。化疗不是首选。术前放疗可使肿瘤缩小,并使其周围淋巴管及血管封闭,减少术中机械性播散机会,放疗后 6 周即可接受手术。放疗剂量多主张总量控制在 50~60Gy。手术术式可根据肿瘤侵及范围而定,主张切除肿瘤的同时,恢复患者的面容及功能,提高其生存质量。

【预后】

本病早期诊断困难,肿瘤生物学特性较差,且解剖因素影响,手术安全界有限,故鼻腔鼻窦恶性肿瘤预后较差,通过综合治疗其 5 年生存率也仅有 30%~40%。

三、鼻 NKT 细胞淋巴瘤

鼻 NKT 细胞淋巴瘤是原发于淋巴结外的具有特殊形状学的淋巴瘤。肿瘤细胞表达 NK 细胞分化抗原和 T 细胞分化抗原,故称之为 NKT 细胞淋巴瘤。与 EB 病毒(Epstein-Barr virus)感染高度相关。

【病理】

鼻 NKT 细胞淋巴瘤的组织病理学表现具有多样性,其基本病理改变是在凝固性坏死和多种炎症细胞混合浸润的背景上,肿瘤性淋巴细胞散布或呈弥漫性分布。肿瘤细胞常表达特异性分化抗原。

【临床表现】

好发于中青年,男女之比 2.7∶1~4∶1。可分为 3 期:①前驱期:可持续 4~6 周,表现不典型,可出现急性鼻炎、鼻窦炎的表现。②活动期:单侧鼻塞加重,涕中带血。鼻黏膜肿胀、糜烂、溃疡,呈肉芽状。病变范围广泛,可出现鼻中隔或腭部穿孔,病变向下可累及咽部,而此时全身一般状况尚可,仅表现为低热、食欲较差等,此期可持续数周至数个月。③终末期:中线及邻近部位局部坏死加重,可出现面部毁容,患者全身可表现为高热、肝脾大,肝衰竭及发生弥散性血管内凝血,最终死亡。

【诊断】

根据临床表现、病理和免疫组化肿瘤细胞标志物检查方可确认。

【鉴别诊断】

1. 非特异性慢性溃疡　为慢性良性溃疡,无异型淋巴细胞。

2. Wegener 肉芽肿　本病包括坏死性肉芽肿,动、静脉炎,以及局灶性坏死性肾小球肾炎。病变可累及鼻窦、口腔、咽、眼、耳等器官。

3. 特异性非愈合性肉芽肿　非全身性损害,病变局限于上呼吸道、消化道,病理上为非特异性的急性与慢性感染。

4. 原发于鼻腔的非霍奇金淋巴瘤(NHL)B 细胞型和 T 细胞型　T 细胞型淋巴瘤患者易发生鼻腔受累和中线面部破坏。

【治疗】

多采用综合治疗法。局部以放射治疗为主,可取得较好的疗效。化学药物治疗有一定的效果。

第十五节　内镜在鼻腔、鼻窦外科手术中的应用

鼻内镜手术(nasal endoscopic surgery,NES)是鼻科学界一革命性的外科技术,为鼻腔、鼻窦相关疾病的治疗提供新的路径。

一、历史沿革

奥地利医生 Messerklinger 在 20 世纪 70 年代将内镜应用于鼻科检查及治疗，逐步再应用于慢性鼻窦炎及鼻息肉的手术治疗，人们将这一技术称之为 Messerklinger 技术。20 世纪 80 年代中期，由美国鼻科医生 Kennedy 提出了功能性鼻内镜鼻窦手术（functional endoscopic sinus surgery，FESS）的概念。近年来随着临床病例的积累，人们不断对这一概念进行修改，形成了现代鼻内镜手术的完整概念。现在鼻内镜被广泛应用进行鼻科、鼻眼相关外科、鼻颅底外科等多个领域。

二、基本原理

鼻要发挥其正常生理功能，主要依赖于：一是鼻腔鼻窦的通气及引流；二是鼻腔鼻窦黏膜的纤毛清除功能。如果鼻腔鼻窦解剖结构异常或鼻息肉等妨碍鼻腔鼻窦的正常生理功能发挥，可导致鼻窦炎的发生。相关基础研究提示，窦腔内黏膜的摆动方向是朝向自然开口的，当炎症发生时，纤毛功能异常，鼻窦引流障碍，同时窦口的阻塞，鼻窦内氧分压的降低，分泌物潴留，更加重了纤毛功能的丧失。据此提出了窦口鼻道复合体（ostiomeatal complex，OMC）这一解剖学概念，是指以筛漏斗为中心的邻近区域结构，包括中鼻甲、钩突、半月裂、鼻丘、筛泡以及上颌窦自然开口及囟门等解剖结构。鼻内镜鼻窦手术的基本原理就是以解除鼻窦自然窦口的阻塞为重点，清除不可逆的病变，纠正解剖学的变异，恢复鼻腔通畅和鼻窦引流，此时鼻窦内黏膜的纤毛摆动也可逐步恢复正常，促使炎症消退，从而恢复鼻腔鼻窦生理功能。

上颌窦炎并鼻息肉鼻内镜手术（视频）

三、鼻内镜在临床的应用

鼻内镜进入鼻腔及鼻窦深部，为手术提供良好的照明，在内镜直视或经电视观察下，借助各种配套的手术器械，使术者的视野及手的功能得到延伸，其微创技术、功能性理念和极佳临床效果，大大优于传统手术方式。鼻内镜可进行较多的手术：如慢性鼻窦炎、鼻息肉、鼻中隔矫正、鼻窦囊肿、鼻窦良性肿瘤、鼻咽部纤维血管瘤、翼腭窝肿瘤等。鼻内镜还可以涉及颅底外科，包括脑脊液鼻漏修补、颅底肿瘤切除、垂体瘤切除术以及鼻腔泪囊吻合术、视神经减压术、眶减压术等眼科领域手术，从而形成新的相关学科，并为这些学科的发展提供广阔的前景。

本章小结

1. 鼻腔及鼻窦炎性疾病　鼻前庭炎是指鼻前庭皮肤的弥漫性炎症，多为挖鼻等不良的生活习惯所致。鼻疖为鼻前庭及外鼻皮肤毛囊、皮脂腺或汗腺的局限性急性化脓性炎症，勿挤压脓肿，严重时可出现颅内感染。急性鼻炎即伤风感冒，多由病毒引起，一般自然病程为 7~10d。慢性鼻炎为鼻腔黏膜持续数个月或反复发作的炎症，伴有不同程度鼻功能障碍。萎缩性鼻炎为鼻黏膜萎缩或退行变，伴有大量脓痂，常有变形杆菌感染而奇臭。变应性鼻炎（allergic rhinitis，AR）是特异性个体接触致敏原后由 IgE 介导的介质（主要是组胺）释放，并有多种免疫活性细胞和细胞因子等参与的鼻黏膜慢性炎症反应性疾病。以鼻痒、喷嚏、大量清水样涕及鼻塞为其主要的临床特点。依据临床症状发作时间分为间歇性和持续性变应性鼻炎。依据患者症状的程度和是否影响生活质量（包括睡眠、日常生活、工作和学习），变应性鼻炎分为轻度和中-重度。要根据临床症状、专科检查以及实验室变应原检查才能正确诊断。治疗主要包括药物治疗和免疫治疗。前者有抗组胺、糖皮质激素、鼻腔冲洗、肥大细胞膜稳定剂及局部减充血剂等。急性鼻窦炎的主要临床表现为鼻塞、流脓涕及头痛等，治疗以药物全身治疗和局部恢复鼻腔通气引流为原则。慢性鼻窦炎可分为伴有或不伴有鼻息肉两种类型，也可按范围分为前组鼻窦、后组鼻窦及全组鼻窦 3 种类型，其主要症状为鼻塞、脓涕，次要症状为头痛、嗅觉减退等，如药物治疗无效时应该行鼻内镜手术治疗，尤其是伴有鼻息肉的全组鼻窦炎。

2. 鼻中隔偏向单侧或双侧,或局部形成突起,并引起鼻腔通气功能障碍或产生临床症状时,方可称为鼻中隔偏曲。鼻出血为鼻科常见的急诊,儿童及青壮年出血部位多在鼻中隔前下方,老年人多在吴氏静脉丛,鼻出血最常见的止血方法是前鼻孔填塞、后鼻孔填塞。鼻骨骨折如致鼻根部塌陷畸形时可以外伤后 2~3h 复位,或肿胀消退后再行复位,一般不超过 7~10d。鼻真菌病系曲霉菌、念珠菌、毛霉菌等感染鼻部引起,包括非侵袭型(真菌球型、变应性真菌性鼻窦炎)和侵袭型(急性暴发型和慢性侵袭型)。鼻囊肿包括鼻前庭囊肿、鼻窦囊肿,治疗为手术切除。

3. 鼻-前颅底肿瘤　鼻内翻性乳头状瘤为易复发且有恶变倾向的良性肿瘤,表现为单侧鼻塞、脓涕带血,治疗以鼻内镜手术彻底切除肿瘤为主。鼻腔及鼻窦恶性肿瘤多为鳞状细胞癌,以上颌窦癌最常见,其多表现为单侧脓血涕、面颊部疼痛或麻木感、牙齿松动疼痛或脱落等,因病变部位隐匿,早期诊断困难,通过前鼻镜或鼻内镜检查、病理活检方可诊断,通过增强 CT 及 MRI 扫描可确定病变范围,遵循综合治疗原则:即手术切除、放射治疗和化学治疗相结合。鼻 NKT 细胞淋巴瘤是原发于淋巴结外的具有特殊形状的淋巴瘤,与 EB 病毒感染有关,好发于中青年,表现为鼻黏膜肿胀、糜烂、溃疡,呈肉芽状,病变广泛时可出现鼻中隔穿孔或毁容,以综合治疗为主,即化疗与放疗相结合。

4. 窦口鼻道复合体是指以筛漏斗为中心的邻近区域结构,包括中鼻甲、钩突、半月裂、鼻丘、筛泡以及上颌窦自然开口及囟门等解剖结构。鼻发挥其正常生理功能依赖于:一是鼻腔鼻窦的通气及引流;二是鼻腔鼻窦黏膜的纤毛清除功能。如果窦口鼻道复合体解剖结构异常则妨碍鼻正常生理功能发挥,可导致鼻窦炎的发生。功能性鼻内镜鼻窦手术的基本原理就是以解除鼻窦自然窦口的阻塞为重点,清除不可逆的病变,纠正解剖学的变异,恢复鼻腔通畅和鼻窦引流,此时鼻窦内黏膜的纤毛摆动也可逐步恢复正常,促使炎症消退,从而恢复鼻腔鼻窦生理功能。鼻内镜不仅可进行慢性鼻窦炎、鼻息肉等鼻部手术,还可进行鼻眼相关、鼻前颅底手术。

病例讨论

患者,男,60 岁,右面部麻木感,右鼻塞 4 个月,呈逐渐加重,间断脓血涕 1 个月,右侧面部膨隆肿胀,右眼外突 2 周,视物模糊。检查见右鼻腔外侧壁红色不光滑肿物,表面污秽,触之易出血。CT 示右鼻腔,全组鼻窦可见软组织影,密度不均匀,上颌窦外壁、上壁、内壁、前壁骨质有缺损,眶内下壁破坏。右颈颌下一 1.5cm×2cm 淋巴结。全身检查无其他异常。

病例讨论

(秦江波)

扫一扫,测一测

思考题

1. OMC 是什么?试述它与慢性鼻窦炎鼻内镜手术的关系。
2. 鼻真菌病临床上分为哪几种类型,各型如何治疗?

第五章 咽部疾病

学习目标

1. 掌握：急性咽炎的诊断与鉴别诊断；急性扁桃体炎的常见病因、临床表现、诊断与治疗，慢性扁桃体炎的诊断依据及扁桃体手术的适应证；腺样体肥大的临床表现、腺样体切除术的手术适应证；鼻咽纤维血管瘤的概念；鼻咽癌的临床表现及治疗原则；"梅核气"的概念；阻塞性睡眠呼吸暂停低通气综合征的概念及临床表现及治疗原则。

2. 熟悉：急性咽炎的治疗；慢性咽炎的治疗；扁桃体切除术的禁忌证，扁桃体周围脓肿的诊断依据及治疗原则；鼻咽癌的诊断；扁桃体癌及下咽癌的临床表现；阻塞性睡眠呼吸暂停低通气综合征的病理生理改变及治疗。

3. 了解：慢性咽炎的治疗；扁桃体手术常见的并发症及术前准备与术后治疗；咽后脓肿与咽旁脓肿的定义及治疗原则；鼻咽纤维血管瘤的病理及治疗；鼻咽癌的病因及流行病学特点；扁桃体癌及下咽癌的治疗原则；阻塞性睡眠呼吸暂停低通气综合征的诊断方法。

4. 通过本章节的学习，达到对咽科常见疾病的正确诊断与治疗，对咽部肿瘤的诊断有一定的了解，对睡眠障碍性疾病的诊断与治疗有一定的了解。

5. 基于以上知识的学习，就相关疾病对患者进行正确的诊治及引导，并以分级诊疗程序转诊患者，对不同程度及病因的 OSAHS 患者给予不同的治疗方案，控制及改善症状与病情，恶性肿瘤性疾病做到及时发现正确的诊断。

第一节 急性咽炎

急性咽炎（acute pharyngitis）为咽黏膜、黏膜下组织的急性炎症，咽部淋巴组织多被累及。本病多发生于寒冷季节，可单发，也可继发于上呼吸道其他感染性疾病。

【病因】

病毒感染居多，以柯萨奇病毒、腺病毒、副流感病毒为主，鼻病毒、流感病毒次之，通过飞沫和密切接触传染。细菌感染也较常见，并可继发于病毒感染而发生，致病菌以链球菌、肺炎双球菌多见。高温、粉尘、刺激性气体、烟酒过度、寒冷等可诱发本病。

【临床表现】

起病多较急，始有咽部干、痒不适，继而咽痛，空咽时尤其明显，疼痛加重，可影响进食。疼痛可向耳部放射。全身症状多较轻，常见有发热、头痛、食欲差、乏力等。检查：可见口咽黏膜急性弥漫性充血、肿胀，咽侧索及咽后壁淋巴滤泡表面可见黄白色点状渗出物，悬雍垂及软腭水肿，颌下淋巴结肿大、有压痛，鼻咽、喉咽部黏膜也可呈充血表现。

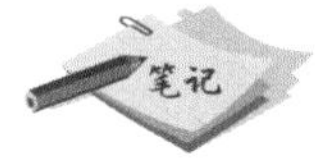

本病可引起的并发症有急性中耳炎、鼻炎、鼻窦炎及其他呼吸道急性炎症，还可引起急性肾炎、风

湿热及败血症等全身疾患。

【诊断】

根据病史、症状及体征容易诊断。但急性咽炎的症状与某些经呼吸道传播的传染性疾病前驱期症状类同,需防止误诊,应与麻疹、猩红热、流感等鉴别。鉴别方法包括详细询问相关病史、仔细体检、咽培养等,并严密观察病情变化、抗体测定等。此外,还应除外血液病性咽炎和急性会厌炎等疾病,这些疾病前驱期的症状和体征与急性咽炎也有类同之处。

【治疗】

全身症状较轻者,可选择局部用药,漱口:临床有多种漱口液供选择使用,儿童患者可餐后饮用清水达到清洁局部的作用。含片:同样临床也有多种口含片可选择,但对于儿童患者慎用。也可选用清热解毒、疏风解表类中药治疗。全身症状明显者,伴发热、血细胞分析异常、白细胞增高、中性粒细胞增高者,可应用抗生素,如无过敏病史,多选用青霉素、头孢类药物。注意休息,多饮水,饮食宜清淡。考虑病毒感染时,可用抗病毒药物。

知识拓展

勿轻视急性咽炎的正确诊断

急性咽炎属于最为常见的上呼吸道感染性疾病,其诊断与治疗是非常容易掌握的内容,但需要明确的是,许多传染性疾病,尤其经呼吸道传播的疾病,其早期临床表现常常就是急性咽炎的临床表现,只是症状要重,伴有全身症状,如前些年出现的"非典"以及现在仍有发病的禽流感等多种疾病,因此在诊断急性咽炎时思路不应过于单一,切忌"先入为主"的思路,治疗中也要提醒患者经治疗后症状持续不缓解甚至加重时需及时复诊,以免延误诊断与治疗。对于发热明显的患者,初诊时应完成发热门诊详细的检查,如血细胞分类的检查、胸片的检查等。因此,急性咽炎"小病不可小视"。

病例讨论

患者,女性,17 岁,体育课后着凉,出现咽痛两天,伴低热、浑身酸困等不适,吞咽时咽痛加重,不伴有声嘶、呼吸困难、流涎等症状,自行口服头孢类抗菌素 1 天,症状无明显缓解,就诊于我院门诊。患病以来,精神好,食欲差,既往无特殊病史。查体:一般状况尚可,呼吸、血压、心率均平稳,全身皮肤黏膜未有皮疹等,全身查体未见有明显异常。专科检查:咽部黏膜轻度充血,扁桃体Ⅱ度,未见有明显的充血,未见有脓苔,会厌未见有充血、肿胀,喉部双声带活动好,未见有充血。电子喉镜检查同查体。化验室检查血细胞分析未见有明显异常,淋巴细胞比例略有升高,胸片未见异常。给予休息、华素片含服一日三次、清水漱口,头孢丙烯分散片口服一次一片,一日二次。嘱注意观察体温及咽痛变化,不适随诊,经治疗后三天,症状缓解,复查咽部黏膜轻充血,停用抗菌素,观察。

讨论:(1)患者,女性,17 岁,既往体健;(2)有着凉病史,后出现咽痛;(3)无特殊病史;(4)查体:除专科检查,未见有其他阳性体征;(5)经简单的抗菌素治疗后症状缓解,未出现其他病情变化;(6)后续观察完全恢复。诊断:急性单纯性咽炎。

第二节 慢性咽炎

慢性咽炎(chronic pharyngitis)为咽黏膜、咽黏膜下及淋巴组织的慢性弥漫性炎症,可为上呼吸道慢性炎症的一部分。成年人多见,虽然对患者影响轻,但病程长,症状较顽固,治疗较为困难。

【病因】

局部因素有:急性咽炎、扁桃体炎反复发作,各种鼻部疾病,阻塞性睡眠呼吸暂停低通气综合征等

所致的长期张口呼吸，龋齿，牙周炎，烟酒过度，粉尘，空气污染，刺激性食物及胃食管反流性疾病等。全身因素有：贫血，消化不良，呼吸道慢性炎症，内分泌功能紊乱，糖尿病，维生素缺乏，免疫功能低下等。

【临床表现】

全身症状多不明显，但可呈多种表现，主要症状包括咽异物感、干痒、烧灼感、微痛、刺激性咳嗽、恶心等。据病理临床可分3型。

1. 慢性单纯性咽炎　黏膜弥漫性充血，血管扩张，咽后壁有少量淋巴滤泡，可有黏稠分泌物附着在黏膜表面。

2. 慢性肥厚性咽炎　黏膜充血，呈暗红色，增厚明显，咽后壁淋巴滤泡增生显著，可融合成块，咽侧索充血肥厚。

3. 慢性萎缩性咽炎　黏膜干燥，萎缩变薄，颜色苍白，多附有黏稠分泌物或黄褐色痂皮，有臭味。

【诊断】

本病诊断并不困难，但应特别谨慎，许多全身疾病早期症状与慢性咽炎相似，诊断过程中需考虑咽、喉部、颈段食管的占位性病变、甲状腺相关疾病等。因此，要全面检查鼻、咽、喉、气管、食管、颈部等，除外其他疾病后，方可诊断为慢性咽炎。

【治疗】

1. 病因治疗　增强体质，提高免疫力，补充维生素，戒烟、酒等，保持周围环境空气清新，积极治疗鼻炎、气管炎等呼吸道慢性炎症及其他全身性疾病，如咽喉反流病等。

2. 中医药治疗　中医认为慢性咽炎为脏腑阴虚、虚火上扰，祖国传统医学对慢性咽炎的治疗有独到之处，可参阅相关文献。

3. 局部治疗

（1）慢性单纯性咽炎：常用漱口液、口含片，可帮助缓解症状。

（2）慢性肥厚性咽炎：对增生淋巴滤泡可用激光、微波、冷冻、电凝等治疗，减少增生组织，缓解症状，可分次进行。

（3）慢性萎缩性咽炎：可使用2%碘甘油局部上药，以刺激腺体分泌，改善局部微循环。

第三节　急性扁桃体炎

急性扁桃体炎（acute tonsillitis）系腭扁桃体的急性非特异性炎症，可伴有咽部其他部位的炎症。本病发病率高，尤其好发于青少年及儿童。

【病因】

主要致病原为乙型溶血性链球菌，非溶血性链球菌、葡萄球菌、肺炎双球菌等以及腺病毒、鼻病毒等。细菌和病毒混合感染也不少见。偶见厌氧菌感染。患者常由于受凉、劳累、烟酒过度等使机体抵抗力下降，病原体大量繁殖，产生毒素而发病。病原体可经飞沫或直接接触传播，通常呈散发状发病。

【临床表现】

根据病理和临床表现可分为两型。

1. 急性卡他性扁桃体炎　多为病毒感染所致。炎症限于扁桃体表面黏膜，扁桃体隐窝与实质多无明显炎症变化。全身症状较轻，可有低热、头痛、食欲差、乏力等，局部症状主要为咽痛和吞咽痛，检查可见扁桃体充血、肿胀。并发症较少。

2. 急性化脓性扁桃体炎　病变侵及腺体实质，起病急，可有畏寒、高热、周身不适、便秘等，咽痛剧烈，吞咽困难，疼痛可放射至耳部。小儿病情严重可出现抽搐、惊厥及呼吸困难等。检查见扁桃体充血、肿大，前、后弓黏膜充血明显，隐窝口有黄白色脓点，并可融合成片状假膜并容易拭去。可伴有下颌淋巴结肿大。

化脓性扁桃体炎可直接波及邻近组织，导致扁桃体周围炎、扁桃体周围脓肿、急性中耳炎、鼻炎、鼻窦炎、喉炎、颈淋巴结炎等；也可引起全身其他系统疾病，如急性风湿热、急性关节炎、急性肾炎、心肌炎等较为多见。全身并发症多与链球菌感染所致Ⅲ型变态反应有关。

【诊断】

典型者依据临床表现即可诊断，但要注意与下列疾病鉴别。

1. 咽白喉　起病较慢，咽部症状多不严重，但有明显全身中毒症状，发热、精神萎靡等。检查见腭咽弓、扁桃体表面有灰白色假膜，不易拭去，强行擦拭易出血，咽部充血不典型，多伴有颈部淋巴结肿大。本病可结合流行病学及咽拭子细菌涂片检查与培养诊断。

2. 樊尚咽峡炎　也称溃疡膜性咽炎，常见于营养不良、抵抗力低下、卫生条件差者。多为单侧咽痛，全身症状轻微。检查见一侧扁桃体充血、肿胀，表面覆盖灰褐色或黄白色假膜，拭去假膜可见下方有溃疡，擦拭假膜时易出血，牙龈也可见相同病变，患侧颈淋巴结可有肿大。咽涂片检查可见梭形杆菌及螺旋体可支持诊断。

3. 血液病性咽峡炎　单核细胞增多症、粒细胞缺乏症及白血病等都可有程度不同的咽部表现。起病急，全身症状显著，可出现高热、畏寒、出血或肝脾大，可短时间内出现相关器官功能衰竭。检查见扁桃体充血、肿胀，表面组织坏死，可有假膜。实验室血细胞分析、血生化、骨髓穿刺等检查有助于诊断。

【治疗】

1. 一般治疗　适当隔离，卧床休息，多饮水，进易消化流质食物，注意大便通畅。

2. 急性卡他性扁桃体炎可给予抗生素或抗病毒药物。对急性化脓性扁桃体炎，应用抗生素治疗，无药物过敏史者可首选青霉素，用药1周左右。临床部分病例青霉素治疗疗效不佳者，需及时调整抗生素，如根据药敏结果调整抗生素。病情严重者可酌用糖皮质激素，并予以对症治疗，漱口。反复频繁急性发作或有并发症者，可在急性炎症消退两周后行扁桃体切除术（详见下文附：扁桃体切除术）。

第四节　慢性扁桃体炎

慢性扁桃体炎（chronic tonsillitis）是咽部常见疾病，青少年多见，多为急性扁桃体炎反复发作或扁桃体窝引流不畅，窝内细菌、病毒滋生感染而演变为慢性炎症。

【病因】

经常发作急性扁桃体炎，隐窝内上皮坏死、脱落，与细菌、炎症渗出物聚集，隐窝引流不畅，导致本病发生。也可继发于如猩红热、白喉、流感等传染病和鼻部炎症。本病可能与变态反应有关。

【病理】

1. 增生型　炎症反复发生致淋巴组织与结缔组织增生，腺体肥大，突出于腭弓之外。

2. 纤维型　淋巴组织和滤泡变性萎缩，纤维组织增生，常见瘢痕收缩，腺体较小，质较硬，与周围组织多有粘连。

3. 隐窝型　腺体隐窝内有大量脱落上皮细胞、淋巴细胞等及细菌聚集而形成脓栓或隐窝口因炎症瘢痕粘连引流不畅，形成脓栓或囊肿，形成感染灶。

【临床表现】

多有反复急性发作病史，平时可有咽痛、咽干、异物感、刺激性咳嗽、口臭等。小儿扁桃体过度肥大可出现呼吸不畅、睡眠打鼾、言语、吞咽障碍。有的患者可有低热、乏力、消化不良等全身症状。部分患者平时多无明显的自觉症状。

检查可见扁桃体和腭舌弓呈慢性充血，黏膜暗红色，用压舌板挤压腭舌弓及扁桃体，扁桃体隐窝口内可有脓或干酪样物溢出。扁桃体大小不定，表面可见瘢痕，常与周围组织粘连。颌下淋巴结多有肿大。

扁桃体可有增生肿大，扁桃体大小可分为，Ⅰ度：扁桃体限于扁桃体窝内；Ⅱ度：扁桃体超越出腭舌弓；Ⅲ度：扁桃体接近中线、两侧扁桃体几乎相触。

【并发症】

慢性扁桃体炎可作为病灶，引发全身变态反应，产生各种并发症，如风湿热、风湿性关节炎、肾炎、心脏病等。

【诊断】

反复发作急性扁桃体炎，为本病的主要诊断依据。结合扁桃体慢性炎症变化即可诊断。扁桃体大小不表明炎症程度。小儿和青少年可有扁桃体生理性肥大。本病应与下列疾病鉴别。

1. 扁桃体角化症　为扁桃体隐窝口上皮过度角化所致，扁桃体表面出现白色砂粒样角化物，触之坚硬，不易擦掉。

2. 扁桃体肿瘤　多为单侧扁桃体增大，可有溃疡，对于恶性肿瘤，常有同侧颈淋巴结肿大，应行活检确诊。

【治疗】

慢性扁桃体炎反复发作者原则上可行扁桃体切除术。若为全身性疾病的"病灶"，待相关疾病稳定后，应尽早手术。术前应使用抗生素，防止因激惹局部而加重相关疾病。在儿童，扁桃体对机体有重要的保护作用，扁桃体切除可能影响其免疫功能，应严格掌握手术适应证。对有手术禁忌而不能手术者，可用保守疗法，如扁桃体隐窝冲洗等，祖国传统医学对一部分保守治疗病例也有良好的临床疗效。同时应加强锻炼，增强体质和抗病能力。

附：扁桃体切除术

扁桃体切除常用的手术方法有两种，即扁桃体剥离术与扁桃体挤切术，手术可在全麻或局麻下进行。扁桃体剥离术是目前临床最常使用的方法，挤切术时间短，在临床上曾被广泛用于儿童、青少年不能配合局麻下进行手术的病例，但多选择扁桃体较大、急性发作次数较少者。随着人们生活质量的提高，越来越多的患者要求在全麻下进行，避免手术对患者心理方面的影响。近年来等离子手术也成为临床常使用的方法之一。扁桃体手术目前多采用全身麻醉进行手术。

扁桃体作为局部免疫器官，具有重要的生理功能。特别是儿童，咽部淋巴组织具有明显的保护作用。应正确认识扁桃体的生理功能，严格把握手术适应证。

扁桃体手术的适应证：

1. 慢性扁桃体炎反复急性发作或多次并发扁桃体周围脓肿。
2. 扁桃体过度肥大，妨碍吞咽、呼吸功能及语言含糊不清者，尤其儿童 OSAHS 患者。
3. 慢性扁桃体炎已成为引起其他脏器病变的病灶，或与邻近组织器官的病变相关联。
4. 扁桃体角化症及白喉带菌者，经保守治疗无效者。
5. 各种扁桃体良性肿瘤，可连同扁桃体一并切除；对恶性肿瘤则应慎重选择适应证和手术范围。

扁桃体手术的禁忌证：

1. 急性扁桃体炎发作时，一般不施行手术，宜在炎症消退后 2~3 周切除扁桃体。
2. 造血系统疾病及有凝血机制障碍者，如再生障碍性贫血，血小板减少性紫癜，过敏性紫癜等，一般不做手术。有条件施行周密的术前检查和正确的术前、术后治疗者例外。
3. 全身疾病，如肺结核、风湿性心脏病、关节炎、肾炎等，病情尚未稳定时暂缓手术。未经控制的高血压患者不宜手术，以免出血。
4. 在脊髓灰质炎及流感等呼吸道传染病流行季节或流行地区，以及其他急性传染病流行时，不宜手术。
5. 妇女月经期间和月经前期、妊娠期，不宜手术。
6. 患者家属中免疫球蛋白缺乏或自身免疫病的发病率高，白细胞计数特别低者，不宜手术。

扁桃体手术后常见并发症：出血是扁桃体手术后最为常见的并发症。在手术中使用双极电刀，认真止血可减少术后出血的发生率。经积极处理后绝大部分可停止，另外腺体残留、感染等也是常见的术后并发症。

扁桃体炎与全身疾病

扁桃体的急、慢性炎症被认为是链球菌侵入机体的门户，进而通过复杂的免疫机制引起全身其他重要脏器的多种疾病，如风湿性关节炎、心脏病、肾脏疾患以及过敏性紫癜等，因而多学科医师建议将扁桃体切除作为某一疾病治疗的重要环节。对于该类患者扁桃体切除术的手术时机应慎重选择，如仍处于风湿活动期、肾脏功能明显异常、凝血异常等多种情况，应慎重选择手术时机，同时该类患者的术前准备及术后管理也要针对全身其他疾病做相应的调整。

男性,19 岁,反复发作性咽痛伴发热 6 年,既往史无特殊。近 6 年来,平均每年出现 4~5 次咽痛伴发热等症状,就诊于当地医院均诊断为"慢性扁桃体炎急性发作",偶有诊断为"化脓性扁桃体炎",不伴有张口受限等症状,发病期行静脉滴注抗生素(多为青霉素或头孢菌素类)、漱口等治疗后 3~5 天症状缓解。近 2 年发作次数可达每 2 个月 1 次,不伴有全身其他疾患,当地医院以"慢性扁桃体炎"建议转上一级医院行扁桃体手术治疗。患病以来,精神好,食欲好,最后一次发作时间距本次就诊时间 1 个月,查体:一般状况好,精神好,查体合作,全身查体未见异常,专科检查:可见咽部扁桃体Ⅱ度肿大,表面可见少量栓子样物,未见有充血、水肿及脓苔等,未见有占位性病变,化验室检查未见异常。

初步诊断:慢性扁桃体炎

诊断依据:

(1) 男性,19 岁,反复发作性咽痛伴发热,发作次数频繁。

(2) 查体:符合慢性扁桃体炎改变。

(3) 全身检查未见异常。

治疗:该患者诊断明确,且长期反复发作,近 2 年随年龄的增加,次数有所增加,为每 2 个月 1 次,建议行扁桃体切除手术。考虑发作次数较多,年龄 19 岁,建议入院后全麻下行双侧扁桃体的剥离术。

第五节 扁桃体周脓肿

扁桃体周脓肿(peritonsillar abscess)为发生在腭扁桃体周围间隙内的化脓性炎症。疾病早期多形成扁桃体周围炎,进而形成脓肿。本病多见于青壮年。

【病因】

多在急性化脓性扁桃体炎发作数日后出现。原因是扁桃体隐窝阻塞,尤其是上隐窝口阻塞,引流不畅,其中的细菌或炎症产物破坏上皮组织,向深部侵犯,穿透扁桃体被膜,侵及扁桃体周围间隙而形成。

【临床表现】

发病初期同急性化脓性扁桃体炎表现,3~4d 后仍持续发热,甚至加重,一侧咽痛明显,并向同侧耳部放射,吞咽疼痛加重,吞咽困难,流涎、言语含糊不清,头偏向患侧,严重者可表现张口受限。全身表现有乏力、头痛、四肢酸痛、便秘等。

查体可见患者呈急性病容,前上型(即脓肿位于扁桃体上极与腭舌弓之间者),腭舌弓及软腭充血、肿胀突出,腭垂水肿并被推向健侧,扁桃体推向下方。后上型(即脓肿位于扁桃体和腭咽弓之间者)较少见,腭咽弓充血、肿胀,扁桃体被推向内下方。

【诊断】

根据临床表现多可诊断,超声检查可判断有无脓肿形成,穿刺抽脓可确定诊断。临床尚需与下述疾病鉴别。

1. 咽旁脓肿　为咽旁间隙的化脓性炎症,脓肿在一侧咽壁,扁桃体本身无病变。

2. 智齿冠周炎　是发生于阻生的下颌智齿周围的软组织炎症,充血、肿胀主要位于牙龈,扁桃体本身无病变。

【治疗】

脓肿一旦形成,需穿刺抽脓或切开排脓,也可在脓肿期间行扁桃体切除术,同时继续给予抗炎、支持治疗,也可在炎症消退 2 周后行扁桃体切除术。

第六节　咽后脓肿与咽旁脓肿

一、咽后脓肿

咽后脓肿(retropharyngeal abscess)是咽后隙的化脓性炎症,分急性与慢性两型。

【病因】

1. 急性型　因咽后隙淋巴结化脓性炎症引起。多见于3岁以下婴幼儿。咽后壁损伤后感染,或邻近组织炎症扩散进入咽后隙,均可发生咽后脓肿。

2. 慢性型　多由颈椎结核引起,常见于成人。脓肿的形成多在椎体与椎前筋膜之间,又称为寒性脓肿。

【临床表现】

1. 急性型　起病急,畏寒,发热,拒食,烦躁不安,进而有吞咽困难,流涎,小儿患者可出现呛奶,甚至呼吸困难。如炎症波及喉部可加重呼吸困难,尤其儿童患者。如脓肿破溃可出现窒息。检查可见急性病容,头常偏向患侧,流涎,咽后壁一侧隆起充血。检查操作需轻柔,防止脓肿突然破溃。

2. 慢性型　病程较长,可有结核病的全身表现,低热、盗汗、咳嗽、乏力等。咽疼不显著,可有阻塞感。检查咽后壁隆起,黏膜无明显充血表现。

颈侧X线、CT检查可观察脓肿部位、范围及有无颈椎骨质破坏情况。

【治疗】

急性咽后脓肿确诊后尽早行切开排脓,手术应在手术室进行。切开前备好急救设备,取仰卧头低位,以直接喉镜或麻醉喉镜暴露口咽后壁,以长粗针头穿刺吸脓,然后于脓肿底部用尖刀纵形切开,再用长血管钳扩大切口,充分引流脓液。术后予抗炎、支持治疗,如有必要,每日扩张切口引流脓液。

慢性咽后脓肿需行抗结核治疗,可经口内穿刺抽脓,并可注入抗结核药,但不可经口切开引流。颈椎结核引起病变者,需请骨科行相应治疗。

二、咽旁脓肿

咽旁脓肿(parapharyngeal abscess)系咽旁间隙的化脓性炎症。

【病因】

邻近组织、器官的化脓性炎症,如急性扁桃体炎,急性咽炎,颈椎、乳突的急性感染,扁桃体周脓肿,咽后脓肿等直接蔓延,或经血流、淋巴系播散所致。外伤、异物、医源性损伤致咽壁受损引起感染。

【临床表现】

可有畏寒、高热、食欲差、咽和颈侧疼痛、进食困难、言语不清、张口受限等。检查可见急性病容,颈部僵直,患侧颌下区及下颌角后方肿胀、质硬、有触痛,重者肿胀范围可前达颈中线、后至项部、下沿胸锁乳突肌延伸,甚至达上纵隔、胸腔等处,演变成颈部坏死性筋膜炎。脓肿形成后,局部可变软并有波动感。咽部检查,可见患侧咽侧壁隆起、充血,扁桃体突向咽中线但其本身无病变。

【治疗】

脓肿形成前应使用广谱、足量的抗生素,脓肿形成后应切开排脓,多选择颈外径路,对脓腔充分开放引流,使用敏感抗生素,同时行营养支持治疗,脓肿如处理不及时,随炎症的播散可危及患者生命。

第七节　腺样体肥大

腺样体肥大(adenoidal hypertrophy)又称咽扁桃体肥大,多因腺样体反复炎症刺激而发生病理性增生肥大,并引起相应症状,本病3~5岁儿童多见,近年来随着内镜在临床上的广泛应用,常可见到较大年龄的病例。

【病因】

鼻咽部及邻近部位炎症反复刺激。

【临床表现】

肥大的腺样体堵塞咽鼓管咽口,可引起分泌性中耳炎,出现听力减退、耳闷、耳鸣;堵塞后鼻孔可引起鼻炎、鼻窦炎,出现鼻塞、流涕、闭塞性鼻音、睡眠打鼾、张口呼吸;咽、喉、下呼吸道受分泌物刺激,引起咽炎、气管炎,出现阵咳;长期张口呼吸致颌面骨发育受影响,出现上颌骨变长、硬腭高拱、上列牙突出、上唇变厚、面容呆板,形成“腺样体面容”(adenoidal face)。全身发育及营养状况较差,反应迟钝,注意力不集中,夜惊,遗尿,可形成自卑等心理障碍。检查可见鼻咽顶后壁淋巴组织团块,呈纵形分叶状,似数个剥皮后的桔瓣状,触诊较柔软。X线鼻咽侧位片及CT扫描有助于诊断。小儿电子喉镜检查可明视病变情况。同时术前需对患儿的听力情况进行评价,尤其需要对咽鼓管功能进行判断,但对于较小的患者尽量不要行CT检查。

【治疗】

经保守治疗无效且出现影响呼吸等症状者,应手术切除。手术常于全麻下施行,多与扁桃体切除术同时完成,扁桃体若无手术指征,可单独行腺样体手术。手术方法有多种,现多主张在鼻内镜下应用鼻内镜动力系统予以切除腺样体组织,也可使用等离子刀切除腺样体组织,但刀头昂贵增加了经济负担。

第八节 咽部肿瘤

一、鼻咽纤维血管瘤

鼻咽纤维血管瘤(angiofibroma of nasopharynx)是鼻咽部常见的良性肿瘤,好发于10~25岁男性,又称“男性青春期出血性鼻咽血管纤维瘤”,病因不明。瘤体对周围组织破坏大,且出血凶猛,虽为良性肿瘤,但因对颅底、颅内组织破坏明显,被称之为“好人中的坏人来形容,虽然为良性肿瘤,但对患者呈“恶性”影响的生物学行为。

【病理】

肿瘤多起源于枕骨底部、蝶骨体及翼突内侧的骨膜,镜下主要由增生的血管及纤维组织两部分组成,血管多无收缩能力,因此瘤体破溃不易止血,瘤体生长及扩张能力强,可侵及颅底、颅内、翼腭窝、眼眶、鼻腔及鼻窦等多个解剖部位。

【临床表现】

因肿物部位、大小等不同而异,主要表现为反复鼻出血,进行性鼻塞,压迫周围组织器官后出现相应症状,如耳鸣、听力减退、眼球突出、视力下降、头痛等。间接鼻咽镜下可见淡红色光滑肿物,可呈分叶状。CT、MRI有助于了解肿物累及范围。

诊断应与鼻咽癌、后鼻孔出血性息肉、腺样体肥大等相鉴别。

治疗采取手术治疗,术前行DSA检查,同期行供血动脉栓塞可减少术中出血,手术多在鼻内镜下完成,部分侵犯广泛病例可行开放式手术。

二、鼻咽癌

鼻咽癌(carcinoma of nasopharynx,NPC)是我国高发恶性肿瘤之一,华南沿海地区为高发区,尤以两广地区最为高发。40~50岁为高发年龄组,男性发病率为女性的2~3倍,发病率超过1/10万。

【病因】

目前认为可能与以下因素有关:①遗传因素:本病有种族及家族聚集现象,已发现人类白细胞抗原(HLA)的遗传因素与鼻咽癌发生相关;②病毒因素:EB病毒在鼻咽癌患者有较高的感染率,多种证据证明鼻咽癌的发病与EB病毒的感染密切相关;③环境因素:微量元素镍在鼻咽癌高发区水和食物中发现含量较高,动物实验证实镍可以促进亚硝胺诱发鼻咽癌;④其他。

【病理】

98%属低分化鳞癌,高分化鳞癌、腺癌、泡状核细胞癌少见。

【临床表现】

因解剖部位隐匿,鼻咽癌的早期症状不明显,增加了临床早期诊断的难度,常被误诊为卡他性中

耳炎、鼻出血等。尤其在散发地区，因相关意识的淡漠，更易将某些临床表现忽视而漏诊。

1. 鼻部症状　早期可表现为涕中带血，时有时无，而不被患者重视。鼻塞始为单侧，可发展为双侧。

2. 耳部症状　肿物堵塞压迫咽鼓管口，可出现耳鸣、耳闷、听力下降、鼓室积液等。

3. 颈淋巴结肿大　半数以上患者以此为首发症状就诊，最初多为颈部Ⅱ区淋巴结的肿大，可进行性增大、质硬、活动受限，初为单侧，可发展为全颈淋巴结的广泛转移。

4. 脑神经症状　肿物由咽隐窝经破裂孔侵入颅内，常累及第Ⅴ、Ⅵ脑神经，进一步可侵犯第Ⅳ、Ⅲ、Ⅱ脑神经，出现头痛、面部麻木、复视、上睑下垂等表现。瘤体直接侵犯或颈部转移淋巴结压迫第Ⅸ、Ⅹ、Ⅻ脑神经，可出现软腭瘫痪、吞咽困难、声嘶、伸舌偏斜等后组脑神经损伤症状。

5. 远处转移　晚期可出现骨、肺、肝等多处转移，并出现相应症状。

【诊断】

因为病变位置隐匿，早期症状常不明显，出现鼻、耳、眼、颈部症状时，必须仔细检查鼻咽部。应行内镜检查，特别是咽隐窝，发现肉芽肿样隆起或粗糙不平、易出血处，及时活检，一次阴性，仍要追踪观察，多次活检。其他检查可行细胞学涂片、EB 病毒血清学检查、鼻咽、颅底 CT 及 MRI 扫描、可了解肿瘤范围及颅底骨质破坏情况，颈部触诊及颈部 B 超有助于明确颈部转移灶情况。

诊断要与下述疾病鉴别：①颈淋巴结结核：见于青年，颈部肿物质软，多可活动，可形成脓肿、破溃，结核抗体可呈阳性；②鼻咽纤维血管瘤：青年男性发病多见，肿物光滑，多呈红色，不伴有颈部淋巴结肿大；③恶性淋巴瘤：颈部及全身可见肿大淋巴结，肿块活检可确诊，并完成淋巴瘤分型，指导治疗。

【治疗】

首选放射治疗，或同步放化疗治疗。鼻咽部或颈部放疗后，残余病灶及复发病灶可考虑行挽救性手术，手术可提高患者的生存率，但不能改善生存质量。

NPC 争取早期发现

鼻咽癌在我国尤其两广地区有极高的发病率，在北方地区呈散发状态。因鼻咽癌病理多为低分化鳞癌，生物学行为差，预后差，有较高的病死率，因此需提高肿瘤意识，强化肿瘤观念，明确 NPC 的临床表现，才有可能做到早期发现、早期治疗。肿瘤的早期诊断在整个治疗中有非常重要的意义。早期无颈部淋巴结转移病例，其预后与晚期病例存在明显差异，因而要求我们专科人员要正确掌握鼻咽癌疾病的诊断依据，并在治疗过程中强化肿瘤观念。

女性，47 岁，右耳耳闷，伴听力下降半年余，既往体健，籍贯：河北省保定市。近半年来，出现右耳耳闷，伴听力下降，自觉似飞机起飞、降落时感觉，但右耳症状持续不缓解，就诊于当地医院诊断为慢性卡他性中耳炎、鼓室积液，曾多次行鼓室穿刺治疗，短期内症状可缓解，建议行鼓室置管转院。既往无特殊病史记载。查体：一般状况好，精神好，食欲好。全身检查未见有明显异常。专科检查：右上颈部可触及小的淋巴结，最大约 0.8cm×0.4cm 大小，质中等，活动度尚可。右耳鼓室积液，鼻腔（-），口咽部（-），下咽部（-），喉部（-）。辅助检查：声导抗，右耳为“B”型曲线，电子鼻咽镜检查可见右侧咽隐窝处菜花样肿物，向前下方压迫右侧咽鼓管咽口，镜下行鼻咽部病理组织活检，病理报告为：（鼻咽部）低分化鳞癌。以①NPC；②卡他性中耳炎（右耳）转放疗科行放射治疗。

该病例主要临床表现为卡他性中耳炎症状，并以“卡他性中耳炎”行相应的治疗，症状反复。提醒大家成人反复卡他性中耳炎患者需常规行电子鼻咽镜检查，排除咽鼓管咽口周围病变，需有鼻咽部占位病变的概念，以免漏诊及误诊。

三、扁桃体恶性肿瘤

扁桃体恶性肿瘤是口咽部较常见的恶性肿瘤,病因不清,鳞癌发生率较高,多为分化较差的病理类型,恶性淋巴瘤次之。

临床表现为早期咽部不适,咽痛,晚期疼痛加重,可影响吞咽和呼吸。检查见单侧扁桃体肿大,表面溃烂,质地较硬,不活动,可伴有颈部淋巴结肿大,质硬,活动度差。应及时行活检确诊。

治疗依病变范围和病理类型不同,可采取放疗、手术、化疗等综合治疗。

四、下咽癌

多发生于梨状窝、环状软骨后区、喉咽后壁等处,以梨状窝癌较多见。95%为鳞状细胞癌,且分化差,较早即可发生颈淋巴结转移。

临床表现因解剖部位隐匿,不易早期发现。早期仅有异物感,吞咽不适感,进而可有吞咽疼痛,吞咽困难,痰中带血,侵及喉腔可有声嘶及呼吸困难。电子喉镜检查,可见喉咽黏膜水肿,梨状窝饱满、积液及各种形状的占位病变。窄带呈像技术可发现早期病变,进一步可行上消化道造影、CT、MRI检查,并行组织病理检查以明确诊断。

治疗采取综合治疗,多为术前放疗与手术治疗相结合。累及喉应行喉部手术,颈部转移灶需行颈淋巴结清扫术,可使用游离空肠、带蒂皮瓣、肌皮瓣,胃、结肠代食管等进行Ⅰ期修复咽及食管。本病预后不佳。

第九节 咽异感症

咽异感症(abnormal sensation of throat)是对除疼痛外的各种咽部异常感觉的统称,是临床最为常见的症状之一。中医称为“梅核气”。

【病因】

咽部的神经分布极为丰富,因而咽部的感觉也非常敏感。产生咽异感症的病因也极为复杂,通常认为与以下几种因素有关:①全身的多种疾病,可通过神经反射和传导作用使咽部发生异常感觉;②咽部本身疾病、炎症性疾病、占位性疾病;③邻近器官的疾病,如胃食管反流、颈部肿物、鼻炎、鼻窦炎等;④全身因素,如烟酒过度,缺铁性贫血等;⑤精神因素,如精神抑郁、恐癌症等。以上各种因素均可作为病因诱发相应的临床症状。

【临床表现】

本病较常见,以30~40岁女性居多。患者咽部有异物感、烧灼感、痒感、紧迫感、黏着感等,空咽时明显,吞咽饮食正常,常伴有焦虑、急躁、抑郁、紧张等精神症状,其中以恐癌症多见。

【诊断】

对咽异感症患者,首先要排除器质性病变,以免误诊。应仔细行咽部检查,尤其注意黏膜皱褶间的微小病变,咽隐窝内、黏膜下型鼻咽癌,扁桃体实质内病变,下咽部的占位,喉部的占位等。咽部、颈部触诊及邻近器官检查都不应忽略如甲状腺有关病变,咽喉部内镜、X线、颈部B超等检查十分必要的,尤其对于病程较长、症状较明显者。对病史、症状、检查的资料综合分析排除器质性病变后,方可作出诊断。

【治疗】

1. 有局部和全身病变者,如胃食管反流,进行相应治疗。
2. 心理治疗 对有恐癌症等精神因素者,需进行心理疏导,解除心理负担。
3. 中医中药的治疗 在咽异感症的治疗中占有重要的地位。

总之咽科学虽内容较少,但却是十分重要的。

(皇甫辉)

第十节　阻塞性睡眠呼吸暂停低通气综合征

阻塞性睡眠呼吸暂停低通气综合征（obstructive sleep apnea hypopnea syndrome，OSAHS）是指睡眠时上气道塌陷阻塞引起的呼吸暂停和低通气，伴有打鼾、睡眠结构紊乱、频繁发生血氧饱和度下降、白天嗜睡等症状。成人定义为7h夜间睡眠时间内，发生至少30次呼吸暂停或低通气，或呼吸暂停低通气指数（AHI）≥5次/h。呼吸暂停指睡眠过程中口鼻呼吸气流消失或明显减弱（较基线幅度下降≥90%），持续时间≥10s。低通气为睡眠过程中口鼻气流较基线水平降低≥30%并伴 SaO_2 下降≥4%，持续时间≥10s；或者是口鼻气流较基线水平降低>50%并伴 SaO_2 下降≥3%，持续时间≥10s。呼吸暂停低通气指数（AHI）：平均每小时呼吸暂停与低通气的次数之和。

【病因】

1. 肥胖　为主要病因。体重超过标准体重的20%或以上，体重指数≥25kg/m^2。

2. 年龄　成年后随年龄增长患病率增加；女性绝经期后患病者增多，70岁以后患病率趋于稳定。

3. 性别　生育期内男性患病率明显高于女性。

4. 上气道解剖异常　包括鼻腔阻塞（鼻中隔偏曲、鼻甲肥大、鼻息肉及鼻部肿瘤等）、扁桃体肥大、软腭松弛、悬雍垂过长过粗、咽腔狭窄、咽部肿瘤、咽腔黏膜肥厚、舌体肥大、舌根后坠、下颌后缩及小颌畸形等。

5. OSAHS的家族史。

6. 长期大量饮酒和（或）服用镇静催眠类或肌肉松弛类药物。

7. 长期吸烟。

8. 其他相关疾病　包括甲状腺功能低下、肢端肥大症、心功能不全、脑卒中、胃食管反流及神经肌肉疾病等。

9. 多数病例是多因素作用的共同结果。

【病理】

由于睡眠中缺氧的存在，导致相应的病理生理改变。

1. 随血氧分压下降，二氧化碳分压升高，pH下降，可出现呼吸性酸中毒。

2. 缺氧状态下交感神经兴奋，可导致肺循环及体循环压力升高，长期可导致出现高血压及肺源性心脏病。

3. 低氧血症或高碳酸血症使肾上腺髓质中儿茶酚胺释出增加，可引起血压升高、心律失常等，严重者可出现心脏停搏，是睡眠中猝死的主要原因。

4. 血氧饱和度的下降还可刺激肾脏分泌促红细胞生成素增多，使血液中血红蛋白升高、红细胞增多，影响血流速度与循环功能。

5. 另外，缺氧状态下，夜间反复的觉醒、睡眠结构的紊乱、睡眠质量的下降，可使神经系统、内分泌系统受到影响，出现相应的症状，尤以神经系统更为明显。

【临床表现】

夜间睡眠过程中打鼾且鼾声不规律，呼吸及睡眠节律紊乱，反复出现呼吸暂停及觉醒，或患者自觉憋气，夜尿增多，晨起头痛，口干，白天嗜睡明显，记忆力下降，性功能障碍等，严重者可出现心理、智力、行为异常及梦游等；并可能合并高血压、冠心病、心律失常特别是以慢-快心律失常为主、肺源性心脏病、脑卒中、2型糖尿病及胰岛素抵抗等，并可有进行性体重增加。可出现睡眠中猝死。

【主要检测方法】

详细询问病史，耳鼻咽喉专科检查，影像学检查都是必需的。

1. 多导睡眠图（PSG）监测。整夜PSG监测是诊断OSAHS的标准手段，包括脑电图，眼电图（EOG）；下颌颏肌电图（EMG）；心电图；口、鼻呼吸气流和胸腹呼吸运动；血氧饱和度；体位；鼾声；颈前肌肌电图等。正规监测一般需要整夜不少于7h的睡眠。夜间分段PSG监测：在同一天晚上的前2~4h进行PSG监测，之后进行2~4h的持续气道正压（CPAP）通气压力调定。

2. 初筛诊断仪检查。多采用便携式，如单纯血氧饱和度监测、口鼻气流+血氧饱和度、口鼻气流+

鼾声+血氧饱和度+胸腹运动等，主要适用于基层患者或由于睡眠环境改变或导联过多而不能在睡眠监测室进行检查的一些轻症患者，可用于初步筛查 OSAHS 患者，也可用于评价疗效及随访。

3. 纤维鼻咽喉镜辅以 Müller 检查法也是评估上气道阻塞部位最为常用的手段。

OSAHS 病情分度与治疗

【诊断】

1. 诊断标准　主要根据病史、体征和 PSG 监测结果。临床有典型的夜间睡眠打鼾伴呼吸暂停等症状，查体可见上气道任何部位的狭窄及阻塞，AHI≥5 次/h 者可诊断 OSAHS。PSG 监测是金标准。

2. OSAHS 病情分度　应当充分考虑临床症状、合并症情况、AHI 及夜间 SaO_2 等实验室指标，根据 AHI 和夜间 SaO_2 将 OSAHS 分为轻、中、重度，其中以 AHI 作为主要判断标准，夜间最低 SaO_2 作为参考。

【治疗】

应给予综合治疗，包括：

1. 一般性治疗　对 OSAHS 患者均应进行多方面的指导：①减肥、控制饮食和体重、适当运动；②戒酒、戒烟、慎用镇静催眠药物及其他可引起或加重 OSAHS 的药物；③侧卧位睡眠；④适当抬高床头；⑤白天避免过度劳累。

2. 鼻腔持续正压通气（continuous positive airway pressure，CPAP）　主要以持续正压通气来维持睡眠中正常呼吸，通常工作压力范围为 0.39~2.0kPa（4~20cmH_2O）。

3. 外科治疗　明确病因者可针对不同的狭窄部位，采用不同的手术治疗。常用者为腭咽成形术（uvulopalato-pharyngoplasty，UPPP），术中可切除双侧腭扁桃体、部分的腭咽弓、腭舌弓、增生的咽侧索淋巴组织、腭帆间隙内的脂肪组织，保留悬雍垂以利于保留正常的软腭功能。此外，鼻部手术、正颌手术及舌的手术均可在适宜患者采用。对于重症患者，气管切开是一种切实有效的方法。

知识拓展

OSHAS“论坛”

随着睡眠医学的发展，阻塞性睡眠呼吸暂停低通气综合征（OSAHS）受到越来越多的关注，阻塞平面的确定为治疗提供了指导意义。“全身多因素”发病机制是该类疾病需综合治疗的依据，减肥同时针对性地手术，如鼻腔扩容术：正确的鼻腔扩容术可以减轻临床症状，同时为 CPAP 的使用创造条件，还可以减少咽部手术的手术概率。咽部手术最为常用的是 UPPP 手术，我国学者韩德民教授对传统的术式进行了较大的改进，提出了 H-UPPP 术式，提高了临床疗效，而且还减少了患者术后的不适感及软腭功能异常带来的问题。另外，口腔颌面外科医师也加入到 OSAHS 的手术治疗中，完成如小颌畸形等疾病的手术治疗。随着发病机制的进一步研究，有望对该疾病的治疗有新的突破。

本章小结

咽科学疾病在整部教材中占较小的比例，但涉及的疾病如急、慢性咽炎等发病率极高，正确的诊断与治疗具有非常重要的意义。急、慢性扁桃体炎也具有同样的特点，扁桃体手术是耳鼻咽喉科最常见的临床工作，手术范围小，但却存在许多问题，需正确把握。儿童 OSAHS 近年备受关注，常常由扁桃体肥大、腺样体肥大阻塞气道引起。治疗儿童 OSAHS 也成为耳鼻咽喉科的日常工作内容之一，在基层医院也有较为广泛的开展。成人的 OSAHS 更是目前临床研究的热点问题，成人 OSAHS 的概念非常明确地定义了该类疾病，PSG 检查是目前临床诊断的“金标准”，阻塞平面的确定对临床治疗有重要的指导意义，综合治疗的概念被众多学者认可，其中减肥、手术及 CPAP 是治疗的主要组成部分。

鼻咽癌在我国尤其是两广地区有高的发病率，生物学行为差，对人类的生命有极大的影响，在高发区人们予以足够的重视，治疗以放疗为主，同时辅以其他治疗；在北方地区呈散发状态，对该类疾患者们认识不足，需强化该类疾病的诊断意识，提高诊断率。

男性，40岁，睡眠打鼾7年，渐加重并伴睡眠呼吸暂停2年。既往患糖尿病及高血压病史2年。查体：一般状况好，肥胖体型，身高1.75m，体重88kg，血压145/90mmHg，口唇无发绀，体格检查未见明显异常；专科检查：鼻部双侧下鼻甲肥大，鼻中隔轻偏，咽腔舌根肥大，扁桃体Ⅱ度肿大，软腭松弛，口咽部狭窄，无小颌畸形，喉部检查未见异常，颈部皮下脂肪堆积，甲状腺未及肿大及包块。辅助检查：PSG提示为重度阻塞型睡眠呼吸暂停，伴重度低氧血症，ECG未见异常，空腹血糖6.0mmol/L。

病例讨论

（秦江波）

扫一扫，测一测

思考题

1. 近年来，已经出现的前驱期症状类似于急性咽炎的经呼吸道传播的疾病有哪些？应如何与急性咽炎相鉴别？
2. 扁桃体手术的适应证与禁忌证各是什么？
3. 简述小儿OSAHS常见的病因及目前的治疗原则。
4. 成人OSAHS的临床表现及目前主要治疗原则有哪些？
5. 鼻咽癌的临床表现有哪些？

第六章 喉部疾病

学习目标

1. 掌握：各型喉创伤、小儿急性喉炎、慢性喉炎、喉神经性疾病的临床表现和治疗原则；急性会厌炎、急性喉气管支气管炎、声带息肉、声带小结的临床表现和治疗原则；喉癌的分型和临床表现及治疗原则；喉阻塞呼吸困难分度及紧急处理方法，重点掌握气管切开术的手术适应症。

2. 熟悉：各型喉创伤、小儿急性喉炎、慢性喉炎、喉神经性疾病、急性会厌炎、急性喉气管支气管炎、喉息肉、声带小结及喉肿瘤的病因和诊断方法。

3. 了解：各型喉创伤、小儿急性喉炎、慢性喉炎、喉神经性疾病、急性会厌炎、急性喉气管支气管炎、喉息肉、声带小结、喉肿瘤及喉阻塞病理学改变、鉴别诊断要点。

4. 具有识别和处理喉科急症的能力，能进行基本诊疗操作，如常规气管切开术、环甲膜切开术、气管插管术等。

5. 能够运用所学的喉部疾病知识对患者及家属进行健康指导，开展嗓音医学等相关教育，进行科普知识宣传，帮助患者了解喉部疾病的相关知识。

第一节 喉 创 伤

喉创伤（injuries of the larynx）是指喉部在暴力、物理或化学因素作用下，引起的喉部组织损伤，主要临床表现有出血、呼吸困难、声音嘶哑甚至失声等。喉创伤分为喉外部伤和喉内部伤两类，前者根据有无皮肤及软组织破裂分为开放性喉创伤及闭合性喉创伤；后者包括喉烫伤、烧灼伤和器械损伤。随着人们生活方式的改变，近年来喉创伤的发病率呈上升趋势。

一、闭合性喉创伤

闭合性喉创伤是指颈部皮肤无破裂的喉部损伤，多由直接暴力造成，如交通事故、工伤事故、扼伤、自缢、拳击等。外力将喉向后挤压至颈椎前可造成喉软骨骨折，甲状软骨最常受损，少数情况可致环状软骨骨折、环甲关节及环杓关节脱位等，同时软骨快速反弹可导致黏膜下出血。

【临床表现】

可表现为颈部疼痛、声嘶或失声、咳嗽和咯血、呼吸困难、吞咽困难及皮下气肿等。喉软骨骨折、黏膜及黏膜下出血、黏膜水肿、声带活动异常等均可导致吸气性呼吸困难，甚至窒息。

查体：可有颈部肿胀、皮肤瘀斑；喉轮廓变形，触痛明显；伴不同程度的吸气性呼吸困难，严重者可窒息，危及生命。如情况允许，可行间接喉镜或纤维/电子鼻咽喉镜检查，可见喉黏膜水肿、血肿，软骨裸露，声门裂变形，声带活动受限或固定。CT 有助于了解损伤情况。

【诊断】

根据外伤史、临床症状、体征，结合影像学检查易于诊断。

【治疗】

常规治疗同其他部位挫伤治疗，嘱患者进软食、减少吞咽，给予抗生素及糖皮质激素，但要严密观察患者的呼吸及皮下气肿的变化情况，如有呼吸困难，应行气管切开术；喉内插管因局部组织的严重损伤，致解剖紊乱而不易成功。对于有软骨骨折且伴有吸气性呼吸困难、CT 提示有明显骨折且气道不规则者，行喉探查及复位术，以防止喉狭窄。

二、开放性喉创伤

开放性喉创伤是指伴有颈部皮肤破裂伤，伤口与外界相通的喉创伤，多由锐器伤、枪弹伤、切割伤所致，易合并颈部大血管的损伤而危及生命。

【临床表现】

开放性喉创伤通常伴有局部软组织的裂伤。若伤及颈动脉、颈内静脉，因出血难以控制，易发生失血性休克，危及生命；可因骨折或血性分泌物的吸入而出现呼吸困难；声带、喉关节等损伤，引起声音嘶哑或失声；还有可能出现吞咽困难、皮下气肿等。

【治疗】

首先需解决出血、呼吸困难及休克三大危急情况。

1. 明确的出血点，除颈总动脉需谨慎处理外，均可立刻予以结扎；如不能明确出血点的，需予以加压止血。颈总动脉出血，可将颈总动脉压迫至第 6 颈椎横突表面，起到紧急止血的目的。

2. 迅速清理呼吸道分泌物，可经喉裂口处置入麻醉插管，阻止血液流入气道，为抢救创造条件。

3. 快速补充血容量，纠正休克，恢复正常血压，并给予强心治疗。

其他常规治疗同其他外伤处理。待生命体征平稳后，行常规气管切开，全麻下行清创缝合术，可靠止血，修复喉腔。及早使用抗生素、止血药物和破伤风抗毒素。

三、喉烫伤及烧灼伤

喉、气管、支气管黏膜接触化学物质或受到强的物理因素刺激后，引起局部组织充血、水肿，以致组织坏死等病变，称之为喉部与呼吸道的烧伤（burn of the larynx and respiratory tract）。该类损伤可表现为鼻、口、咽、喉及气管的损伤，严重者达下呼吸道的烧伤，烧伤的程度深浅不一，严重者危及生命。

【临床表现】

1. 轻度损伤　损伤多在喉部以上，可出现局部疼痛，声嘶，鼻、口、咽部黏膜充血、肿胀及假膜形成，吞食腐蚀剂者可出现消化道烧伤症状。

2. 中度损伤　损伤多在气管隆嵴以上，可出现刺激性咳嗽、气促等，严重者可出现呼吸困难。

3. 重度损伤　损伤达下呼吸道全程，短时间内即可出现严重的呼吸困难，患者呼吸急促、咳嗽剧烈，听诊呼吸音减弱，严重者出现呼吸功能衰竭，危及生命。

【治疗】

1. 紧急救治措施　根据病情建立有效的通气道；上呼吸道阻塞、分泌物潴留者可行气管切开术，严重者可行紧急气管插管。给予糖皮质激素消肿；合并支气管痉挛者，予以解痉；雾化吸入，促进痰液及气道痂皮排出；可口含冰块局部冰敷；腐蚀剂烧伤者，需及时清除残留腐蚀剂，并采用中和疗法；积极纠正休克，保护心、肺、肾等功能。这些措施是挽救生命和减轻损害程度的重要手段。

2. 预防并控制感染　及时清除气管内分泌物及脱落物，全身应用广谱抗生素。

第二节　急性会厌炎

急性会厌炎（acute epiglottitis）又称急性声门上喉炎，起病突然，发展迅速，易造成上呼吸道阻塞及窒息，是一种危及生命的严重感染。成人与儿童均可患病，以秋、春季最为多见。其中感染（致病菌多为：流感嗜血杆菌、葡萄球菌、链球菌等）、变态反应因素（属Ⅰ型变态反应）为其主要病因。

【病理】

1. 急性卡他型　黏膜弥漫性充血、水肿，有单核细胞及多形核细胞浸润，会厌舌面黏膜肿胀，可增厚到正常的5~7倍。

2. 急性水肿型　黏膜显著肿大如圆球状，间质水肿，炎症细胞浸润，随病情进展局部可形成脓肿。

3. 急性溃疡型　病菌侵及黏膜下层及腺体组织，形成溃疡，损伤血管可引起出血。

【临床表现】

起病急，常在夜间发生，病史可按小时计算。

1. 全身症状　起病急，多有畏寒发热，体温常在38~39℃，可有精神萎靡、面色苍白、全身乏力等症状，老人和儿童症状更重。

2. 局部症状　多数患者有剧烈的咽喉疼痛，吞咽时加重，出现吞咽困难、流涎，语言含糊不清。会厌高度肿胀时造成急性喉梗阻、窒息，危及生命。患者虽有上述局部症状，但声带多未受累，一般情况下不出现声音嘶哑。

3. 查体　多呈急性病容，可伴有吸气性呼吸困难。间接喉镜检查，可见会厌明显充血、肿胀，严重者呈"球"形会厌，如会厌脓肿形成，红肿黏膜表面可见有黄白色脓点。

4. 喉部X线检查很少应用，可显示肿大的会厌，对儿童的诊断有帮助。

【诊断】

对病程短，进展快，剧烈咽痛，伴吞咽困难、流涎，需常规进行间接喉镜检查。喉镜下见充血、肿大的会厌即可诊断，儿童不配合者，可行喉部X线检查诊断本病。

【治疗】

1. 抗感染治疗　使用足量抗生素和糖皮质激素，如头孢菌素类，甲泼尼龙或地塞米松等。

2. 气管切开术　如患者有明显呼吸困难，在静脉使用足量糖皮质激素和抗生素后无改善，需及时行气管切开。

3. 其他　对于有会厌脓肿形成者，可在喉镜下穿刺或切开排脓；进食困难者予以静脉补液及支持治疗；吸氧、口腔清洁及雾化吸入在治疗中也是必要的。

第三节　小儿急性喉炎

小儿急性喉炎(acute laryngitis in children)是指小儿以声门区及声门下区为主的喉黏膜急性炎症，好发于6个月~3岁儿童。因小儿喉部解剖特点，在急性炎症时小儿声门及声门下易发生黏膜肿胀，出现喉阻塞，引起呼吸困难，如不及时诊治，可危及患儿的生命。

【病因】

由病毒或细菌感染引起。多继发于上呼吸道感染，如普通感冒；也可由某些经呼吸道传播的急性传染病引起，如流感、肺炎、麻疹等。

【临床表现】

1. 起病较急，进展快，主要症状有发热、声嘶、犬吠样咳嗽、吸气性喉鸣和三凹征，可伴有一定的全身症状。如不及时治疗，进一步发展，可出现发绀、出汗、面色苍白、呼吸无力，甚至呼吸循环衰竭，昏迷，抽搐，死亡。

2. 查体　据呼吸困难程度的不同可呈不同的临床体征(吸气性呼吸困难的分度请参阅本章第十节相关内容)，喉部检查多无法进行，单纯小儿急性喉炎肺部听诊多无阳性体征，胸部X线多无阳性征象，可以之鉴别小儿急性喉炎、气管支气管炎。

【诊断】

起病急，典型的临床表现易于作出诊断，但需与小儿气管异物、白喉及喉痉挛等疾病相鉴别。

【治疗】

因吸气性呼吸困难可危及患儿的生命，故要予以及时、正确的治疗。

1. 一般治疗　保持呼吸道畅通，缺氧者给予吸氧，防止缺氧加重。

2. 控制感染　病毒感染者可予利巴韦林等抗病毒。如考虑为细菌感染，及时给予抗菌药物，一般

给予青霉素、大环内酯类或头孢菌素类等。

3. 糖皮质激素　有抗炎和抑制变态反应等作用，能及时减轻喉水肿，缓解喉梗阻。病情较轻者可口服泼尼松，二度以上喉梗阻患儿应给予静脉滴注氢化可的松、甲泼尼龙或地塞米松。吸入型糖皮质激素，如布地奈德（budesonide）悬液雾化吸入可促进黏膜水肿的消退。

4. 对症治疗　烦躁不安者要及时镇静，不宜使用氯丙嗪和吗啡；痰多者可选用祛痰剂；维持水和电解质平衡，注意观察有无心力衰竭发生。

5. 气管切开术　经上述处理仍有严重缺氧征象或有三度以上喉梗阻者，应及时行气管切开术。

患儿男，1岁半。因声嘶半天，伴呼吸困难2h入院。患儿半天前出现声音嘶哑并伴有咳嗽，咳嗽呈阵发性、空空样声调，2h前出现喉部喘鸣音，并伴有呼吸困难。既往体健。查体：患儿呈急性面容，精神萎靡，吸气时可见轻度三凹征，口唇未见发绀；咽部略红，双侧扁桃体不大，咽后壁少量分泌物；听诊双肺呼吸音略粗，未闻及明显啰音。

请思考：

1. 该病的可能诊断？
2. 为明确诊断应做什么检查？
3. 目前的治疗措施。

问题解析：

1. 可能诊断：小儿急性喉炎。

2. 进一步检查方法：如患儿配合，可行间接喉镜检查，监测血氧饱和度，追问病史和有无异物吸入史，慎重起见，可行影像学检查。

3. 治疗措施　治疗应给予足够的抗生素抗感染、适量的激素抗炎和消除肿胀，吸氧、雾化、化痰等措施保持呼吸道通畅，减少患儿哭闹，加强全身支持疗法。

第四节　急性喉气管支气管炎

急性喉气管支气管炎（acute laryngotracheobronchitis）为喉、气管、支气管黏膜的急性弥漫性炎症。多见于5岁以下儿童，2岁左右发病率最高。男性多于女性，约占70%。冬、春季高发，病情发展急骤，病死率较高。按其主要病理变化，分为急性阻塞性喉气管炎和急性纤维蛋白性喉气管支气管炎，二者之间的过渡形式较为常见。

一、急性阻塞性喉气管炎

急性阻塞性喉气管炎（acute obstructive laryngotracheitis），又名假性哮吼、流感性哮吼、传染性急性喉气管支气管炎。

【病因】

1. 感染　病毒感染是最主要的病因，多发生于流感流行期。也可发生于麻疹、猩红热、百日咳等疾病流行期。可继发细菌感染，常见致病菌为溶血性链球菌、金黄色葡萄球菌、肺炎双球菌、流感嗜血杆菌等。

2. 气候变化　多发生于干冷季节，尤其是气候突变时，干冷空气不利于保持喉、气管和支气管正常生理功能，易罹患呼吸道感染。

3. 胃食管咽反流。

4. 局部抵抗力降低　呼吸道异物取出术、支气管镜检查术后，以及呼吸道腐蚀伤后也容易发生本病。

5. 体质状况　体质较差的儿童易患本病。

【病理】

本病炎症常开始于声门下区的疏松组织，并向下呼吸道发展。喉、气管、支气管黏膜呈急性弥漫

性充血、肿胀，重症病例黏膜上皮糜烂，或大面积脱落而形成溃疡。黏膜下层发生蜂窝织炎或坏死。分泌物初起时为浆液性、量多，以后转为黏液性、黏脓性甚至脓性，有时为血性，由稀而稠，如糊状或黏胶状。当气管、支气管黏膜肿胀，管腔为炎性渗出物或肿胀的黏膜所阻塞时，即可发生严重的呼吸困难。

【临床表现】

一般根据病情轻重分为3型。

1. 轻型　多为喉气管黏膜的一般炎性水肿性病变。起病较缓，常在夜间熟睡中突然惊醒，出现吸气性呼吸困难及喘鸣，伴有发绀、烦躁不安等症状，经安慰或拍背等一般处理后，症状逐渐消失，每至夜间又再发生。及时治疗，易获痊愈。

2. 重型　可由轻型发展而来，也可以起病为重型，表现为高热，咳嗽不畅，有时如犬吠声，声音稍嘶哑，持续性渐进的吸气性呼吸困难及喘鸣，可出现发绀。病变向下发展，呼吸困难及喘鸣逐渐呈现为吸气与呼气均困难的混合型呼吸困难及喘鸣。呼吸由慢深渐至浅快。患儿因缺氧烦躁不安。病情发展，可出现明显全身中毒症状及循环系统受损症状，肺部并发症也多见。

3. 暴发型　少见，发展极快，除呼吸困难外，早期出现中毒症状，如面色灰白、咳嗽反射消失、脱水、萎靡，以及呼吸循环衰竭或中枢神经系统症状，可于数小时或1d内死亡。

4. 查体　局部检查咽部不一定有急性炎症表现。纤维喉镜或纤维支气管镜检查，可见自声门以下，黏膜弥漫性充血、肿胀，以声门下区最明显。气管、支气管内可见黏稠分泌物。胸部听诊呼吸音减低，间有干啰音。肺部X线有时可见因下呼吸道阻塞引起的肺不张或肺气肿，易误诊为支气管肺炎。

【诊断和鉴别诊断】

根据上述症状，尤其当高热传染病之后，患儿出现喉梗阻症状，表明病变已向下发展。结合检查，常可明确诊断。须与气管支气管异物、急性细支气管炎、支气管哮喘、百日咳、流行性腮腺炎、猩红热等相鉴别。

【治疗】

对轻型者，治疗同小儿急性喉炎，但须密切观察。对重症病例，治疗重点为保持呼吸道通畅。

1. 给氧、解痉、化痰、解除呼吸道阻塞，对喉梗阻或下呼吸道阻塞严重者须行气管切开术，清除下呼吸道黏稠的分泌物。中毒症状明显者，须尽早行气管切开术。

2. 使用足量有效的抗生素、足量糖皮质激素。开始剂量大，呼吸困难改善后逐渐减量，至症状消失后停药。

3. 抗病毒治疗。

4. 室内保持一定湿度和温度。

5. 忌用呼吸中枢抑制剂（如吗啡）和阿托品类药物，以免分泌物更干燥，加重呼吸道阻塞。

6. 正确的哺乳方式，减少胃食管咽反流。

二、急性纤维蛋白性喉气管支气管炎

急性纤维蛋白性喉气管支气管炎（acute fibrinous laryngotracheobronchitis），也称纤维蛋白样-出血性气管支气管炎，纤维蛋白性化脓性气管支气管炎，流感性（或恶性，超急性）纤维蛋白性喉气管支气管炎，急性膜性喉气管支气管炎，急性假膜性坏死性喉气管支气管炎等。多见于幼儿，为化脓性感染，病情险恶，病死率很高。

【病因】

1. 阻塞性喉气管炎的进一步发展。下呼吸道中有痂皮和膜状物形成。

2. 流感病毒感染后继发细菌感染。

【病理】

与急性阻塞性喉气管炎相似，但病变更深。主要特点是喉、气管、支气管内有大块或筒状痂皮、黏液脓栓和假膜。呼吸道黏膜有严重炎性病变，但无水肿，黏膜层及黏膜下层大片脱落或深度溃疡，甚至软骨暴露或发生软化。因黏膜损伤严重，自组织中逸出的血浆、纤维蛋白与细胞成分凝聚成干痂及假膜，大多易于剥离。

【临床表现】

发病更急，呼吸困难及全身中毒症状更为明显。

1. 突发严重的混合性呼吸困难，可伴有严重的双重性喘鸣。咳嗽有痰鸣，但痰液无法咳出。如假膜脱落，可出现阵发性呼吸困难加重，气管内有异物拍击声，哭闹时加剧。

2. 高热，烦躁不安，面色发绀或灰白，可迅速出现循环衰竭或中枢神经系统症状，如抽搐、惊厥、呕吐。发生酸中毒及水电解质失衡者也多见。

3. 查体　常有混合性呼吸困难，胸骨上窝、肋间隙、上腹部等处有吸气性凹陷，伴锁骨上窝呼气性膨出。呼吸音减弱或有笛音，甚至可闻及异物拍击声。气管切开后可咳出大量黏稠的纤维蛋白性脓痰及痂皮，咳出后呼吸困难可明显改善。如行支气管镜检查，可见杓状软骨间切迹、气管及支气管内有硬性痂皮及假膜。

【诊断】

根据典型的病史和体征需高度怀疑本病，支气管镜下所见对诊断本病是重要依据，同时也是重要的治疗手段。

【治疗】

同急性阻塞性喉气管炎，应及早进行血氧饱和度监测和心电监护。较严重者，需行气管切开术，术后通过气管套管口滴药消炎及稀释痰液，吸引下呼吸道的痂皮及假膜，但有时会非常困难。需反复施行支气管镜检查，将痂皮及假膜钳出和吸出，使得呼吸困难缓解。

【并发症及预后】

常见的并发症为败血症或菌血症，其次是心包炎、弥漫性支气管炎、脑膜炎、脑炎等。本病预后较差，有一定的病死率。

第五节　慢性喉炎

慢性喉炎（chronic laryngitis）是指喉部的慢性非特异性炎症，临床上可分为慢性单纯性喉炎（chronic simple laryngitis）、肥厚性喉炎（hypertrophic laryngitis）和萎缩性喉炎（atrophic laryngitis）。

【病因】

尚不清楚，可能与以下因素有关。

1. 用声过度　某些长期用嗓的人员，如教师、演员等长期过度用声或不正确的发音习惯，可促使发病。

2. 环境因素　空气污染、吸烟、长期在粉尘环境中工作等。

3. 急性喉炎反复发作或迁延不愈。

4. 邻近器官慢性炎症对喉部的影响　如慢性鼻炎、鼻窦炎、咽炎、慢性气管、支气管炎等，炎症的扩展及分泌物的刺激可影响到喉部的黏膜。

【病理】

主要是毛细血管扩张充血、淋巴细胞浸润、间质水肿、黏液腺分泌增加。部分患者有纤维组织增生，黏膜肥厚。少数患者喉黏膜萎缩，柱状纤毛上皮鳞状上皮化生，腺体也发生萎缩。

【临床表现】

1. 声嘶　是慢性喉炎的主要症状，发音低沉、无力，易出现发音疲劳，过度用声后声嘶加重，禁声一段时间后声嘶可缓解，但会反复发作声嘶。

2. 喉部不适　可有多种表现，如多痰、讲话费力、干燥感、异物感等。

3. 查体　喉部黏膜慢性充血，声带可呈粉红色，边缘变钝，声带、室带可增生、肥厚，严重者可呈“鱼肚状”改变。萎缩性喉炎，则表现为黏膜变薄、干燥，喉黏膜表面有结痂附着、声带闭合不良等。

【诊断】

据病史及体征易于诊断。对于声嘶明显且持续不缓解者，需行纤维/电子鼻咽喉镜或动态喉镜检查，以明确诊断。需与喉结核、早期声门型喉癌、跨声门型喉癌相鉴别。

【治疗】

1. 去除病因　如纠正发音习惯，避免过度用声，改变不良嗜好，控制邻近器官炎性病变等。

2. 雾化吸入 常选用庆大霉素4万U加地塞米松5mg进行雾化，每日一次，4~6次为一疗程。

3. 中成药治疗 可选用黄氏响声丸、金嗓开音胶囊、银黄含化片等药物。

第六节 喉息肉

喉息肉（polyp of larynx），发生于声带者称为声带息肉（polyp of vocal cord），喉息肉的绝大多数均为声带息肉。声带息肉多位于声带游离缘前中1/3，多为单侧。

【病因】

多为发声不当或用声过度引起声带血管扩张、通透性增加导致局部水肿，局部水肿在声带振动时又加重创伤而形成息肉，并进一步变性、纤维化；也可以继发于上呼吸道感染。

【病理】

声带息肉的病理改变主要在黏膜固有层（相当于Reinke层），弹力纤维和网状纤维破坏。可有少量炎症细胞浸润，偶见钙化。黏膜上皮呈继发性改变，大多萎缩、变薄，上皮较平坦。

【临床表现】

1. 声音嘶哑 主要症状为声嘶，因声带息肉大小、形态和部位的不同，音质的变化、嘶哑的程度也不同。轻者为间歇性声嘶，发声易疲劳，音色粗糙，发高音困难，重者沙哑、甚至失声。

2. 咳嗽和呼吸困难 息肉垂于声门下腔者常因刺激引起咳嗽。巨大的息肉位于声门裂者，可完全失声，甚至可导致呼吸困难和喘鸣。

3. 查体 声带息肉一般单侧多见，亦可两侧同时发生。喉镜检查常在声带游离缘前中1/3见有表面光滑、半透明、白色或粉红色大小不等的肿物；有时在一侧或双侧声带游离缘见呈基底较宽的梭形息肉样变，亦有遍及整个声带呈弥漫性肿胀的息肉样变；还有带蒂的息肉。发声时声门关闭不完全，声带振动不对称。

【治疗】

以手术切除为主，辅以糖皮质激素、抗生素、维生素及超声雾化等治疗。全麻显微支撑喉镜下切除术，是目前常用的手术方式；手术要求精准、微创，若双侧声带息肉样变，尤其是近前联合病变，宜先做一侧，最好不要两侧同时手术，以防粘连后形成喉蹼；早期肿瘤和初起的息肉及间变，肉眼颇难鉴别，切除的息肉均应常规送病理检查，以免误诊。

第七节 声带小结

声带小结（vocal nodules）又称歌者小结，多见于男童和成年女性，发生于儿童者又称喊叫者小结（screamer's nodules），典型的声带小结位于双侧声带游离缘前中1/3交界处，呈对称性结节状隆起。

【病因】

与声带息肉相似，主要原因为长期用声不当或用声过度。

【病理】

声带小结病理改变主要在上皮质，黏膜上皮局限性棘细胞增生，固有层水肿不明显，弹性纤维基本完整。

【临床表现】

1. 声音嘶哑 声带小结的部位和大小不同，声嘶程度也不同。小结位置越靠前，声音嘶哑越明显。早期主要症状是发声易疲倦和间歇性声嘶，发高音时更明显。病情发展，声嘶加重，由间歇性变为持续性。

2. 查体 喉镜检查可见声带游离缘前、中1/3交界处黏膜局限性肿胀或结节样突出，小结一般对称，也有一侧较大，对侧较小或仅单侧者。发声时声门关闭不完全。

【诊断】

根据病史及检查，常易作出诊断。但肉眼难以鉴别声带小结和表皮样囊肿，常需手术切除后病理检查方可确诊。

020601

声嘶的鉴别诊断要点(视频)

【治疗】

1. 声带休息　早期声带小结，经过适当声带休息，常可变小或消失。儿童的声带小结也可能在青春发育期自行消失。

2. 发声训练　发声训练主要是改变错误的发声习惯，约3个月后，常可自行消失。此外，忌烟酒和辛辣刺激食物等。

3. 药物治疗　中成药治疗，如金嗓开音丸、金嗓散结胶囊等。

4. 手术切除　经保守治疗无效、声嘶明显的小结可考虑在喉显微手术切除；术后禁声2周，注意正确的发声方法；使用糖皮质激素和抗生素雾化吸入。

第八节　喉的神经性疾病

喉的神经性疾病包括感觉神经性疾病及运动神经性疾病。

喉感觉神经性疾病可分为喉感觉过敏、感觉异常(laryngeal paraesthesia)及喉感觉麻痹(laryngeal anaesthesia)。喉感觉过敏是指喉黏膜对普通刺激特别敏感所引起的超强反应。喉感觉异常则是指喉部发生不正常的感觉，如刺痛、烧灼、干燥及异物感等。喉感觉麻痹常与喉肌瘫痪同时出现。喉麻痹(laryngeal paralysis)是指支配喉肌运动的神经损害所引起的声带运动障碍，是本节介绍的主要内容。

喉　麻　痹

如前解剖学描述，喉内肌的运动由喉上神经与喉返神经共同支配，其中，喉返神经支配除环甲肌以外的所有喉内肌。当喉返神经受损害时，因外展肌支较内收肌支细小，故外展肌最早出现麻痹，之后为内收肌麻痹；左侧喉返神经的走行路径长，临床出现麻痹的机会多于右侧喉返神经；可分为完全性麻痹及不完全性麻痹。喉上神经支配环甲肌及大部喉黏膜的感觉，喉上神经麻痹可出现声音低钝及呛咳。

【病因】

按病变的部位可分为中枢性及周围性两种，其中以周围性最为多见，中枢性与周围性之比约1∶10。

1. 中枢性　喉上神经与喉返神经均为迷走神经的分支，当迷走神经核及核下颅内段病变，如脑脊髓空洞症、肿瘤、小脑后下动脉栓塞、炎症及外伤时可引起喉麻痹；而疑核因接受同侧及对侧的大脑延髓纤维，每侧喉部受两侧大脑皮质支配，因而临床上由皮质病变引起喉麻痹极为少见。

2. 周围性　迷走神经经颈静脉孔出颅后至喉返神经分出处之间的病变，以及喉返神经本身病变引起的喉麻痹属周围性喉麻痹。常见病因如下：①外伤：颅底骨折、颈部外伤、甲状腺手术等；②肿瘤：鼻咽癌、颈部转移癌、甲状腺及甲状旁腺肿瘤、颈部神经源肿瘤、胸腔及纵隔肿瘤，如主动脉瘤、食管癌、肺癌纵隔转移等均可引起喉麻痹；③炎症：多种炎症如流行性感冒、白喉、急性风湿病、梅毒等均可引起喉返神经周围神经炎，引起神经功能异常；④中毒：铅、砷、乙醇等中毒也可引起喉麻痹。

020602

喉返神经麻痹的分型及临床表现(视频)

【临床表现】

根据损伤的喉运动神经分为3型：

1. 喉返神经麻痹　最为常见，单侧多见，又以左侧最为常见：①单侧不完全性麻痹：吸气时患侧声带居旁中位不能外展，发音时声门仍能闭合，可有短时间声嘶；②单侧完全性麻痹：因外展肌及内收肌同时麻痹，声带固定于旁中位，即介于中间位(尸位)与正中位(发声位)之间，发声时声门不能闭合，临床上则出现明显声嘶，发声易疲劳，后期由于健侧声带的代偿功能，声嘶可渐好转；③双侧不完全麻痹：因双侧声带不能外展，引起喉阻塞及呼吸困难；④双侧完全麻痹时，双声带均处于旁中位固定，发声声嘶而弱，似耳语，自觉气促，但无呼吸困难，吞咽时因双声带不能内收易误呛。

2. 喉上神经麻痹　环甲肌功能异常，声带张力丧失，不能发高音，声音粗而弱，声时缩短。喉镜下因健侧环甲肌收缩，使声门偏斜，前联合偏向健侧，患侧声带呈波浪形，无外展内收障碍，伴喉感觉的异常，易发生误吸，吞咽时头偏向健侧时误吸现象减轻。两侧麻痹时，喉黏膜感觉丧失，易发生吸入性肺炎。

3. 混合性神经麻痹　表现为喉上神经及喉返神经麻痹，声嘶明显，声音低钝，排痰困难，声带可居于旁中位或正中位固定，后期可由对侧代偿，症状缓解。

【治疗】

首先对因治疗，其次为恢复或改善喉功能。对于双侧喉返神经不完全麻痹者，须行气管切开术，解除呼吸困难；目前认为恢复声带自主运动，重建喉功能较理想的方法是喉神经再支配术，手术方式主要有神经吻合术、神经植入术和神经肌蒂移植术；经局部及全身治疗半年无效时，可在支撑喉镜下行 CO_2 激光杓状软骨切除术或声带外展固定术，改善其呼吸功能。

癔症性失声

癔症性失声（hysterical aphonia）亦称功能性失声，是一种以癔症为病因的暂时性发声障碍。以青年女性居多。一般均有情绪激动或精神刺激的病史，如过度悲哀、恐惧、忧郁、紧张、激怒等。

癔症性失声常表现为突然发作的发声障碍。患者在受到精神刺激后，可立即失去正常发音功能，轻者仍可低声讲话，重者仅能发出虚弱的耳语声，但很少完全失声。失声主要表现在讲话时，但咳嗽、哭笑时声音仍正常，呼吸亦完全正常。发声能力可以骤然恢复正常，但在某种情况下又可突然复发，说明此为功能性疾病。

为患者做检查前，应详细了解患者有无精神受刺激的病史，有无癔症病史。检查时必须详细观察喉的各处，尤其是有无声带小息肉、声门下肿瘤或环杓关节的病变。对有器质性病变可疑者应密切观察，直至完全排除为止，不可轻易作出癔症性失声的诊断。

癔症性失声的治疗多采用暗示疗法，首先要使患者建立定能治愈的信心，有信心者经治疗常迅速见效。可供选用的暗示疗法有颈前注射、针刺等。最简单的方法是用 2ml 注射用水在颈前作皮下注射，一面注射，一面嘱患者大声读 1、2、3、4、5 等数字。并在注射前暗示患者，此为特效药物，大部分患者能在注射中立即见效。亦可选用针刺廉泉穴，边捻针边发音，常能见效。亦可在做间接喉镜检查时鼓励发声，嘱患者咳嗽，或用力发“衣”声，此时如能发出声音，即抓住时机，嘱其数 1、2、3、4、5 等数字。继之，嘱其连续高声发音，鼓励谈话，发声功能常可恢复正常。

第九节　喉　肿　瘤

一、喉乳头状瘤

喉乳头状瘤（papilloma of larynx）是喉部最常见的良性肿瘤，可发生于任何年龄，其中以 10 岁以下儿童最为多见。儿童与成人乳头状瘤具有不同的生物学特性，儿童乳头状瘤极易复发，局部呈多发性生长，随年龄的增长，青春期后有自限趋势，而成人乳头状瘤多单发，有恶变倾向。

【病因】

尚不清楚，多认为与人乳头状瘤病毒（human papilloma virus，HPV）感染有关，近年研究证明，HPV-6 和 HPV-11 亚型是喉乳头状瘤的主要致病因素。电镜检查已证实在细胞内有乳头状瘤病毒体的存在。亦有认为喉乳头状瘤与喉部慢性刺激及内分泌失调有关。

【病理】

喉乳头状瘤是一种上皮肿瘤，由复层鳞状上皮聚集而成，中心有丰富的血管组织，不浸润基底膜。乳头状肿瘤可单发，可多蒂广基，表面凹凸不平呈菜花样，颜色淡红或暗红色。

【临床表现】

进行性声嘶，甚至失声，也可出现喉鸣及呼吸困难，儿童易发生喉阻塞。喉镜检查可见淡红色乳头状肿物，幼儿呈多发，广基，可侵及声带、室带、声门下、气管，严重者可达梨状窝等处，成人多单发。

【治疗】

以手术切除为主，术后采用多种疗法预防肿瘤复发。虽然治疗方法很多，但疗效不尽如人意。

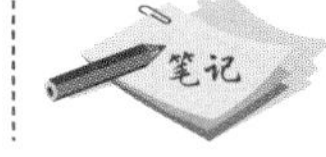

1. 手术　现多应用喉显微外科的手段切除肿瘤，儿童需反复多次手术，合并呼吸困难或复发频繁者可行气管切开术，条件允许者可用 CO_2 激光切除肿瘤，有利于减少术后复发及术腔粘连。成年人乳头状瘤多次复发者，需定期复查有无癌变可能。

2. 药物治疗　现在最受关注的是干扰素的使用。干扰素具有抗病毒和抗肿瘤作用，注射干扰素可以抑制肿瘤生长，但停药后易再复发，对病程有暂时缓解作用。

二、喉癌

喉癌（carcinoma of larynx）是喉部的常见恶性肿瘤，也是耳鼻咽喉头颈外科常见的恶性肿瘤之一。喉癌占全身恶性肿瘤的1%~5%，占耳鼻咽喉恶性肿瘤的7.9%~35%，世界不同地区、不同民族、不同年龄及两性之间，喉癌发病率存在差异。喉癌在我国北方地区高发，其中又以东北地区发病率最高。男女发病率差别很大，男性发病率远大于女性，为（7~9）∶1，与长期大量吸烟有密切关系。近年来发病率呈明显增高趋势，可能与空气污染等因素有关。

【病因】

尽管近年来肿瘤分子生物学等基础研究有了极大进展，但喉癌的发病病因仍不完全明了，现认为是多因素、多基因共同作用的结果，可能与以下因素有关。

1. 长期大量吸烟　吸烟与喉癌的发生关系密切，临床病例95%以上患者均有长期大量吸烟史，相关研究显示烟草中苯丙芘可作为致癌物使呼吸道黏膜上皮增生，鳞状上皮化生，纤毛运动停止或迟缓，成为致癌的基础。

2. 饮酒　有饮酒嗜好者，其患喉癌的危险度明显增加，多与声门上型喉癌有关，且吸烟与饮酒有协同作用。

3. 环境污染　空气污染，有害气体在空气中密度的升高及长期暴露于高粉尘环境，是近年来呼吸道癌肿发病率呈上升趋势的重要因素之一。

4. 病毒感染　认为与人类乳头状瘤病毒（HPV）感染有关，相关研究显示喉癌、下咽癌 HPV 的感染率可高达50%以上。

5. 性激素及体内微量元素　相关研究显示喉癌患者血清睾酮水平明显高于正常，而雌激素水平则降低。体内的微量元素如 Zn、Cu、Se 是体内许多酶的重要组成成分，其缺乏影响酶的活性，从而影响细胞的分裂与增殖。

6. 癌前病变　某些喉的良性病变有一定的恶变率，如喉白斑、成人喉乳头状瘤、慢性肥厚型喉炎等。

【病理】

喉癌95%以上为鳞状细胞癌，腺癌少见。鳞状细胞癌则以分化较好的细胞癌为主。好发部位以声门上区及声门区最为多见，声门下区较少。喉癌可呈溃疡型、结节型、菜花型、混合型。喉癌的转移以淋巴转移为主，少有血行转移。

【临床表现】

据原发癌所在解剖部位的不同，临床将喉癌分为3型：声门上型喉癌、声门型喉癌和声门下型喉癌。各型的临床表现各具特点。

1. 声门上型　原发部位位于会厌、室带、喉室、杓会厌襞的肿瘤，早期症状隐匿。因早期不影响声带，无声嘶，仅有喉部不适感、异物感、疼痛等。随肿瘤的增大上述症状可加重，向下侵及声带可出现声嘶，严重者可出现呼吸困难。声门上区淋巴丰富，癌肿易发生颈淋巴结转移，多在颈动脉分叉处颈深上淋巴结形成转移灶。

2. 声门型　因病变部位在声带，早期即可出现声嘶，随肿物的增大，声嘶渐加重，晚期可出现呼吸困难。声门区淋巴管稀少，声门型喉癌少有颈淋巴结转移，但晚期也可发生颈淋巴结转移。

3. 声门下型　因位置隐匿，早期症状不明显，肿瘤向上侵及声带时，可出现声嘶，随肿瘤体积的增大，可出现呼吸困难，可向前穿破环甲膜侵及喉前肌肉及甲状腺，可发生颈部淋巴结的转移，常到达气管前或气管旁淋巴结。

喉癌的临床表现(视频)

4. 跨声门型喉癌　是喉癌中的特殊类型，原发部位多位于喉室，按现 UICC 2002 TNM 分期属于声门上型喉癌。因其易于广泛侵及声门旁间隙，跨越声门上区及声门区，癌肿沿黏膜下浸润，而被部分学者建议作为喉癌的一种特殊类型看待，但未统一。该型早期不易发现，多以声嘶就诊，此时已有声带的固定，而喉腔局部可无明显的肿物。病理以低分化鳞癌最为多见。

5. 查体　喉部可见有各种形态的新生物，需注意肿瘤侵及的范围，有无声带的固定，有无颈部淋巴结的肿大，外喉是否饱满等。喉部 CT 及 MRI 检查、颈部 B 超检查可提示喉部肿瘤的范围及颈部淋巴结转移情况，现计算机仿真内镜成像更能明显显示肿瘤情况。

【诊断】

对于年龄大于 35 岁，症状持续超过 4 周的患者，均应行喉镜检查，条件允许时应首选纤维/电子鼻咽喉镜检查，可明视微小病变，并可镜下取病检、摄像等。最后诊断以病理诊断为准，需要注意与喉结核、喉乳头状瘤、喉梅毒相鉴别。

【治疗】

喉癌的治疗采用以手术为主，辅助放化疗的综合治疗方法，需根据肿瘤侵犯的范围、病理类型及患者的状况等选择合理的治疗方案。

1. 手术治疗　为喉癌最主要的治疗手段。同其他肿瘤一样，喉癌的外科治疗经历了一个器官切除阶段到喉部分切除、喉功能保全阶段。喉部分手术已被广泛地接受及应用，并取得了满意的临床疗效。其术式的选择是依据“量体裁衣”原则，以充分的安全界切除病变组织，同期利用局部组织瓣行喉重建术，保留喉的生理功能，提高患者的生存质量。近年来，部分声门上型、声门型喉癌的早期病变可在支撑喉镜下行喉显微 CO_2 激光手术，以更好地保留喉功能。

喉癌的切除方式(视频)

在治疗原发灶的同时，需对颈部转移癌行同期治疗，现根治性颈淋巴结清扫术及功能性、分区性颈淋巴结清扫术已被广泛应用于临床。声门上型喉癌颈淋巴结转移率高达 55%，对于临床阴性病例(CN_0)其隐匿性转移率也可达 27%~38%，因此对于声门上型喉癌，即使为 CN_0 病例，也需对颈淋巴结转移灶进行治疗。可选择行分区性颈淋巴结清扫术(selective neck dissection，SND)，多行侧颈淋巴结清扫术(Ⅱ~Ⅳ区)。

2. 放射治疗　放疗的适应证多为早期各部位喉癌、分化不良的癌、全身状况不能耐受手术而采用姑息治疗，以及喉癌侵及下咽部需常规行放疗与手术相结合的综合治疗。有资料显示早期声门型喉癌放疗与手术治疗其 5 年生存率相近，而放疗具有完整保留喉功能，免于手术等优点。术后放疗多应用于原发肿瘤 T4 病变，颈部软组织受侵明显，手术切缘阳性病例，以及颈部淋巴结转移灶已包膜外侵等情况。

3. 其他　喉癌多为鳞状细胞癌，对化疗不敏感，化疗在喉癌治疗中所起的作用尚在探讨中。随着分子生物学、细胞生物学、肿瘤免疫学及遗传工程学的发展，肿瘤的生物治疗有望在不远的将来取得突破性进展，而肿瘤患者的心理治疗也越来越受到重视。

【预后】

喉癌经规范的临床治疗，声门型喉癌的 5 年生存率在 80%~85%，声门上型喉癌为 65%~75%，声门下型喉癌最差，约 40%。

喉癌的手术治疗

手术治疗的原则：安全范围内肿瘤整体全切除，达到外科临床根治；采用各种术式及邻近组织器官修补喉腔缺损组织，重建上呼吸消化道的连续性和完整性；尽可能保全喉腔吞咽保护、发声和呼吸的生理功能，改善患者的生存质量。

1. 喉癌微创手术　主要用于早期声门型和声门上型喉癌的病变如 T_{1a} 病变最常采用的术式，可暴露完全的 T_{1b}、T_2。包括显微镜 CO_2 激光手术、等离子手术等。患者可在不行气管切开的情况下，在内镜下以充分的安全切缘，完整切除肿瘤，体现了精准外科的思想。

2. 喉垂直部分切除术　是治疗声门型喉癌的经典术式，部分 $T_1 \sim T_3$ 病变可采用该术式。术中完整切除一侧室带、喉室、声带，必要时切除患侧的杓状软骨，创面可不修复或使用甲状软骨外膜，带状肌筋膜或带状肌进行修复，术后有少数患者不能拔管。

3. 喉水平部分切除术　是治疗声门上型喉癌的经典术式，对于病变局限于声门上区病变包括梨状窝及舌根小范围受侵病例，可行水平半喉切除术。术中切除声带以上所有喉组织，利用甲状软骨外膜及梨状窝的黏膜修复创面。利用舌根与甲状软骨断端吻合关闭咽腔，术后进食呛咳较明显，但经过训练后多可适应，从而完整保留喉功能。

4. 喉环状软骨上部分切除术

（1）环状软骨-舌骨-会厌固定术（CHEP）：主要应用于声门型喉癌 T_{1b}、T_2 病变侵犯室带、前联合或双侧声带，及一侧声带固定的声门癌 T_3 病变，以及甲状软骨受侵但甲状软骨外膜未受侵的病例。术后喉功能除发音质量较差外，肿瘤局部复发率极低。

（2）环状软骨-舌骨固定术（CHP）：对于声门上型喉癌累及声门区，侵犯前联合或对侧声带（T_2），会厌前间隙受侵犯，单侧声带受侵活动受限但杓状软骨未固定，或者侵犯甲状软骨但外膜完整病例，可行包括会厌、会厌前间隙、双声带突前端及声门下环状软骨上的喉组织切除，术后经一定时间的训练后，喉功能保留良好。

5. 喉全切除术　约有 30% 的喉癌病例仍需要行喉全切除术，广泛的病变范围、严重的肺部疾病患者均是选择该术式的因素。喉全切除术后仍可通过气管食管造瘘发音重建术、食管音、电子喉、机械喉等多种方式进行发音。

6. “适形”喉切除术　近年来，随着肿瘤基础研究的发展，为喉癌的切缘研究提供了一定的理论基础支持，认为喉癌手术的基本安全界是距肿瘤 0.5cm 以外，1.0cm 则为理想安全界。在此理论的支持下，对于肿瘤的切除，可据肿瘤的侵犯范围加 1.0cm 的安全界切除肿瘤，之后根据残余的喉组织，利用周围组织如软骨膜、肌筋膜、肌肉、局部皮瓣等多种组织修复喉腔，以达到最大限度地保留喉功能。在此思路的引导下，现又形成了多种多样的喉部分切除术式，从而形成现代喉外科新的特征与特点。

总之，现代喉外科针对喉癌的手术治疗，其基本理念在于彻底切除肿瘤的前提下，最大限度地保留正常的喉组织，为最大限度地保留喉功能提供解剖学基础，提高喉癌患者的生存质量是现代喉外科的努力方向，目前已取得可喜的成绩。

第十节　喉　阻　塞

喉阻塞（laryngeal obstruction）又称喉梗阻，系因喉部或其邻近组织的病变，使喉部通道狭窄或阻塞，引起呼吸困难的一组症状。喉阻塞是耳鼻咽喉科最为常见的急重症之一，病情变化迅速，严重者可危及生命。

【病因】

1. 外伤　喉外伤急性期，可因黏膜水肿、肿胀，黏膜下出血，误吸，软骨骨折等使喉腔狭小，影响呼吸。后期则可因局部瘢痕形成，形成喉狭窄，影响气道。

2. 炎症　如急性会厌炎、小儿急性喉炎、咽后脓肿及口底蜂窝织炎等多种炎症性疾病。

3. 水肿　血管神经性水肿，药物过敏反应等可引起喉部黏膜的水肿；心、肾疾病引起的水肿，声门区的手术均可导致局部黏膜水肿。

4. 肿瘤　包括喉部本身的肿瘤及邻近器官的肿瘤，如小儿喉乳头状瘤、喉癌、下咽癌、甲状腺未分化癌、颈段气管占位病变等，因直接的阻塞或肿瘤压迫气管出现喉阻塞。

5. 声带瘫痪　各种原因引起的双侧声带外展瘫痪。

6. 异物　喉及气管异物阻塞喉腔，可引起喉部气道狭窄。

7. 畸形　如先天性喉蹼、喉软骨畸形、瘢痕狭窄等。

8. 喉痉挛　水、电解质紊乱，较强的刺激性气体刺激，喉部器械检查，儿童低钙等，均可导致喉痉挛。

【临床表现】

1. 吸气性呼吸困难　是喉阻塞的主要症状，表现为吸气运动加强，时间延长，吸气深而慢但通气量不增加。

2. 吸气性喉喘鸣　气体经过喉的狭窄区时形成气流旋涡反击声带而形成，阻塞的程度越重，喘鸣声越大。

3. 吸气性软组织凹陷　吸气时空气不易通过狭窄部位，呼吸肌代偿性加强运动，造成胸腔内负压增加，使胸骨上窝、锁骨上窝、胸骨剑突下或上腹部、肋间隙软组织凹陷，形成三凹征或四凹征（图2-6-1）。

4. 声音嘶哑　若病变位于声带则出现声嘶，甚至失声。

5. 发绀　严重的喉阻塞，因缺氧出现面色青紫，吸气时头后仰，呼吸加快加深，心率加快，血压上升，严重者坐卧不安，烦躁，大汗淋漓，甚至呼吸、心搏骤停，最终发生昏迷而死亡。

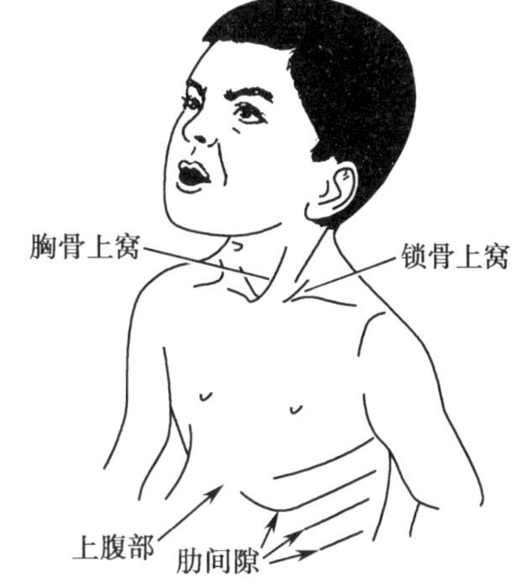

图 2-6-1　吸气性软组织凹陷

三种阻塞性呼吸困难的鉴别要点（视频）

【吸气性呼吸困难的分度】

根据呼吸困难的程度将吸气性呼吸困难分为4度，用于指导临床治疗。

1. 一度　安静时无呼吸困难表现。活动或哭闹时，有轻度吸气性呼吸困难，稍有吸气性喉喘鸣和轻度吸气性胸廓周围软组织凹陷。

2. 二度　安静时也有轻度吸气性呼吸困难，吸气性喉喘鸣和吸气性胸廓周围软组织凹陷，活动时加重，但不影响睡眠和进食，亦无烦躁不安等缺氧症状。脉搏尚正常。

3. 三度　吸气性呼吸困难明显，喉喘鸣声较响，三凹征或四凹征显著。并因缺氧而出现烦躁不安，不易入睡，不愿进食，脉搏加快等。

4. 四度　呼吸极度困难，患者出现坐卧不安，手足乱动，出冷汗，面色苍白和发绀，定向力丧失，心律不齐，脉搏细弱，血压下降，大小便失禁等。如不及时抢救，可因窒息、昏迷及心力衰竭而死亡。

【诊断】

根据病史、症状及体征，喉阻塞易于诊断，正确把握喉阻塞的分度及明确病因对治疗有重要的指导意义。需与呼气性呼吸困难及混合性呼吸困难相鉴别。

【治疗】

对急性喉阻塞，须争分夺秒，因地制宜，迅速解除呼吸困难，以免造成窒息、心力衰竭及中枢神经系统损害。根据病因及呼吸困难的程度，采用药物或手术治疗。

1. 一度　明确病因，针对病因进行治疗，如通过抗炎治疗控制感染及减轻水肿，取出异物，切除肿瘤等多种治疗。

2. 二度　对症治疗，同时积极进行病因治疗，大多可缓解喉阻塞，免于行气管切开术。如喉肿瘤、喉外伤、双侧声带麻痹等短时间内不能去除病因者，可考虑做气管切开术。

3. 三度　严密观察呼吸变化的同时，做好气管切开的准备，对症治疗及病因治疗同时进行。经保守治疗无效或未见好转者，可及早行气管切开。恶性肿瘤如条件允许，尽可能气管切开与原发灶手术同期进行。

4. 四度　立即行气管切开术。若病情十分紧急时，可先行环甲膜切开术。

病因治疗在一定情况下可先采用，如喉异物取出术、咽后脓肿切开术等，而对危重患者，应先行气管切开术，待呼吸困难解除后，再根据病因给予相应治疗。

第十一节　气管插管术及气管切开术

一、气管插管术

气管插管术（trachea intubation）是需紧急解除上呼吸道阻塞，吸取下呼吸道分泌物，便于给氧、加

笔记

压、人工呼吸及全麻患者或需短期使用呼吸机为患者建立呼吸通道的一种方法。

【器械准备】

麻醉喉镜、气管导管、管芯、插管钳、喷雾器、套管接头、吸引器及吸引管等物品。

【适应证】

1. 须紧急解除上呼吸道阻塞者。

2. 须吸取下呼吸道分泌物者。

3. 给氧控制呼吸者。

4. 实施静脉全麻者。

【方法】

1. 经口腔明视插管法　是临床最为常用的插管方法。患者仰卧位，头后仰，操作者左手持喉镜，将喉镜沿口角、舌根送入，暴露会厌，挑起会厌，进而暴露声门，右手持气管导管对准声门，待声门开大时，迅速、准确地将气管导管插入气管内。要注意插管的深度，以双上肺听诊时呼吸音清楚、对称为佳。若插管误入食管，将不能维持有效呼吸，需立刻予以纠正。

2. 经鼻腔插管法　适合于上颌骨、口腔、下颌骨、腭裂、成人鼾症手术（腭咽成形术）等手术的麻醉，方法与经口腔明视插管略有区别，多行咽部局部麻醉。1%麻黄碱收缩鼻腔黏膜后，自主呼吸存在的状态下将气管导管经一侧鼻腔经鼻咽、口咽、喉导入气管。

3. 纤维支气管镜引导插管　适合于使用麻醉喉镜直接暴露声门困难者，可在纤维支气管镜引导下插管，将气管导管套于纤维支气管镜上，首先将纤维支气管镜前端跨过声门放置于气管内，其次将气管导管下移，沿纤维支气管镜导入气管内。

4. 可视喉镜引导插管　相比普通喉镜插管成功率更高，气道建立后不良反应及并发症发生率低。操作方法与纤维支气管镜引导插管相似，但更为简便，临床上应用较多；常用于引导经鼻腔插管。

5. 光棒（light wand）引导插管　尤其适用于困难气道的插管。操作简单，成功率高；更为安全，并发症少。由于该方法为非直视下插管，容易误入食管，插管后须反复确认气管导管是否插入气管。

【并发症】

1. 损伤　插管时动作粗暴所致，可能引起牙齿松动或脱落、咽部黏膜损伤、环杓关节脱位、喉部肉芽，严重者可致喉或气管狭窄等。

2. 出血　口咽部黏膜破溃出血或经鼻插管时鼻腔出血。

3. 喉水肿　插管出现喉腔局部黏膜水肿，应该立即处理。

二、气管切开术

气管切开术（tracheotomy）是一种切开颈段气管前壁、置入气管套管，并通过气管导管呼吸的急救手术。

【应用解剖学】

1. 颈部的安全三角区　是指环状软骨下缘及双侧胸锁乳突肌内侧缘所构成的倒三角解剖区域。气管切开在该区内中线进行，可避免大血管的损伤。

2. 颈段气管　上起于环状软骨下缘，向下达胸骨上窝，约有 7~8 个气管环，前方覆盖有皮肤、筋膜，颈前带状肌筋膜于颈前正中形成白线，沿此白线分离肌肉，较易暴露气管。在颈段气管 2~4 环表面有甲状腺峡部横跨，而气管切开要求切开的气管为 2~4 个气管环；第 7~8 气管环的前方有无名动、静脉跨越；颈段气管后方与颈段食管相邻，切入过深伤及气管后壁及食管壁，形成气管-食管瘘。

【适应证】

1. 上呼吸道机械性阻塞　出现三至四度吸气性呼吸困难者，当病因不能以其他方式及时解除时，应及时行气管切开术。

2. 下呼吸道分泌物潴留　如长期昏迷状态，颅脑病变，多发性神经炎，严重的胸、腹部外伤等。

3. 某些手术的前置手术　如喉、下咽部及口腔的手术，需先行预防性气管切开；全身麻醉手术，经鼻及口腔插管困难者。

4. 长时间需要使用呼吸机辅助呼吸者。

【手术方法】

1. 患者取仰卧位(图 2-6-2)。垫肩,头后仰,充分暴露颈段气管。重症患者可取半卧位或坐位进行手术。

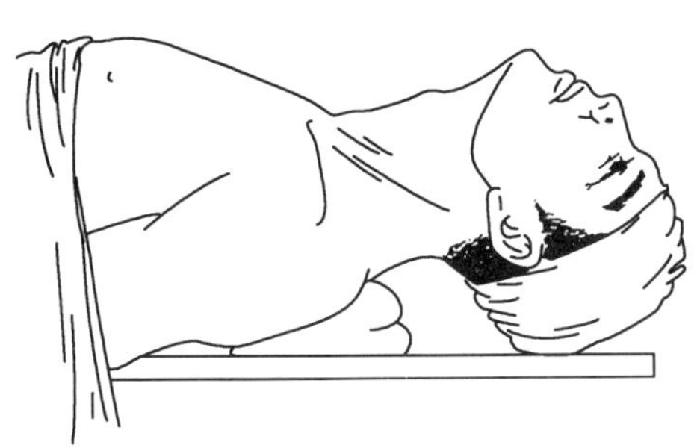

图 2-6-2 常规气管切开术体位

2. 手术多在局麻下进行,可于胸骨上一横指做纵切口或横切口,沿颈白线正中分离组织,将分离开的组织均匀、对称地向两边拉开,用手指探触气管环,以保持气管的正中位,于带状肌的深层将甲状腺峡部游离拉向上方,若峡部较宽,可切开峡部并缝扎。

3. 暴露气管环,穿刺回抽为气体,可确定为气管,选择 3、4 气管环行气管切开,可纵行挑开气管环,也可于气管前壁做"∩"形气管黏膜瓣,向下翻转,固定于颈前皮下或皮肤,使插管及换管或脱管时可以"从容不迫";将带有管芯的气管套管插入气管,拔出管芯,验证已插入气管后,固定气管套管,并置入内套管,清理呼吸道分泌物,必要时可缝合切口上端 1~2 针,术毕。

气管切开术的操作步骤(视频)

【术后护理】

术后护理十分重要,注意保持呼吸道通畅。定期呼吸道经套管点药、吸痰,雾化吸入;定期清洁、消毒内套管;定期更换喉垫;保持气管导管内管通畅;室内保持适宜的温度和湿度;维持下气道的通畅;防止导管阻塞或脱出;保持颈部切口清洁。术后 3d 内不宜换管,术中做气管黏膜瓣者,换管较容易,据病情的需要可缩短该时间;发现外套管脱出者,需即刻重新插入,恢复呼吸道通畅。拔管需在呼吸道阻塞症状解除,呼吸恢复正常后方可考虑;拔管前先堵管 24~48h,在活动及睡眠时呼吸平稳,方可拔管。

【并发症】

1. 皮下气肿 为最常见的并发症,与软组织分离过多,气管切口过长或皮肤切口缝合过紧及术中剧烈呛咳有关,大多可自行吸收。

2. 纵隔气肿 多由于气管前筋膜分离过多,气体自气管切开处进入纵隔所致。轻者可自行吸收,重者可压迫心包和上、下腔静脉,影响血液循环,可考虑行纵隔气体引流。

3. 出血 分为术中出血及术后出血。术中出血,多因术中损伤颈前血管、甲状腺血管等,需及时发现并结扎或电凝止血。术后少量出血,用油纱条或碘仿纱条沿套管四周压迫止血;个别情况可因气管切口位置过低、无名动脉畸形等原因,加之气管套管摩擦损伤气管前壁,进而伤及大血管,出现术后严重的出血,需立即打开伤口,结扎出血点。

4. 拔管困难 术中环状软骨损伤,气管切口处肉芽增生,原发病未彻底治愈,气管套管型号偏大等,均可出现拔管困难。需查明原因并加以治疗。

三、经皮气管切开术

经皮气管切开术是一项近年来出现的通过特殊器具采用 Seldinger 技术实施气管切开的一种技术。术前准备与常规气管切开相同,器械包括成套的气管穿刺针和把穿刺孔扩大到合适直径的扩张器。安全的手术需要 3 个人:手术者、助手及麻醉师。常规将一根较长的喷射通气导管(置于气管插管内的通气导管)插到气管插管内作为导引,一旦需要时即可迅速再次插入气管插管。手术步骤:第 2、3 气管环处的皮肤注射含 1∶100 000 肾上腺素的利多卡因浸润麻醉;作 1cm 长皮肤切口;将气管插管撤至顶端位于声带下;将气管穿刺针以 45°角斜向尾端刺入气管前壁,直到可抽出大量气体;把尖端呈 J 形的导丝及导管插入气管,以之引导,用直径逐步增大(12~36Fr)的扩张器扩张气管开口,直到达到合适大小;将气管插管通过扩张器及导丝和导管插入气管;撤出扩张器、导丝及导管,把插管缝于皮肤上。该项技术在重症医学科应用较为广泛。

四、环甲膜切开术

环甲膜切开术(thyrocricotomy)是针对危重急性喉阻塞病例所行的紧急气管切开术,一般经此手术待呼吸困难缓解后,再做常规气管切开术。

笔记

手术方法快捷，经甲状软骨与环状软骨之间作横切口，分离颈前肌，摸清环甲膜，用小刀横行切开约1cm环甲膜，用刀柄或血管钳撑开伤口，即可建立通气道。术中注意尽量不要伤及环状软骨，术后待病情平稳后(但应在较短时间内，以<48h为宜)行常规气管切开术，更换套管位置，以免长期戴管出现环状软骨损伤。重度呼吸困难者在紧急情况下，可用粗针先行环甲膜穿刺术，为抢救争取宝贵的时间。

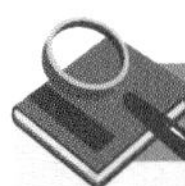

本章小结

通过对本章的学习，应该掌握喉科常见疾病、多发疾病的基本诊断和治疗原则及方法。对于一些急危重症应该有更加深刻的认识，例如急性会厌炎、小儿急性喉炎和喉阻塞等有可能危及生命的急症，应该从临床表现、诊断、鉴别诊断和治疗各方面了解并掌握。对于头颈常见恶性肿瘤，如喉癌，应该重点掌握喉癌的分型及临床特点，喉癌的治疗重点了解各种手术方法。学习和掌握气管切开术的手术适应证及各项基本操作要点。

病例讨论

患者男，61岁，农民。

主诉：声嘶1年半，加重伴呼吸困难2个月。

现病史：1年半来感声嘶，未行诊治。近2个月以来上述症状渐加重，并出现活动后呼吸困难，夜间尚可平卧入睡，自服中药治疗，无效。既往体健，有吸纸烟史40余年，40支/天。

病例分析

检查：喉黏膜稍红肿，会厌活动良好，左侧声带全长及左侧喉室可见菜花样新生物，左侧声带动度受限，右侧声带未见异常。CT示左侧声带及声门旁间隙软组织阴影、左侧喉室消失；颈部未扪及确切肿大淋巴结。

(鄢斌成)

扫一扫，测一测

思考题

1. 小儿急性喉炎的诊断及治疗原则。
2. 喉阻塞的病因、分度及处理原则。
3. 各型喉癌的临床表现及治疗原则。

第七章　气管与食管疾病

学习目标

1. 掌握:气管、食管异物的病因、临床表现及诊断。
2. 熟悉:食管腐蚀伤的临床表现。
3. 了解:气管、食管异物的手术方法及手术并发症。

第一节　气管、支气管异物

气管、支气管异物(foreign bodies in the trachea and bronchi)是指外界物质误入气管、支气管所致的疾病,是耳鼻咽喉科常见急症之一,多发生于5岁以下幼儿。异物包括内源性和外源性两类,前者如血液、脓液、呕吐物等,后者指任何经口误吸入或经气管壁穿通进入的外来物体,可根据异物的种类和性质分为:植物性与动物性、金属性与化学合成品等几类,临床上以植物性异物多见。异物的性质、大小、形状、停留时间与临床表现有密切关系。

【病因】

1. 儿童于口含异物时,在惊吓、跌倒、哭笑时突然发生呛咳。由于小儿牙齿发育不全,不能将硬食物(如花生、瓜子、豆类等)嚼碎,咽喉反射功能不健全,易将上述异物吸入呼吸道内。

2. 成人由于职业习惯口含物品工作,注意力分散或遇有外来刺激时,不慎将异物吸入呼吸道,如小钉、别针等。

3. 全麻、昏迷、熟睡、醉酒、喉麻痹者,可将食物、呕吐物、松动的义齿等吸入呼吸道。

【临床表现】

1. 气管异物　异物经喉进入气管,刺激黏膜,引起剧烈呛咳,出现憋气,面色青紫。异物吸入气管后常贴附于气管壁,症状暂时缓解。若为较轻且光滑的异物如西瓜子等,可随呼吸气流在气管内上下活动,导致阵发性咳嗽。当异物被气流冲向声门下时可产生拍击声,用听诊器在颈部于呼气末可闻及拍击音。较大异物阻塞部分气管时可闻及哮鸣音。更大异物、或异物嵌于声门或堵塞于声门下,可导致极度的呼吸困难,出现“三凹征”,甚至导致窒息死亡。

2. 支气管异物　早期症状基本与气管异物相同。异物进入支气管后,呼吸困难减轻,甚至无明显呼吸困难,也因刺激减少而咳嗽减轻。植物性异物则可因脂酸的刺激,引起支气管黏膜炎症,出现咳嗽、咳痰、喘鸣及发热等全身症状。异物在支气管内形成不完全堵塞时,远端肺叶可出现肺气肿;完全堵塞时,远端肺叶内的空气被吸收后,可出现肺不张,对侧肺部出现代偿性肺气肿。支气管异物长时间滞留可引起肺炎、肺脓肿、气胸、纵隔气肿、皮下气肿、心力衰竭等并发症。

【诊断】

1. 病史　异物吸入史是最重要的诊断依据，异物史不明确者，如有阵发性呛咳或久治不愈的咳喘、支气管炎等，应考虑呼吸道异物可能。

2. 体格检查　全身检查要注意呼吸困难、心力衰竭的情况。颈部、胸部触诊、听诊时，要注意有无气管拍击音、肺呼吸音是否减弱、消失及有无异常呼吸音。

3. X线检查　胸透或摄片，不透光异物可发现异物，并可确定异物的位置、大小。透光异物可通过间接征象推断异物是否存在及其位置，常见的间接征象如：①纵隔摆动、纵隔移位：肺气肿时呼气期纵隔摆动并向健侧移位，肺不张时吸气期纵隔偏向患侧。②肺气肿：肺透明度增高，横膈下移。③肺不张：病变部位密度增高，体积缩小，横膈上抬。④肺部感染：出现密度不均匀的片絮状模糊阴影。

4. 支气管镜检查　不能明确诊断者，应行此项检查。

【治疗】

呼吸道异物可危及生命，要及时诊断，尽早手术，取出异物是唯一有效的治疗方法，可防止窒息及其他并发症的发生。有呼吸困难者，立即手术。心力衰竭、全身情况差者，应在密切监护下给予适当处理后，及时手术取出异物。

1. 经直接喉镜异物取出术　适用于活动性气管异物，以鳄鱼嘴式异物钳置于声门下气管内，上下张开钳口，待异物随气流向上移动，迅即准确夹住异物，退出至声门时，钳口扭转90°，以防异物脱落。

2. 经支气管镜异物取出术　宜在全身麻醉下进行，小儿可经直达喉镜置入支气管镜，发现异物后，用适当异物钳夹住后取出。对较大异物不能经声门取出者，可行气管切开，自切开处取出异物。

3. 支气管深部细小异物，可经纤维支气管镜取出，极个别较大且嵌顿牢固者，可酌情行开胸取出术。

呼吸道异物取出术，既紧迫又要求精细，术中可出现呼吸、心跳意外的可能，要做好急救准备。紧急情况下，手术条件不具备者，可先行气管切开术，缓解呼吸困难危象后，再考虑行手术取异物。异物取出后，仍需对肺部及全身情况密切观察并适当处理。

第二节　食管异物

【病因】

食管异物(foreign bodies in esophagus)的发生与年龄、性别、饮食习惯及食管疾病等诸多因素有关。以老人及儿童多见。多为进食匆忙或口内含物时注意力不集中，误吞所致。老年人、吞咽有障碍者，于进食或睡眠时可误吞活动义齿；儿童多因口含玩具等引起误吞；成人因进食不当、嬉闹或轻生者，也可造成食管异物。食管疾病如食管狭窄、食管癌可因食物阻留形成异物。

食管异物种类多样，以鱼刺、肉骨、枣核、硬币、铁钉、义齿较为多见。异物停留于食管入口最多见，其次为第二狭窄处，此处异物可能出现对邻近血管的损伤，造成致命性大出血。

【临床表现】

与异物的性质、大小、形状、停留部位和时间、是否继发感染有关。

1. 吞咽困难和疼痛　异物嵌顿于环后隙及食管入口处，吞咽困难明显，疼痛部位多在颈根部或胸骨上窝处，重者饮水亦感困难，并可有流涎。异物较大、形状不规则、尖锐者，疼痛尤其明显。胸段食管异物，吞咽困难和疼痛可稍轻，常表现有胸骨后疼痛并可向背部放射。

2. 呼吸道症状　较大异物，或继发感染后水肿、脓肿者，向前压迫气管后壁可出现呼吸困难、咳嗽，幼小儿童甚至有窒息的可能。

3. 并发症表现　尖锐、不规则及巨大异物或滞留时间过长，可出现并发症：①食管炎、食管周围炎及食管周围脓肿。②食管穿孔、颈深部感染和脓肿、纵隔感染及纵隔脓肿、皮下气肿、纵隔气肿。③大血管破溃、致死性大出血，对有呕血、便血者，应特别警惕。④食管气管瘘和肺部感染。

【诊断】

详细了解病史，误吞异物情况、时间，异物性质、形状、大小，对诊断和治疗有重要意义。对不透光异物行X线颈、胸正侧位片检查，可了解异物所在位置及形状、大小；对透光异物可行食管钡剂检查；怀疑食管穿孔者，需行食管碘油造影。明确诊断有赖于食管镜检查。

【治疗】

误吞异物后，应立即就医及时取出异物，切忌强吞强咽试图将异物推下，以免加重食管损伤。明确诊断后，及时行食管镜检查及异物取出术。较易取出者，可在黏膜表面麻醉下进行；复杂难取异物或儿童应在气管插管、全身麻醉下进行。术前针对患者及异物情况，选择合适硬食管镜及异物钳。对高热、严重感染、脱水、全身衰竭者，应先纠正全身情况后再行手术。食管镜置入食管，窥见异物后，要辨清异物与食管壁的关系。异物刺入管壁，要先使其退出管壁。取异物时，应将异物长轴尽可能转至与食管纵轴平行后再缓慢取出。嵌顿紧密者，特别是带钩义齿，不可贸然强行外拉，避免损伤加重，严重者出现致死性大出血，必要时应行颈侧或开胸手术取出异物。异物取出后应禁食1~2d。出现并发症者，应请胸科医师协助处理。

第三节　食管腐蚀伤

食管腐蚀伤(caustic injuries of esophagus)是由误吞或有意吞服腐蚀剂引起的食管黏膜损害。腐蚀剂有强酸和强碱两类。食管腐蚀伤可分为3度：Ⅰ度，病变限于黏膜层，愈合后不遗留瘢痕；Ⅱ度，病变深达肌层，愈后可形成瘢痕，造成食管狭窄；Ⅲ度，食管壁全层受损，可累及食管周围组织，可能发生食管穿孔及纵隔炎等并发症。

【临床表现】

1. 急性期　为1~2周，吞入腐蚀剂后，即可出现口、咽、胸骨后或背部疼痛，因惧怕疼痛而不敢吞咽，可伴有流涎，甚可出现声嘶、呼吸困难，重者可有全身中毒情况，如发热、脱水、休克等。

2. 缓解期　1~2周后，全身症状缓解，疼痛及吞咽困难渐消失，可逐步恢复正常饮食。

3. 狭窄期　病变累及肌层者，3~4周后，患处结缔组织增生、瘢痕收缩，致食管狭窄，出现吞咽困难、甚或不能进食，出现脱水及营养不良等症状。

【诊断】

根据病史和症状，诊断较易。应详细了解腐蚀剂性质、浓度、吞服量和时间，仔细检查口腔、咽喉部情况。急性期后可行X线食管钡剂或碘油造影检查及食管镜检查，以了解病变性质、部位与程度。

【治疗】

1. 急性期

(1) 受伤后，尽早使用中和剂，超过几小时则中和剂意义减弱。碱性腐蚀剂易向深层发展，穿透力强，可用食醋、2%醋酸、柠檬汁等，分次少量服用。酸性腐蚀剂致黏膜、组织干性坏死，可用氢氧化铝凝胶、氧化镁乳剂中和后再服用牛奶、蛋清、植物油等。禁用苏打水，以免产生大量二氧化碳气体，导致食管穿孔。

(2) 尽早使用足量广谱抗生素防止感染，适量使用糖皮质激素减少创伤反应、抑制纤维肉芽组织形成，防止瘢痕狭窄。重度烧伤者，糖皮质激素慎用，以防感染扩散。

(3) 喉阻塞症状明显时行气管切开术。

(4) 给予止痛、镇静、抗休克治疗，保持水、电解质平衡，病情稍稳定可置管鼻饲，以维持营养及防止食管狭窄。

2. 缓解期　注意观察病情，应早期预防或治疗食管狭窄。

3. 瘢痕期　食管狭窄患者，可行食管镜下探条扩张术、胃造瘘吞线扩张术、支架扩张术、狭窄段切除食管端端吻合术、结肠代食管术、游离空肠移植代食管术、食管胃吻合术等。

本章小结

气管、食管疾病以异物多见。气管异物是耳鼻咽喉科常见急症之一，以植物性异物多见，多为儿童于口含异物时，在惊吓、跌倒、哭笑时突然发生呛咳引起，异物可引起呼吸困难，甚至窒息死亡，也可有肺部等并发症，应尽早明确诊断，及时手术取出异物。食管异物种类多样，以老人及儿童多见。多为进食匆忙或口内含物时注意力不集中，误吞所致，X 线检查或食管钡剂检查可了解异物所在位置及形状、大小，明确诊断后及时行食管镜检查及异物取出术。食管腐蚀伤是由误吞或有意吞服腐蚀剂引起的食管黏膜损害，可分为 3 度，不同时期可有不同症状，尽早使用中和剂及足量广谱抗生素防止感染，对症处理，食管狭窄的患者，可手术治疗。

扫一扫，测一测

（皇甫辉）

第八章 颈部疾病

学习目标

1. 掌握：颈部肿块的诊断思路及处理原则，掌握颈部外伤的救治与转诊原则。
2. 熟悉：颈部炎症性疾病的治疗原则。
3. 了解：颈淋巴结清扫术的分类。
4. 通过本章节的学习，能够对颈部肿块疾病进行正确的诊断并指导治疗，可正确处理颈部外伤，认识颈部坏死性筋膜炎的严重性及治疗原则。了解颈淋巴结清扫术的概念及适应证。

第一节 颈部坏死性筋膜炎

颈部坏死性筋膜炎（cervical necrotizing fasciitis，CNF），是指颈部筋膜和筋膜间隙因急性化脓性的炎症引起颈部组织的坏死，并向纵隔及胸腔漫延，可引起全身中毒，严重时中毒性休克的一急性重症化脓性感染性疾病，有一定的死亡率，近年来发病率呈明显的上升趋势。

【病因及常见病原体】

患者多数情况有一定的全身基础疾病，如糖尿病且控制不佳、长期使用激素、免疫抑制剂等药物，但也有许多病例患者在无明显诱发情况下发病。初期发病可仅仅表现为咽部的急性炎症，咽部异物，如咽部鱼刺、牙痛等，进而迅速形成颈部的广泛的急性化脓性炎症，常见病原体多为溶血性链球菌、凝固性葡萄球菌、产气杆菌、变形杆菌、大肠埃希菌等，多数情况为混合感染，细菌的毒力强，可在短时间内沿颈部组织筋膜间隙形成广泛感染，甚至波及口底、纵隔、胸腔等，并引起全身的明显中毒症状。

【临床表现】

初期多表现咽痛、牙痛或咽部黏膜损伤，进而咽痛等症状加重，出现颈部组织的肿胀，颈部的疼痛，累及颈部皮肤时出现颈部皮肤的充血，不规则的红斑，进而形成颈部皮肤水疱、破溃、坏死性皮炎等。同时可出现吞咽困难、呼吸困难等，全身可出现发热、精神萎靡、心动过速、呼吸急促等全身的中毒症状，炎症可沿颈部筋膜间隙形成颈部多发脓肿，并可沿间隙蔓延进入纵隔、胸腔引起纵隔炎、脓胸等症状，全身因败血症，可出现 DIC、中毒性休克等多器官功能衰竭等。

【辅助检查】

血细胞分析：白细胞数明显升高，中性粒细胞明显升高，血生化可出现低血钠、血氯、低蛋白等异常，出现中毒性休克及多器官功能衰竭时，相应检查可发生异常。

颈部、胸部 CT 检查：颈部影像学征象：可见颈部弥漫性肿胀，伴组织间隙内气肿及脓肿形成。严重病例出现纵隔及胸腔脓肿、脓胸等影像学征象。

【诊断】

初起多为口腔或咽部的不适，发病急，进展快，很快出现发热、颈部肿痛、颈部皮肤由红变暗、坏死，皮下可触及捻发音，实验室检查提示急性细菌性感染，CT等影像学检查，提示颈部多发气肿、脓肿，伴程度不一的全身中毒症状，多考虑本病。

【治疗】

1. 如考虑本病，根据术前影像学提示病变，对颈部脓肿需尽早行充分的切开引流，术中需广泛清创，沿颈部各筋膜间隙充分引流，并尽可能清除坏死组织，如炎症已波及纵隔甚至形成脓胸，需与心胸外科医师共同治疗。充分开放各间隙后，术腔放置较粗负压引流管，可置双腔引流管或两根负压引流管，对术腔充分引流，同时手术后定期冲洗术腔，进一步清除术腔的坏死物，引流管一般放置7～8d，或根据每日冲洗情况及颈部皮肤的转归情况，决定放置时间，术后第1～3d可每天冲洗两次，脓性分泌物减少后改为每天一次冲洗即可。

2. 该类患者全身多有较明显的中毒症状，一般状况差，需给予相应的支持治疗，可应用肠内营养，同时注意纠正电解质紊乱、低蛋白血症等情况。

3. 初期需使用足量、广谱强力抗生素，之后根据细菌培养的结果调整使用敏感抗生素。

4. 高压氧可作为辅助治疗的方法之一，同时根据病情变化，必要时行气管切开，建立呼吸道。

5. 对于重症患者，如有条件可在重症病房救治该类患者。

【预后】

该疾病病情重，全身中毒症状严重，有一定的死亡率，但经过积极有效的手术治疗，辅以全身支持治疗，目前死亡率已明显下降。

第二节　颈部创伤

颈部创伤（neck trauma）依据损伤的情况，通常分为颈部闭合性创伤与开放性创伤两大类。近年来，颈部创伤的发病率呈上升趋势，颈部位于头颅与胸部之间，分布有诸多的重要解剖学结构，如咽、喉、颈段气管、食管、甲状腺、颈鞘、臂丛、脑神经、椎动脉、颈椎等，承担着众多的极为重要的生理功能，颈部创伤会导致严重的后果，甚至危及生命，颈部创伤的救治常常需要多学科合作共同完成。随着学科范畴的改变，耳鼻咽喉-头颈外科医生参加了越来越多的该类患者的救治，使颈部创伤成为本学科的重要内容，以下我们就颈部创伤进行讨论。

一、颈部闭合性创伤

颈部闭合性创伤（blunt neck injury）多由勒缢、拳击、交通或生产事故等形成的钝性外力引起。颈部皮肤虽无开放性损伤，但外力可引起多个解剖结构的损伤，出现如吞咽疼痛、呼吸困难、截瘫、休克等多种症状。本章节将以各解剖器官损伤分别进行描述，但具体病例常是多脏器损伤同时存在，需进行缜密诊治。

【发病机制与临床表现】

1. 主要血管的损伤　颈部走行有颈总动脉、颈内动脉、颈外动脉及分支、椎动脉以及颈内静脉等重要的血管，保证着头面部的血供，颈动脉体及颈动脉窦还有其特殊的生理功能，受外伤损伤出现相应的症状。

颈动脉创伤性栓塞：直接外力或牵拉下有弹性的血管外膜常保持完整，而内膜等易受到损伤，进而引起血栓形成。其中解剖因素导致颈内动脉血栓形成的发生率最高。另外，对于原有颈动脉粥样硬化病变者，颈部创伤可导致粥样硬化斑块脱落，而形成血栓。再者，受到损伤的动脉，尤其近颅底处的血管，可因动脉壁的不完全损伤可形成假性动脉瘤。

因此，对于颈部闭合性损伤患者，有大脑缺氧症状，查体发现颈部血肿形成，颈内、外动脉搏动消失，存在有神经系统的体征应高度怀疑颈动脉血栓的形成。应行颈部彩超、颈部CT，如病情许可

行头颅及颈部 MRI+MRA 及 DSA 等检查，以明确诊断。对于有血栓形成患者，需请血管外科进行治疗。

2. 气管及喉闭合性损伤 喉气管前方有下颌骨及胸骨，后方有脊柱的保护，气管本身的活动性及组织学结构，一般喉及气管受损伤的机会少，但当颈、胸部遭受猛烈的暴力，外伤时可对喉及气管形成损伤，严重时可出现喉软骨的复杂骨折、气管的断裂、Ⅲ～Ⅳ度的吸气性呼吸困难，危及生命。

对于外伤后出现咳嗽、咯血、皮下气肿、呼吸困难、喉及气管局部疼痛、吞咽疼痛患者应高度怀疑有喉、气管挫伤存在，查体需注意患者有无吸气性呼吸困难，有无皮下气肿，可行急诊 CT 检查，包括颈部及胸部 CT，如病情允许可行电子喉镜及支气管镜检查。

3. 咽及食管的损伤 在颈部闭合性损伤时，常可合并有咽及食管（颈段食管）的损伤，但因早期无明显症状，早期诊断有一定困难，多数病例因颈深部间隙感染提示咽及食管存在损伤。颈部闭合性损伤出现吞咽疼痛、痰中带血、呕血、颈部皮下气肿、呼吸困难、颈深部感染等情况，应考虑存在有咽及食管损伤，甚至合并有颈深部及纵隔的感染。

颈部超声及颈、胸部 CT、食管造影（不可使用钡剂作为造影剂）有助于诊断。

4. 颈椎损伤出现相应的问题由骨科医师共同诊治。

【颈部闭合性损伤的救治】

1. 对于血管有血栓形成的患者，需到血管外科进行治疗。

2. 对于颈段气管的损伤，小的破损患者仅存在少量的皮下气肿，无明显进展，无呼吸困难，可在严密观察呼吸及全身状况的前提下予以保守治疗。如考虑有明显损伤甚至完全断裂，需紧急建立气道，缓解呼吸困难，并行气管探查，颈段气管的损伤常与喉的损伤同时存在，加重呼吸困难。严重气管损伤，尤其气管断裂行气管切开术时因气管收缩，寻找气管有一定的困难并有加重呼吸困难风险。气管切开处应位于气管损伤的下方，根据损伤的程度行气管修复或断端吻合，正确的处理，远期一般不会发生气管狭窄。

胸部气管的损伤、撕裂往往合并有胸部其他脏器的损伤，需与胸外科医师共同救治，建立有效的气道，缓解呼吸困难是抢救的重要环节。胸段气管损伤有一定的死亡率。

3. 咽及颈段食管损伤的治疗原则 早期积极预防感染。

颈深部多间隙感染：需行彻底引流，纵隔感染严重者需与胸外科医师共同诊治。

咽部损伤患者可经鼻饲管给予肠内营养，食管（颈段食管）损伤，建议经空肠管给予肠内高营养。同时给予抑酸药物，必要时禁饮食，留置中心静脉管，使用肠外高营养维持体液平衡，对于严重感染者需使用高效价敏感抗生素。

喉部是颈部的重要器官，并具有重要生理功能，闭合性损伤时急性期可出现有急性喉梗阻影响呼吸，严重时危及生命，恢复期可因局部瘢痕形成喉狭窄，将在相应章节介绍。另外，颈部有众多的神经分布，如迷走神经、舌下神经、舌神经、颈交感链、臂丛神经、副神经、膈神经、喉返神经等，神经的损伤会出现相应的症状，同时，颈椎、项部的肌肉等结构属骨科范畴，请参阅相关内容。

二、颈部开放性损伤

颈部开放性损伤（penetrating neck injury）多由锐器伤导致，分为切伤和穿入伤。多发生于自刎或他杀，以及交通与生产事故，异物：包括弹伤或各种异物均可形成外力致颈部开放性损伤，并停留于颈部。颈部开放性损伤严重威胁患者的生命，第一现场的正确救治非常重要，院内救治应包括止血、抗休克、解除呼吸困难及颈椎损伤的急救处理等方面。

【发病机制与临床表现】

迅速、正确的判定患者的全身状况及颈部损伤的主要问题是组织抢救的重要环节。

首先，要对患者的全身状况、生命体征进行判定，并采取相应的救治措施，同时进行颈部伤口的检查。

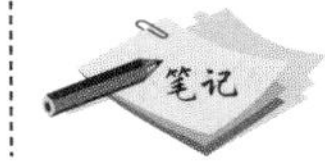

颈部伤口的检查，首先要明确是切伤还是穿入伤，切伤要对伤口的位置、大小、深度和颈部重要结构有无损伤进行判定，并采取一定的救治措施。如气道已开放，可经喉或气管破损处置入带气囊的气管套管或麻醉插管，建立呼吸通道，保证顺畅呼吸，进而对局部伤口加压包扎控制伤口出血；穿入伤检查伤道入口的位置、大小、方向、深度，有无皮下气肿、血肿、颈椎的损伤等，并指导抢救工作的安排。

喉气管的损伤：随呼吸伤口破口处有气泡逸出，伴有声嘶或失声，可有不同程度的呼吸困难出现，可出现皮下气肿与纵隔气肿等。

咽、食管的损伤：经伤口处可见有咽腔分泌物溢出，也可有皮下气肿、纵隔气肿形成等。

血管与神经的损伤：动脉多见于颈外动脉及分支的出血，颈总动脉及颈内动脉损伤患者常无抢救时机。颈内静脉也常有损伤，可导致出血及空气栓塞的发生。第一现场局部正确有效的压迫可控制出血，为抢救创造时机。神经的损伤多见于喉上神经、喉返神经、迷走神经、膈神经、臂丛神经的损伤。

左颈根部的损伤可损伤胸导管而形成乳糜漏。

甲状腺的损伤可导致大量的出血，严重时可影响呼吸。

胸膜顶的损伤可形成张力性气胸，患者无呼吸道的阻塞，但有呼吸困难存在，肺部患侧呼吸音减弱或消失，需排除气胸存在的可能。

对于头颈部活动受限，颈椎受压、畸形，严重时截瘫，相应部位感觉异常等情况应考虑颈椎的损伤，在救治中要注意颈椎的保护，以免高位截瘫或死亡。

【颈部开放性损伤的救治】

颈部开放性损伤面临有出血、休克、窒息、截瘫、昏迷等多种危重情况，需予以及时正确救治，挽救患者的生命。

1. 首先，要对患者的全身状况、生命体征做出判定，并确定抢救的第一任务，如建立液路、扩容、抢救休克，活动性出血的止血，呼吸道的建立与维护，正确的体位与颈椎的保护等。

喉、气管的开放性损伤，常伴有不同程度的呼吸困难，但开放的伤口同时也为迅速建立及控制气道创造了条件。可经咽、喉及气管的破损处插入麻醉插管，打好气囊并固定，之后清理呼吸道，建立通畅的呼吸通道。同时也为颈部加压包扎止血创造条件。建立液路、扩容抢救休克，同时多科室联合救治进一步明确诊断。并确定下一步的治疗。单一的颈部开放性损伤，未涉及口腔科、骨科及心胸外科病情时，颈部开放性损伤可由耳鼻咽喉-头颈外科处理。

经上述救治后，待患者生命体征平稳后，根据伤情确定下一步的治疗方案。

对于有喉、气管开放性损伤患者以及严重咽、食管损伤患者，需行常规气管切开术，全麻下行颈部伤口的清创缝合术，对于气道未受到影响，创伤面积大，需全麻手术，患者可经口插管，全麻状态下行清创缝合术。术中松解颈部包扎物，需与麻醉医师密切配合，预防再次大出血的出现。迅速对明确的出血点进行结扎或临时的阻断，为清创缝合创造条件。彻底清创、消毒，重新铺单后对伤口进行清创缝合术，基本原则与方法同常规清创缝合。

2. 针对不同的损伤做出正确的救治。

（1）颈部血管损伤的处理：对于较小的知名动脉可予以结扎，颈外动脉无法保留也可予以结扎，颈内动脉及颈总动脉尽量予以保留，破损处应用5-0普利灵不可吸收缝线予以缝合，或植入人工血管。部分病例可采用介入治疗的方法，尽可能避免因颈总、颈内动脉血供受阻导致颅内缺血的发生。椎动脉的损伤可请骨科医师共同处理。

颈内静脉的损伤需注意预防空气栓塞的发生，对于一侧严重损伤无法缝合的颈内静脉，可在探明对侧颈内静脉可保留的情况下予以结扎。

（2）喉、气管的损伤处理：参阅相关章节。气管损伤的处理应尽可能预防远期气管狭窄的发生。

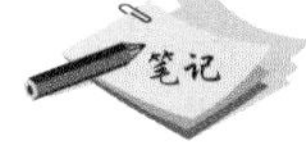

（3）颈椎损伤的处理：对于怀疑存在有颈椎损伤的情况，在整个抢救过程都需注意保护颈椎，避免截瘫等严重后果的发生，并请骨科采取相应的抢救。

（4）神经的损伤：颈部分布有多组脑神经、臂丛等，术中应明确神经损伤的情况，尽可能地保留神经功能，如可行神经吻合、神经松解术等。双侧喉返神经的损伤，则需行气管切开术，防止喉梗阻的发生。

（5）咽、食管损伤的处理：术中修复创伤处黏膜，并留置胃管或空肠管，术后根据伤口愈合情况，决定肠内营养的时间，同时注意颈部及纵隔有无继发感染的发生。

（6）胸导管的损伤：左颈根部受损，经左侧颈根部有乳糜样物溢出，考虑有胸导管损伤存在。术中尽可能结扎胸导管破损处，如不能确定结扎效果，可取颈部游离肌肉块约 2cm×3cm 大小填塞于局部，生物胶黏附即可。术后注意清淡饮食，减少乳糜液的形成，并观察颈部的引流情况，确定有无乳糜漏形成。

（7）甲状腺损伤的处理：甲状腺的损伤常导致出血，甲状腺上动脉出血，出血量大，而单纯腺体的出血，则量较少，明确出血部位止血，同时缝合受损腺体，注意勿伤及喉上及喉返神经。

3. 颈部异物处理　颈部爆炸伤、灾难或枪伤等可形成颈部穿入伤，进而形成颈部异物，根据异物的形成机制、异物的物理性状、停留的部位、时间，可形成不同的病理改变，对患者造成不同的影响，可伤及咽、喉、气管、食管、颈椎、血管、神经等，导致出血、呼吸、发音障碍、昏迷、休克、窒息、感染等，严重者危及生命。

对于颈部异物应尽可能取出，尤其异物位于重要器官附近，如颅底、椎管、颈总、颈内动脉等，以免异物引起感染、功能障碍等，但手术的时机，需考虑到伤情的严重程度、异物取出的难易程度、手术的条件等因素，不可"贸"然手术，避免严重并发症的发生，需充分考虑手术的"曲折性"，而不应单纯依靠影像学资料简单设计手术方案，对于可显影异物，需在床旁 X 线引导下进行手术，对顺利取出异物有极大的帮助。

手术切口设计的选择应考虑距异物近、损伤小，便于操作，易于保护重要结构等因素。需行充分的术前准备，如备血、与患者及家属交代病情、设计手术方案、抗炎治疗、完善影像学检查、多科室会诊等，根据病情必要时可多科室合作完成手术。

颈部损伤是严重威胁生命的急诊，病情危重，正确的救治可挽救患者的生命，诊治过程中需对损伤情况做出正确的诊断，并针对出血、休克、呼吸困难、窒息、截瘫、昏迷等危重情况进行迅速、有效的救治。在抢救生命的基础上，尽可能保留患者的各项生理功能，提高患者的生存质量。

病例讨论

患者男，25 岁，主因颈部铁棍击伤 1 小时，失音伴呼吸困难急诊于我院。现病史：患者因铁棍击伤颈部，出现失音伴呼吸困难，由 120 急诊送于我院。查体：一般状况尚可，呈Ⅱ度吸气性呼吸困难，颈部皮肤完整，但皮下瘀血，可触及皮下气肿，范围广，外喉结构不清，双肺呼吸音对称、清晰，全身检查未见明显异常。行电子喉镜示喉部黏膜下瘀血，左侧声带活动受限。颈部 CT：环状软骨骨折，气道狭窄。完善急诊检查，急行气管切开术，气管切开中见颈部带状肌瘀血，结构不清，沿白线分离，环状软骨骨折，但其下方未见气管，术中患者呼吸困难加重，沿中线进一步解剖，见气管断裂，回缩，将气管断端提起，置入气管套管（带气囊），患者呼吸困难缓解，生命体征渐平稳，纠正全身状况全麻行颈部创伤探查，发现喉部环状软骨多处骨折，第一气管环与环状软骨断裂，气管回缩，颈部多处软组织损伤，行喉成型术，与气管端端吻合，解剖左侧喉返神经，未断裂，安返 ICU 病房，术后诊断：颈部闭合性损伤、喉闭合性损伤、气管断裂伤。

对于颈部闭合性损伤，接诊后首先要对病情有一初步判断，影响气管有呼吸困难需采取积极的救治，及时发现并建立气道，以防呼吸道梗阻，以及远期气道狭窄的发生。

第三节 颈部肿块

颈部肿块通常分为3类，即炎性病变、良性病变(benign lesion)和恶性肿瘤(malignant tumor)。炎性病变包括淋巴结的急慢性炎症和结核以及涎腺炎性肿块等；良性病变包括先天性疾病及良性肿瘤；恶性肿瘤包括原发恶性肿瘤及淋巴结转移癌。

由于甲状腺肿物有其特点，一般讨论颈部肿块时不包括在内。除去甲状腺肿块后，成年人颈部肿块中绝大多数(70%~80%)为恶性肿瘤，而恶性肿瘤中绝大多数(70%~80%)为淋巴结转移癌，颈淋巴结转移癌中绝大多数(70%~80%)是头颈部恶性肿瘤转移。

一、诊断

1. 病史 应注意患者的年龄和性别。儿童以先天性囊肿和血管瘤居多。高龄男性的恶性肿瘤比例较高。同时还要注意病程的长短。有学者提出“七”字理论：七天左右病程，多为炎性肿块；七个月病程考虑肿瘤性肿块，七年病史考虑先天性肿块。

2. 体格检查 体检时注意颈部肿块的位置、大小、硬度、有无搏动、压痛及放射痛以及活动与否。颈部肿块性质与部位的关系见表2-8-1。除淋巴瘤较韧外，恶性肿瘤一般较硬，晚期活动度小。转移癌可以出现多个肿块，压痛不十分明显。囊性肿物多为良性肿瘤，如鳃裂囊肿、囊性水瘤、表皮样囊肿等。神经鞘瘤、神经纤维瘤多较硬，活动度较小，或左右活动度较大而上下活动度小，可伴有沿神经走行方向的放射针刺感和麻木感。颈动脉体瘤可触及搏动感，或闻及血管杂音。

表2-8-1 颈部肿块性质与部位的关系

肿块性质	颈部中线区域	颈侧区域	颈后区域
先天性	甲状舌管囊肿、表皮样囊肿	鳃裂囊肿	淋巴管瘤
炎症	淋巴结炎症	淋巴结炎症、涎腺炎症	淋巴结炎症
良性肿瘤	甲状腺结节	神经鞘瘤、神经纤维瘤、动脉体瘤、血管瘤	神经鞘瘤、神经纤维瘤
恶性肿瘤	淋巴瘤	淋巴瘤、转移癌(头颈部来源)	淋巴瘤、转移癌(鼻咽、肺、乳腺及腹腔脏器恶性肿瘤)

3. 影像学诊断 超声、CT、MRI等影像学检查是颈部肿物常用的辅助检查。个别病例可选择PET/CT作为检查的手段。超声检查无创伤，经济且可以行超声引导下穿刺，但其敏感性与特异性受操作者影响较大。CT、MRI具有无创伤、相对较经济、直观易读、多层面观察的优点，但CT平扫只能根据解剖部位检出肿物，当遇到难以鉴别的异常血管及肌肉时需要增强。

4. 细针抽吸细胞学检查 操作简单安全、创伤小，其创伤不会给以后的治疗带来不良影响。其诊断准确率较高，但受穿刺部位及阅片的细胞学医师的经验和水平影响。

5. 颈部肿块切取或切除活检 如细针抽吸肿块无结果且怀疑为转移癌时，可进行肿块手术活检。颈部淋巴结切取或切除活检可能对头颈癌患者将来的治疗带来不利影响，所以应首先检查原发灶并取活检，只有仔细检查仍不能查出原发灶的情况下才行颈部活检。

二、鉴别诊断

1. 颈部先天性肿块 常见的颈部先天性肿块有鳃裂囊肿及瘘管、甲状舌管囊肿、囊性水瘤等。

2. 颈部良性肿瘤 常见的颈部良性肿瘤有神经鞘瘤与神经纤维瘤，颈动脉体瘤等。

3. 恶性肿瘤 颈部原发恶性肿瘤以淋巴瘤为最多见，少数为颈部软组织肉瘤。颈部淋巴结转移癌中包括原发于头颈肿瘤的颈部转移癌和原发于胸、腹腔各部位肿瘤的颈部转移癌，以原发于头颈肿

瘤的转移癌为最多见。

三、颈部良性肿瘤简介

（一）甲状舌管囊肿与瘘管

甲状舌管囊肿与瘘管（thyroglossal cyst and fistula）是颈部最常见的先天性疾病，以囊肿的发病较为多见，多在7岁以前发现，少数因无感染或囊肿体积较小而不易发现。

【病因】

在胚胎发育期，正常甲状舌管下移形成甲状腺，异常情况下，甲状舌管未退化或未完全退化，在下移的路径上形成甲状舌管囊肿及瘘管，常开口于舌盲孔。

【临床表现】

多为无意中发现颈前正中无痛性包块，查体可见位于颏下至胸骨上切迹之间的颈中线处肿物，大小不一，光滑，边界清，随伸舌或吞咽上下活动；合并感染者，局部可见红肿热痛，囊肿破溃可形成瘘管，瘘管外口常有分泌物溢出。

【诊断】

据病史与体征易于诊断，必要时行CT或MRI检查，需注意与异位甲状腺相鉴别。甲状腺核素扫描异位甲状腺可局部显影。颈部B超可观察到正常甲状腺的情况。

【治疗】

以手术切除为主。术中注意事项：①完整切除囊肿及瘘管，因此最好将舌骨中段一并切除，易于达到舌盲孔部；②复发病例必要时可适当扩大切除范围，包括周围可疑瘢痕组织。

（二）颈动脉体瘤

颈动脉体瘤（tumor of carotid body）也称为颈动脉体副神经节瘤，为一化学感受器瘤，来源于颈动脉体，生长缓慢，发病原因不清，可能与慢性缺氧有关。

【病理】

颈动脉体位于颈动脉分叉部后面，两侧各一，椭圆形，纵位长度约为5mm，色灰或棕红，借Mayer韧带与动脉外膜相连。肿瘤一般2~6cm，表面光滑，呈圆形或椭圆形。镜下为富含有细胞和血管的肿瘤，瘤细胞呈多边形，胞质嗜酸，核较小，瘤细胞排列有较多变异。病理表现变异较大，肿瘤可位于动脉分叉的后方，或分叉处，包绕颈外动脉、颈内动脉或颈总动脉，并与动脉粘连紧密，不易分离。

【临床表现】

发病率低。肿瘤生长缓慢，多以偶尔发现颈部肿块就诊。肿瘤位于下颌角前下方，相当于颈动脉分叉处，一般为单侧，少数为双侧，呈圆形或椭圆形，为实质性，质中等。有时可触及搏动，并伴有血管杂音，肿瘤可左、右移动，但上、下移动受限，当压迫迷走、舌下或交感神经时可出现相应的症状，少数恶变病例可出现颈淋巴结转移及全身转移。

【诊断】

术前确诊较困难，高度怀疑本病是早期诊断的基础。颈动脉造影显示肿瘤位于颈动脉分叉部位且富含有血管，较大肿瘤可致颈内动脉、颈外动脉分离，出现“高脚杯”征。MRI病变在T1加权像呈等信号，T2加权像因瘤体富含有血管呈高信号，血管流空可导致“椒盐”征象出现，部分病例可提示肿瘤包绕颈内动脉、颈动脉分叉等部位。

【治疗】

手术切除是最有效的方法。但因肿瘤与动脉关系密切，故手术难度大。应做好充分的术前准备，包括颈动脉压迫试验（Matas试验）、充足的血源及大血管移植的准备，术中尽量避免损伤颈总、颈内动脉，术后患者需卧床休息1周，同时预防感染。

【预后】

完整切除肿瘤术后可无复发。

（三）神经鞘膜瘤

起源于神经鞘的神经膜细胞（施万细胞）的良性肿瘤，颈部是好发部位之一，占全身神经鞘瘤的

10%~20%，可发生于颈部的任何神经，其中又以交感神经及迷走神经最为多见，部分学者认为神经鞘膜瘤多来自颈丛神经。

【病理】

源于神经鞘膜的神经膜细胞，不含神经成分，多数是孤立的，具有完整的包膜，肿瘤生长缓慢，较少发生恶变，为最常见的神经源性肿瘤，大体形态呈球形或椭圆形，表面光滑、质韧，镜下其内部结构依瘤细胞排列形状划分为两型：肿瘤细胞排列致密而有规则的称为甲型；肿瘤细胞排列呈网状且比较疏松的称为乙型。以上两型可以同时出现在一个肿瘤内或单独出现。

【临床表现】

可见于任何年龄，但临床以30~40岁男性最为多见。一般病程较长，可长达十多年，平均5~6年，可发生于颈部的任何部位。根据来源神经分布不同而部位不同，如发生于舌下神经者，肿瘤多位于下颌角深处；来自颈丛神经者，多在颈中部胸锁乳突肌后缘附近；来自交感神经或迷走神经结状神经节，则肿块可由咽旁间隙突入咽侧壁，称之为咽旁神经鞘瘤。因部位深，无不适，故早期不易被发现，当肿瘤增长到一定程度，常以颈部肿块就诊。查体肿瘤边界清，表面光滑，中等硬度。就诊时肿瘤多已达2.0cm以上，最大可达10cm以上。根据肿瘤的部位、大小，来源神经可见不同程度功能异常。特殊部位的肿瘤可产生明显的临床症状，如来源于颈部脊神经肿瘤可沿椎间孔向外扩展，也可向内生长，形成“哑铃状”肿瘤，压迫脊髓后根或脊髓而出现症状；而颈静脉孔附近区域肿瘤可出现后组脑神经症状，迷走神经受压时，可出现声嘶、呛咳等，而臂丛受压时可表现为上肢肌的萎缩与活动障碍等；交感神经受压时，则可出现不同程度的Horner综合征，表现为同侧瞳孔的缩小，上睑下垂及额部少汗及无汗。来自颈交感及迷走神经病变可表现为颈动脉三角区的肿块、神经功能障碍及颈动脉移位，肿物表面可触及搏动的动脉，轮廓清楚，可在肿物浅表滑动。影像学CT、MRI可见肿物位于颈鞘的深面，动脉被向外推移，但颈内、颈外动脉无分离现象，是与颈动脉体瘤相鉴别的重要依据。

【诊断】

B超、螺旋CT及MRI在诊断中起重要作用，可提示肿瘤的性质、血供情况及与周围毗邻关系，为治疗提供帮助，其共同点均呈椭圆形，有完整包膜，内部密度均匀，或不均匀表现，血管被推移，但与血管有“分界层”。

【治疗】

一经确诊或高度怀疑，手术是唯一有效的治疗手段，需注意的是，咽旁间隙后隙内肿瘤，虽在口内咽侧可视、触及，也只有少数情况可采用口内切口入路。口内径路视野差，暴露困难，一旦出血，止血极为困难。应在全麻下行颈外侧入路，必要时联合入路，暴露肿瘤，明确肿瘤与血管、神经的关系。神经鞘瘤沿肿瘤包膜极易将肿瘤完整顺利“娩出”，同时保留神经正常的功能。

【预后】

为良性肿瘤，少有恶变，完整切除后少有复发，部分病例术后出现来源神经的功能障碍或丧失，可采用相应的治疗。

四、颈部恶性肿瘤简介

（一）恶性淋巴瘤

恶性淋巴瘤（malignant lymphoma，ML）是原发于淋巴结和淋巴结外的淋巴组织的恶性肿瘤，在世界各地均可见，我国恶性淋巴瘤发病率在各种恶性肿瘤中居第11位，且在儿童和青年中所占比例较高，是儿童最常见的恶性肿瘤之一。

本病最早由病理学家Thomas Hodgkin描述，因而命名为Hodgkin disease。根据瘤细胞的特点和瘤组织的结构成分，可将恶性淋巴瘤分为霍奇金病（Hodgkin disease，HD）和非霍奇金淋巴瘤（non-Hodgkin lymphoma，NHL），其中HD在我国的发病率低而在欧美国家发病率较高，而NHL则在我国较为多见。

同其他恶性肿瘤一样，ML的发病相关因素及发病机制现仍不清楚，相关资料也只是与多种因素有关，如病毒感染、免疫功能障碍、遗传因素等。

【分类与分期】

如前所述,ML 大的方面可分为霍奇金病及非霍奇金淋巴瘤,其分类、分期又各不相同,且随各种分类方法在临床的使用及现代医学检测手段的不断改变,HD 及 NHL 的分类方法在不断变化,以适应临床诊治的需要,不予赘述。

【病理】

极为复杂,可参阅相关资料作一般了解。

【临床表现】

可分为局部症状及全身症状两方面。

1. 局部症状　ML 易发生于淋巴结。绝大多数首先发生在颈部,表现为无痛性颈部或锁骨上淋巴结进行性肿大,也可发生在腋窝、腹股沟、纵隔、腹膜后、肠系膜等部位的淋巴结。部分病例可首先侵犯结外淋巴结组织或器官。HD 通常发生于淋巴结,极少原发于结外淋巴组织或器官,NHL 则较多侵犯结外淋巴组织或器官。

(1) 体表淋巴结肿大:HD 有 90%患者以体表淋巴结肿大为首发症状,其中 60%~70%发生于锁骨上、颈部淋巴结,腋窝和腹股沟淋巴结占 30%~40%。NHL 50%~70%的患者以体表淋巴结肿大为首发症状,40%~50%原发于结外淋巴组织或器官。恶性淋巴瘤的淋巴结肿大特点多为无痛性,表面光滑,中等硬度,质地坚韧,均匀,丰满。肿大淋巴结早期可以从黄豆大到枣大,孤立或散在发生于颈部、腋下、腹股沟等部位,中晚期可以互相融合,也可与皮肤粘连,固定或破溃。肿大淋巴结逐渐增大,HD 和低度恶性 NHL 的肿大淋巴结增大速度缓慢,常在确诊前数个月至数年已有淋巴结肿大的病史;高度恶性淋巴瘤的肿大淋巴结增大很迅速,往往在短时间内肿物明显增大。但在某些时间又比较稳定,有时经抗感染、抗结核治疗后,肿大淋巴结可一度有所缩小,以后再度增大。

(2) 咽淋巴环:口咽、舌根、鼻咽部黏膜和黏膜下富含淋巴组织组成咽淋巴环,又称韦氏环,是恶性淋巴瘤的好发部位。韦氏环淋巴瘤约占结外 NHL 的 1/3。腭扁桃体淋巴瘤常伴颈部淋巴结增大,有时扁桃体肿块可以阻塞整个口咽,影响进食和呼吸、发音,腭扁桃体淋巴瘤可同时或先后合并胃肠道受侵,伴腹腔淋巴结肿大。

(3) 鼻腔及鼻咽:原发鼻腔淋巴瘤绝大多数为 NHL,患者常有相当长时间的流涕,鼻塞,鼻出血,鼻腔肿块。鼻咽部淋巴瘤则以鼻咽部肿块、耳鸣、听力减退为主要症状。

(4) 胸部病变:纵隔淋巴结也是恶性淋巴瘤的好发部位。多数患者在初期常无明显症状,随着病变的发展,肿瘤增大到一定程度可以压迫气管、肺、食管、上腔静脉,出现干咳、气短、吞咽不畅,头面、颈部、上胸部浅静脉怒张等症状。胸膜病变可表现为结节状肿块或胸腔积液。

恶性淋巴瘤可侵犯心肌和心包,表现为心包积液,积液增多时可有胸闷、气短,严重时出现心脏压塞症状。胸部 X 线、B 超、CT 可明确心包积液。淋巴瘤侵犯心肌表现为心肌病变,可有心律不齐,心电图异常等表现。

(5) 腹部表现:脾是 HD 最常见的膈下受侵部位。胃肠道则是 NHL 最常见的结外病变部位。肠系膜、腹膜后及髂窝淋巴结等也是淋巴瘤常见侵犯部位。

(6) 皮肤表现:恶性淋巴瘤可原发或继发皮肤侵犯。

(7) 骨髓:恶性淋巴瘤的骨髓侵犯表现为骨髓受侵或合并白血病,多属疾病晚期表现之一。

(8) 其他表现:恶性淋巴瘤可以原发或继发于脑、硬脊膜外、睾丸、卵巢、阴道、宫颈、乳腺、甲状腺、肾上腺、眼眶球后组织、喉、骨骼、肌肉软组织等。均有其相应的临床表现。

2. 全身症状　恶性淋巴瘤的全身症状常见的有发热、消瘦、盗汗、体重减轻及皮肤瘙痒、乏力等,最后可出现恶病质。约 10% HD 以全身症状为首发临床表现。

【诊断】

恶性淋巴瘤的诊断主要依靠病史、体征、影像学诊断及病理学诊断,其中病理组织学诊断是确诊和分型的主要依据,也是制定治疗原则及判断预后的重要依据。

正确进行病理组织学诊断及分型,病检时需注意:

(1) 选择体表淋巴结增大最为迅速、饱满、质韧的淋巴结,最好完整切除送检。

（2）选择炎症干扰较小部位的淋巴结，以利于定性及分型诊断。

（3）切除标本避免挤压，尽快固定，送检。

（4）切取标本足够多，以利于免疫组化诊断。

【治疗】

同其他肿瘤治疗原则一样，恶性淋巴瘤的治疗强调首程治疗，应根据临床病理类型、临床分期、患者的状况及现有的治疗手段，合理制订治疗方案，最大限度地杀死肿瘤，同时保护机体，提高治愈率，改善生活质量。其治疗原则应是化学治疗、放射治疗为主的综合治疗。

【预后】

HD 与 NHL 预后两者差别较大，HD 属治愈率极高的肿瘤，NHL 的国际预后指标将预后分为低危、低中危、高中危、高危 4 类，其 5 年生存率为 26%～73%。随着人们对 ML 发病机制及肿瘤治疗手段的不断创新，其预防及治疗水平必将会有更好地提高。

（二）颈部转移癌

如前所述，颈部的恶性肿瘤中转移癌占绝大多数。其中常在颈部形成转移癌的原发灶，头颈部癌肿占 80%以上，如鼻咽癌、口咽癌、舌及口底癌、喉癌、下咽癌等多种，而胃癌、食管癌及肺癌等上消化道及呼吸道恶性肿瘤也可在锁骨上形成转移灶，甚至于胰腺、前列腺等处的原发灶也可在颈部形成转移，少数情况颈部转移癌不能明确原发灶。

【诊断】

应包括如下思路及步骤。

1. 确定该颈部肿块是否为转移性恶性肿瘤。对于无痛性肿块进行性肿大数个月病史者，应首先考虑为恶性肿瘤的转移灶。

2. 怀疑为转移性的恶性肿瘤，同时原发灶的确定可帮助确诊颈部肿块的性质，需通过详细追问病史，仔细查体，尽可能明确原发灶。

【治疗】

1. 原发灶明确者，按原发灶的治疗原则进行治疗，如喉癌、分化型甲状腺癌行联合根治术，即原发灶加颈淋巴结清扫术。下咽癌可选择术前放疗加手术治疗。

2. 原发灶不明的颈部转移性恶性肿瘤，首先应尽量寻找原发灶，如实在不能确定，也应根据肿瘤的病理类型、全身状况、肿块的大小、部位，作出综合治疗的方案。

【预后】

与原发肿瘤的生物学特性，分期及颈部转移癌的 N 分期直接相关，不可一概而论。对于原发灶不明者，在综合治疗的基础上也可达理想的生存率。

第四节　颈淋巴结清扫术

颈淋巴结清扫术（neck dissection）是治疗颈部隐匿癌或临床已证实为转移癌的最常用方法，同时也是切除颈部本身大的良性或恶性肿瘤的一种术式。

一、历史

据文献记载，早在 1880 年 Kocher 在治疗舌癌时，首次施行了舌癌合并颌下淋巴结转移癌连同颌下腺及其周围软组织的整块切除术，为颈淋巴结转移癌外科治疗的开端。1894 年，Halsted 在治疗乳腺癌时，确立了治疗局部病变的同时尚需解决区域性淋巴结转移的原则，即 Halsted 原则。在该原则的影响下，1906 年由 Crile 提出了颈部淋巴结清扫术的观点，所报道的 132 例头颈部癌瘤切除术，其中有 23 例包括了颈淋巴结清扫术，可称为颈部廓清术的萌芽，同时也奠定了头颈外科治疗转移灶的手术基础；在此之后，头颈外科先驱 H. Martin 对颈清扫手术进行了严格的规范化，称之为经典的颈淋巴结清扫术。在实践中，人们对经典术式提出了不同的看法。20 世纪 60 年代，Bocca 及其同道提出了保守性颈清扫术（conservative neck dissection）的概念，报告病例数 843 例行改良根

治术，与同期采用根治性颈清扫病例比较，其颈部复发率无明显差异；之后从切口设计到保留的内容，如保留副神经，保留颈内静脉和胸锁乳突肌都作了新的规定。经过一定的临床工作，人们逐渐对保守性颈廓清术作为头颈部鳞癌颈转移的治疗作用给予了充分的肯定，但因“保守性”一词不能概括该术式的真正内涵，以后人们改称其为改良性颈清扫术（modified neck dissection）或功能性颈清扫术（functional neck dissection）。

近十余年来，随着对于各种头颈部癌肿转移规律研究的不断深入，以及微创手术（microinvasive surgery）经验的不断积累，在肿瘤外科中，人们对于各种肿瘤传统根治术再次提出了不同的改良方案，在颈清扫术中就相应地出现了各种分区性（局限性）颈清扫术（selective neck dissection，SND），即根据原发病变设计颈部的治疗方案，在根治肿瘤的同时减少不必要的手术创伤，从而更好地保留患者术后外观及功能。

我国首例颈清扫术是由金显宅于1943年首先实施的。随着医学科学的不断发展，颈淋巴结清扫术现已成为头颈外科、耳鼻咽喉科-头颈外科、口腔颌面外科、普外科医师必须掌握的基础术式。

二、分类

颈淋巴结清扫术可分为以下几种。

1. 根治性（经典性）颈清扫术（radical neck dissection）　为全颈清扫术。

2. 改良性（或功能性）颈清扫术（modified neck dissection or functional neck dissection）　为全颈清扫术，但保留了胸锁乳突肌、颈内静脉及副神经。

3. 分区性颈清扫术（selective neck dissection）　为非全颈清扫术。

分区性颈清扫术可简单划分为5种，适应于不同的头颈部恶性肿瘤颈部转移灶治疗，分别为肩胛舌骨肌上清扫术、侧后颈清扫术、侧颈清扫术、颈前区清扫术和前侧颈清扫术。

4. 扩大颈清扫术（extended neck dissection）　切除颈部非淋巴组织结构及非颈部的淋巴组织结构。

三、临床意义

从头颈部肿瘤转移规律来讲，头颈部癌首先的转移方式是颈淋巴结的转移，且即使出现颈转移，远处转移的机会也很少，是颈淋巴结清扫术治疗颈淋巴结转移癌的依据。从解剖学角度来讲，颈部的深层筋膜将颈部淋巴结分割局限于椎前筋膜的浅层，多数已发生颈转移的病例，转移灶不会突破椎前筋膜，除非极晚期病例，为手术彻底切除颈转移灶提供了可能。大量的临床资料显示，头颈部恶性肿瘤颈部转移癌经手术、放疗或手术与放疗的综合治疗，患者的生存率有了极大提高。

综上所述，颈淋巴结清扫术在临床治疗头颈部癌颈部转移灶具有极为重要的意义，同时因颈清扫术为一解剖手术，可用于切除颈部较大的肿瘤或与重要器官有密切关系的颈部肿瘤。临床资料显示，颈淋巴结清扫术治疗颈部转移癌极大程度地提高了患者生存率，同时也是治疗颈部原发肿瘤的理想术式。

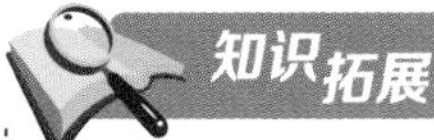

在颈部肿块中，甲状腺的肿块约占1/3，且甲状腺肿物在人群中的发病率很高，已经成为头颈部发病率最高的器官。甲状腺手术涉及的主要解剖结构包括：喉返神经、甲状旁腺、喉上神经、气管及食管、颈鞘等。如果手术当中这些重要结构受到损伤，会出现声带麻痹、永久性低钙、声音低钝、食管瘘，甚至致命性大出血。耳鼻咽喉-头颈外科注重手术中对于这些重要结构的保护，如解剖喉返神经、甲状旁腺的原位保留、喉上神经的保护等，这些措施在很大程度上减少了意外及并发症的发生。耳鼻咽喉-头颈外科在诊治累及多器官的甲状腺疾病中有明显优势，所采用的方法有明显的专科特色，如：甲状腺肿瘤累及气管、食管和喉，耳鼻咽喉-头颈外科医生可以独立一期完成手术。

本章小结

颈部坏死性筋膜炎发病率呈明显上升趋势，病情发展迅速，如治疗不及时，可危及患者生命，应予高度重视。

随着人们生活方式的改变，颈部外伤的发病率呈上升趋势，而且重症患者占大多数，众多重要脏器的损伤，包括血管、神经、喉、下咽、颈段气管、食管的损伤都会对患者造成极大的影响，严重时危及生命，应熟悉颈部外伤的抢救原则与方法。

通过对颈部解剖和颈部疾病的学习，应该掌握颈部肿块的诊断思路和治疗原则。对先天性疾病，炎性疾病和肿瘤有深刻的认识，结合"七"字理论和80%的理论，能够作出判断。对颈部淋巴结转移癌的治疗有一定的了解，掌握其适应证。

（皇甫辉）

扫一扫，测一测

笔记

参考文献

[1] 孔维佳,周梁. 耳鼻咽喉头颈外科学[M]. 3 版. 北京:人民卫生出版社,2015:502-508.

[2] 孙虹,张罗. 耳鼻咽喉头颈外科学[M]. 9 版. 北京:人民卫生出版社,2018:342-343.

[3] 黄选兆,汪吉宝,孔维佳[M]. 实用耳鼻咽喉头颈外科学. 2 版. 北京:人民卫生出版社,2008:488-490.

[4] 孙爱华,郑宏良. 耳鼻咽喉头颈外科临床指南[M]. 3 版. 北京:人民卫生出版社,2013:97-101.

[5] 牟基伟. 实用耳鼻咽喉头颈外科学诊疗技术[M]. 北京:化学工业出版社,2020:136-137.

[6] TL,MM,KM,et al. HPV DNA detection in tumours of the head and neck:a comparative light microscopy and DNA hybridization study. ORL,1987(5):259-269.

[7] MUNGER K,BALDWIN A,EDWARDS KM,et al. Mechanisms of Human Papillomavirus-Induced Oncogenesis[J]. Journal of Virology,2004(21):11451-11460.

[8] HALEC G,HOLZINGER D,SCHMITT M,et al. Biological evidence for a causal role of HPV16 in a small fraction of laryngeal squamous cell carcinoma[J]. Br J Cancer,2013,109(1):172-183.

[9] DIXIT R,WEISSFELD JL,WILSON DO,et al. Incidence of head and neck squamous cell carcinoma among subjects at high risk of lung cancer:results from the Pittsburgh Lung Screening Study[J]. Cancer,2015,121(9):1431-1435.

第三篇 口腔科学

绪论

口腔科学是以研究口腔颌面部各组织器官（牙体、牙周、口腔黏膜、牙槽骨、颌骨、唇、颊、舌、腭、颞下颌关节、唾液腺等）疾病的发生、发展及预防为主要内容的临床医学学科。口腔科学是现代医学及生命科学的重要组成部分，也是应用医学、生物学、心理学、生物工程学、材料科学工程学、生物力学及其他自然科学和人文社会科学的理论与技术来研究和防治口腔颌面部疾病的专门医学科学，是现代医学的主要分支。

重温历史，自从有人类，就有了人类的医疗活动，口腔医学源自于牙医学，约始于公元前7000年。对于龋齿、牙痛、牙周疾病、牙齿脱落等齿科疾病，在世界各地古文明的文字记载中有着相同的认知和疗法。从中世纪到文艺复兴时期，牙医学已经开始启蒙，并在16、17世纪伴随着基础科学的发展而慢慢走向专业化、科学化。作为四大文明古国中唯一没有中断文明发展的中国，在口腔医学方面有着悠久的历史，早在殷商就有相关的记载，早期的牙医学以记载疾病现象的观察和治疗经验为主。我国在口腔医学领域内的四大发明（砷剂失活治疗龋齿、银膏补牙、植毛牙刷、牙齿再植）为世界首创，比欧洲早几个世纪。口腔医学（stomatology）一词也由来已久，我国汉代张仲景曾著《口齿论》，可能是我国最早使用"口齿"一词的人，国际上到19世纪才有口腔医学之称。

中国现代口腔医学起始于1907年在四川成都开设的仁济牙科诊所，1912年扩大为牙症医院，1917年在华西协合大学建立了牙科系，1928年将两个牙症医院合并更名为华西协合大学口腔病院，这是我国最早使用"口腔"一词设立的医疗机构。1950年牙医学更名为口腔医学，扩大了学科范围，根据国家的统一部署，全国各高等医药院校相继将牙医学系（院）更名或成立口腔医学系（院），医疗部门将牙科改为口腔科。1986年全国高等医药本科专业设置将口腔医学专业确定为一级专业。为了加强口腔预防工作，落实预防为主方针，1989年卫生部等九部门批准每年9月20日为"全国爱牙日"。1996年11月中华口腔医学会在北京正式成立后，组建了近20个专业委员会和多个学科组，在各省市也相继成立了相应的口腔医学分会。1998年口腔医学正式确定为一级学科，下设口腔基础医学和口腔临床医学两个二级学科，大大提高了口腔医学在医学领域中的地位。目前在全国范围内出版了20余种专业杂志期刊。

近几十年来，经过广大口腔医务工作者的共同努力，我国的口腔医学事业取得了十分可喜的成就。我国已建立了众多的口腔医学院（系），培养了大批的专门人才，推动了口腔医学临床、教学及科研工作的全面发展。口腔医学教育方面，原口腔医学的教育内容已完成了较为合理的彻底分化，实现了与国际口腔医学教育体系的基本接轨，逐步形成了比国外的牙医学体系内涵和教育范围更加广泛、具有中国特色的口腔医学体系。通过调整课程设置、学制、扩大招生，统一了办学模式，确定了口腔医学生与医学生等同的培养模式。除了学科建设外，我国在口腔临床工作上也取得非凡成就，在治疗方面"微创无痛治疗、无交叉感染、无远期伤害"已成为口腔医疗的临床理念；口腔设备（如牙科CT、显微根管治疗器械等）的发展使牙病治疗更加舒适；生物材料的进步让义齿以假乱真；正颌外科使人们的美丽梦想能迅速变成现实；计算机辅助设计与制作技术，从根本上改变了传统口腔修复的理念与方

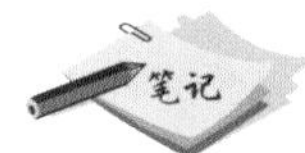

法；种植技术被广泛应用于口腔修复领域，种植牙可以获得与天然牙功能、结构以及美观效果十分相似的修复效果，已经成为越来越多缺牙患者的首选修复方式，让人们拥有除了乳牙和恒牙外的"第三副牙齿"；颌面部的器官和组织移植技术使畸形的修复更加容易；颌面恶性肿瘤的介入和综合治疗在微创的同时极大延长了患者生存期、提高了患者生活质量。

展望新时代，口腔医学发展趋势正加速从传统生物-医学模式（biomedical model）向生物-心理-社会医学模式（biopsychosocial model）转变，要求口腔医师和口腔医学生既要有高尚的医德与精湛的医疗技术外，又必须学会服务的艺术、心身医学及心理健康方面的知识，还应针对口腔常见病、多发病提高预防机制和手段。口腔医学的学科发展也开始注重口腔局部与全身及社会环境等整体性因素的关系。基础医学、临床医学、自然科学、工程科学、计算机科学等科学理论及技术的不断渗透和交叉，使口腔医学的研究内容及范围得到进一步的拓展和深入。未来的口腔医学将关注口腔与全身健康，关注口腔疾病表征与分子机制。随着现代医学技术及科技的发展，以各种高通量检测技术为基础的生物信息学技术、以干细胞为基础的组织工程再生技术、纳米工程技术以及计算机辅助设计与制作技术等必将在口腔医学研究及发展中起到关键性作用。我国口腔医学事业也必将在不断发展中为人类作出更大的贡献。

因篇幅有限，本教材只主要介绍口腔内科和口腔颌面外科范围内常见疾病的一般防治知识，为继续学习深造打下良好的基础。

（范珍明）

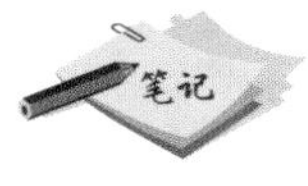

第一章　口腔颌面部应用解剖及生理

学习目标

1. 掌握：口腔颌面部范围；上颌骨和下颌骨的解剖标志；口腔前庭各壁表面的解剖标志；乳牙和恒牙的萌出时间和顺序；牙的分类及牙位记录法。

2. 熟悉：颌面部肌肉、颌面部血管的解剖结构和生理功能。

3. 了解：三对大唾液腺的位置及唾液的功能；牙髓腔的解剖和牙周组织的组成。

4. 能牢固掌握口腔颌面部各解剖标志在临床的应用。

5. 具备科学严谨的工作态度和实事求是的工作作风；具有医学工作者应有的良好职业道德和行为规范。

口腔颌面部(oral and maxillofacial region)即口腔与颌面部的统称，它的范围在临床上泛指解剖学中的面部及固有颈部，上起眶上缘、颧弓上缘至乳突的连线，下至胸骨颈静脉切迹、胸锁关节、锁骨上缘至第7颈椎棘突连线，包含颌面部的骨、皮肤、肌肉、唾液腺、口腔、颞下颌关节、血管、淋巴组织和神经等。是人体经常外露的部位，也是颜面美的重要代表区。因为相邻颅脑、眼、耳、鼻、喉等重要器官和部位，发生炎症、外伤、肿瘤等疾病时，容易波及颅脑和咽喉部。

临床上为应用方便，常以双眼瞳孔间连线和口裂水平线将颌面部分为面上、面中、面下三部分(图3-1-1)。额部发际与第一横线间的区域，称为面上部；第一和第二横线间的区域，称为面中部；第二横

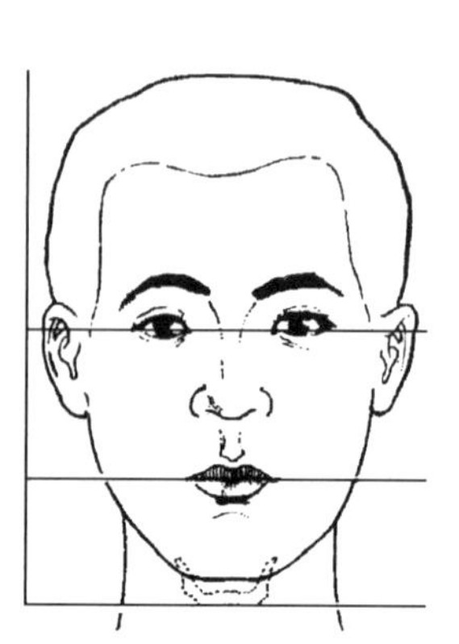

图 3-1-1　面上、中、下示意图

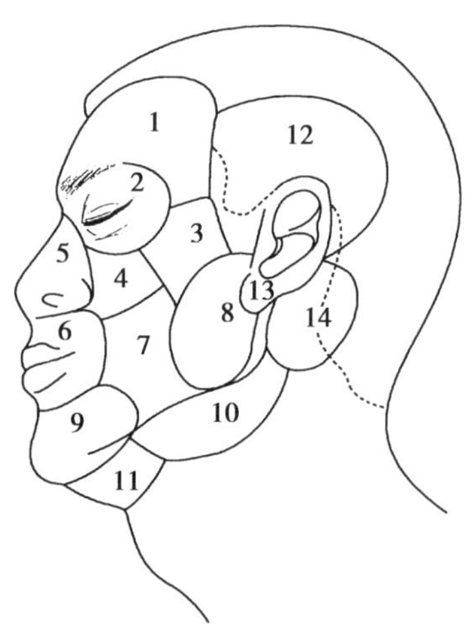

1. 额部；2. 眼眶部；3. 颧部；4. 眶下部；5. 鼻部；6. 口唇部；7. 颊部；8. 腮腺咬肌部；9. 颏部；10. 下颌下部；11. 颏下部；12. 颞部；13. 耳部；14. 乳突部。

图 3-1-2　颌面部分区示意图

线与舌骨平行线间的区域，称为面下部。三部分并不相等。口腔颌面部病变多发生于面中、下部。

根据颌面部解剖特点，可将其分为额部、眼眶部、颧部、眶下部、鼻部、口唇部、颊部、腮腺咬肌部、颏部、下颌下部、颏下部、颞部、耳部和乳突部（图 3-1-2）。颌面部骨性结构由 14 块骨组成：左右对称性排列的有上颌骨、鼻骨、泪骨、颧骨、腭骨和下鼻甲；单一的有下颌骨及犁骨。上颌骨与泪骨、筛骨、鼻骨、犁骨、腭骨、颧骨、颧弓共同构成面部中 1/3 的支架，面下 1/3 主要由下颌骨支撑，借颞下颌关节与颅底相连接。

第一节　颌　面　部

一、颌面部骨

颌面诸骨中以上颌骨、下颌骨及颧骨与口腔临床关系密切。

（一）上颌骨（maxilla）

上颌骨位于颜面中部，为面中部最大的骨骼。由左右两侧形态结构对称但不规则的 2 块骨构成，并于腭中缝处连接成一体。与邻骨连接参与构成眼眶底、口腔顶部、鼻腔侧壁、鼻底、翼腭窝及眶下裂。上颌骨形态不规则，大致分为一体四突。

1. 上颌体　分为前、上、后、内四面，上颌体内有上颌窦。

（1）前面（脸面）：上界为眶下缘，内界鼻切迹，下方移行于牙槽突，在眶下缘中份下方约 5mm 处开口向内下的骨孔称眶下孔，有眶下神经、血管通过。其体表投影在鼻尖至眼外眦连线的中点。眶下孔的下方，尖牙与前磨牙的上方骨面有一深窝为尖牙窝，此处骨质菲薄，常由此开窗进入上颌窦实施手术，上前牙根端感染也常向此处蔓延。

（2）上面（眶面）：构成眶下壁的大部，呈三角形，其中份有眶下沟由后向前移行为眶下管并开口于眶下孔。上牙槽前、中神经分别由眶下管的前与后部发出至上颌牙齿。眶面骨质很薄，眶部及上颌骨外伤常造成此处骨折，使眶内脂肪嵌入上颌窦内使眼球下陷造成复视。

（3）后面（颞下面）：与前面以颧牙槽嵴为界，此嵴在面部与口腔前庭均可扪及。后面骨质粗糙并稍凸起呈结节状，称上颌结节。其上方有 2~3 个小骨孔，上牙槽后神经、血管通过这些小孔进入颌骨内，为上牙槽后神经麻醉的部位。

（4）内面（鼻面）：构成鼻腔外侧壁，在中鼻道有上颌窦的开口通向鼻腔。施行上颌窦根治术或上颌骨囊肿摘除时，可通过该裂口在下鼻道开窗引流。

上颌体内的空腔为上颌窦，呈底向鼻面，尖向颧突的棱锥状，周壁骨质菲薄，内衬黏膜，上颌窦的下壁与上颌前磨牙和磨牙的根尖很近，上颌第一磨牙距离上颌窦最近，有的仅隔以薄骨板或黏膜，上述牙齿的根尖感染很容易侵入上颌窦内引起牙源性上颌窦炎，拔除上述牙齿应注意避免将牙根推入上颌窦内造成口腔上颌窦瘘。

2. 上颌骨四突　上颌骨的四个骨突分别称额突、颧突、腭突、牙槽突。

（1）额突：为一尖细骨板，位于上颌骨内上方，向上突起至鼻与眶之间，分别与额骨、鼻骨和泪骨相连，其外侧面参与构成眶内缘及鼻背。

（2）颧突：为一锥形突起，向外与颧骨相接，向下延至第一磨牙槽突称颧牙槽嵴，是上牙槽后神经麻醉的标志。

（3）腭突：是上颌骨体与牙槽突向内延伸形成的水平骨板，在中线与对侧腭突连接形成腭中缝，并和其后方的腭骨水平板一同连接形成硬腭来分割口腔及鼻腔。

上颌骨骨折（视频）

（4）牙槽突：系上颌骨体向下延伸并包绕上颌牙根的突起部分，两侧牙槽突在中线连接形成马蹄形，此部分骨质疏松，拔除上颌牙齿时均可采用浸润麻醉。

上颌骨为中空的拱形结构，各突起可以向各方向分散外力，故具有相当支持力，轻微的外力不会造成损害。但是上颌骨与邻骨连接复杂，各骨缝相衔接处又构成结构上的薄弱环节，一旦遭受较大暴力，常易造成上颌骨与邻骨的联合骨折，甚至累及颅脑。

上颌骨由上颌神经分布，血液供应来自颌内动脉，血供丰富，加之骨质疏松，周围亦无强大肌肉附

着，骨折较易愈合，炎症感染容易引流，较少发生骨髓炎，但外伤及手术时出血较多。

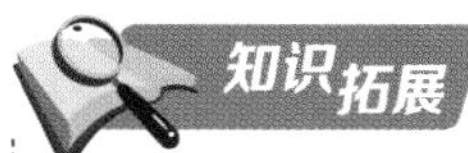

颌面部解剖与临床

1. 上颌骨骨折的临床分类　Le Fort Ⅰ型骨折，又称上颌骨低位骨折或水平骨折，骨折线从梨状孔下部平行于牙槽突底部经上颌结节上方至翼突；Le Fort Ⅱ型骨折，又称上颌骨中位骨折或锥形骨折，骨折线通过鼻骨、泪骨，颧骨与上颌骨交接线，由颧骨下方至蝶骨翼突；上颌骨 Le Fort Ⅲ型骨折，又称上颌骨高位骨折或颧弓上骨折，骨折线通过鼻骨、泪骨、眶底和颧骨的上方至蝶骨翼突，形成“颅面分离”，此类骨折常伴颅底骨折和颅眶损伤，表现为面中部凹陷并变长，眼球下移，结膜下出血，脑脊液鼻漏，耳漏等。

2. 面部危险三角　面部危险三角通常指的是两侧口角至鼻根联线所形成的三角形区域：①颜面部的浅静脉包括面前静脉及颞浅静脉，面前静脉的瓣膜发育不良，少而薄弱，同时封闭不全，而且与颅腔海绵窦相通；②面部肌肉收缩活动频率较高，肌肉收缩可使血液逆行至颅内。因而当面部发生炎症，尤其在这三角区域内有感染时，感染区的细菌和致病因子可经面前静脉逆流至颅内海绵窦，引起临床上非常严重的并发症——化脓性血栓性静脉炎，甚至可发生败血症，毒血症，危及生命，临床上将其区域称为危险三角。因此面部如发生感染，特别是在口角两侧至鼻根三角区内发生疖痈时，禁忌挤压、搔抓及挑刺。

（二）下颌骨（mandible）

下颌骨是颌面部唯一可以活动的骨，构成面下 1/3 的骨性支架。两侧对称，在中线处两侧联合呈马蹄形。分为水平部和垂直部，水平部称下颌体，垂直部称下颌支，下颌体下缘与下颌支后缘连接的转角处称下颌角。

1. 下颌体　上部为牙槽突，内外骨板均由较厚的骨密质构成。下缘圆钝坚实，为下颌骨骨质最致密处，常作为手术切口标志。外侧面前磨牙下方有开口向外上后方的颏孔，为下颌管的开口，有颏神经、血管通过。并有斜向后上方的骨嵴称外斜线，其下方有颈阔肌附着。下颌体内面有与外斜线相对应的骨嵴为内斜线，有下颌舌骨肌附着，内斜线上下骨壁有两个凹，分别为舌下腺和下颌下腺所在。

2. 下颌支　为几乎垂直的长方形骨板，上方有两个突起，前上方为喙突，有颞肌与咬肌附着，后方为髁状突，与颞骨下方的关节窝间以关节盘相邻，共同构成颞下颌关节。髁状突和喙突之间为乙状切迹。髁状突是下颌骨的主要生长中心之一，在下颌骨发育完成前遭受损伤或破坏会影响下颌骨的发育，可导致颌面畸形。下颌支内面中央偏后上处有下颌孔，为下牙槽神经、血管通入下颌管的入口，是下牙槽神经麻醉时的注射点。外面下方骨面粗糙称为咬肌粗隆，为咬肌附着处。

下颌骨的血液供应主要来自颌内动脉的分支下牙槽动脉，血液供应相对比上颌骨少，因而骨折愈合较上颌骨缓慢，下颌骨骨髓炎发生率也较上颌骨多且严重；下颌骨存在着多个解剖薄弱部位如：下颌骨正中联合、颏孔区、下颌角及髁状突颈部，外伤时这些部位易发生骨折。下颌骨有强大的肌群附着，骨折后骨折段受肌肉收缩时的牵拉，容易发生移位。

（三）颧骨

左右各一，近似菱形，位于颜面的外上部。为上颌骨与颅骨间的重要支架，对构成面型起重要作用。

颧骨由体部和 3 个突起构成。体部坚硬分为颊面、颞面和眶面。3 个突起：额突向上邻接额骨；上颌突向内下邻接上颌骨；颞突向后邻接颞骨颧突构成颧弓。各连接处分别称为颧额缝、颧上颌缝及颧颞缝，为骨折好发部位。

颧骨及颧弓均位于面部突起部位，易受损伤发生骨折。颧弓骨折常发生在中部造成塌陷及张口困难。颧骨因与上颌骨关联密切，遭受较大暴力时，其骨折常常合并上颌骨骨折，临床称为颧上颌骨复合体骨折。

二、颌面部肌肉

因功能的不同，颌面部肌肉分为咀嚼肌群与表情肌群两类。

（一）咀嚼肌

狭义的咀嚼肌指咬肌、颞肌、翼内肌和翼外肌，广义的咀嚼肌还包括舌骨上肌群。主要附着在下颌骨的浅面与深面，左右成对，可分为闭口肌与开口肌，此外还有参与下颌侧方运动的翼外肌。以颞下颌关节为轴心，肌肉的协调收缩与松弛完成下颌的下降、上提、前伸、后退与侧向运动。

1. 咬肌　又称嚼肌，起自颧骨和颧弓下缘，向后下方走行止于下颌角及下颌升支外侧面。粗大有力，主要作用是提下颌骨向上。有偏咀嚼习惯的患者，临床上可引起一侧咀嚼肌肥大，导致面形不对称。

2. 颞肌　呈扇形，起自颞窝与颞深筋膜深面，向下聚拢通过颧弓深面止于喙突及下颌支的前缘至第三磨牙处。力量强大，主要作用是提下颌骨向上并微向后方。

3. 翼内肌　有深、浅两头，深头起自翼突外板的内面，浅头起自腭骨锥突和上颌结节，肌束向下走行方向与咬肌走行方向相似，止于下颌支与下颌角内侧面。收缩时提下颌骨向上，并参与下颌侧向运动。

4. 翼外肌　位于颞下窝，呈水平向。有上下两头，上头起自蝶骨大翼的颞下面与颞下嵴；下头较大，起自翼外板的外面，分别止于颞下颌关节囊前方、关节盘及髁状突颈部。主要作用是牵引下颌前伸与侧向运动。

强大的咀嚼肌附着于下颌骨周围，由三叉神经、舌下神经及面神经各分支支配，相互协调，完成咀嚼、言语、吞咽等复杂的功能活动。下颌骨骨折时，肌群间平衡关系破坏，骨断端常因咀嚼肌不同方向的牵引使骨折片移位，造成牙列变形，咬合错乱和咀嚼肌功能障碍。咀嚼肌与颌骨等组织间有潜在的筋膜间隙，内有疏松结缔组织，牙源性感染容易在间隙内扩散，形成脓肿称为间隙感染。

（二）表情肌群

颌面部表情肌分为口、鼻、眶、耳、颅顶五群。位置表浅，分别起自骨壁或筋膜，止于皮肤，收缩力较弱，协同运动可牵引额部、眼睑、口唇和面颊各部活动，表达喜、怒、哀、乐各种表情，同时也部分参与咀嚼、吸吮、吞咽、呕吐和言语运动。受面神经支配，面神经受损害时，可引起表情肌瘫痪，造成面部畸形。面部损伤或手术时，由于表情肌的收缩牵拉创口皮肤，使创面裂开宽大，造成组织缺失的假象，处置时应逐层缝合以免形成内陷。

三、颌面部血管

（一）动脉

颌面部血液供应主要来自颈外动脉，其发起于颈总动脉，共有 8 个分支，依次为咽升动脉、甲状腺上动脉、舌动脉、颌外动脉（面动脉）、颌内动脉、枕动脉、耳后动脉和颞浅动脉（图 3-1-3）。这些分支间和两侧动脉间相互吻合，构成密集的动脉网，使颌面部的血液供应非常丰富。这一解剖特点具有双重临床意义，一方面损伤和手术时易出血，另一方面口腔颌面部组织具有很强的抗感染与再生愈合能力。

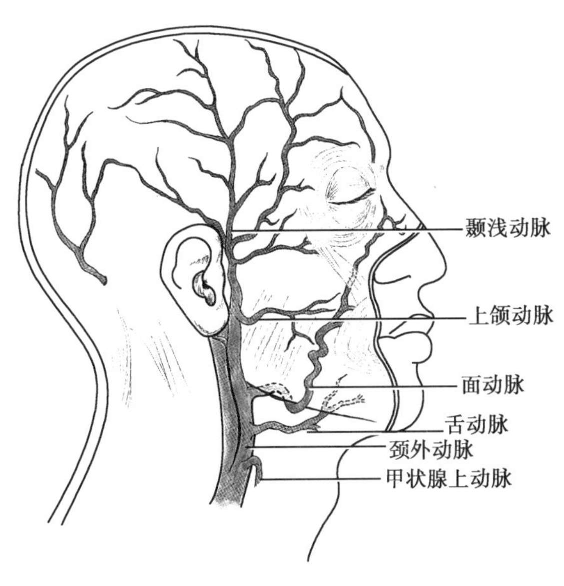

图 3-1-3　颌面部动脉示意图

1. 舌动脉　平舌骨大角水平由颈外动脉分出，向内上方走行，分布于舌、口底和牙龈。其终末支在舌体内形成动脉网使供血丰富。临床上把舌动脉作为颈外动脉结扎的标志。

2. 颌外动脉　又称面动脉，在舌动脉稍上方自颈外动脉分出，行向前内上方，穿颌下腺鞘到达腺体上缘后，于下颌骨下缘急转向外，由咬肌前缘向内前方走行，至眼内眦部更名为内眦动脉。供应颏部、唇部、颊部、鼻外侧等部位血液，相当于咬肌前缘处可扪到搏动，其特点为面部行程弯曲以适应面颊部的皮肤活动。

现临床上经常把颌外动脉作为各种血管化游离皮瓣的受区吻合动脉。

3. 颌内动脉 位于面侧深区，为颈外动脉的终末支之一。于下颌骨髁状突颈部的后内方起自颈外动脉，向前内方走行至翼腭窝，分布于上、下颌骨和咀嚼肌。其主要分支有脑膜中动脉、下牙槽动脉、上牙槽后动脉、眶下动脉及腭降动脉。颌内动脉为供应口腔颌面部的主要动脉，分支多，位置深，血供丰富。在临床手术及修复操作时，均需考虑颌内动脉各分支的相互关系及正确处置。

4. 颞浅动脉 系颈外动脉的另一终支，在腮腺深面由颈外动脉发出，经外耳道软骨前上方向上走行，供应额部及颅顶部软组织。颞浅动脉表浅并且解剖位置恒定，并有静脉伴行，故临床常用来测脉、止血、皮瓣受区吻合及逆行插管介入治疗等。

（二）静脉

颌面部静脉复杂且多变异。分支细小且互相吻合成网状，多数静脉与同名动脉伴行，一般分为深、浅两个静脉网（图 3-1-4）。浅静脉网由面前静脉、面后静脉组成，两者在下颌角附动脉浅面然后汇入颈内静脉。深静脉网主要为翼静脉丛，位于颞下凹内，分布于翼外肌的浅面和翼内外肌与颞肌之间，相当于上颌结节后上方，通过颌内静脉注入面后静脉。静脉血最终通过颈内静脉和颈外静脉向心脏回流。

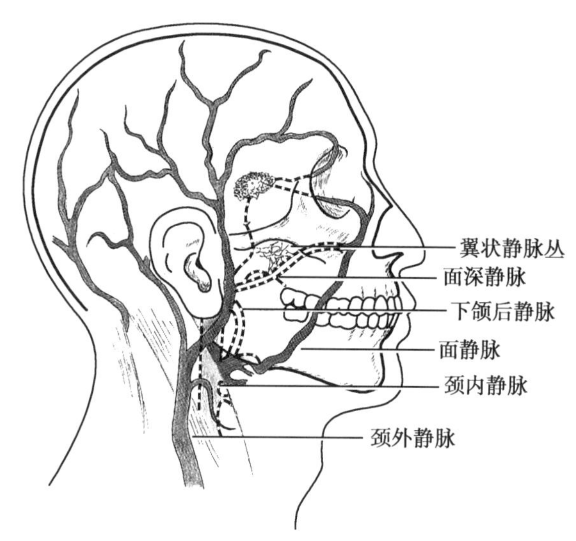

图 3-1-4 颌面部静脉示意图

面部静脉多与颅内海绵窦有直接或间接交通，静脉瓣发育不完善，当面部肌肉收缩或挤压时易使血液反流。因此，颌面部感染，特别是由鼻根至两侧口角三角区的感染，若处理不当，细菌或感染因子可循静脉途径向颅内扩散，引起海绵窦栓塞性静脉炎等严重的颅内并发症。

四、淋巴组织

口腔颌面部淋巴分布极其丰富，淋巴管构成网络来收入淋巴液，汇入淋巴结，为此部重要的防御系统。颌面部常见而较重要的淋巴结有腮腺淋巴结、颌上淋巴结、颌下淋巴结、颏下淋巴结和位于颈部的颈浅淋巴结及颈深淋巴结。在正常情况下，淋巴结与其周围的软组织硬度相当，一般不易触及，当其收纳的范围有炎症或有肿瘤转移时，淋巴结则肿大或有疼痛，对于临床诊断与指导治疗具有重要意义。颌面部恶性肿瘤也常根据肿瘤的淋巴回流范围做相应的淋巴结清扫术。

五、涎腺

涎腺又名唾液腺，人体有 3 对大唾液腺和许多散在的小唾液腺。3 对大唾液腺分别为腮腺、下颌下腺和舌下腺。小唾液腺依其所在部位分别称为唇腺、颊腺、腭腺和舌腺等。根据腺泡和分泌物的性质可将唾液腺分为浆液性腺、黏液性腺和混合性腺。腮腺为浆液性腺，下颌下腺和舌下腺为混合性腺，小唾液腺多数为黏液性腺。腺泡分泌物汇流入口腔形成唾液，具有湿润口腔、软化食物、初步消化、调节体液平衡与抑制细菌等作用。

（一）腮腺

腮腺是体积最大的唾液腺，位于颜面两侧部，外耳道前下方，下颌支后方与胸锁乳突肌间的腮腺间隙内，呈不规则楔形，上极邻外耳道与颞下颌关节后面，下极到下颌角下缘。腮腺包被在颈深筋膜浅层形成的腮腺鞘内，其外侧面鞘膜致密，为腮腺咬肌筋膜的一部分，内侧面的筋膜较薄弱，甚至缺如，因而腮腺深叶的脓肿易向外耳道与咽旁间隙蔓延。

腮腺表面无重要结构，中间有面神经横穿，深面与茎突诸肌及深部血管神经相邻，包括颈内动脉、颈内静脉，舌咽神经、迷走神经、副神经及舌下神经。它们共同形成“腮腺床”，紧贴腮腺的深面，并借茎突与位于其浅面的颈外动脉分开。临床上常以面神经干及其分支为界，将腮腺分为浅、深两叶，这

一解剖特点对于腮腺手术极为重要,临床常见的腮腺手术即为面神经解剖术。

腮腺导管自腺体前缘近上端处露出,在颧弓下约 1.5cm 处与颧弓平行向前走行,一般有面神经颊支伴行,横过咬肌外侧面在其前缘处呈直角转向内侧,开口在与上颌第二磨牙相对的颊黏膜,开口处稍狭窄。

(二)下颌下腺

下颌下腺位于两侧颌下三角内,在下颌骨体的内面,舌骨舌肌和茎突舌肌之间。其延长部绕下颌舌骨肌后缘进入口底,伸至舌下腺的后端。其导管自下颌下腺的深部发出,长约 5cm,行走于下颌舌骨肌与舌骨舌肌之间,开口于舌系带两侧的舌下肉阜。因行程长而弯曲,唾液在导管内运行缓慢,加之导管开口较大,常有异物进入,易形成结石而造成导管堵塞。

(三)舌下腺

舌下腺是大唾液腺中最小的一对。位于舌下区,口底黏膜舌下皱襞的深面,下颌舌骨肌上面。有很多短而细小的导管排列在腺体上缘,直接开口于舌下皱襞的表面。分泌物黏稠,若导管口受损,常使腺液潴留形成囊肿。

第二节　口　　腔

口腔以牙列为分界线,将口腔分为牙列内的固有口腔和牙列外围的口腔前庭两部分(图 3-1-5)。口腔为消化道的起始部,具有重要的生理功能,它参与摄食、吸吮、咀嚼、味觉、消化、吞咽、语言与辅助呼吸等。

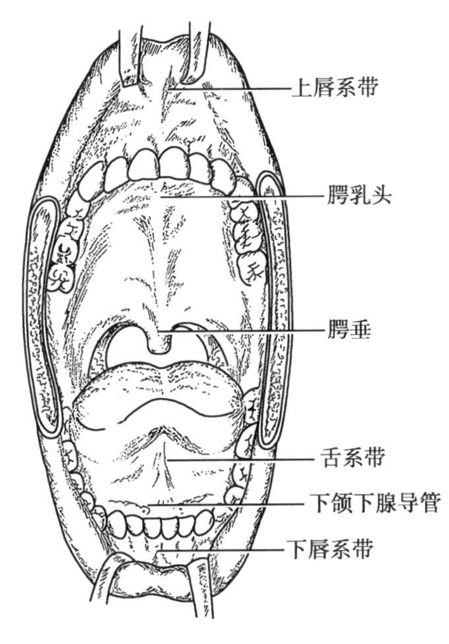

图 3-1-5　口腔解剖示意图

(一)口腔前庭

口腔前庭为唇、颊与牙列、牙槽突及牙龈间的潜在腔隙。在口腔前庭各壁上,有很多具有临床意义的解剖标志。

1. 口腔前庭沟　为唇、颊黏膜移行于牙槽黏膜而形成的沟槽,构成口腔前庭的上下界,前部称龈唇沟,后部称龈颊沟。黏膜下组织松软,是局部麻醉常用的穿刺部位及手术切口部位。

2. 上、下唇系带　为前庭沟中线上呈扇形或线形的黏膜小皱襞。上唇系带较下唇系带明显。个别新生儿出生后唇系带不退缩,造成与牙龈之间附着过低,引起中切牙之间缝隙过宽,临床上称之为唇系带过短。制作义齿时,基托边缘应注意避让。

3. 腮腺导管口　在平对上颌第二磨牙牙冠的颊黏膜上有一乳头状突起,腮腺导管开口于此。可在此检查腺体分泌情况或行腮腺导管造影注射。

4. 颊脂垫尖　大张口时,上、下颌之间的颊黏膜上有一三角形隆起,称颊脂垫尖,其深方为疏松结缔组织包裹的脂肪组织,是下牙槽神经麻醉的重要标志。

5. 翼下颌皱襞　为伸延于上颌结节后内方向下的黏膜皱襞,其深面为翼下颌韧带,是下牙槽神经麻醉与翼下颌间隙感染切口的重要标志。

(二)唇

上界为鼻底,下界为颏唇沟,两侧以唇面沟为界,口裂将其分为上、下唇两部分。上、下唇游离缘系皮肤黏膜移行区,称为唇红,上唇正中唇红呈珠状向前、下方突出为唇珠,唇红与皮肤交界处为唇红缘。上唇正中鼻小柱下方有一纵行浅沟称人中,这些解剖部位在唇部手术及美容整形中均为重要标志。唇部皮肤富有毛囊、皮脂腺与汗腺,为颜面疖痈的好发部位。口轮匝肌在唇部呈环状分布以开闭口裂,损伤或手术时应注意缝合肌层,以免愈合后形成较宽的瘢痕。供应唇部血液的上、下唇动脉来自颌外动脉,在唇红缘处形成冠状动脉环,非常表浅,在外伤或手

术时常用手指夹住实施止血。唇部黏膜下有很多小黏液腺，开口于黏膜，腺管受损伤阻塞时，易形成黏液腺囊肿。

（三）颊

上界为颧骨下缘，下界为下颌骨下缘，前以唇面沟、后以咬肌前缘为界。由皮肤、皮下组织、表情肌、颊脂体、颊肌和黏膜等构成。血供丰富，其内有面神经分支经过并支配其运动，组织松弛、具有弹性。

（四）腭

为固有口腔的顶盖。分隔口腔与鼻腔，参与发音、语言及吞咽等运动。由前部 2/3 硬腭与后部 1/3 软腭所组成。

1. 硬腭　呈穹窿状，由上颌骨的腭突与腭骨水平板构成支架，表面覆以软组织。口腔面覆以致密的不易移动的黏骨膜，能够耐受摩擦与咀嚼压力。硬腭中线处纵形黏膜隆起称腭中缝，此处无黏膜下层。腭前部中缝两侧有横向黏膜皱襞，两中切牙的腭侧有一黏膜隆起称切牙乳头，深面为切牙孔，是鼻腭神经血管的出口，为腭前部局部麻醉的重要标志。在硬腭后缘前方约 0.5cm，腭中缝与上颌第三磨牙腭侧龈缘连线的中外 1/3 处黏膜上有一浅凹陷，其深面为腭大孔，腭前神经与腭大血管经此孔走行，分布于后牙腭侧牙龈与黏骨膜。

2. 软腭　附着于硬腭后缘向后下延伸，软腭后缘游离，中央呈小舌状为腭垂，两侧有两个皱襞向下移行为舌腭弓与咽腭弓，其间为扁桃体窝，容纳腭扁桃体。软腭唯一能动的肌肉膜样隔，厚约 1.0cm，内有腭帆张肌、腭帆提肌、舌腭肌、咽腭肌、腭垂肌等 5 对细小肌肉，与咽部肌肉协调运动，完成腭咽闭合，对呼吸、吞咽、语言等功能起重要作用，软腭的口腔面黏膜下有很多小黏液腺。

（五）舌

为口腔重要的活动器官，占据整个固有口腔，由舌内和舌外两组肌肉协调完成各种复杂运动，在言语、咀嚼、味觉和吞咽功能活动中发挥重要作用。舌上面拱起称舌背，按其形态结构和功能的不同，分为舌前部 2/3 的舌体和舌后部 1/3 的舌根两部分。其间有“Λ”形的界沟分界，界沟尖端有舌盲孔。舌体部黏膜遍布舌乳头，共有以下 4 种：①绒状的细小乳头数目最多，为丝状乳头，司一般感觉。②分散在丝状乳头间稍大的红色乳头为菌状乳头，司味觉。③在界沟前方人字形排列、体积最大的乳头称轮廓乳头，司味觉。④在舌侧缘后部皱襞状突起为叶状乳头，司味觉。舌根部黏膜无乳头，有很多淋巴组织构成的大小不等的突起，称舌扁桃体。

舌系带延长术（视频）

舌下面称舌腹，黏膜薄而光滑，返折与舌下口底黏膜相延续，正中的黏膜皱襞称舌系带，有的儿童舌系带附着靠近舌尖且粗短，限制舌体运动，使舌不能伸出口外并向上卷起，称为舌系带过短，对影响正常发音者需要手术加以矫正。舌部的血液供应来自舌动脉。舌的神经支配复杂，前 2/3 的感觉为舌神经，后 1/3 的感觉为舌咽神经及迷走神经，味觉为参与舌神经的面神经鼓索，运动为舌下神经。舌的淋巴丰富而且引流广泛，多引流至颏下、颌下或颈深上淋巴结群，加上舌的血供充足，运动频繁，所以舌部一旦出现癌肿容易早期发生转移。

（六）口底

位于舌体之下，下颌舌骨肌和舌骨舌肌之上，周围被下颌骨体部所包绕，后部与舌根相连，由疏松结缔组织构成。舌系带两侧各有一黏膜突起称舌下肉阜，是颌下腺与舌下腺的开口处。舌下肉阜向后的延伸部分称颌舌沟，沟前部的黏膜隆起称舌下皱襞，其深面有舌下腺、颌下腺导管和舌神经、舌动脉走行，位置非常表浅，在这个部位进行各种外科操作时应注意保护这些重要的解剖结构，避免损伤。

第三节　牙体牙周组织

（一）牙齿的发育与萌出

牙齿的发育是一个长期和复杂的过程。人一生中有两副牙齿，根据萌出时间和形态分为乳牙和恒牙。乳牙一般从胚胎第 2 个月开始发生，到 3 岁多牙根完全形成。恒牙在胚胎第 4~5 个月开始发

生，到 20 岁左右才完全形成。每个牙齿的发育过程都包括生长期、矿化期和萌出期，这种复杂的发育过程是机体其他器官所没有的。

牙齿萌出有以下特点。

1. 牙齿萌出有一定次序，萌出先后与牙胚发育的先后一致。

2. 牙齿萌出有比较恒定的时间性，但范围较宽。

3. 左右同名牙多同期出龈。

4. 下颌牙萌出略早于上颌的同名牙。

5. 牙齿数量比较恒定，乳牙共 20 颗，恒牙 28~32 颗。

（二）牙的组成

1. 外部观察　从外观上看，牙体由牙冠、牙根及牙颈三部分组成。

（1）牙冠：是牙体外层被牙釉质所覆盖的部分。正常情况下，牙冠的大部分显露于口腔内，邻近牙颈部的小部分被牙龈所覆盖。将显露于口腔的牙龈以外的牙体部分称为临床牙冠，其牙冠与根以牙龈为界；而解剖牙冠是以牙颈部为界的牙冠。

（2）牙根：在牙体外层由牙骨质覆盖的部分称牙根。正常情况下牙根完全被包埋于牙槽骨的牙槽窝内，其周围由牙周韧带所悬吊，是牙齿的支持部分。牙根的数目和形态也随功能而有所不同。前牙用于切割食物，功能简单，多为单根；后牙用于捣碎研磨食物，功能复杂，多为 2~3 根。牙根从颈部至根分叉的一段称为根柱，其尖端称为根尖。每个根尖有小孔，称为根尖孔，是牙髓出入牙体的通道。

（3）牙颈：牙冠与牙根交界处呈一弧形曲线，称为牙颈，又称颈缘或颈线。

2. 剖面观察　从牙体的纵剖面可见牙体由 3 种硬组织（牙釉质、牙骨质、牙本质）和一种软组织（牙髓）组成。

（1）牙釉质：位于牙冠表层、半透明的白色硬组织，是牙体组织中高度钙化的最坚硬组织。

（2）牙骨质：构成牙根表层、色泽淡黄的硬组织。

（3）牙本质：是构成牙主体的硬组织，色淡黄，位于牙釉质与牙骨质的内层，其所围成的空腔称为牙髓腔。在根尖处形成一小孔称为根尖孔，是牙髓腔通向牙周组织的唯一通道。

（4）牙髓：是牙髓腔内的疏松结缔组织，内含血管、神经和淋巴管。

（三）牙的分类及牙位记录法

1. 牙的分类　按牙齿的萌出和存留时间分为乳牙和恒牙。

（1）乳牙：婴儿出生后 6 个月左右牙开始萌出，至 2 岁半左右陆续萌出 20 颗牙，这 20 颗牙称为乳牙。最早萌出的乳牙是下颌乳中切牙，依次为乳侧切牙、第一乳磨牙、乳尖牙和第二乳磨牙。自 6~7 岁乳牙开始陆续脱落，为新生的恒牙所替换，至 12~13 岁，所有的乳牙被恒牙替换完毕。乳牙是儿童的咀嚼器官，对消化和营养物质的吸收，刺激颌骨正常发育及引导恒牙的正常萌出都极为重要。乳牙分为乳切牙、乳尖牙和乳磨牙 3 类。

（2）恒牙：是继乳牙后的第二副牙列，脱落后再无牙齿萌出而替代之。最早萌出的恒牙是下颌第一恒磨牙，约 6 岁在第二乳磨牙的远中萌出，不替换任何乳牙。依次萌出顺序为中切牙、侧切牙、第一前磨牙、尖牙、第二前磨牙、第二磨牙和第三磨牙，第三磨牙一般在 18 岁左右开始萌出，俗称智齿。近代人由于食物精细而质软，颌骨的生长有退化趋势，骨量减少，牙量不变，因此，第三磨牙常埋伏、阻生甚至先天缺如。

6~7 岁以后，直到 12~13 岁，乳牙渐为恒牙所替换，此时期称为替牙期，或为混合牙列期。12~13 岁以后为恒牙期，12~13 也是一般矫治的最佳时期。

2. 牙位记录法　目前临床上常用的方法是部位记录法和国际牙科联合会系统记录法。

（1）部位记录法：以“十”符号将上、下牙弓分为 4 区。符号的水平线用于区分上、下；垂直线用于区分左、右。┘代表患者的右上区，称为 A 区；└代表患者的左上区，称为 B 区；┐代表患者的右下区，称为 C 区；┌代表患者的左下区，称为 D 区。用阿拉伯数字 1~8 分别依次代表中切牙至第三磨牙；用罗马数字Ⅰ~Ⅴ分别依次代表乳中切牙至第二乳磨牙。

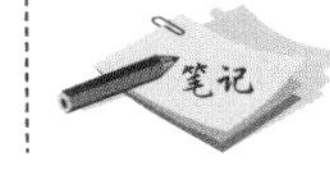

1）乳牙的临床牙位：用罗马数字书写表示如下。

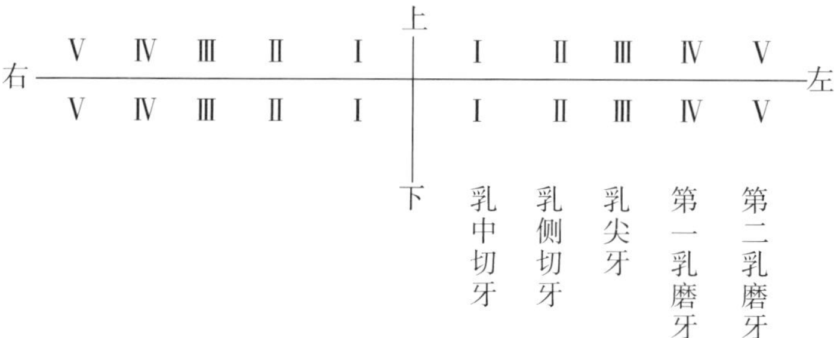

2）恒牙的临床牙位:用阿拉伯数字书写如下。

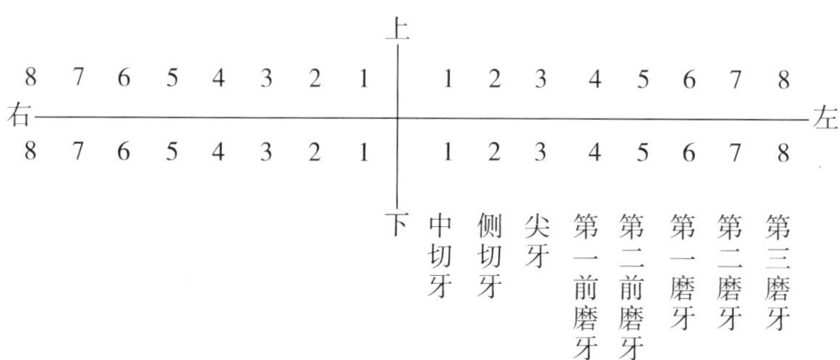

（2）国际牙科联合会系统记录法:国际牙科联合会系统（FDI）记录牙位时,用两位阿拉伯数字表示。第一位数字 1 代表右上区,2 代表左上区,3 代表左下区,4 代表右下区,5 代表乳牙右上区,6 代表乳牙左上区,7 代表示乳牙左下区,8 代表示乳牙右下区;第二位数字则表示特定位置的牙。

1）恒牙编号

右	18	17	16	15	14	13	12	11	21	22	23	24	25	26	27	28	左
	48	47	46	45	44	43	42	41	31	32	33	34	35	36	37	38	

2）乳牙编号

右	55	54	53	52	51	61	62	63	64	65	左
	85	84	83	82	81	71	72	73	74	75	

例如:#46 表示右下颌第一磨牙;#72 表示左下颌乳侧切牙。

（四）牙髓腔解剖

牙髓腔位于牙体中部,髓腔内充满牙髓。牙髓由根尖部的根尖孔、侧孔等与牙周组织相交通,髓腔各部名称如下。

1. 髓室　为髓腔位于牙冠及牙根颈部的部分,其形状与牙冠的外形相似。前牙髓室与根管无明显界限;后牙髓室呈立方形,分顶、底及四壁,是髓腔中较宽阔的部分,下方有根管口通向牙根管。

2. 根管系统　根管系统是髓腔除髓室以外的部分,包括根管、管间吻合、根管侧支、根尖分歧、根尖分叉及副根管,它们共同组成根管系统。根管位于牙根内。每个牙仅有 1 个髓室,而每个牙根内却不一定只有 1 个根管。根管与牙周组织沟通的孔,称为根尖孔,牙髓的血管神经由这里与牙周组织交通。当牙髓因炎症水肿或化脓时,如牙体密闭则疼痛剧烈不易缓解,最终通过根尖孔导致牙周及根尖周组织炎症。

（五）牙周组织

牙周组织包括牙龈、牙槽骨、牙周膜和牙骨质。上述组织共同完成支持牙的功能,所以牙周组织又称为牙支持组织。

1. 牙龈　牙龈为包围和覆盖在牙颈部和牙槽突边缘的口腔黏膜,质地坚韧,呈浅粉红色。按其与牙齿和牙槽骨的关系,可分为游离龈、附着龈和牙间乳头三部分。

（1）游离龈:游离龈是指牙龈边缘不与牙面附着的部分。其色泽较附着龈稍红,游离可动。与牙面之间有一狭小的空隙,称为龈沟,平均深度 1.8mm。龈沟底部为结合上皮冠方,内壁为牙面,外壁衬以龈沟上皮。龈沟底的位置因年龄而异，青年时位于釉质面上，成年退至釉质牙骨质界，老年时可达牙骨质。

(2) 附着龈：附着龈位于游离龈的根方，紧密附着在牙槽嵴表面。附着龈呈粉红色，质地坚韧，表面有许多点状凹陷，称为点彩。炎症水肿时，点彩可消失。

(3) 牙间乳头：牙龈充填于相邻两牙的牙间隙部分称牙间乳头，亦称龈乳头。后牙颊(腭)侧，牙邻面接触点下牙龈低平凹下像山谷，称龈谷。龈谷区的牙龈脆弱，不易清洁，易形成菌斑和牙石，受炎症刺激，牙龈炎的发生率高于其他部位。

2. 牙槽骨 牙槽骨是上、下颌骨包围和支持牙根的部分，亦称牙槽突。与颌骨体之间并没有明确的界限。牙槽骨是人体骨骼中最为活跃的部分。它不但随着牙齿的生长发育、脱落替换和咀嚼压力而变动，而且随着牙齿的移动而发生着不断的改建。牙槽骨受压力时吸收、受牵引力时增生，临床上利用此特性对牙齿行正畸治疗，将牙齿排列整齐。

3. 牙周膜 牙周膜是致密的结缔组织，环绕牙根，位于牙根与牙槽骨之间，在根中 1/3 处最薄。牙周膜中的胶原纤维一端埋入牙骨质，另一端埋入牙槽骨中，将牙齿固定在牙槽窝内，具有悬韧带的作用，能抵抗和调节牙齿所承受的咀嚼压力，亦称牙周韧带。

4. 牙骨质 牙骨质覆盖于牙根表面，硬度和骨质相似。虽然牙骨质是牙体组织的一部分，但它参与了使牙稳固于牙槽窝内、承受和传递力的生理功能，还参与牙周病变的发生和修复，它的新生也来源于牙周膜细胞，故将其视为牙周组织的组成部分。

本章小结

本章重点介绍了口腔颌面部境界分区，颌面诸骨、肌肉、血管、淋巴、涎腺的正常解剖形态结构与生理功能；口腔各部位的重要解剖标志；牙齿的发育和萌出、牙齿的分类与记录方法，牙髓腔以及牙体牙周组织的解剖。本章内容与口腔临床医学关系密切，学生在学习本章内容时，应树立局部和整体统一的观点，形态与功能相互联系的观点，应理论联系实际，应当通过观察解剖标本、牙体模型、解剖图谱及视频等信息化教学多媒体进行学习。

(何 伟)

扫一扫，测一测

思考题

1. 简述下颌骨容易出现骨折的部位。
2. 简述颌面部危险三角区的位置和临床意义。

第二章　口腔颌面部检查

学习目标

1. 掌握：常用口腔检查器械的名称、功能及使用方法；牙齿松动度检查方法；颌面部检查要点及临床意义。
2. 熟悉：问诊、视诊、探诊、触诊及叩诊方法；颈部检查和唾液腺检查方法。
3. 了解：口腔检查前的准备工作；辅助检查的常用方法和临床意义。
4. 能够规范完成口腔颌面部检查的临床操作技能，学会综合判断和分析能力；提高临床诊断和治疗能力。

口腔及颌面部是人体的重要组成部分，当其发生疾病时，不仅可以引起咀嚼功能障碍影响进食，还可能引起机体其他部位发生病损，而某些全身系统性疾病也可以在口腔及颌面部出现表征。因此，口腔及颌面部检查是诊断和治疗口腔颌面部疾病的基础，也是全身检查的一部分。检查时应具备整体观念，重点检查牙齿、牙周、口腔黏膜、颌骨及颌面部组织器官，必要时还应进行辅助检查和全身检查。根据各项检查结果，经过综合判断和分析，方可作出正确诊断，才能达到合理、有效的治疗。

一、检查前准备和常用检查器械

（一）口腔检查前准备

请被检者靠坐在治疗椅上，将椅位调节至其舒适且便于检查者操作的位置。检查者取坐位，通常位于被检者头部的右侧或右后侧。检查上颌时，被检者头部略后仰，上牙平面与地面约呈45°角，高度比检查者肘部略高；检查下颌时，下牙平面与地面平行，高度约与检查者肘部平齐。调节冷光源，保证检查区域光照充分。

（二）常用检查器械

口腔检查时常使用一次性无菌口腔包，内有口镜、镊子和探针。

1. 口镜　可用于牵拉唇、颊、口角或推压舌体；利用镜面反光可以观察直视不到的部位并增强照明；镜柄可用于叩诊。

2. 牙科镊子　为口腔专用镊，用于夹持敷料、药物，进行局部擦拭或涂药，亦可夹持牙齿检查其松动度。镊柄亦可用于叩诊。

3. 牙科探针　头尖细，一端呈弧形，另一端呈弯角形。用于探查牙体缺损、裂隙、龋洞深浅及敏感部位，亦可探查龈下结石及瘘管方向。另有带刻度的钝头牙周探针专门用于探测牙周袋深度。

二、检查方法

（一）牙体与牙周检查

1. 问诊　询问患者就诊的主要原因，疾病的发生、发展、治疗经过及效果、既往史、家族史等。如为牙痛，应问清疼痛部位、时间、诱因、疼痛性质和程度。

2. 视诊 观察牙齿的排列咬合，注意其形态、色泽、数目，有无龋坏、残根及牙石等；观察牙龈的颜色、有无肿胀、增生、萎缩、出血、溃烂、溢脓和瘘管等。

3. 探诊 探查龋洞或缺损的部位、深浅、大小，有无探痛及牙髓是否暴露等。当有充填物时，应探查其密合程度及有无继发龋或牙隐裂等。还可探查牙周袋深度、龈下结石情况、瘘管方向等。

4. 叩诊 用口镜柄或镊柄垂直和侧方轻叩牙齿，检查患牙是否存在叩击痛。

5. 牙齿松动度检查 多用牙科镊子操作，前牙用镊子夹持牙冠的切端；后牙将镊尖合拢置于殆面中央，按摇镊子观察牙齿是否存在松动情况，如有松动通常按以下方法分度：

Ⅰ度松动：牙齿颊（唇）舌向松动，幅度<1.0mm。

Ⅱ度松动：颊（唇）舌向松动，幅度1.0~2.0mm，伴近远中方向活动。

Ⅲ度松动：颊（唇）舌向、近远中向均有松动，幅度>2.0mm，且可伴有上下垂直活动。

牙齿松动度检查（视频）

6. 牙髓活力检查 临床上常用温度测试和电牙髓检测器来判断牙髓是否患病、病变的发展阶段和牙髓的活力是否存在。正常牙髓对温度和电流的刺激有一定的耐受量，如发生炎症则对刺激反应敏感；如发生变性或坏死，则反应迟钝或消失。

温度测试法包括：冷测法和热测法。冷测法常选用冷水、冰块、氯乙烷、二氧化碳等刺激源置于患牙唇（颊）面颈1/3处进行测试；热测法常选用热水、热牙胶棒或热蜡刀等刺激源置于同处。电流测试法需要使用电牙髓活力计进行检查。

7. 触诊（扪诊） 用手指扪压牙龈缘或根尖部牙龈，观察有无溢脓、压痛或波动，有助于牙周病和根尖病的诊断。

8. 嗅诊 借助医生的嗅觉帮助诊断。如坏疽的牙髓组织有特殊的腐臭味；坏死性牙龈炎有特殊的腐败腥臭味；某些全身疾病如糖尿病患者，其口内常有丙酮样或“烂苹果”味。

牙髓活力测试结果判读

患牙在测试中表现出的不同反应，对判断牙髓状态具有重要临床意义。正常情况下，牙髓对温度和电流的刺激有一定的耐受量。在测试过程中，如出现短暂的轻、中度感觉或不适反应（与对照牙一样），表示牙髓活力正常；出现疼痛或酸痛反应，但刺激去除后疼痛立刻消失，表示牙髓敏感，多为可复性牙髓炎的反应；如引发牙齿疼痛或加剧原有疼痛，刺激去除后仍持续一段时间，多为不可复性牙髓炎的反应；如出现快速、剧烈疼痛，为急性牙髓炎的反应；出现迟缓且不严重的疼痛，为慢性牙髓炎的反应；热诊加重，冷诊缓解，为急性化脓性牙髓炎的反应；如无任何反应，则表示牙髓已经发生坏死。

（二）口腔颌面部其他组织检查

口腔颌面部其他组织的检查包括问诊、视诊、触诊和听诊等基本检查法。

1. 颌面部检查 观察面部表情和意识是否异常，可能是某些口腔颌面部疾病的表征，也可能是各种全身疾病的反应，如面神经麻痹时，常见一侧面部表情消失。观察颌面部外形左右是否对称，上、中、下比例是否协调，有无凸出或凹陷，皮肤的色泽、质地和弹性有无异常，对疾病的诊断都具有一定的临床意义。

2. 颌骨检查 左右是否对称，有无突起肿物及其软硬程度；上、下颌骨各部位扪诊，有无压痛及活动异常，开闭口运动和咬合情况及髁状突动度等。

3. 颈部检查 外形、皮肤色泽是否异常，有无肿胀、畸形、瘘管。如有肿块应进一步确定其性质。颈部及周围淋巴组织有无肿大，并注意其大小、数目、硬度、活动度以及是否有压痛、红肿等。

4. 涎腺检查 采用两侧对比的方法，检查腺体的大小、有无肿块、压痛、导管口分泌情况及分泌物性质等。颌下腺及舌下腺检查常用双合诊法，可以清晰扪及腺体的大小、压痛、导管结石及肿块等情况。

5. 其他 唇部有无皲裂、溃疡或肿块，腭部有无糜烂、溃疡、肿块、畸形。还应注意观察舌黏膜、舌乳头、舌苔、舌运动，舌系带情况等。

（三）辅助检查

1. X线检查 包括牙片、咬合片、全口曲面断层片等。它是检查口腔及颌面部硬组织疾病的常用方法，在很多口腔疾病的治疗中不可或缺。

2. 计算机断层扫描（CT） 常用于辅助颌面部深部疾病的诊断，其高分辨率及断层显示对颌面部肿瘤、外伤、炎症等疾病的诊断具有重要意义。

3. 磁共振成像检查（MRI） 磁共振完全不同于传统的X线和CT，它是一种生物磁自旋成像技术，对身体没有辐射创伤。磁共振所获得的图像异常清晰、精细、分辨率高，对比度好，信息量大，对软组织层次显示能力突出，在颌面部软组织疾病的诊断中非常重要。

4. 超声波检查 利用超声波的反射原理来探知组织内部的情况，是一种无创检查，临床应用广泛。尤其是在颈部淋巴结、唾液腺肿瘤等软组织疾病的探测和血管的血流动力学观察方面有其独到之处。

5. 病理活组织检查 在病变部位或可疑病变部位取少量组织进行冷冻或常规病理检查，简称为活检。在多数情况下，活检结果可以作为最可靠的诊断依据。常用于口腔及颌面部肿瘤类疾病的诊断。

本章小结

本章重点讲解了口腔及颌面部检查常用器械的使用和临床常用检查方法；简要阐述了辅助检查方法和临床意义。正确的口腔及颌面部检查是诊断和治疗口腔颌面部疾病的基础。同学们可以利用本章所学知识在实训课中进行操作练习，以加深对理论知识的理解和掌握，提高动手实践能力和临床诊疗能力，为后续课程的学习奠定坚实的基础。

（王　锐）

扫一扫，测一测

思考题

1. 简述口腔常用检查器械的种类和使用方法。
2. 简述口腔及颌面部的检查方法。

第三章 牙体牙髓牙周组织疾病

学习目标

1. 掌握：龋病、急性牙髓炎、慢性牙髓炎的临床表现及治疗；急性根尖周炎、慢性根尖周炎的临床表现；牙龈炎、慢性牙周炎的临床特征及治疗。

2. 熟悉：龋病、牙髓炎、根尖周炎的病因；牙龈炎、牙周炎的始动因素。

3. 了解：牙体牙周疾病的诊断方法；急性牙髓炎、急性根尖周炎的应急治疗措施。

4. 具备对牙体牙周疾病的检查，进行初步诊断，进行一般治疗的能力。

5. 拥有一定的临床思维能力，具备科学严谨的工作态度和实事求是的工作作风；具有良好的医学工作者应有的职业道德和行为规范。

第一节 龋 病

龋病（dental caries）是在以细菌为主的多种因素影响下，牙体硬组织发生慢性进行性破坏的疾病。其临床特征是牙齿硬组织在色、形、质等方面发生变化。初期龋坏部位硬组织发生脱矿，釉质呈白垩色，继续发展，龋坏发展到牙本质层，致牙体缺损，形成龋洞。

龋病发病率高，危害大，一方面随着牙体硬组织的不断破坏，逐渐造成牙冠缺损，形成残根，甚至患牙丧失破坏咀嚼器官的完整性，影响牙齿正常的咀嚼、辅助发音、美观等重要生理功能；另一方面，病变向牙体深部发展后，可引起牙髓病、根尖周病、颌骨炎症、颌面部间隙感染等并发症（图 3-3-1），还可成为口腔病灶，引起远隔脏器的病灶感染性疾病。因此，防龋治龋尤为重要，世界卫生组织（WHO）已将其与心血管疾病和癌症并列为人类三大重点防治疾病，应引起足够重视。

【病因】

龋病是一种多因素性疾病，由四种相互作用而形成，即细菌、食物、宿主及时间（图 3-3-2）。

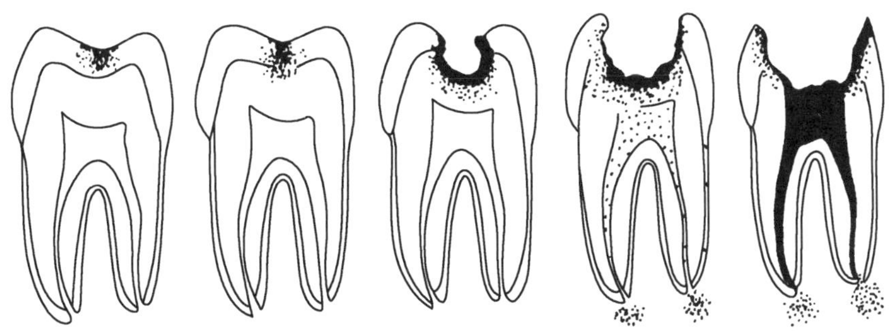

图 3-3-1 龋病的发展过程

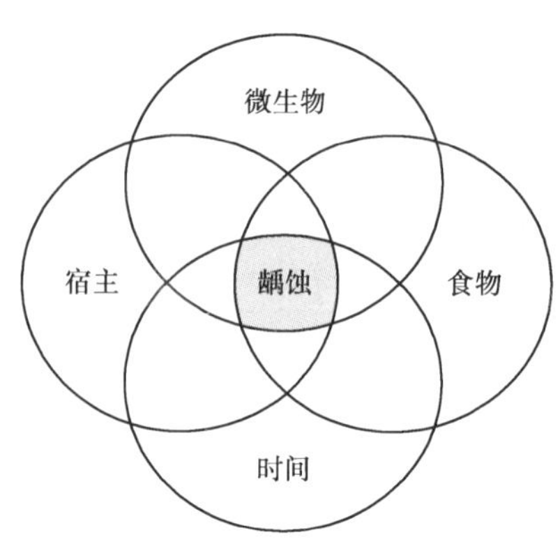

图 3-3-2 龋病病因的四联因素理论

1. 细菌 龋病是一种细菌感染性疾病，是导致龋病发生的先决条件。口腔的主要致龋菌有：变形性链球菌、乳酸杆菌、放线菌，其中最主要的致龋菌为变形性链球菌。致龋菌致龋是以牙菌斑的形式存在，牙菌斑是一种黏稠的、非钙化的膜状细菌团块，紧密地附着于牙面上，不易被唾液和漱口冲洗掉。位于牙齿的点、隙、裂、沟、邻接面及牙颈部等不易清洁的部位，菌斑成熟后，致龋菌代谢食物中的蔗糖产酸使 pH 下降，导致牙体硬组织脱矿，形成龋病。

2. 食物 食物在口腔内的局部作用与龋病的关系非常密切。精制食物，尤其是碳水化合物，易附着于牙体表面，成为菌斑的主要物质。各种糖类致龋能力不同，蔗糖的致龋能力最大，对龋病的发生起重要的促进作用，其次是葡萄糖、麦芽糖、果糖等。其程度与糖的物理性状、摄入量、频率、时间和方式有关。纤维性食物如蔬菜、肉类等对牙面有机械性摩擦与清洗作用，且不容易发酵，不利于龋病的发生。

3. 宿主 主要是指牙齿、唾液与机体的全身状态三方面。

（1）牙齿：牙齿的沟、窝、点、隙、邻面、颈部以及牙拥挤、重叠、错位等均易积存牙菌斑，利于龋病的发生。釉质钙化不全、发育不良的牙齿也易患龋。

（2）唾液：唾液量与质的变化、缓冲能力的大小以及抗菌系统的变化，都对龋病发生过程有着密切关系，唾液分泌量少、流速慢，易患龋。口腔颌面部放射治疗后及口干的人，可出现多个牙齿龋坏，且发展速度很快，称为猖獗龋。

（3）全身状态：营养状态差、某些矿物质（如氟、钙、磷等）、维生素的缺乏等都是致龋因素。一些全身系统性疾病，内分泌紊乱、遗传因素等与龋病的发生也都有一定关系。

4. 时间因素 龋病发病的每个过程都需要一定的时间来完成，因此保持口腔卫生、控制菌斑，减少糖类食物在口腔内停留的时间，可在龋病的预防工作中起重要作用。

【临床表现】

1. 龋病的好发牙和好发部位 龋病好发于磨牙，恒牙列的患龋顺序依次为：下颌第一、二磨牙，上颌第一、二磨牙，上、下颌前磨牙，上颌切牙，上、下颌尖牙，下颌切牙；乳牙列的患龋顺序依次为：下颌第二乳磨牙、上颌第二乳磨牙、第一乳磨牙、上颌乳前牙、下颌乳前牙。好发牙面依次为：咬合面、邻面、颊面、舌面。

2. 病变程度 临床按照龋坏的程度，将龋病分为浅龋、中龋和深龋（图 3-3-3）。

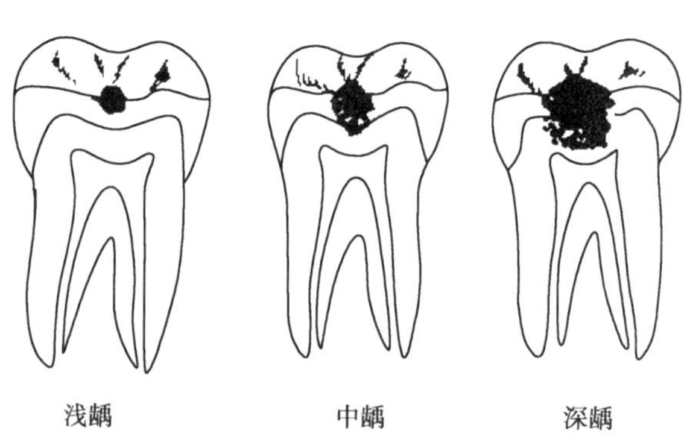

图 3-3-3 龋病的病变程度

（1）浅龋：病变仅限于釉质或牙骨质，患者无任何自觉症状。分窝沟浅龋和平滑面浅龋。窝沟浅龋表现为釉质呈白垩色或墨浸状，探针插入窝沟内有粗糙感或卡探针尖。平滑面浅龋常位于邻面接触点的根方，龋坏部位的釉质表面脱钙、粗糙，形成白垩色或黄褐色、不透明、无光泽的斑块。

（2）中龋：病变发展到牙本质浅层，患牙对冷、热、酸、甜刺激较为敏感，但刺激去除后症状立即消失。检查可见龋洞形成，洞内有着色的软化牙本质与食物残渣，去净龋坏组织，病变达牙本质浅层。

（3）深龋：病变发展到牙本质深层，距牙髓组织较近，遇冷、热、酸、甜刺激或食物嵌入龋洞内均可引起疼痛，刺激去除，疼痛立即消失，无自发性疼痛。检查可见明显龋洞，呈棕黑色，洞内软化牙本质较多，去净龋坏组织距离髓腔较近，但无穿髓点。

【诊断】

根据龋的色、形、质改变的特征，通过详细询问病史，仔细观察牙齿的颜色改变，用探针仔细探查好发牙齿的好发部位，大多可以确诊。主要的诊断方法有：

1. 问诊　详细的询问病史。浅龋患者无自觉症状，龋病发展到牙本质层有冷热酸甜敏感或疼痛症状，刺激去除疼痛立即消失，绝无自发痛。

2. 视诊　观察牙齿的形态、色泽变化，可初步判断龋坏的性质和程度。

3. 探诊　探查龋洞的位置、深度和范围，有无探痛。

4. X线检查　拍摄X片可以观察龋病的部位、深度以及与牙髓腔的关系等。

5. 牙髓活力温度测试　冷热诊测试均正常。

【治疗】

龋病治疗的目的在于终止病变的进展，恢复牙齿原有形态和功能，保持牙髓的生理活力。龋病是一种慢性进行性疾病，牙体硬组织一旦破坏形成缺损，难以再生，临床多采用充填修复治疗。治疗原则是针对不同程度的缺损，采用不同的治疗方法。一般来说，早期龋可采用保守治疗；有牙体硬组织缺损时采用充填治疗；深龋近髓时，先采用保护牙髓的措施，再进行充填治疗。

1. 龋病的保守治疗　对未形成龋洞的浅龋和乳牙范围较大而表浅、无法制备洞形的浅龋，可采用药物治疗、窝沟封闭等治疗，此种方法可达到停止病变发展的作用，但不能恢复牙齿的形态。

（1）药物治疗：去净龋损的腐质，暴露病变部位，隔离唾液并擦干牙面，用75%氟化钠甘油糊剂、8%氟化亚锡溶液、含氟凝胶等多种氟化物，反复涂擦龋坏部位3~5min。

（2）窝沟封闭：是预防窝沟龋的有效方法。使用封闭剂，将牙齿的窝沟与口腔环境隔绝，阻止细菌及其产生的酸性产物等致龋因子进入窝沟。临床操作步骤包括：清洁牙面、隔湿、酸蚀、涂布封闭剂、固化。

2. 龋病的充填修复治疗　彻底去除龋坏组织，按照要求制备成洞形，选择合适的材料充填患牙，恢复牙体的解剖形态和生理功能。包括制备洞形、术区隔湿、窝洞的垫底、充填三大步骤。

（1）制备洞形：基本原则是去净龋坏组织，保护牙髓和牙周组织，尽量保留健康的牙体组织，窝洞具备良好的抗力形和固位形。

（2）术区隔湿：防止唾液进入窝洞，污染洞壁。常用的隔湿方法有棉卷隔湿、橡皮章隔湿等方法。

（3）窝洞的垫底、充填：为了隔绝充填材料和外界的刺激，对于较深的窝洞，需要首先用绝缘性能好的材料，如聚羧酸锌粘固剂、磷酸锌粘固剂等进行垫底。垫底后选用充填材料，如银汞合金、复合树脂等进行永久充填，恢复牙齿的形态和功能。

患者男，38岁。左上后牙冷热刺激疼2个月。近2个月来，左上后牙进食饮冷热水时酸痛，无自发痛。检查：左上第一磨牙远中邻面牙体变色，探诊可见深龋洞，探痛明显，牙髓活力温度测试正常。X片检查示龋洞透射影像未达髓腔。

请思考：

1. 患者可能的诊断是什么？

2. 治疗原则是什么？

第二节　牙　髓　炎

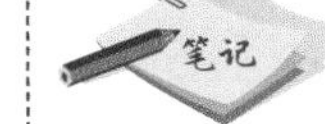

牙髓炎（pulpitis）是牙髓病中最常见的疾病，是指发生在牙髓组织的炎症性疾病。急性牙髓炎主

要表现为剧烈的牙痛，影响患者的生活质量。牙髓的感染可以通过根尖孔扩散到根尖周组织，引起根尖周炎，甚至发展为颌面部炎症，影响全身健康。

【病因】

引起牙髓炎的病因较多，有细菌感染、物理和化学刺激、免疫反应等，其中细菌感染是导致牙髓炎的主要病因。

1. 细菌因素 当龋病、磨损、创伤或医源性因素等破坏牙体硬组织，病原微生物通过牙本质小管或者穿髓孔进入牙髓，引起牙髓的感染，深龋是牙髓感染最常见的感染途径。患有牙周病时，牙周袋内的病原微生物，也可通过根尖孔或侧支根管感染牙髓，造成逆行性牙髓炎。

2. 物理刺激 包括温度、电流、创伤等因素。温度过高超出牙髓组织所能耐受的限度，会引起牙髓反应。口腔内存在两种不同的金属修复体，在唾液中发生电化学反应等，可刺激牙髓引起牙髓炎；牙体的急性或慢性损伤，均可引起牙髓炎。

3. 化学刺激 窝洞消毒剂、垫底材料、充填材料等口腔科材料选择或使用不当，均可引起牙髓炎。

【临床表现】

牙髓组织为疏松结缔组织，虽然有一定的修复和再生能力，但其又被包裹在四周皆为坚硬的牙本质壁内，一旦发生炎症，炎症渗出物无法得到引流，局部组织压力增高，使感染很快扩散到全部牙髓，并压迫神经产生剧烈疼痛。

临床把牙髓炎分为可复性牙髓炎和不可复性牙髓炎。可复性牙髓炎是牙髓组织以血管扩张、充血为主的病理变化，如果能彻底去除致病因素，同时给予适当的治疗，牙髓可以恢复正常，如果刺激持续存在，可发展为不可复性牙髓炎。不可复性牙髓炎常见的是急性牙髓炎和慢性牙髓炎。

1. 急性牙髓炎（acute pulpitis） 主要症状是剧烈牙痛，疼痛的性质具有下列特点：

（1）自发性阵发性剧痛：患牙在未受到任何外界刺激的情况下，突然发生剧烈的自发性尖锐疼痛。炎症早期，疼痛持续的时间较短，缓解的时间较长，到炎症晚期，则疼痛的持续时间延长，缓解时间缩短或疼痛呈持续性。牙髓出现化脓时，可有搏动性跳痛。

（2）夜间痛：由于体位关系，往往在夜间睡眠时疼痛加重。

（3）温度刺激加剧疼痛：冷、热刺激可激发患牙的剧烈疼痛。炎症早期，冷、热刺激均加剧疼痛，炎症晚期，如果牙髓已有化脓或部分坏死，患牙可表现为热刺激加剧疼痛，冷刺激可缓解疼痛。

（4）疼痛不能定位：患者不能明确指出患牙，且疼痛常是沿三叉神经分布区域放射至患牙同侧的上、下颌牙或头面部。

检查：患牙可有深龋或其他牙齿硬组织疾患、充填体或深牙周袋等；探诊常可以引起剧烈疼痛，有时可探及微小穿髓孔；牙髓活力温度测验时，患牙的反应极其敏感。

知识拓展

急性牙髓炎牙痛与三叉神经痛的鉴别诊断

急性牙髓炎牙痛与三叉神经痛均有剧烈的牙痛，疼痛均为自发性、阵发性剧烈疼痛，疼痛沿神经分布区域放射，不能明确定位，临床容易混淆。二者的主要鉴别在于，急性牙髓炎有夜间疼痛，温度刺激痛，检查可有引起牙髓感染的深龋或其他牙体疾病；三叉神经痛较少在夜间发作，对温度刺激不引发疼痛，发作一般有疼痛“扳机点”，患者每次触及该点即诱发疼痛。

2. 慢性牙髓炎（chronic pulpitis） 临床最常见，大多是深龋的进一步发展，也可由急性牙髓炎转变而来。

慢性牙髓炎主要表现是阵发性隐痛或钝痛，有自发痛或自发痛病史，病程较长，患牙可有长期的冷、热刺激痛病史。牙髓活力温度测验时，患牙可表现为迟钝或迟缓性疼痛。根据组织病理及临床表现，将慢性牙髓炎分为慢性闭锁性牙髓炎、慢性溃疡性牙髓炎及慢性增生性牙髓炎三型。

（1）慢性闭锁性牙髓炎：有不定时的自发性钝痛，病史较长，曾有自发痛病史。检查可有深龋，但无穿髓孔。

（2）慢性溃疡性牙髓炎：多无自发性痛，食物嵌塞入龋洞，引使疼痛加剧。检查可有深龋并有穿

髓孔，探及穿髓孔则有剧烈疼痛。

（3）慢性增生性牙髓炎：又称牙髓息肉，是牙髓组织的慢性炎性肉芽组织增生。多为青少年患牙，无明显的自发性痛。检查：龋洞穿髓孔较大，洞内有红色肉芽组织突出，呈蒂状，探不痛而易出血（图 3-3-4）。

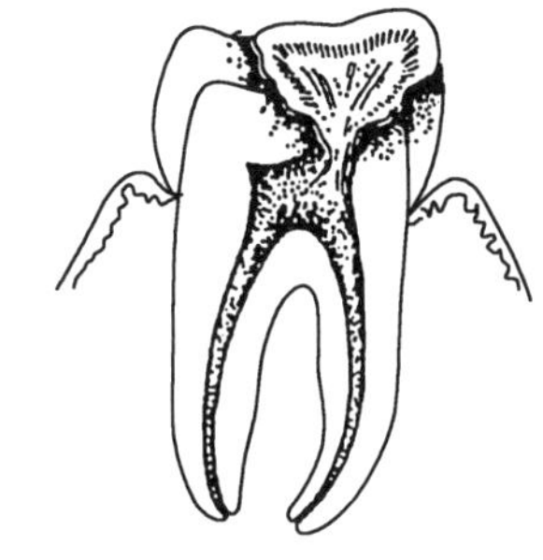

图 3-3-4　慢性增生性牙髓炎

【诊断】

牙髓炎在临床上较为常见，根据病史、疼痛性质、程度、发作方式和病牙的情况，较容易诊断。

1. 急性牙髓炎　根据典型的疼痛症状，检查有引起牙髓病变的牙体损害或深牙周袋等病因，可作出诊断。但患者不能明确指出疼痛部位，必须仔细检查，配合牙髓活力测试可帮助定位患牙，对患牙的确定是诊断急性牙髓炎的关键。临床应与三叉神经痛、上颌窦炎及肿瘤压迫引起的疼痛相区别。

2. 慢性牙髓炎　根据患牙有自发痛和（或）自发痛史，检查有引起牙髓炎的牙体硬组织疾患或其他病因，患牙对温度测验的异常表现及叩诊反应可明确诊断。

【治疗】

牙髓炎的治疗原则是保留活髓或保留患牙，由于牙髓解剖、生理特点保留活髓比较困难，仅用于可复性牙髓炎或年轻恒牙的早期牙髓炎。对于不可复性牙髓炎要尽量保留患牙，维持咀嚼器官的完整性。保留患牙的方法有很多，临床应根据患者年龄、患牙位置、病变类型及程度综合考虑来选择最佳治疗方法，目前临床最常用的治疗方法是根管治疗术。

急性牙髓炎的治疗程序包括应急治疗与专科治疗，慢性牙髓炎主要采用根管治疗术。

1. 应急治疗　对急性牙髓炎患者首要的处理措施是缓解疼痛，常用的方法有：

（1）开髓引流：是急性牙髓炎止痛的最有效措施。临床用高速涡轮钻从髓角处将髓腔穿通，建立引流，缓解髓腔内高压，可立即缓解疼痛。然后用温盐水清洗溢出的渗出物，洞内放置丁香油棉球，引流 1~2d。

（2）药物止痛：若无条件开髓，可将洞内放置丁香油、樟脑酚棉球，同时口服或注射止痛药物，能暂时缓解疼痛。

（3）针灸止痛：常选用合谷为主穴，根据牙痛的不同部位加其他穴位，上牙加四白、迎香、下关、颊车、颧髎等，下牙加承浆、大迎或颊车等穴位，强刺激留针待疼痛缓解。

2. 专科治疗　牙髓病的专科治疗有很多方法，保留活髓的方法有盖髓术、活髓切断术；保留患牙的方法有根管治疗术及牙髓塑化治疗术等方法，目的在于保留患牙，需要特定的器械与专门的训练，患牙经过应急处理，疼痛缓解以后可转专科治疗。

病例导学

患者女，48 岁。左下磨牙隐痛半年，加重 1d。患者于半年前自感左下后牙隐痛，一天前左下后牙出现自发性、阵发性疼痛，逐渐加重，夜间疼痛不能入睡。检查：左下第一磨牙咬合面有深龋洞，探痛明显，牙髓活力温度测试热刺激加剧疼痛，冷刺激缓解疼痛，叩痛（-）。

请思考：

1. 患者可能的诊断是什么？

2. 治疗原则是什么？如何进行应急处理？

第三节　根尖周炎

根尖周炎（periapical periodontitis）是指牙齿根尖部牙骨质及其周围的牙周膜和牙槽骨的炎症，多由于牙髓病的感染通过根尖孔扩散而来。包括急性根尖周炎和慢性根尖周炎。

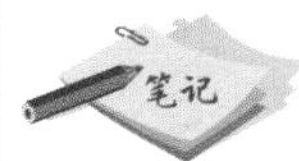

【病因】

引起根尖周病的主要原因是感染，其次是外伤及化学刺激。因根尖周病多由牙髓病发展而来，因此，凡能引起牙髓病的因素，都能直接或间接地引起根尖周病。

1. 感染因素　感染是引起根尖周病的主要原因，感染来源于髓腔，炎症牙髓的病原刺激物通过根尖孔，引起根尖周组织的感染。牙周感染时，存在于深牙周袋内的细菌侵入根尖周组织，也可引起根尖周组织的感染。

2. 创伤因素　牙齿受到各种外力，如碰伤、咬合创伤及医源性损伤等，均可引起创伤性根尖周炎。

3. 化学刺激　治疗牙髓病及根尖周病时，若使用药物不当，如根管治疗时使用的根管消毒剂，渗出根尖孔；牙髓塑化治疗时，塑化剂通过根尖孔流失到根尖周区；封失活剂时间长等化学药物刺激，均可引起化学性根尖周炎。

【临床表现】

1. 急性根尖周炎(acute periapical periodontitis)　是从根尖部牙周膜出现浆液性炎症到根尖周组织形成化脓性炎症的一系列反应过程。临床上原发性根尖周炎较少，大多是慢性根尖周炎急性发作。

(1) 急性浆液性根尖周炎：是根尖周炎的早期，根尖的牙周膜血管扩张、充血、浆液性渗出。患者自觉患牙有浮起感、咬合痛，患者能够指明患牙。检查患牙可见龋坏、充填体或其他牙体硬组织疾患，有时可查到深牙周袋。牙冠变色。牙髓活力测试无反应，叩诊疼痛(+)~(++)，扪压患牙根尖部有不适或轻度疼痛。

(2) 急性化脓性根尖周炎：随着炎症的发展，不但渗出物增多白细胞也增多，细胞溶解、液化并聚集形成脓液，脓液积存在根尖部，称为根尖周脓肿，根据脓液相对集聚在根尖周的不同区域，临床上将其分为3个阶段(图3-3-5)。

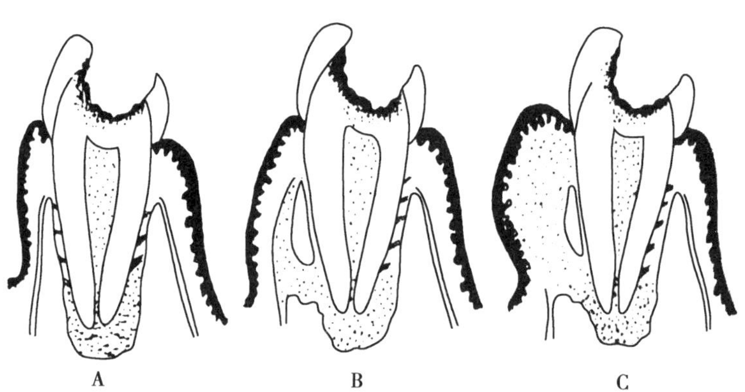

图3-3-5　急性化脓性根尖周炎发展的三个阶段

A. 根尖脓肿阶段；B. 骨膜下脓肿阶段；C. 黏膜下脓肿阶段。

1) 根尖脓肿(apical abscess)：患牙出现自发性剧烈、持续的跳痛，不敢咬合。检查：根尖部发红，叩诊(++)~(+++)，松动Ⅱ~Ⅲ度。相应区域淋巴结肿大有压痛。

2) 骨膜下脓肿(subperiosteal abscess)：患牙的持续性、搏动性跳痛更加剧烈，疼痛难忍。检查：根尖处牙龈红肿，前庭沟肿胀变平，触诊有深部波动感，叩诊(+++)。可伴有体温升高，身体乏力等全身症状。

3) 黏膜下脓肿(submucous abscess)：由于黏膜下组织疏松，脓液到达黏膜下时，压力明显降低，患牙疼痛明显减轻，全身症状缓解。检查：根尖区黏膜的肿胀局限，呈半球形隆起，扪诊时波动感明显，脓肿较表浅而易破溃。

2. 慢性根尖周炎(chronic periapical periodontitis)　是指根管内病原刺激物长期存在，根尖周围表现为炎症肉芽组织的形成和牙槽骨的破坏。在机体抵抗能力低下时慢性根尖周炎可转化为急性根尖周炎，因此，慢性根尖周炎常有反复疼痛、肿胀的病史。从组织病理上可分为根尖周肉芽肿、慢性根尖周脓肿及根尖周囊肿三种类型。

临床上多无明显自觉症状或偶有轻微钝痛，咀嚼时有不适感。检查：可见患牙有龋病或者牙体硬组织的非龋性疾病，牙髓坏死，轻度叩痛。根尖区相对应的颊侧牙龈上有经久不愈的瘘管。慢性根尖周炎最主要的检查方法是拍摄X片:根尖肉芽肿表现为根尖部有圆形的透射影像,边界清楚,直径一般小于1cm;慢性根尖周脓肿表现为边界不清,形状不规则,周围骨质疏松呈云雾状;根尖周囊肿表现为根尖圆形透射区较大,边界清楚,有一圈致密骨阻射白线。

【诊断】

急性根尖周炎主要根据患牙所表现典型的临床症状及体征可明确诊断,根据患牙疼痛及红肿的程度区分炎症所处的阶段。慢性根尖周炎主要依据患牙X线检查根尖区骨质破坏的影像为确诊的依据。

【治疗】

急性根尖周炎首先应采取应急措施,以控制感染、解除疼痛。急性炎症控制及慢性根尖周炎要根据不同的病情采取不同的根治疗法,彻底消除根管内的病原刺激物,无害地保留患牙。

1. 应急治疗

(1) 开放髓腔:是控制急性根尖周炎的首要措施,但应掌握在急性根尖脓肿阶段,及时开放髓腔,使根尖周渗出物通过根尖孔,经根管向龋洞内引流,达到缓解症状的目的。

(2) 脓肿切开:急性根尖周炎骨膜下及黏膜下脓肿阶段,脓液已穿出牙槽骨壁,开放髓腔的同时需切开排脓,有效控制炎症。

(3) 全身治疗:急性根尖周炎,除开髓、切开引流外,应配合全身支持疗法,给予抗生素、镇痛药、维生素及适当休息等综合治疗。

2. 专科治疗　急性炎症控制后应进行专科治疗,严格而正规的根管治疗术是彻底治疗根尖周炎最常用的方法。对根尖病变范围较大的病例,除做完善的根管治疗术外,还要配合根尖刮治术、根尖切除术等根管外科手术。如果根尖范围过大,反复肿胀,治疗效果不佳,可考虑拔除患牙,预防并发症。

根管治疗术

根管治疗术是治疗牙髓病和根尖周病常用和最有效的治疗方法。是通过机械或化学的方法预备根管,将存在于根管内的感染刺激物全部清除,以消除感染并使根管清洁成形,再经过药物消毒和严密的根管充填,达到治疗牙髓病和根尖周病的目的。

第四节　牙周组织疾病

牙周组织病是指发生在牙齿支持组织,包括牙龈、牙周膜、牙槽骨及牙骨质的疾病的总称。最常见的疾病是牙龈炎和牙周炎。

一、牙龈炎

牙龈炎(gingivitis)是指局限于牙龈而未侵犯深部牙周组织的炎症,以儿童与青少年较为普遍。临床以慢性牙龈炎最常见。牙龈炎是牙周组织的浅层病变,一旦病因祛除,炎症消退,牙龈便恢复正常。但如果病因持续存在,炎症未被控制,侵及深层可进一步发展成为牙周炎。

【病因】

牙龈炎的始动因素是菌斑,牙石、食物嵌塞、不良修复体、正畸等为局部刺激因素。某些全身因素如内分泌特别是性激素的改变、维生素C缺乏、营养障碍与系统性疾病等为全身促进因素。

【临床表现】

1. 慢性牙龈炎　病变主要局限于龈乳头和游离龈,主要症状是牙龈受到机械性刺激时牙龈出血。检查:牙龈呈暗红色,边缘或龈乳头充血、水肿,牙龈边缘变厚,龈乳头圆钝肥厚,牙龈质地松软,点彩消失,探之易出血。

2. 青春期龈炎　由于青春期内分泌改变,尤其性激素的变化,牙龈对致炎物质的易感性增加,加重牙龈对局部刺激的反应,使原有的牙龈炎明显加重。好发于前牙唇侧的龈乳头及龈缘,牙龈呈暗红

或鲜红,触诊易出血,牙龈乳头呈球形隆起,质地松软,触之易出血。

3. 妊娠期龈炎 患者一般妊娠前即有不同程度的慢性牙龈炎,妊娠 2~3 个月开始出现明显症状,至 8 个月达高峰,分娩后约 2 个月,可恢复到妊娠前状态。常发生于前牙,牙龈呈暗红或鲜红,触诊易出血,质地松软,表面光滑。牙列不齐或有创伤性咬合的牙间乳头,迅速增大,呈扁圆形向近远中发展,称妊娠瘤。

【治疗】

1. 彻底祛除局部刺激因素 龈上洁治术是去除牙石和菌斑的基本治疗手段。使用洁治器械或超声波洁牙机去除牙菌斑、牙石,消除菌斑和牙石对牙龈的刺激,以利于消除牙龈炎症。去除口内不良修复体、纠正不良习惯,矫正食物嵌塞,注意保持口腔卫生。

2. 局部治疗 用3%过氧化氢溶液与生理盐水交替冲洗龈沟,涂布3%碘甘油。用1%过氧化氢溶液或 0.2%氯己定溶液漱口。

3. 控制菌斑 指导患者采取正确的刷牙方法及其他保持口腔卫生的措施,如牙线及牙签的正确使用。让患者了解牙龈炎如不及时治疗,发展到牙周炎时对口腔健康带来的危害,增强患者防病意识。

二、牙周炎

牙周炎(periodontitis)是发生在牙齿周围支持组织的破坏性疾病。临床最常见的是慢性牙周炎,由长期存在的慢性牙龈炎向深部牙周组织发展而引起。慢性牙周炎发病率在 35 岁以后明显增高,且随着年龄增长,其严重程度也增加。

【病因】

1. 局部因素 始动因素是牙菌斑,牙石、食物嵌塞、不良修复体等加重菌斑滞留,是主要的局部促进因素。当细菌数量及毒性增强或机体防御能力减弱时,由于龈下微生态环境改变,牙周致病菌使牙龈的炎症加重,导致胶原破坏、结合上皮向根方增殖形成牙周袋和导致牙槽骨吸收,发展为牙周炎。

2. 全身因素 内分泌因素、遗传因素、营养因素、吸烟以及有关的系统性疾病,均是牙周炎的全身促进因素,促进牙周炎的发生与发展。

【临床表现】

1. 牙龈肿胀出血 牙周炎大多由牙龈炎发展而来。牙龈的形态、颜色上的改变较牙龈炎更广泛、更严重。牙龈组织水肿,颜色暗红,毛细血管的脆性增加,刷牙、咀嚼甚至吸吮均可出血。

2. 牙周袋形成 由于炎症的刺激,牙周膜纤维破坏,牙槽骨逐渐吸收,牙龈上皮附着加深,牙龈与牙根分离,使正常的龈沟破坏加深而形成牙周袋(图 3-3-6)。牙周袋形成是牙周炎的特征性病变。

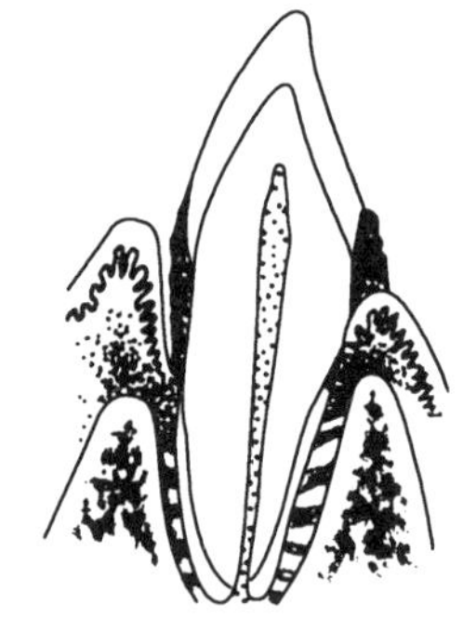
图 3-3-6 牙周袋形成

3. 牙槽骨吸收 可分为水平吸收、垂直吸收等,X 线检查和牙周探诊检查可判断牙槽骨吸收的程度。

4. 牙齿松动 牙周炎早期牙齿松动不明显,牙槽骨进一步吸收,牙周袋加深,牙齿支持功能丧失,从而出现牙齿松动、移位。

牙周炎患者除以上临床表现外,晚期常可出现其他伴发症状,如牙移位、食物嵌塞、继发性咬合创伤、根面龋、牙本质过敏症、逆行性牙髓炎、牙周脓肿等。

【治疗】

牙周炎呈渐进性发展,一经诊断应尽早制订完善的治疗计划。牙周炎治疗的目的是消除病变,恢复牙周组织的生理形态和功能,为患者创造自身维护的条件。

1. 局部治疗

(1) 控制菌斑:是利用物理或化学的方法,消除或阻止菌斑的形成,控制牙周的炎症,从而维护牙周组织的健康和牙周治疗的效果。菌斑控制的方法较多,包括机械、化学和生物等方法,以机械法效果较好,如刷牙、使用牙线、牙签等方法。也可用化学的方法,如漱口剂等。

(2) 彻底清除局部刺激因素:采用龈上洁治术、龈下刮治术,彻底去除软垢、菌斑、牙石等局部刺激因素。治疗食物嵌塞,调整咬合关系。

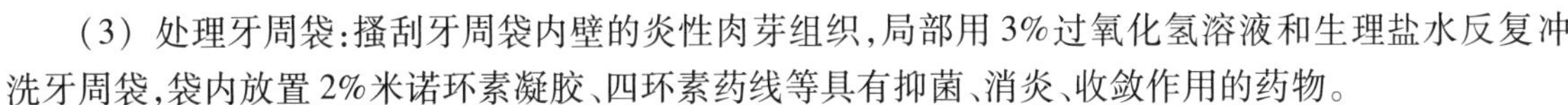

（3）处理牙周袋：搔刮牙周袋内壁的炎性肉芽组织，局部用3%过氧化氢溶液和生理盐水反复冲洗牙周袋，袋内放置2%米诺环素凝胶、四环素药线等具有抑菌、消炎、收敛作用的药物。

2. 全身治疗

（1）全身抗感染治疗：牙周脓肿或者局部治疗效果不佳者，可用抗生素短期辅助治疗。常用乙酰螺旋霉素片，甲硝唑片联合治疗牙周炎，取得较好疗效。

（2）增强营养，促进牙周健康：补充足够的蛋白质与维生素A、维生素C、维生素D，以增强牙周组织的抵抗能力。

（3）认真检查并治疗全身系统性疾病，如糖尿病、消化系统疾病等，必须予以控制，以阻止其对牙周局部组织产生的不良影响。

3. 手术治疗　牙周炎症已经控制，如果仍有4mm以上的牙周袋，可考虑手术治疗以消除牙周袋，直视下清除刺激物质和病变组织，恢复牙周组织的正常形态及功能。常用的手术方法有牙龈切除术、翻瓣术、袋内壁刮治术及引导组织再生术等。

本章小结

本章重点讲解了牙体和牙周组织疾病，是口腔科常见病和多发病。牙体疾病中的重点是龋病，龋病是在牙体硬组织发生无机物脱矿、有机物分解，产生色、形、质三方面改变的慢性进行性破坏的一种疾病。病变向牙体深部发展后，可引起牙髓病、根尖周病、颌骨炎症、颌面部间隙感染等并发症，还可成为口腔病灶，引起远隔脏器的病灶感染性疾病，临床上要注意宣传防龋治龋的重要性。对牙髓炎和根尖周炎，学生重点掌握的是临床表现，能够进行明确诊断。牙周组织疾病常见的是牙龈炎及牙周炎，要求学生在临床上熟悉这些疾病的临床特征，能进行明确诊断及治疗，同时要注意宣传口腔保健知识，预防和早期治疗牙周组织疾病。

病例讨论

患者女，36岁。左上后牙肿胀疼痛3d。3d前左上后牙自发性持续性跳痛，口服“阿莫西林”无效，跳痛更加剧烈，牙齿浮出、伸长、松动，不敢咬食物；牙龈肿胀且有触痛；影响进食和睡眠，发热，全身乏力。检查：左下第一磨牙咬合面深龋，探诊（-），牙髓电活力测试无反应，叩痛（+++），3度松动。左下第一磨牙黏膜移行皱襞变浅，根尖部牙龈红，肿胀较局限，触痛明显，扪诊深部有波动感。痛苦面容，精神疲惫，体温38.2℃。

病例讨论

（熊均平）

扫一扫，测一测

思考题

1. 试述浅龋、中龋、深龋的临床特点。
2. 简述急性牙髓炎牙痛的特征及应急治疗的措施。
3. 简述慢性牙周炎的临床表现及治疗。

第四章 口腔常见黏膜病

学习目标

1. 掌握:口腔常见黏膜病的种类如白斑、口腔扁平苔藓及复发性阿弗他溃疡的临床分型及治疗原则。
2. 熟悉:单纯性疱疹、口腔念珠菌病的临床表现、诊断及治疗原则。
3. 了解:常见口腔黏膜病的病损特征。
4. 利用所学口腔黏膜病的理论,学会综合判断和分析能力;提高临床诊断和治疗能力。
5. 利用所学理论知识,能够进行科普知识宣传。

口腔黏膜(oral mucosa)是指口腔内的湿润衬里,在结构或功能上具有皮肤的某些特点,如两者有相似的组织学结构,均由上皮和结缔组织组成,其交界处呈波浪形。口腔黏膜病是涵盖主要累及口腔黏膜组织的类型各异、种类众多的疾病总称。

1. 口腔黏膜病可根据损害的来源分为以下四类:

(1) 主要发生在口腔黏膜上的疾病,如口腔黏膜的创伤性溃疡。

(2) 同时发生于皮肤或单独发生于口腔黏膜上的皮肤-黏膜疾病,如扁平苔藓。

(3) 合并起源于外胚层和中胚层的某些疾病,如多形性红斑、白塞病等。

(4) 性传播疾病或系统性疾病的口腔表征,如艾滋病、血液病等的口腔表征。

2. 常见的口腔黏膜疾病可分为:

(1) 感染性疾病:如单纯疱疹、带状疱疹、手足口病、口腔念珠菌病等。

(2) 变态反应性疾病:如药物过敏性口炎、多形性红斑等。

(3) 溃疡类疾病:如复发性阿弗他溃疡、白塞病等。

(4) 大疱类疾病:如天疱疮等。

(5) 斑纹类疾病:如口腔扁平苔藓、口腔白斑病、盘状红斑狼疮等。

(6) 肉芽肿疾病:如克罗恩病等。

(7) 唇舌疾病:如唇炎、口角炎等。

(8) 性传播疾病:梅毒、淋病等。

(9) 艾滋病。

口腔黏膜病是指肿瘤以外发生于口腔黏膜与软组织的各种类型疾病,可分为口腔黏膜感染性、非感染性疾病,癌前病变及全身病的口腔表征。现将几种常见的口腔黏膜病介绍如下。

第一节 单纯性疱疹

单纯性疱疹(herpes simplex)是由单纯疱疹病毒所致的皮肤黏膜病,是一种常见的口腔黏膜急性

传染性发疱性病变。临床上其特征性表现为出现簇集性小水疱，有自限性，易复发。人类是单纯疱疹病毒的天然宿主，口腔、皮肤、眼、会阴部易受累。

【病因】

口腔单纯疱疹病毒（HSV）是有包膜的DNA病毒，分为两型。Ⅰ型疱疹病毒主要是引起口腔黏膜、咽、口周皮肤、腰以上皮肤黏膜及脑的感染，口和口周围发生的疱疹，99%是由Ⅰ型疱疹病毒感染引起的。Ⅱ型疱疹病毒主要感染腰以下部位，如女性宫颈、阴道、外阴皮肤及男性的阴茎、尿道等处。

【临床表现】

1. 原发性疱疹性口炎　为最常见的由Ⅰ型单纯疱疹病毒引起的口腔病损，好发于6岁以下儿童，尤以6个月至2岁的婴幼儿最多见。

（1）前驱期：发病前多有与疱疹病患者的接触史，单纯疱疹病毒进入人体后，有4~7d的潜伏期，患儿有躁动不安、发热、头痛、乏力、全身肌肉疼痛、咽痛等急性症状，下颌下及颈上淋巴结肿大，触痛。患儿流涎、哭闹、拒食。经过1~2d以后，体温逐渐下降，可在口腔黏膜任何部位出现病损，如唇、颊、舌以及角化良好的硬腭、牙龈和舌背。

（2）水疱期：初起黏膜充血、发红、水肿，出现数目较多成簇状、针尖大小的水疱，疱壁薄而透明。直径1~2mm，呈圆形或椭圆形，周围绕以细窄的红晕。

（3）糜烂期：水疱迅速破裂，破溃成小溃疡，可相互融合成片状糜烂面，覆盖有淡黄色假膜，周围充血发红。此时唾液显著增加，有剧烈疼痛，局部淋巴结肿大、压痛。

（4）愈合期：该病有自限性。糜烂面逐渐缩小愈合，如无继发感染，7~10d病情逐渐缓解，自行愈合且不留瘢痕。

2. 复发性疱疹性口炎　原发性疱疹感染愈合后，有30%~50%的病例可能发生复发性损害。复发因素包括阳光照射、局部机械损伤、感冒等。一般复发感染的部位在原先发作过的位置或附近。患者开始可感到轻微的疲乏与不适，很快在将要发生损害部位（多发生在唇红黏膜与皮肤交界处）出现刺痛、灼痛、肿胀、发痒等症状。约在10h内出现水疱，周围有轻度红斑，水疱数目多，呈粟粒样大小，成簇状分布。初期疱液呈淡黄色且透明，以后水疱高起扩大，相互融合，疱液变为混浊。一般情况下水疱可持续24h，随后水疱破裂、糜烂、结痂，痂皮脱落后不留瘢痕，但可留有暂时性色素沉着。水疱若继发感染则形成脓疱，疼痛加剧。病程约10d（图3-4-1）。

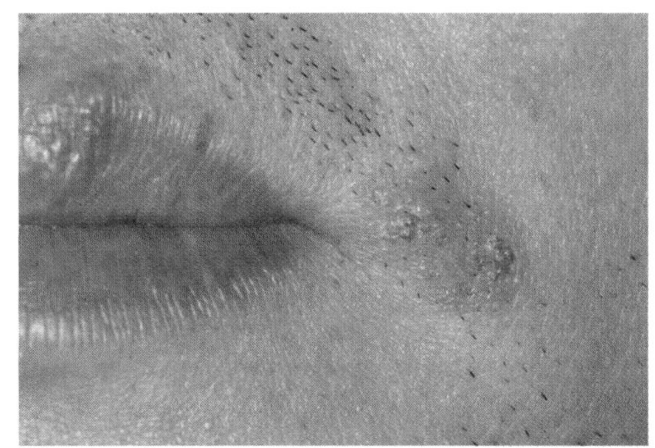

图3-4-1　复发性疱疹

【诊断】

多数病例根据临床表现即可作出诊断。如原发性感染多见于婴幼儿，根据发病急，全身症状重，口腔黏膜出现成簇的小水疱，破溃后形成溃疡，口周皮肤形成痂壳，比较容易诊断。复发性感染多见成人，全身反应较轻，可见口角、唇缘及皮肤上出现成簇小水疱。

【治疗】

1. 全身抗病毒治疗

（1）核苷类抗病毒药：目前认为核苷类药物是抗单纯疱疹病毒最有效的药物。主要有阿昔洛韦、伐昔洛韦、泛昔洛韦和更昔洛韦。

（2）利巴韦林：又称病毒唑，是一种广谱抗病毒药物，可用于疱疹病毒治疗。长期应用可引起严重的胃肠反应，孕妇禁用。

（3）干扰素：复发频繁或免疫力低下的患者效果好。但价格昂贵，不良反应多。

（4）聚肌胞：用于重型复发性HSV感染，是人工合成的干扰素诱生剂，肌内注射，每天或隔天给药。

（5）疫苗和免疫球蛋白：疫苗是预防病毒感染最有效的方法，但HSV疫苗尚在开发阶段。注射

免疫球蛋白可使机体获得短暂的抗病毒能力，在HSV感染流行时在一定人群中使用有防治效果。

2. 局部治疗　口腔黏膜局部用药对由单纯疱疹病毒感染引起的口腔单纯疱疹是不可缺少的。

（1）局部搽药：可用3%阿昔洛韦软膏或酞丁胺软膏局部涂搽，治疗唇疱疹。继发感染时，可用抗生素糊剂，如1%金霉素甘油糊剂或5%四环素甘油糊剂、新霉素或杆菌肽或硼酸软膏。中药的锡类散、西瓜霜粉剂等均可局部使用。

（2）湿敷：0.1%乳酸依沙吖啶（利凡诺）液，0.025%～0.05%硫酸锌溶液，1%甲紫液，0.1%碘苷眼药水等。

（3）漱口剂：用0.2%葡萄糖酸氯己定（洗必泰）溶液、3%硼酸溶液漱口，有杀毒、消菌和清洁口腔作用。若疼痛严重，可用1%～2%普鲁卡因，0.5%～1%达克罗宁液含漱，以减轻疼痛。

（4）含片：可用溶酶菌片、华素片等含化。

（5）保持口腔清洁。

3. 对症和支持疗法　单纯疱疹病毒在体内复制，可造成机体细胞和组织的损伤，故适当休息，全身支持治疗和对症处理是必要的。

（1）支持疗法：病情严重者应卧床休息，维持体液平衡。进食困难者可静脉输液，补充维生素B和维生素C等。

（2）对症处理：疼痛剧烈者局部用麻醉剂涂搽，高热者可用解热镇痛药退热，必要时可全身使用抗生素控制感染。

第二节　复发性阿弗他溃疡

复发性阿弗他溃疡（recurrent aphthous ulcer，RAU）亦称复发性阿弗他性口炎、复发性口腔溃疡，是一种最常见的反复发作性口腔黏膜溃疡性损害，患病率高达20%左右，居口腔黏膜病之首。多见于青壮年。本病具有的临床特点是自然发病、周期性、自限性、有遗传倾向。

【病因】

本病病因复杂，致病机制目前仍不清楚，且存在着明显的个体差异。多数人都认为与免疫功能低下、遗传因素、感染因素（病毒和细菌）、胃肠功能紊乱、社会及精神心理因素、内分泌紊乱、免疫因素以及营养缺乏等有关。

【临床表现】

一般表现为反复发作的圆形或椭圆形溃疡，具有“黄、红、凹、痛”的临床特征，即溃疡表面覆盖黄色假膜、周围有红晕带、中央凹陷、疼痛明显。溃疡的发作周期长短不一，可分为发作期、愈合期、间歇期，且具有不治自愈的自限性。根据临床特征，RAU可分为三种类型。

1. 轻型阿弗他溃疡　约占RAU的80%，患者初发时多为此型。溃疡好发于唇、颊、舌尖、舌缘等无角化或角化较差的黏膜，在角化区的牙龈、硬腭处则少见。多见于青壮年，女性稍多于男性。溃疡发作时呈“红、黄、凹、痛”特征，即溃疡的边缘整齐，四周局灶性黏膜充血水肿，形成有约1mm宽的红晕，基部不硬，中心呈凹陷状，其上覆盖一层薄的灰黄色或浅黄色纤维性假膜，灼痛感明显。遇刺激疼痛加剧，影响患者说话与进食。轻型阿弗他溃疡数目不多，每次为3～5个，散在分布。溃疡7～14d后可自愈，不留瘢痕，但经过一段间歇期后又可在口腔另一部位复发（图3-4-2）。

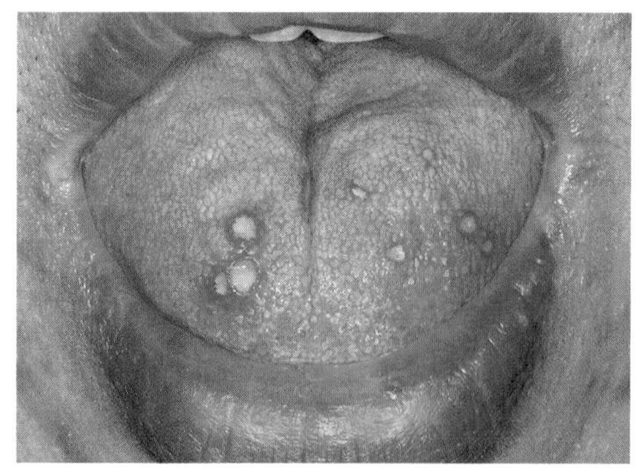

图3-4-2　轻型阿弗他溃疡

2. 重型阿弗他溃疡　亦称复发坏死性黏膜腺周围炎或腺周口疮。溃疡大而深，边缘不整而隆起，呈“弹坑状”病损，直径>1cm，可深达黏膜下层腺体至肌层，基底微硬，表面有灰黄色假膜或灰白色坏死组织。溃疡持续时间可长达数个月，通常是1～2处溃疡。溃疡疼痛剧烈，愈后留

有明显瘢痕。口腔黏膜各部均可发生，尤其多发于口腔后部、咽旁、软腭、扁桃体周围、口角及颊等处（图 3-4-3）。

3. 疱疹样阿弗他溃疡 亦称口炎型口疮。多发于成年女性，溃疡小而多，散在分布于黏膜任何部位，似“满天星”，直径<2mm。邻近溃疡可融合成片，黏膜充血发红，疼痛较重。发作后不留瘢痕（图 3-4-4）。

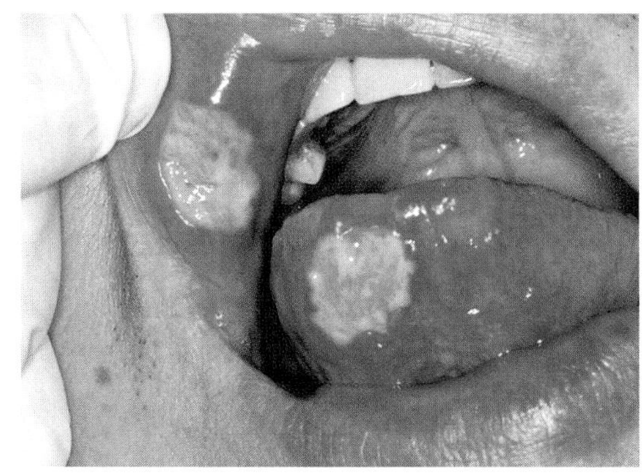

图 3-4-3 腺周口疮

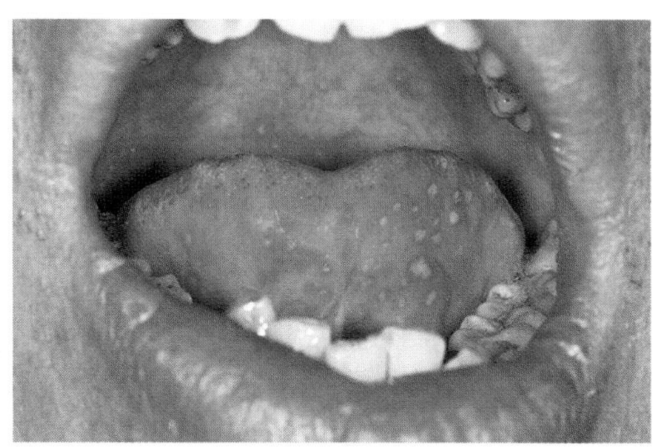

图 3-4-4 疱疹样阿弗他溃疡

【诊断】

根据复发性和自限性的病史规律及临床体征，RAU 的诊断主要以病史特点及临床特征为依据，无须做活检即可诊断且可分型。疱疹样阿弗他溃疡应注意与疱疹性口炎鉴别。对大而深且长期不愈的溃疡即重型复发性口疮应做活检来明确诊断，以排除癌性溃疡及结核性溃疡。

【治疗】

复发性阿弗他溃疡的治疗原则是：积极寻找 RAU 发生的相关诱因并加以控制，优先选择局部治疗，全身治疗和局部治疗相结合，以祛除各种诱发因素、缩短病程、减少痛苦、减少复发、对症治疗为主。

1. 局部治疗 目的是消炎、镇痛，防止继发感染并促进愈合。常用药物和方法如下。

（1）抗炎类药物：①膜剂；②含片：含服西地碘片或溶菌酶；③含漱剂；④超声雾化；⑤凝胶；⑥散剂。

（2）止痛类药物：包括苯佐卡因凝胶，利多卡因凝胶、喷雾等。

（3）促进愈合类药物：重组人表皮生长因子凝胶、外用溶液，重组牛碱性成纤维细胞生长因子凝胶。

（4）局部封闭：常用曲安奈德混悬液加等量的 2% 利多卡因于溃疡基底黏膜下封闭，可缓解疼痛。

（5）理疗：利用激光、微波理疗，有减少渗出和促进溃疡愈合的作用。

2. 全身治疗 目的是对因治疗、减少复发、延长间歇期，缩短溃疡发作期。常用药物和方法如下。

（1）肾上腺糖皮质激素及其他免疫制剂

1）糖皮质激素类：如地塞米松片、泼尼松片等能降低毛细血管壁与细胞膜的通透性，具有抗炎、抗过敏作用，可酌情使用。

2）细胞毒类药物：如甲氨蝶呤、环磷酰胺等有抑制细胞 DNA 合成作用，能抑制细胞增殖，非特异性地杀伤抗原敏感性小淋巴细胞，抑制其转化为淋巴母细胞，因而具有抗炎作用。

3）沙利度胺片：有免疫抑制作用，应用于重型阿弗他溃疡有较好疗效。但有严重不良反应。

（2）免疫增强剂

1）主动免疫制剂：可用于疑有免疫功能减退的患者，如转移因子，每周 1~2 次，每次 1 支注射于上臂或大腿内侧；左旋咪唑（每片 25mg），每日 150~250mg，分 3 次口服，每周连服 2d，4~8 周为 1 疗程。

2）被动免疫制剂：对免疫功能降低者有效，如胎盘球蛋白、丙种球蛋白。

（3）中医治疗：根据辨证施治或选用昆明山海棠片、六味地黄丸、补中益气丸等。

第三节 口腔念珠菌病

口腔念珠菌病(oral cantidosis)是由念珠菌属一些致病菌引起的原发或继发感染而引起的口腔黏膜疾病,可以侵犯皮肤、黏膜和内脏,表现为急性、亚急性和慢性炎症。口腔念珠菌病是人类最常见的口腔真菌感染。

【病因】

虽然健康人可带有念珠菌,但一般不致病。当宿主防御功能减退后,这种非致病性念珠菌转化为致病性念珠菌而导致念珠菌病的发生,故念珠菌又被称为条件致病菌,引起人类念珠菌病的主要是白念珠菌。白念珠菌是单细胞酵母样真菌,菌体呈圆形或卵圆形,革兰氏染色阳性。白念珠菌广泛存在于自然界,也可寄生于口腔黏膜、上呼吸道、肠道、肛门、阴道及皮肤等部位。念珠菌侵入机体后是否致病,取决于其数量、毒力、入侵途径与机体的适应性、机体的抵抗能力及其他相关因素。

【临床表现】

1. 念珠菌性口炎

(1) 急性假膜型念珠菌性口炎:亦称新生儿鹅口疮、雪口病(图 3-4-5),可发生于任何年龄,多见于哺乳期婴幼儿,尤以新生儿最多见,发生率 4%。

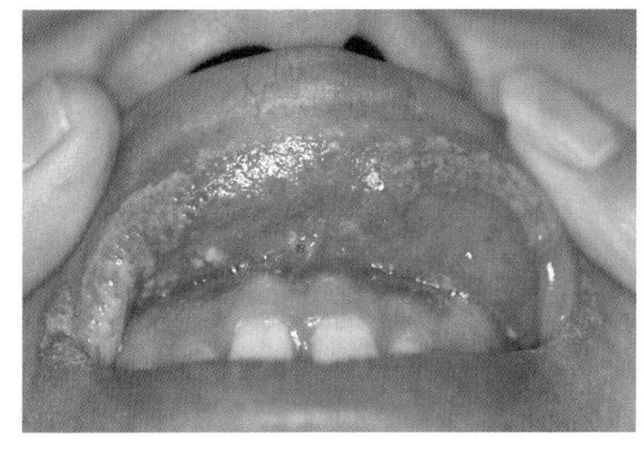

图 3-4-5 雪口病

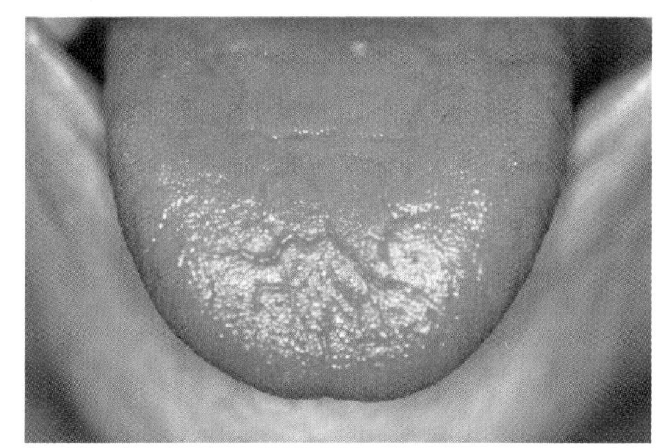

图 3-4-6 抗生素性口炎

(2) 急性红斑型念珠菌性口炎:可原发或继发于假膜型。多见于成年人,由于长期应用青霉素等广谱抗生素而致,亦称抗生素性口炎(图 3-4-6),大多数患者有消耗性疾病,如白血病、营养不良、肿瘤化疗后、内分泌紊乱等。急性红斑型念珠菌病以舌黏膜多见,颊、上唇、腭及口角等部位亦可发生。主要表现为黏膜充血、糜烂及舌背乳头呈团块萎缩,周围舌苔增厚,可伴有假膜及口角炎。患者常首先有味觉异常、口腔干燥、黏膜灼痛。

(3) 慢性增殖型念珠菌病:又称慢性肥厚型念珠菌口炎,多见于颊黏膜、舌背及腭部。本型的颊黏膜病损常对称地位于口角内侧三角区,呈结节状或颗粒状增生,或为固着紧密的白色角化斑块,类似一般黏膜白斑。舌背病损可表现为丝状乳头增殖。

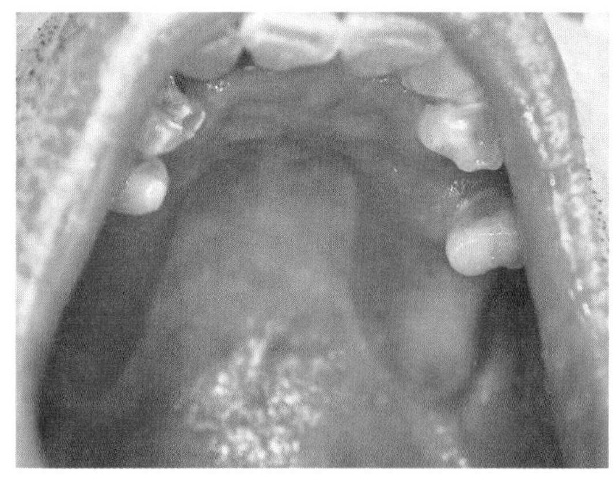

图 3-4-7 义齿性口炎

(4) 慢性红斑型:本型又称义齿性口炎(图 3-4-7),多发生于戴义齿的患者。损害部位常在上颌义齿侧面接触的腭、龈黏膜,女性多见。临床表现为义齿承托区黏膜广泛发红,形成鲜红色弥散红斑。在红斑表面可有颗粒增生。舌背乳头可萎缩,舌质红。

2. 念珠菌性唇炎 多发于高龄(50 岁以上),同时有念珠菌性口炎或口角炎。可分为糜

烂型和颗粒型。

3. 念珠菌口角炎　多发于儿童、体弱、血液病患者。两侧口角区皮肤及黏膜均可受累，皲裂、充血、糜烂、结痂、疼痛或溢血。儿童的念珠菌性唇炎或口角炎的共同特点是，唇周皮肤呈干燥状并附有细的鳞屑，伴有不同程度的瘙痒感。

【诊断】

本病多见于婴幼儿，根据病史和临床特征较易诊断，必要时涂片取假膜镜检，可以发现真菌菌丝与芽胞。可作免疫学和生化检验、组织病理学和基因诊断等进一步确诊。

【治疗】

1. 局部药物治疗　白念珠菌适于在酸性环境下生存，碱性环境可抑制其生长繁殖。

（1）2%～4%碳酸氢钠（小苏打）：用于哺乳前后洗涤口腔，使口腔成为碱性环境，可抑制白念珠菌的生长和繁殖。

（2）氯己定：可用0.2%溶液或1%凝胶局部涂布、冲洗或含漱，也可与制霉菌素配伍成软膏或霜剂，其中也可加入适量曲安奈德，以治疗义齿性口炎（可将霜剂涂于基托组织面戴入口中）、口角炎等。

（3）甲紫（龙胆紫）溶液：口腔黏膜以0.5%浓度为宜，每日涂搽3次，以治疗婴幼儿鹅口疮和口角炎。

（4）西地碘（华素片）：高效低毒和广谱杀菌，碘过敏者禁用。

2. 全身抗真菌药物治疗

（1）氟康唑：首次一天200mg，以后每天100mg，连续应用7～14d。副作用：恶心、皮疹，停药后消失。目前为治疗白念珠菌的首选药物。

（2）伊曲康唑：每日口服100mg。

3. 支持治疗　加强营养，增强机体免疫力。

4. 手术治疗　对于癌前损害，在治疗期间应严密观察，经药物治疗后（3～6个月）可逆转。定期复查，若疗效不明显或患者不耐受治疗，应考虑手术治疗。

第四节　口腔扁平苔藓

口腔扁平苔藓（oral lichen planus，OLP）是口腔黏膜病中最常见的疾病之一，其患病率约为0.1%～4%。该病好发于中年，女性多于男性。因口腔扁平苔藓长期糜烂病损有恶变现象，WHO将其列入癌前状态的范畴。

【病因】

病因和发病机制上不明确，与更年期或经前期精神紧张等精神因素、内分泌因素、失眠、情绪波动、免疫因素、感染因素等有关。除去这些因素后，病情即可缓解。女性OLP患者在妊娠期间病情缓解，哺乳后月经恢复时，疾病又复出现，表明可能与内分泌因素有关。

【临床表现】

OLP病损为白色小丘疹，一般为针头大，属角化病损，由白色丘疹连成的线状白色、灰白色花纹，有网状、树枝状、环状或半环状，黏膜可发生红斑、充血、糜烂、溃疡、萎缩和水疱（图3-4-8）。

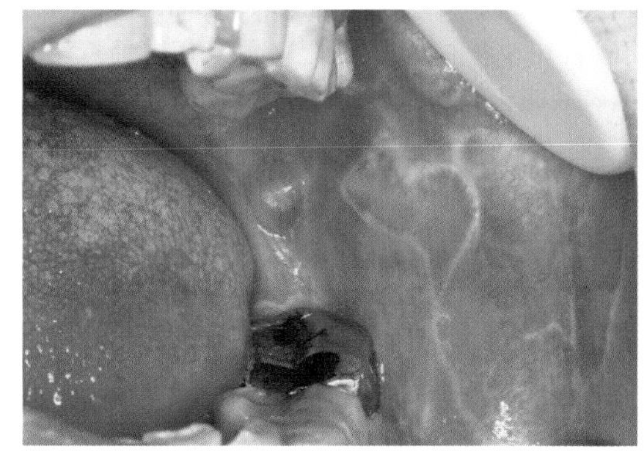

图3-4-8　颊部扁平苔藓

大多左右对称，可发生在口腔黏膜的任何部位，87.5%的病损多发生于颊部，患者多无自觉症状，常偶然发现。有些患者感黏膜粗糙、木涩感、烧灼感，口干，偶有虫爬痒感。黏膜充血糜烂和遇辛辣、热、酸、咸味刺激时，局部敏感灼痛。病情可反复波动，可同时出现多样病损，并可相互重叠和相互转换。

【诊断】

一般根据病史及典型的口腔黏膜白色损害

即可作出临床诊断,如难以确诊时,可进行活检。对经久不愈的扁平苔藓患者,应充分提高警惕。

【治疗】

1. 心理治疗　应加强与患者沟通,详细询问病史,了解其家庭、生活、工作状况,帮助其调整心理状态。对病变区无充血、糜烂,患者无明显自觉症状者,密切观察病情变化。一些患者可自愈。

2. 局部治疗

(1) 祛除局部刺激因素,如洁治术、刮治术去除牙石,以棉签洗牙代替刷牙,以避免刷毛刺伤损害区黏膜。

(2) 局部应用肾上腺糖皮质激素软膏涂抹,或对糜烂溃疡型病损可使用肾上腺糖皮质激素封闭治疗。

(3) 对角化程度较高的病损,可用0.1%~0.3%维A酸软膏局部涂抹。

3. 全身治疗

(1) 免疫抑制剂

1) 口服肾上腺糖皮质激素:慎用,对急性大面积或多灶糜烂型口腔扁平苔藓,可采用小剂量、短疗程方案。成人采用口服泼尼松15~30mg/d,服用1~3周。

2) 雷公藤与昆明山海棠片:其具有抗炎作用,抑制体液免疫,对细胞免疫具有双向调节作用。

(2) 免疫调节剂:可根据患者自身的免疫状况选用免疫调节剂,如胸腺素肠溶片、左旋咪唑、转移因子等。

(3) 抗真菌药物:对迁延不愈OLP,可用抗真菌药物治疗。

4. 中医中药治疗。

第五节　口腔白斑病

口腔白斑病是发生在口腔黏膜上以白色为主的损害,不能擦去,也不能以临床和组织病理学的方法诊断为其他可定义的损害,属于口腔黏膜癌前期病变范畴。

【病因】

口腔白斑病的发病可能与局部刺激因素、不良习惯及全身因素等有关。

1. 烟草等理化刺激因素。

2. 念珠菌感染　口腔白斑患者中,白念珠菌检出率约为34%左右。

3. 人乳头瘤病毒感染　近年来,对于人类乳头瘤病毒(HPV)的感染是否参与口腔白斑的发生发展,仍有争论。

4. 不良习惯　与饮酒和食用过烫、酸辣食物及嚼槟榔有关。

5. 全身因素　包括微量元素、微循环改变、易感的遗传因素等。

【临床表现】

白斑多见于中年以上男性,好发于颊、舌缘、唇、上腭、口底等部位。白斑分为均质型与非均质型两大类。非均质型白斑较均质型白斑癌变可能性大(图3-4-9)。

1. 均质型　分斑块状和皱纹纸状两个亚型。

(1) 斑块状:口腔黏膜上白色或灰白色均匀斑块,斑块表面可有皲裂,平或略高出黏膜表面,边界清楚,触诊柔软,略粗糙,周围黏膜多无异常改变。患者多无自觉症状或有粗糙感。

(2) 皱纹纸状:多发生于口底及舌腹,白斑呈灰白色或白垩色,边界清楚,表面粗糙,周围黏膜正常,患者除粗糙不适感外,亦可有刺激痛等症状。

2. 非均质型　分颗粒状、疣状和溃疡状3个亚型。

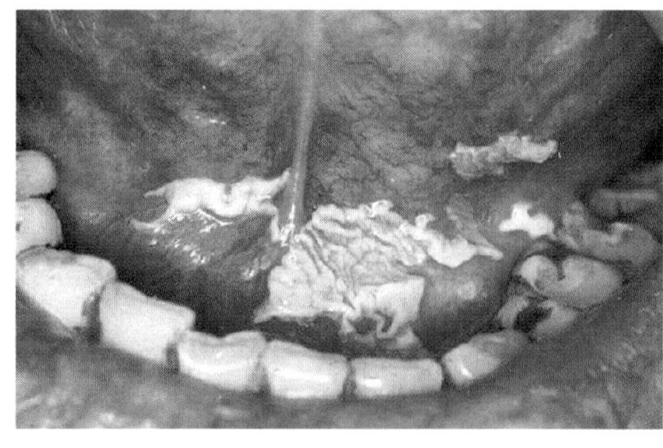

图3-4-9　颊部白斑

（1）颗粒状：多见于颊黏膜口角区。白色损害呈颗粒状突起，稍硬，黏膜表面不平坦，病损间黏膜充血，似有小片状或点状糜烂。患者可有刺激痛。

（2）疣状：多见于牙槽嵴、口底、唇和腭等部位。病损呈乳白色，表面粗糙，呈刺状或绒毛状突起，明显高出黏膜表面，质地稍硬。

（3）溃疡状：是指增厚的白色斑块上出现溃疡或糜烂，可有疼痛。

【诊断】

根据临床表现、病理检查、脱落细胞检查及甲苯胺蓝染色可明确诊断。白斑患者3%~5%可能癌变，尤其对发生在口底舌腹部位，形态为疣状与颗粒状者应提高警惕，注意定期复查，必要时取活体组织检查。

【治疗】

1. 祛除刺激因素　如戒烟、禁酒，去除口腔不良修复体，拔除残根、残冠。

2. 维A酸软膏　对于非充血、糜烂型的病损，可用0.1%~0.3%维A酸软膏局部涂抹，但不适用于充血、糜烂的病损。

3. 维生素E　剂量为10~100mg，每日3次，口服。

4. 对有癌变倾向的病损类型、部位，应定期严密复查　建议每3~6个月复查一次。对在观察、治疗过程中有增生、硬结、溃疡等变化时，应及时手术切除并活检。

5. 中医中药治疗。

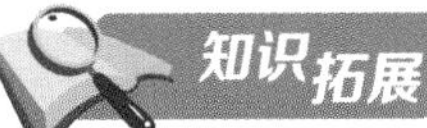

1. 手足口病（hand-foot-mouth disease，HFMD）是一种儿童传染病，又名发疹性水疱性口腔炎。该病以手、足和口腔黏膜疱疹或破溃后形成溃疡为主要临床特征，其病原为多种肠道病毒。该病毒主要经粪-口和（或）呼吸道飞沫传播，亦可经接触患者皮肤、黏膜疱疹液而感染。手足口病潜伏期为3~4d，多数无前驱症状而突然发病。常有1~3d的持续低热，口腔和咽喉部疼痛，或有上呼吸道感染的特征。本病的整个病程为5~7d，个别达10d。一般可自愈，预后良好，并发症少见，但少数患者可复发。

2. 盘状红斑狼疮（DLE）是一种慢性皮肤-黏膜结缔组织疾病，病损特点为持久性红斑，中央萎缩凹下呈盘状。主要累及头面部皮肤及口腔黏膜，皮肤病损表面有黏着性鳞屑，黏膜病损周边有呈放射状排列的细短白纹。以20~40岁的中青年人最为好发。DLE属于癌前状态。

患儿男，3个月。

主诉（母亲代诉）患儿口内起白点、斑片3d。

现病史 1周前患儿感冒、发热、哭闹不安。服抗感冒药后有所好转。3d前发现口腔内有散在白色小点，渐增多呈片状。患儿烦躁、拒食。检查口内双侧颊黏膜舌腹充血上有凝乳状白色斑点针尖大小。同时颊、唇区域呈形状不规则的白色斑片。用棉签用力拭擦白色斑片可脱落遗留溢血的剖面。

实验室检查：取白色斑片涂片镜检可见大量假菌丝、芽胞。培养：培养基上形成厚壁孢子。

病例讨论

本章小结

本章重点讲解了复发性阿弗他溃疡的临床分型及治疗原则；简要讲解了单纯性疱疹，口腔念珠菌病，白斑，口腔扁平苔藓。本章内容比较复杂且不易区分各病的临床特点，同学们在学习时应重点掌握复发性阿弗他溃疡的临床分型及治疗原则，课后可以利用学习指导对所学知识进行区分，以加深对理论知识的理解，并学会综合判断和分析，提高临床诊断和治疗能力，为以后进入临床实习打下坚实的基础。

（常　新）

扫一扫，测一测

思考题

1. 单纯性疱疹的临床表现可分为几型？
2. 扁平苔藓的临床表现有哪些？

笔记

第五章　口腔颌面部感染

学习目标

1. 掌握:口腔颌面部感染的特点、病原体种类、感染途径;第三磨牙冠周炎的病因、临床表现、诊断与治疗;面部疖痈临床表现、并发症与治疗。

2. 熟悉:口腔颌面部间隙感染、颌骨骨髓炎、面颈部淋巴结炎的诊断和治疗。

3. 了解:化脓性涎腺炎的临床特点和治疗。

4. 具备对口腔颌面部感染常见疾病的初步诊断和一般治疗处理的能力。

5. 能利用所学的知识,向患者介绍口腔颌面部感染的病因、临床表现及治疗方法,并进行充分医患沟通,取得患者的理解和配合,同时具备对患者进行正确心理疏导的能力。

第一节　概　　述

口腔颌面部感染(infection of oral and maxillofacial region)是因病原微生物入侵引起的口腔颌面部的软、硬组织甚至全身的炎症性疾病。虽然机体各部位的感染均有红、肿、热、痛和功能障碍等共性表现,但在口腔颌面部,因其特殊的解剖生理特点,使得感染的发生、发展及预后有其特殊性。

【感染特点】

1. 口腔、鼻腔、鼻窦、扁桃体等与外界相通,这些部位的温度和湿度适宜于细菌的滋生与繁殖,正常时即存在大量微生物,当机体抵抗力下降时容易发生感染。

2. 牙源性感染是口腔颌面部特有的感染。龋病、牙髓病、根尖周病及牙周病的发病率较高,若病变继续发展,感染可通过根尖孔和牙周组织向颌骨和周围的蜂窝组织进行扩散。

3. 口腔颌面部有很多潜在的筋膜间隙,其中充满疏松结缔组织且相互连通,这些组织抗感染能力较弱,感染可经此途径迅速扩散和蔓延。

4. 口腔颌面部的血液循环丰富,鼻唇部静脉发育不完善,瓣膜常稀少或缺失,特别是内眦静脉和翼静脉丛直接与颅内海绵窦相通,当受到挤压时,可以将感染逆行带入颅内,引起海绵窦血栓性静脉炎、脑膜炎和脑脓肿等严重并发症,因此从鼻根到两侧口角连线形成的三角区又称为面部的"危险三角区"。

三角区(视频)

5. 面颈部有丰富的淋巴结,口腔颌面部与上呼吸道的感染可沿淋巴引流途径扩散,导致区域性的淋巴结发炎,尤其是婴幼儿淋巴单核-吞噬细胞系统发育不完善,感染容易穿透淋巴结被膜,形成结外蜂窝组织炎。

6. 颌面部的毛囊、汗腺和皮脂腺也是细菌的常驻部位,这些部位受到创伤、手术、全身抵抗力下降等因素影响,易导致内源性或外源性感染发生。

7. 口腔颌面部各器官位置相对表浅,感染容易被发现,治疗比较及时,预后一般较好。

【病原体】

口腔颌面部感染病原体主要为口腔内的正常菌群，常见的致病菌以金黄色葡萄球菌和溶血性链球菌为主，其次为大肠埃希菌及铜绿假单胞菌等，偶见厌氧菌所致的腐败坏死性感染，还可见到结核分枝杆菌、放线菌及梅毒螺旋体等引起的特异性感染。几乎所有的口腔颌面部感染均是由多种细菌引起，需氧菌和厌氧菌引起的混合感染最多见。

【感染途径】

口腔颌面部感染途径主要有5条，即牙源性、腺源性、损伤性、血源性和医源性。牙源性感染是口腔颌面部感染的主要来源，经由淋巴途径的腺源性感染多见于婴幼儿，而损伤性、血源性及由于手术、穿刺、各种操作消毒不严导致的医源性感染则较少见。

【临床表现】

口腔颌面部感染的临床表现可分为局部症状和全身症状。局部症状主要表现为红、肿、热、痛和功能障碍，引流区域淋巴结肿痛。根据感染累及的口腔颌面部的部位不同，还可出现张口受限、进食与吞咽困难、呼吸困难等相应症状。全身症状因病原体毒力和机体抵抗力不同而有差异，局部炎症反应轻微的可无全身症状，局部炎症反应较重的，可出现畏寒、发热、头痛、乏力、食欲减退、尿量减少、脉速、全身不适等症状，病情严重的可出现水电解质失衡、酸中毒、肝肾功能障碍、中毒性休克，甚至昏迷死亡。

【诊断】

一般根据病史、临床表现、典型体征及特殊检查方法，如穿刺、B超、CT等检查即可诊断。需明确感染性质时，可作分泌物涂片、细菌培养、活体组织检查和药物敏感试验。

【治疗】

口腔颌面部感染的治疗同其他部位感染的治疗原则与方法相同，包括局部治疗、手术治疗和全身支持治疗。

1. 局部治疗　主要为局部清洁，局部制动，避免不良刺激，严禁挤压面部疖痈，外敷中药制剂如六合丹、抑阳散、金黄散等。

2. 手术治疗　包括脓肿切开引流术和病灶清除术。脓肿切开引流术适用于病灶已形成脓肿、脓肿自溃但引流不畅、局部炎症发展迅速或全身中毒症状明显等情况。脓肿切开引流的指征为局部搏动性跳痛；肿胀明显，皮肤发紧、发红、发亮；触诊有波动感或凹陷性水肿；深部脓肿穿刺有脓液抽出；急性化脓性炎症，伴有明显全身中毒症状；颌面部蜂窝织炎，尤其是腐败坏死性蜂窝织炎累及颌面部多个间隙，出现呼吸困难或吞咽困难；结核性淋巴结炎，局部和全身抗结核治疗无效，出现寒性脓肿。

病灶清除术包括病灶牙和死骨的及时清除。临床上在炎症治愈后，往往忽略病灶牙的清除，导致炎症反复发作。颌骨骨髓炎急性期过后，应及早进行死骨的清除。

3. 全身治疗　包括全身支持治疗，维持水电解质平衡及合理应用抗菌药物。

第二节　智齿冠周炎

智齿冠周炎（pericoronitis）是指智齿（第三磨牙）萌出不全或阻生时，牙冠周围软组织发生的炎症，是口腔颌面外科的常见病和多发病。临床上以下颌智齿冠周炎多见，上颌智齿冠周炎发病率较低，临床症状较轻，治疗相对简单。本节主要介绍下颌智齿冠周炎。

【病因】

人类在进化过程中，随着食物种类的变化带来咀嚼器官的退化，下颌骨体逐渐变短，致使最后萌出的下颌第三磨牙空间不足，导致牙冠部分萌出或牙齿位置偏斜，或完全埋伏于颌骨内，即第三磨牙阻生。阻生或正在萌出的第三磨牙牙冠被牙龈部分或全部覆盖，形成较深的盲袋，食物残渣进入盲袋后不易清除，而盲袋中的温度和湿度有利于细菌生长繁殖，当冠周软组织受到牙萌出时的压力或咀嚼食物导致的损伤时，细菌即可侵入（图3-5-1）。此外，当过度劳累、睡眠不足、月经期、分娩后、感冒或某些伤病导致机体抵抗力下降时，第三磨牙冠周炎可急性发作。

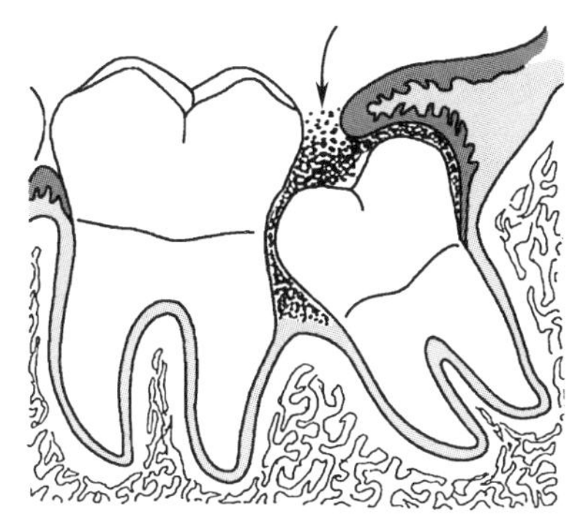

图 3-5-1　盲袋与智齿冠周炎的关系

【临床表现】

智齿冠周炎常以急性炎症形式出现。在炎症的早期多无明显全身症状，患者自觉患侧后牙区牙龈肿痛不适，咀嚼、吞咽、开口活动时加重。病情继续发展，局部可出现自发性跳痛，或沿耳颞神经分布区产生放射性疼痛。当炎症侵袭咀嚼肌时可出现不同程度的张口受限，甚至“牙关紧闭”。由于口腔清洁差，出现口臭、舌苔变厚、龈袋处有咸味分泌物溢出。全身症状可有不同程度的畏寒、发热、头痛、白细胞总数和中性粒细胞比例升高等。

口腔局部检查可见下颌第三磨牙萌出不全，牙冠周围的软组织充血水肿，形成龈瓣，表面与边缘有糜烂、触痛。龈瓣下方探及低位阻生牙，有脓性分泌物溢出，严重者可形成冠周脓肿。炎症可波及舌腭弓及咽侧壁，导致该区域红肿。患侧颌下淋巴结肿大、触痛。炎症渗出物常沿颌骨外斜线向前下引流，在下颌第二或第一磨牙颊侧形成脓肿，易被误认为是该牙的根尖脓肿，应注意鉴别。

冠周炎症可以向周围蔓延，引起邻近组织器官或筋膜间隙的感染。感染向颊间隙蔓延，在颊部形成脓肿或破溃成为经久不愈的颊瘘；感染沿下颌支外侧向后扩散，可引起咬肌间隙感染或下颌骨边缘性骨髓炎；沿下颌支内侧向后扩散引起翼下颌间隙、咽旁间隙感染；感染向下蔓延则引起舌下间隙、下颌下间隙或口底多间隙感染（图 3-5-2）。

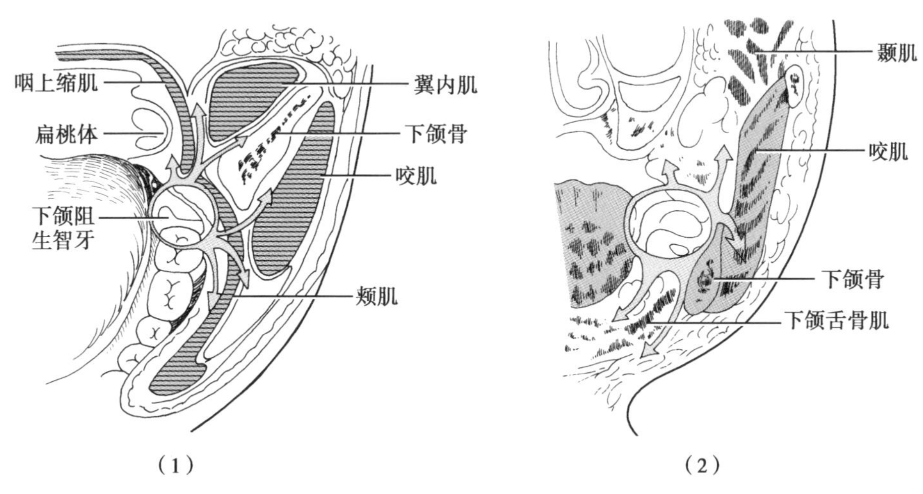

图 3-5-2　智齿冠周炎的感染扩散途径

（1）水平面观：向前、后、内、外向扩散；（2）冠状面观：向上、下向扩散。

【诊断】

根据病史、临床表现、口腔检查及 X 片等，一般不难做出正确诊断。慢性智齿冠周炎多无明显自觉症状，仅局部有轻度压痛。还应注意与第一磨牙根尖炎、磨牙后区恶性肿瘤、扁桃体周围脓肿引起的疼痛和张口受限相鉴别。

【治疗】

治疗原则是急性期以消炎、镇痛、切开引流、增强全身抵抗力为主，进入慢性期后，应尽早拔除阻生牙或切除龈瓣，防止感染再次发生。

1. 局部冲洗　智齿冠周炎的治疗以局部处理为重点，局部又以清除龈袋内食物残渣、坏死组织、脓液为主。常用生理盐水、1%～3%过氧化氢溶液反复冲洗龈袋。擦干后涂敷 2%碘甘油或碘酚溶液于龈袋内，每日 1～3 次，用生理盐水或 0.1%氯己定液（洗必泰）漱口。

冠周炎治疗（视频）

2. 脓肿切开引流　冠周龈瓣附近脓肿形成后，应及时切开引流并放置引流条。

3. 龈瓣切除术　炎症消退后，如牙齿位置有正常萌出可能者，可作龈瓣切除术，消除盲袋。

4. 智齿拔除术　下颌智齿位置不正、无足够萌出空间、对应的上颌第三磨牙位置不正或缺失时，

均应在急性炎症消退后，尽早拔除阻生牙。

5. 全身治疗 注意休息，流质饮食，应用有效的抗生素及全身支持疗法。

患者男，32岁，6d前感冒后出现左下后牙区胀痛，进食、吞咽时加重。昨日起出现局部自发性跳痛，张口受限，低热，头痛。

检查可见：左下颌角区颊部稍肿胀，无压痛，张口度两指，左下第三磨牙近中阻生，表面覆盖盲袋红肿充血，挤压有少量脓液溢出，颊侧前庭沟丰满、充血，压痛明显，叩诊(-)，无松动，咽侧壁稍充血，无压痛。

请思考：

1. 该患者的临床诊断是什么？
2. 鉴别诊断是什么？
3. 应该如何处理？

第三节 口腔颌面部间隙感染

口腔颌面部间隙感染(facial space infection of maxillofacial region)亦称颌周蜂窝织炎，是颌面和口咽区潜在间隙中化脓性炎症的总称。间隙感染的弥散期称为蜂窝织炎，化脓局限期称为脓肿。

正常情况下，在颌面部组织层次之间存在着“潜在”的筋膜间隙，其内充满疏松结缔组织或脂肪组织，有血管、神经、淋巴组织或涎腺导管等走行。间隙之间相互连通，当受到炎症侵袭时，可在单个间隙内形成弥散的蜂窝织炎或脓肿，也可波及邻近间隙或沿血管神经束向颅内、纵隔等处发展，引起海绵窦血栓性静脉炎、脑脓肿、败血症及纵隔炎等严重并发症。

口腔颌面部间隙感染均为继发性，常见于牙源性或腺源性感染扩散所致，损伤性、医源性、血源性较少见。致病菌多为需氧菌和厌氧菌引起的混合感染。颌面部间隙较多，包括眶下间隙、颊间隙、颞间隙、颞下间隙、咬肌间隙、翼下颌间隙、舌下间隙、咽旁间隙、下颌下间隙、颏下间隙等，本节主要介绍眶下间隙感染、咬肌间隙感染、下颌下间隙感染和口底蜂窝织炎。

一、眶下间隙感染

眶下间隙(infraorbital space)位于眼眶下方，上颌骨前壁与面部表情肌之间，上界为眶下缘，下界为上颌骨牙槽突，内界为鼻侧缘，外界为颧骨，间隙底面是尖牙窝为中心的上颌骨前壁，表面为皮肤、皮下组织、浅筋膜与表情肌。

【感染来源】

眶下间隙感染多来自上颌尖牙、第一前磨牙和上颌切牙的根尖化脓性炎症，此外感染也可来自上颌骨骨髓炎、上唇底部或鼻侧的化脓性感染。

【临床表现】

眶下区肿胀常波及内眦、眼睑、上唇与颧部皮肤。肿胀区皮肤发红、张力增大、眼睑水肿、睑裂变窄、鼻唇沟消失。口腔前庭沟明显变浅，局部触痛，脓肿形成后可触及波动感。间隙内走行的眶下神经受肿胀压迫和炎症激惹可引起不同程度疼痛。眶下间隙感染可向眶内、眶周扩散，也可沿面静脉、内眦静脉、眼静脉等向颅内扩散，引起海绵窦血栓性静脉炎。

眶下间隙脓肿切开引流术(视频)

【治疗】

眶下间隙蜂窝织炎阶段可采用局部外敷中药及感染病灶牙开髓引流处理，脓肿形成后应及时切开引流，按低位引流的原则在上颌前牙或前磨牙区的口腔前庭沟处作横行切口，直达骨膜下，用止血钳分离到脓腔，生理盐水冲洗脓腔后放置引流条，炎症控制后应立即处理病灶牙(图3-5-3)。

二、咬肌间隙感染

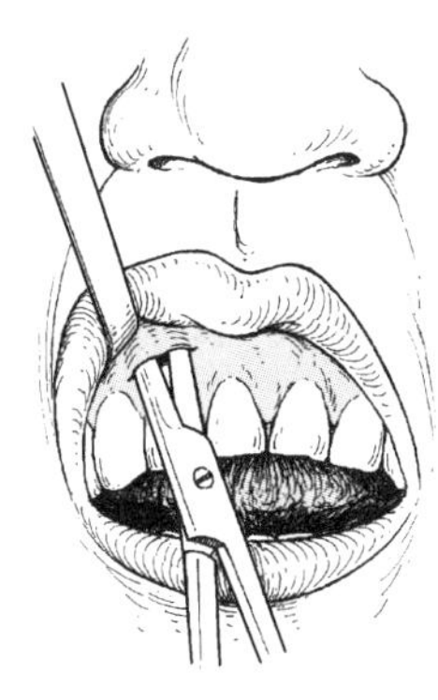

图 3-5-3　眶下间隙脓肿口内切开引流

咬肌间隙(masseteric space)位于咬肌与下颌升支外侧壁之间,前界为咬肌前缘,后界为下颌支后缘,上界为颧弓下缘,下界为咬肌在下颌支附着部。咬肌间隙通过颊脂垫、咬肌神经、血管等,与颊间隙、翼下颌间隙、颞下间隙等相通。咬肌间隙感染是最常见的颌面部间隙感染之一。

【感染来源】

主要来自下颌第三磨牙冠周炎、下颌磨牙的根尖周炎或相邻间隙感染扩散,偶有因化脓性腮腺炎波及者。

【临床表现】

典型症状为以下颌角为中心的咬肌区弥漫性肿胀与压痛,伴有明显张口受限。由于咬肌肥厚坚实,脓肿很难自行破溃,也不易触及波动。如出现压痛点局限、凹陷性水肿或穿刺有脓液,应及时切开引流,否则易并发下颌骨升支的边缘性骨髓炎。

【治疗】

咬肌间隙蜂窝织炎阶段局部可用物理治疗或外敷中药,配合全身应用抗生素治疗。脓肿一旦形成应及时切开引流,常采用口外切口,即从下颌支后缘绕过下颌角,距下颌骨下缘以下 2cm 处切开,切口长约 3~5cm,逐层切开皮肤、皮下组织、颈阔肌及咬肌在下颌角的部分附着,由骨面推开咬肌进入脓腔并引出脓液,冲洗脓腔后放置引流条(图 3-5-4)。术中应注意勿损伤颌外动脉与面神经下颌缘支。切开脓肿后还需探查下颌升支骨面有无粗糙不平,如出现边缘性骨髓炎,应在脓液减少后及早进行病灶刮除术,重点清除骨面坏死骨和坏死组织。咬肌间隙感染控制后,应尽早治疗或拔除病灶牙。

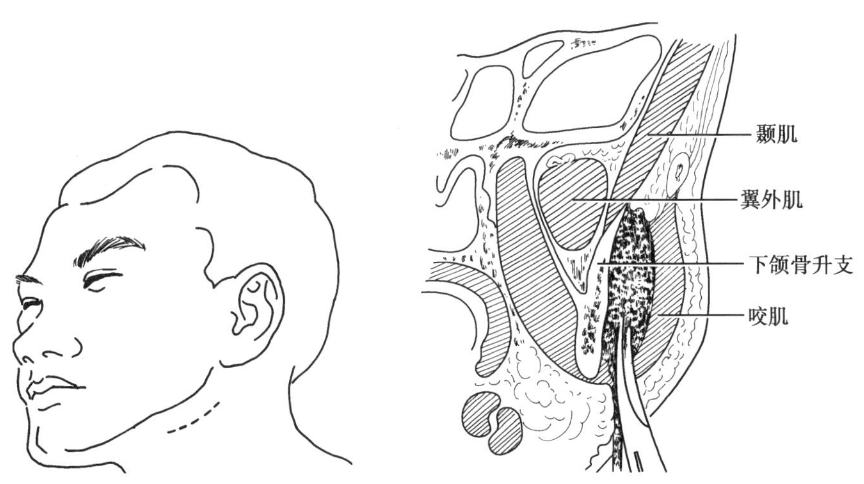

图 3-5-4　咬肌间隙脓肿口外切开引流术

三、下颌下间隙感染

下颌下间隙(submandibular space)位于下颌体与二腹肌前后腹之间的下颌下三角内,此间隙内有下颌下淋巴结与下颌下腺,并有颌外动脉、面前静脉、舌神经与舌下神经通过借下颌。下颌下间隙向上经下颌舌骨肌后缘与舌下间隙相通,向后内与翼下颌间隙、咽旁间隙相邻,向前与颏下间隙相通,向下与颈动脉三角和颈前间隙相通,感染可沿毗邻的间隙扩散,导致口底多间隙感染。

【感染来源】

成年人感染多来自下颌第三磨牙冠周炎和下颌磨牙根尖感染,婴幼儿常继发于化脓性下颌下淋巴结炎。

【临床表现】

感染病程发展较快,下颌下区肿胀明显,皮肤肿胀、压痛。脓肿形成后,皮肤充血,可扪及波动感。感染易向舌下间隙扩散,出现口底后部肿胀,舌运动时疼痛,吞咽不适等症状。腺源性感染病程发展

较慢，初期为炎症浸润的硬结，穿破淋巴结被膜后，呈弥散性蜂窝织炎，症状同牙源性感染，但晚期才形成脓肿。

【治疗】

030504

颌面部间隙脓肿切开引流术（视频）

下颌下间隙感染切开引流的切口，通常为下颌骨下缘以下2cm处与下颌骨下缘相平行的皮肤切口，切开皮肤、皮下组织，钝性分离达到脓腔。如为淋巴结内脓肿应分开淋巴结包膜，多个淋巴结脓肿应分开引流。

四、口底蜂窝织炎

口底蜂窝织炎（cellulitis of the floor of the mouth）是口底弥漫性多间隙感染，包括双侧下颌下、舌下、颏下在内的多个间隙感染，是颌面部最严重且治疗最困难的感染之一。口底蜂窝织炎可以是金黄色葡萄球菌为主的化脓性感染，也可能是厌氧菌或腐败坏死性细菌引起的腐败坏死性感染，后者也称为路德维希咽峡炎（Ludwig's angina）。

【感染来源】

感染可来自下颌牙的化脓性或坏疽性根尖周炎或第三磨牙冠周炎，也可来自口咽部软组织损伤后的感染，或者扁桃体炎、淋巴结炎或下颌下腺炎等。

【临床表现】

化脓性口底蜂窝织炎初期多在一侧下颌下或舌下间隙，感染如扩散到其他间隙，则呈现双侧下颌下、颏部和整个舌下口底的弥漫性肿胀。

腐败坏死性口底蜂窝织炎常常是产气荚膜杆菌、厌氧链球菌及各种芽胞杆菌的混合感染，在口底肌肉深层发生广泛坏死、溶解，产生棕褐色坏死液体。腐败坏死性口底蜂窝织炎病情发展快，肿胀范围广泛，上至面颊部，下至颈部甚至前胸上部，口底红肿坚硬如木板，剧痛，有时可扪及捻发音，口底黏膜高度水肿，舌体被抬高，舌运动受限，患者出现语言不清，吞咽困难，甚至出现呼吸困难。全身症状剧烈，常有高热、寒战等严重全身中毒症状，呼吸短促，脉搏细弱，并迅速恶化，如不及时治疗，则因窒息、败血症或感染性休克而死亡。

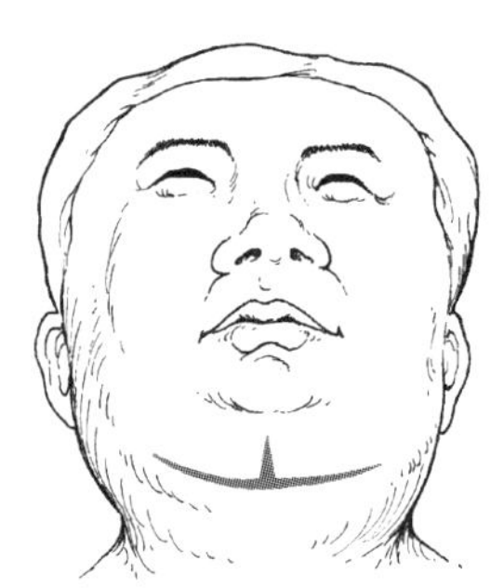

图3-5-5　口底蜂窝织炎倒T形切口

【治疗】

口底蜂窝织炎的治疗原则为做好呼吸道管理、早期积极使用抗菌药物治疗、早期广泛切开引流、积极进行全身支持治疗。切口选择皮肤发红、有波动感的部位进行切开，如肿胀范围广泛或出现呼吸困难时，应在双侧下颌下、颏下作与下颌骨平行的倒T形广泛性切口（图3-5-5），充分分离口底肌群，让各个间隙的脓液得到充分引流。

咽旁间隙感染

咽旁间隙位于咽腔侧方、咽上缩肌与翼内肌和腮腺深叶之间。咽旁间隙感染来源多为牙源性，常见为下颌第三磨牙冠周炎或腭扁桃体炎或相邻间隙的感染扩散而来。主要临床表现为吞咽疼痛、进食困难、张口受限；若伴有喉头水肿，可出现声音嘶哑及不同程度的呼吸困难和进食呛咳。咽旁间隙感染如处理不及时，可导致严重的肺部感染、败血症和颈内静脉血栓性静脉炎等严重并发症。

第四节　颌骨骨髓炎

颌骨骨髓炎（osteomyelitis of the jaws）是由细菌感染以及物理或化学因素导致颌骨产生的炎性病变。病变范围包括骨膜、骨皮质、骨松质以及骨髓腔内的血管、神经等整个骨组织成分。根据致病因素不同，颌骨骨髓炎可分为化脓性、特异性、物理性和化学性。化学性颌骨骨髓炎以往多见于牙髓失

活剂三氧化二砷应用不当导致,近10余年来,临床应用双磷酸盐导致的化学性颌骨坏死并发骨髓炎逐渐增多,应引起高度重视。

临床上以化脓性颌骨骨髓炎最为多见,化脓性颌骨骨髓炎可分为中央型颌骨骨髓炎和边缘型颌骨骨髓炎,本节重点介绍中央型颌骨骨髓炎。

【感染来源】

感染途径主要有3种,即牙源性、损伤性及血源性。牙源性颌骨骨髓炎最多见,约占全部颌骨骨髓炎的90%,这与下颌骨骨皮质致密、周围有肥厚肌肉组织及致密筋膜附着,髓腔脓液积聚而不易穿破引流等因素有关。血源性颌骨骨髓炎较少见,主要发生于儿童。病原体主要为金黄色葡萄球菌,其次是溶血性链球菌、肺炎双球菌、大肠埃希菌、变形链球菌等,临床上多见为混合性感染。

【临床表现】

颌骨骨髓炎按临床发展过程,可分为急性期和慢性期两个阶段。

1. 急性期　发病急剧,全身症状明显。局部出现病源牙剧烈跳痛,迅速波及邻牙,导致整个患侧疼痛并放射至颞部。面部相应部位肿胀,牙龈及前庭沟红肿,患区多个牙齿松动,常有脓液自牙周溢出。下颌骨骨髓炎,因咀嚼肌受侵常出现不同程度的张口受限,下牙槽神经受累时,可有患侧下唇麻木。上颌骨骨髓炎多见于新生儿、婴儿,感染来源常为血源性,表现为眶下部明显红肿,蔓延至眼眶周围致睁眼困难,脓肿后期可在内眦、鼻腔及口腔穿破排脓。

2. 慢性期　急性颌骨骨髓炎如未能得到彻底治疗,可转为慢性。常见为单纯采用药物保守治疗,脓液自行穿破,引流不畅。慢性颌骨骨髓炎期间,急性症状消退,全身症状已不明显,疼痛显著减轻。局部纤维组织增生、肿胀、发硬。可见瘘管,经常溢脓,甚至排出小块死骨。病变区多个牙松动,牙周溢脓。当机体抵抗力降低或引流不畅时,可急性发作。如拖延日久,可致消瘦、贫血、身体衰弱等。

【诊断】

根据病史、临床表现及影像学检查一般不难诊断。颌骨骨髓炎的X线检查,早期改变不明显,2~4周后可见弥漫性稀疏区,2~3个月后可见形态不规则的死骨形成,死骨如已完全分离则四周为黑色透射影所包绕。CT扫描可见牙槽突和骨髓腔的大面积破坏和死骨。

【治疗】

急性期以全身应用抗生素,局部切开引流为主。慢性期以死骨刮除术和拔除病灶牙为主。临床及时治疗智齿冠周炎、根尖周炎等牙源性感染,对预防颌骨骨髓炎具有积极意义。

第五节　面颈部淋巴结炎

面颈部淋巴组织丰富,由环形链和垂直链两组淋巴结及多数网状淋巴管组成,构成主要的防御屏障。当细菌毒力大,机体抵抗力低时,可引起淋巴结炎。

【感染来源】

面颈部淋巴结炎以继发于牙源性及口腔感染最为多见,也可来源于颜面皮肤疖肿或受到损伤感染。小儿多数由上呼吸道感染、扁桃体炎引起。由化脓性细菌如葡萄球菌、链球菌等引起的称为化脓性淋巴结炎;由结核分枝杆菌感染的为结核性淋巴结炎。

【临床表现】

1. 化脓性淋巴结炎　临床上一般分为急性和慢性两类。

(1) 急性化脓性淋巴结炎:可来自牙源性病变,婴幼儿则多继发于上呼吸道感染。临床上大多起病急、进展快,主要表现为由浆液性逐渐向化脓性转化。浆液性炎症的特征是局部淋巴结肿大变硬,自觉疼痛或压痛;病变的淋巴结出现充血、水肿。此时淋巴结尚可移动,边界清楚,与周围组织无粘连。全身反应轻微或只有低热,体温一般在38℃以下。此期如未得到及时治疗,感染可进一步发展,局部疼痛加重,淋巴结包膜化脓溶解破溃,向周围扩散则形成炎症性浸润包块;出现皮肤发红、肿、硬,与周围组织发生粘连,淋巴结不能移动。当脓肿形成时,皮肤有局部明显压痛点及凹陷性水肿,浅在的脓肿可扪及波动感。此时全身反应加重,高热、寒战、头痛、乏力、食欲减退;白细胞总数急剧上升,

如治疗不及时，可并发脓毒血症、败血症，甚至出现中毒性休克。儿童的病情比成人更严重，应提高警惕。

（2）慢性淋巴结炎：多发生在患者抵抗力强而细菌毒力较弱的情况下。常见继发于根尖周炎、牙周病等慢性牙源性炎症及咽部感染，也可由急性炎症治疗不彻底转变成慢性。病变表现为慢性增生性炎症过程，其临床特征是淋巴结内结缔组织增生形成微痛的硬结，开始较小、较韧，轻度压痛，淋巴结活动，与周围组织不粘连，无全身症状。此过程可持续较长时间，当机体抵抗力下降时，可反复急性发作。增生肿大的淋巴结，即使原发感染灶清除，也不可能完全消退。

2. 结核性淋巴结炎　常见于儿童与青年。轻者仅有多个大小不等的肿大淋巴结，呈无痛性缓慢增大，圆或椭圆形，表面光滑而无全身症状；重者可伴有体质虚弱、营养不良或贫血、低热、盗汗、疲倦等；有时可查及肺、肾、骨等器官的结核病变或病史。可发展成冷脓肿，或破溃流出豆渣或米汤样脓液，经久不愈而形成窦道或瘘管。

【诊断】

根据病史、临床表现等一般可以确诊。化脓性淋巴结炎与结核性淋巴结炎形成脓肿后，可借抽吸出的分泌物进行鉴别诊断。化脓性淋巴结炎的脓液多呈淡黄色黏稠状，而结核性淋巴结炎的抽吸物稀薄污浊，灰暗色似米汤，夹杂有干酪样坏死物。

【治疗】

急性淋巴结炎多见于幼儿。初期嘱患者安静休息，全身抗感染治疗，局部应用物理疗法，如湿热敷、超短波等。已有脓肿形成应及时切开引流，同时对原发病灶进行处理。慢性淋巴结炎一般不需治疗，但有反复急性发作者应清除引起淋巴结炎的原发病灶，肿大明显的淋巴结亦可手术摘除，以排除恶性淋巴瘤或淋巴结转移癌。

结核性淋巴结炎应注意全身积极抗结核治疗，加强营养。对于局限的、可移动的结核性淋巴结，或虽属多个淋巴结，但经药物治疗效果不明显者，可手术切除。

第六节　面部疖痈

面部暴露在外，皮肤具有丰富的毛囊和皮脂腺，损伤后细菌易侵入导致感染。单个毛囊和皮脂腺发生的局限于浅层组织的化脓性炎症称为疖（furuncle），在多个毛囊和皮脂腺内引起的波及深层组织的化脓性炎症称为痈（carbuncle）（图 3-5-6）。

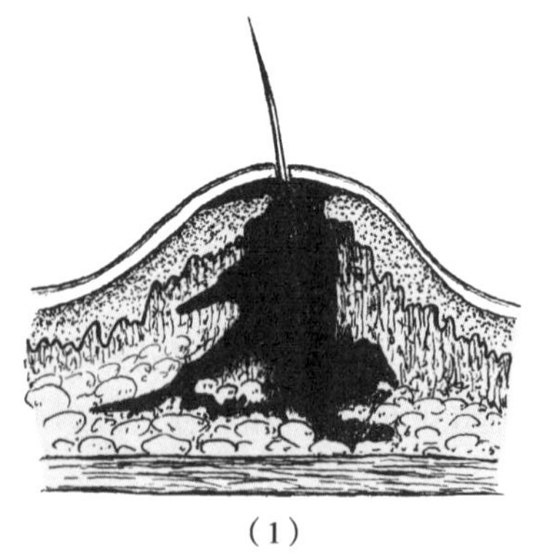
（1）

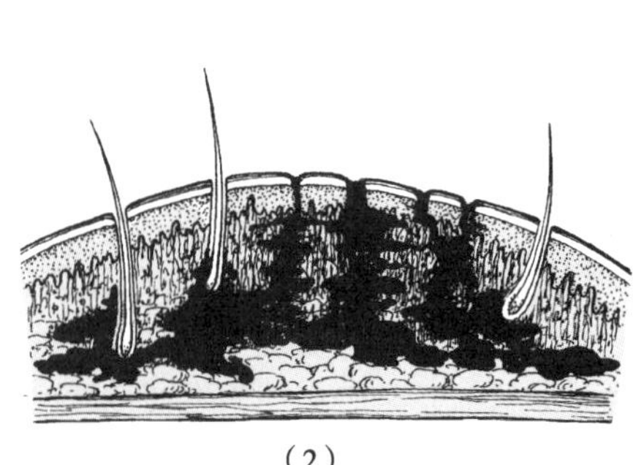
（2）

图 3-5-6　面部疖与痈
（1）疖的剖面图；（2）痈的剖面图可见多个脓头。

【感染来源】

病原体主要为金黄色葡萄球菌。在局部刺激或机体抵抗力低下时易发病。

【临床表现】

疖早期表现为红、肿、痛的硬结，逐渐增大隆起，顶部出现黄白色脓栓，脓栓液化破溃，脓液排出，破溃区愈合。一般无全身症状，如疖受到挤压、烧灼等刺激，感染扩散成蜂窝织炎时，可出现畏寒、高

热、白细胞总数增高等症状。

痈好发于上唇。由于感染较深，早期组织张力较大。炎症开始只出现一个脓栓，周围皮肤呈紫红色，外层呈鲜红色，皮肤发热，伴有剧烈疼痛。脓栓液化后脓液流出。多个脓头之间的皮肤常坏死、脱落。常伴有局部淋巴结肿大、压痛，全身症状较明显，可合并严重并发症。

【并发症】

面部疖痈如受到挤压、搔抓、热敷、烧灼等不当处理，局部炎症可迅速扩散，轻者可并发眶周蜂窝织炎。因面部"危险三角"区内静脉缺少静脉瓣，并与颅内海绵窦相通，感染可逆行进入颅内，发生海绵窦血栓性静脉炎，出现眼睑水肿，眼球突出伴活动受限，结膜水肿或淤血，伴有高热、头痛、昏迷等全身中毒症状，治疗不及时可在数天内死亡。也可并发脑膜炎或脑脓肿，出现颈项强直、偏瘫、头痛、恶心、呕吐、惊厥甚至昏迷。细菌毒素随血液扩散，引起脓毒败血症，可致死亡。

【治疗】

面部疖痈切忌用热敷、烧灼、切开引流等处理，与其他部位疖痈处理不同，面部疖痈主张保守治疗。通常采用3%高渗盐水纱布敷于疖痈顶部，或外敷二味拔毒散（雄黄和明矾各半量研磨成粉末，用水调拌），有利于脓头破溃排脓。症状较重或出现全身中毒症状时，应及时应用大剂量有效抗生素和全身支持治疗。

第七节　化脓性涎腺炎

唾液腺（salivary gland）又称涎腺，由腮腺、下颌下腺、舌下腺3对大唾液腺，以及位于口腔、咽部、鼻腔及上颌窦黏膜下层的小唾液腺组成。小唾液腺按其所在解剖部位不同，称为腭腺、唇腺、颊腺及磨牙后腺等。

唾液腺炎症（sialadenitis）可分为化脓性、病毒性和特异性感染。化脓性涎腺炎（pyogenic sialadenitis）主要发生在腮腺、下颌下腺，舌下腺与小涎腺较少见，这是由于腮腺与下颌下腺的导管粗大且较长，易造成逆行感染。临床上以慢性炎症较多，亦可急性发作。

一、化脓性腮腺炎

【病因】

引起化脓性腮腺炎的主要病原体是金黄色葡萄球菌，亦有链球菌与肺炎球菌感染，文森螺旋体少见。这些细菌是口腔内常驻菌，当罹患严重的全身疾病如脓毒血症、各种传染病，慢性消耗性疾病致机体抵抗力下降；手术、失血、腹泻、高热等各种原因引起的失水，腮腺分泌物减少；腮腺导管的狭窄、阻塞、涎石、异物等阻碍涎液排出等原因，口腔内致病菌经导管口逆行侵入腮腺。腮腺损伤或邻近组织炎症的扩散亦可引起急性腮腺炎。

【临床表现】

急性化脓性腮腺炎多为慢性炎症的急性发作，表现为腮腺区以耳垂为中心的肿胀明显，耳垂上抬，导管口红肿，疼痛，腺体组织坏死化脓后出现持续性跳痛。腮腺被纤维结缔组织分隔为很多小叶，所以腮腺脓肿多为散在的多发性脓肿，且不易扪及波动感。可出现畏寒、发热、白细胞计数升高等全身中毒症状。

慢性化脓性腮腺炎也称为慢性复发性腮腺炎，表现为腮腺反复肿胀，挤压腺体可见导管口有脓液或胶冻状液体溢出，少数有脓肿形成。炎症发作间隔周期从数周至数月不等。

【诊断】

化脓性腮腺炎根据病史，及腮腺肿大、导管口红肿、有黏稠脓性分泌物等典型的体征较易诊断。急性化脓性腮腺炎应与腮腺区淋巴结炎、咬肌间隙蜂窝织炎、流行性腮腺炎相鉴别。

【治疗】

除遵循炎症治疗的一般原则外，可用热敷、理疗、用酸性食物或饮料促进涎腺分泌，亦可局部外敷中药，以利于炎症的消散。脓肿形成后及时切开引流，设计从耳屏到下颌角的切口，注意向各个方向贯通所有腺小叶内的脓腔，将脓液彻底引流。

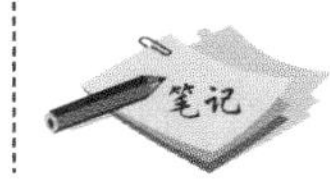

流行性腮腺炎

流行性腮腺炎大多发生于5~15岁的儿童,有传染接触史,常双侧腮腺同时或先后发生,一般一次感染后可终身免疫。局部表现为腮腺肿大、充血、疼痛,但腮腺导管口无红肿,唾液分泌清亮无脓液。白细胞计数正常,分类中淋巴细胞比例增高,急性期血液淀粉酶与尿淀粉酶升高。

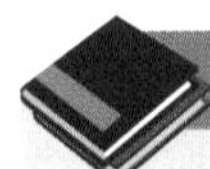

患者女,40岁。左侧腮腺区剧烈的持续性跳痛3d。1周前曾做过胃大部切除术。检查见:腮腺区以耳垂为中心肿胀明显,耳垂被上抬,皮肤发红、水肿,触痛明显。导管口明显红肿,轻压有脓液自导管口溢出。体温40℃,脉搏、呼吸增快,血白细胞总数和中性粒细胞计数明显增加。

请思考:

1. 该患者的临床诊断是什么?
2. 鉴别诊断是什么?
3. 应该如何处理?

030505

唾液腺结石(视频)

二、下颌下腺炎

【病因】

下颌下腺导管粗大,开口于舌下肉阜,同时下颌下腺分泌物较黏稠且流速缓慢,容易产生涎石,也可因异物进入导管致导管狭窄或阻塞,造成排泄不畅引起逆行性感染。下颌下腺炎以慢性经过较多,亦可急性发作。

【临床表现】

进食时腺体肿大、针刺样疼痛,可伴有同侧舌痛,并放射至耳颞部或颈部。下颌下腺导管口红肿,挤压腺体有脓性分泌物溢出。口底可扪及结石,伴有压痛,常反复发作。X线检查可发现涎石,无涎石的慢性下颌下腺炎可行造影检查。

【诊断】

主要根据临床表现和影像学检查进行诊断,需要与舌下腺肿瘤、下颌下腺肿瘤、下颌下淋巴结炎等进行鉴别。

【治疗】

急性期治疗与一般炎症相同。慢性下颌下腺炎应尽早祛除病因,摘除导管结石。对反复发作,病程长,下颌下腺已纤维化者应做下颌下腺摘除术。

本章小结

本章内容较多,学习时应重点掌握口腔颌面部感染的特点、病原体种类、感染途径;智齿冠周炎的病因、临床表现、诊断与治疗;面部疖痈临床表现、并发症与治疗。熟悉口腔颌面部间隙感染、颌骨骨髓炎、面颈部淋巴结炎的诊断和治疗。了解化脓性涎腺炎的临床特点和治疗。通过本章学习,应具备对口腔颌面部感染常见疾病的初步诊断和一般治疗处理的能力,并能利用所学的知识,向患者介绍口腔颌面部感染的病因、临床表现及治疗方法,进行充分医患沟通,取得患者的理解和配合,同时具备对患者进行正确心理疏导的能力。

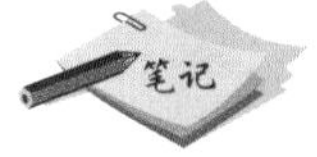

患者男，28 岁，3 个月前因感冒出现右下后牙区剧烈跳痛，波及相邻牙，出现牙齿松动，自述有脓液溢出，疼痛放射至颞部，伴有张口受限、低热、头痛。在外院进行药物治疗，症状有所减轻，但未完全缓解。颊部出现瘘管，偶有脓液溢出。

检查可见：右下颌咬肌区弥漫性肿胀，初诊组织坚硬，压痛，无波动感，张口度两指，颊侧皮肤可见一瘘管，挤压有脓液溢出，探诊骨面粗糙。右下第三磨牙近中阻生，表面覆盖盲袋红肿充血，挤压有脓液溢出，右下第二前磨牙至第二磨牙松动二度，牙周探诊溢脓。X 线检查可见下颌骨形态不规则的死骨形成，CT 扫描可见牙槽突和骨髓腔的大面积破坏和死骨。

病例讨论

（刘　博）

扫一扫，测一测

思考题

1. 第三磨牙冠周炎的临床表现有哪些？
2. 咬肌间隙感染的临床表现有哪些？

第六章 口腔局部麻醉与牙拔除术

学习目标

1. 掌握:口腔局部麻醉并发症及其防治;牙拔除术的适应证与禁忌证、并发症;牙拔除术后注意事项。

2. 熟悉:拔牙术中、术后的并发症;口腔局部麻醉常用的方法;拔牙基本操作方法、一般牙的拔除方法。

3. 了解:常用的局部麻醉药物;拔牙前的准备、特殊牙的拔除方法。

4. 具备口腔麻醉的基本理论和一般操作。

5. 能利用所学的知识,向患者介绍口腔麻醉与牙拔除术可能出现的并发症和注意事项,能够对患者进行麻醉和拔牙术后指导,同时具备与患者进行充分医患沟通和正确心理疏导的能力。

第一节　口腔局部麻醉

局部麻醉(local anesthesia)简称局麻,是指用局部麻醉药物暂时阻断机体一定区域内神经末梢和感觉神经的传导,从而使该区域疼痛消失的方法。局部除痛觉消失外,其他感觉如触压觉、温度觉等依然存在,患者仍保持清醒的意识,是一种较安全、简便的麻醉方法,口腔临床应用较广泛。但是局部麻醉不适用于依从性差的患者(包括小儿患者)及局部有炎症的部位。

一、常用局部麻醉药物

局部麻醉药物简称局麻药,按化学结构可分为酯类和酰胺类。局麻药种类较多,临床应选择麻醉效果好、作用起效快、维持时间长、无明显毒副作用、易溶于水、性质稳定的局麻药。

1. 利多卡因(lidocaine)　又名赛洛卡因,属酰胺类局麻药,具有起效快、作用强、维持时间长、组织穿透性强等特点,是口腔科临床应用较多的局麻药物。本品作为阻滞麻醉和浸润麻醉药物的浓度为1%~2%。表面麻醉时的浓度为2%~4%。此外,本品还有迅速而安全的抗室性心律失常作用,故而对心律失常患者常作为首选的局麻药。一次最大剂量为4.4mg/kg。

2. 布比卡因(bupivacaine)　又名麻卡因,属酰胺类局麻药,麻醉维持时间为利多卡因的2倍,一般可达到6h以上;麻醉强度为利多卡因的3~4倍,是一种较安全的长效局麻药。常用浓度为0.5%的溶液与1:200 000肾上腺素共用,一次最大剂量为1.3mg/kg。

3. 阿替卡因(articaine)　属酰胺类局麻药,商品名碧兰麻,主要成分为4%盐酸阿替卡因加1:100 000的肾上腺素。本品组织麻醉效能高,穿透性和扩散性较强,毒副作用小,目前已广泛应用于口腔临床。本品一般应用于黏膜或牙周膜局部浸润麻醉,也可用于阻滞麻醉,阻滞麻醉时应注意回吸。本品注射速度要慢,一般不得超过1ml/min,一次最大剂量为7mg/kg。

4. 甲哌卡因(mepivacaine) 属酰胺类局麻药,商品名斯康杜尼,主要成分为20mg/ml盐酸甲哌卡因加0.01mg/ml的肾上腺素。本品局部麻醉效能强,作用较迅速,麻醉效果持久,毒性及副作用较小,可用于局部浸润麻醉,用于阻滞麻醉时应注意回吸,注射速度不超过1ml/min。

5. 丁卡因(dicaine) 又名潘托卡因,属酯类局麻药,局麻作用迅速,穿透力强,毒性较大,一般仅用于黏膜表面麻醉。常用浓度为1%~2%,1~3min起效,维持约20~40min。

二、常用局部麻醉方法

(一)表面麻醉

表面麻醉(superficial or topical anesthesia)是将麻醉剂涂布或喷射于术区表面,麻醉药物被吸收而使末梢神经麻痹,以达到痛觉消失的效果。本法适用于表浅的黏膜下脓肿切开引流、松动牙拔除、腭咽部检查、气管插管前黏膜表面麻醉等。常用局麻药为0.25%~0.5%的盐酸丁卡因或2%~5%的利多卡因。

(二)浸润麻醉

浸润麻醉(infiltration anesthesia)是将局麻药注入治疗区域组织内,阻断神经末梢传导痛觉能力,产生麻醉效果。浸润麻醉适用于口腔颌面部软组织手术,上颌、下颌前份牙及牙槽突手术。常用局麻药为1%~2%的利多卡因。浸润麻醉方法有骨膜上浸润法、牙周膜注射法。

1. 骨膜上浸润法 适用于上颌及下颌前份牙及牙槽突手术,浸润麻醉时在拟麻醉牙的唇颊侧前庭沟进针,针尖与黏膜呈45°角,进入黏膜下、骨膜上,注入局麻药0.5~2ml,注意不要刺入骨膜下,以免引起疼痛和局部反应。药物通过骨膜,由骨面的小孔渗透至牙根尖部的神经丛,产生麻醉效果,一般2~4min内麻醉显效。

2. 牙周膜注射法 适用于血友病和有出血倾向的患者;避免出现其他浸润或阻滞麻醉产生深部血肿;阻滞麻醉效果不佳时,可加用牙周膜注射麻醉。此法虽然损伤较小,但注射时疼痛明显,需要使用短而细的注射针头,分别从牙齿的近中和远中刺入牙周膜,注射深度0.2~0.5cm,注射药量0.2~0.4ml。

浸润麻醉(视频)

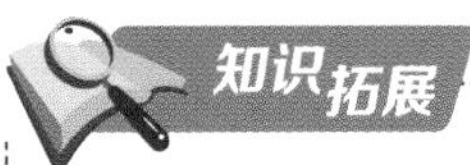

计算机控制局部麻醉

计算机控制局部麻醉(computer controlled local anesthesia)是通过带有预设程序的电动局麻输注设备完成局部麻醉,主要特点是麻醉药物输送由计算机控制,在致密组织,如牙周膜、硬腭黏膜、附着龈等,注射时能精确控制麻醉药物注射速率,能够减少患者疼痛感和组织不良反应。

(三)阻滞麻醉

阻滞麻醉(block anesthesia)是将局麻药液注射到神经干或其主要分支附近,以阻断神经末梢传入的刺激,使被阻滞的神经支配区域产生麻醉效果。此法用药量少,麻醉广泛,麻醉作用深,维持时间长。阻滞麻醉需要熟悉神经走行和解剖,严格按照无菌操作要求,回吸无血方可进行注射。

1. 上牙槽后神经阻滞麻醉(上颌结节注射法) 将局麻药注射于上颌结节部位,以麻醉上牙槽后神经。本法适用于同侧上颌磨牙的拔除以及相应的颊侧牙龈、黏膜和上颌结节部的手术。

注射方法:口内进针点为上颌第二磨牙远中颊根部的口腔前庭沟,如上颌第二磨牙尚未萌出,则以第一磨牙的远中颊侧根部的前庭沟作为进针点。注射时,患者取坐位,头后仰,半张口,上颌牙的𬌗平面约与地平面成45°角,注射器与上颌牙长轴成40°,向上后内方刺入,针尖沿着上颌结节弧形表面滑动,进针深度约15~16mm,回抽无血,即可注入麻醉药1.5~2ml。注意针尖不宜刺入过深,以免刺破上颌结节后方的翼静脉丛引起血肿(图3-6-1)。

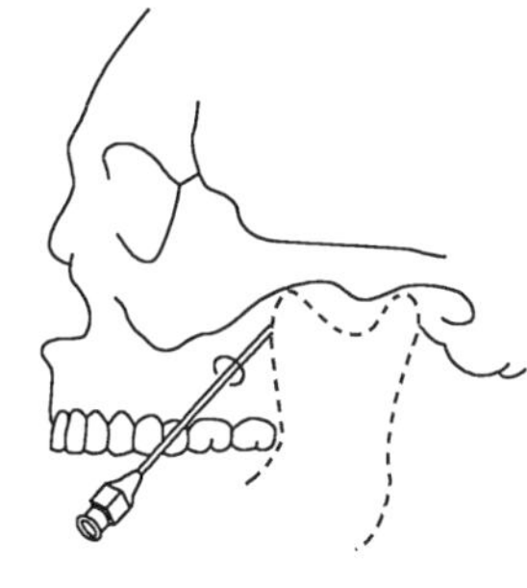
图3-6-1 上牙槽后神经阻滞麻醉

麻醉范围:除第一磨牙近中颊根外的同侧磨牙、牙槽突及其相应的颊侧牙龈、黏骨膜。注意上颌第一磨牙近中颊根为上牙槽中神经支配，因此在拔除上颌第一磨牙时，需要在近中颊根前庭沟处补充浸润麻醉。

2. 眶下神经阻滞麻醉（眶下孔或眶下管注射法）　将麻药注入眶下孔或眶下管内，以麻醉眶下神经及其分支。本法适用于同侧上颌切牙至前磨牙的拔除，牙槽突修整及上颌骨囊肿摘除手术、唇裂整复术等手术。

（1）口外注射法：眶下孔位于眶下缘中点的下方 0.5～1cm 处。注射时用左手示指扪出眶下缘，右手持注射器自同侧鼻翼旁约 1cm 处刺入皮肤，注射针与皮肤呈 45°角，向上后外进针，深度约 1.5cm，可直接刺入眶下孔，回吸无血，注射麻药 1～1.5ml。注意进针时不宜过深，以防损伤眼球（图 3-6-2）。

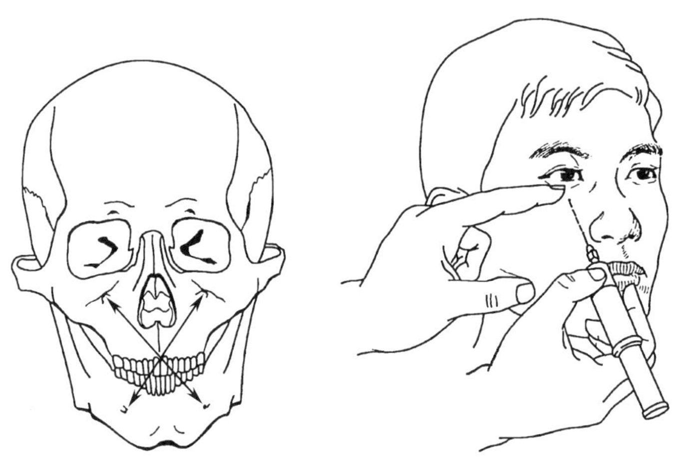

图 3-6-2　眶下神经阻滞麻醉口外注射法

（2）口内注射法：由上颌侧切牙根尖相应前庭沟顶刺入，注射器针尖与上颌中线成 45°角，向上后外直达眶下孔，进针深度约 2cm，回吸无血，注射麻药 1ml。口内注射法一般不易进入眶下管（图 3-6-3）。

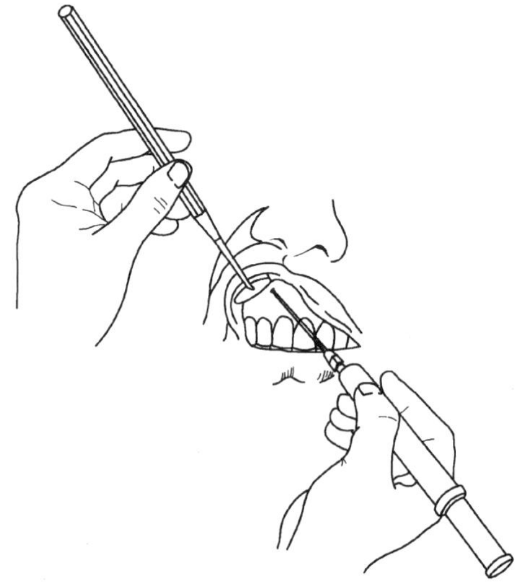

图 3-6-3　眶下神经阻滞麻醉口内注射法

（3）麻醉范围：同侧下眼睑、鼻、眶下区、上唇、上颌前牙、前磨牙，以及这些牙的唇侧或颊侧的牙槽骨、骨膜、牙龈和黏膜等组织。

3. 腭前神经阻滞麻醉（腭大孔注射法）　将麻药注射入腭大孔或其附近以麻醉腭前神经。本法适用于上颌前磨牙、磨牙拔除的腭侧麻醉，腭隆突切除及腭裂整复术，需要与其他浸润或阻滞麻醉配合使用。

注射方法：患者头后仰，大张口，上颌牙𬌗平面与地平面成 60°角，进针点为上颌第三磨牙或第二磨牙腭侧龈缘至腭中线连线的中外 1/3 交界处稍前方，软硬腭交界前 0.5cm，往上后方推进至腭大孔，回吸无血，注入麻药 0.3～0.5ml。注射点不可过于偏后，麻醉药不可过量，以免同时麻醉腭中、腭后神经，引起恶心或呕吐（图 3-6-4）。

麻醉范围：同侧磨牙、前磨牙腭侧的黏骨膜、牙龈及牙槽骨等组织。

4. 下牙槽、舌、颊神经阻滞麻醉（下颌支内侧隆突注射法）　将麻药注射入下颌支内侧隆突部位，该区域由前向后有颊神经、舌神经、下牙槽神经通过，该部位只注射一针，即可同时麻醉颊、舌、下牙槽三条神经。

注射方法：患者大张口，下颌牙𬌗平面与地面平行，注射器置于对侧口角、两前磨牙之间，由翼下颌皱襞外侧、颊脂垫尖部刺入，注射器保持与下颌牙𬌗平面平行，缓慢进针直达下颌升支内侧骨面，深

约 2cm，回抽无血后注入麻药 1.5～2ml。然后将注射针后退少许，再注入麻醉药 0.5ml，针尖退至黏膜下再注射麻醉药 0.5～1ml，即可同时麻醉下牙槽、舌、颊三条神经（图 3-6-5）。

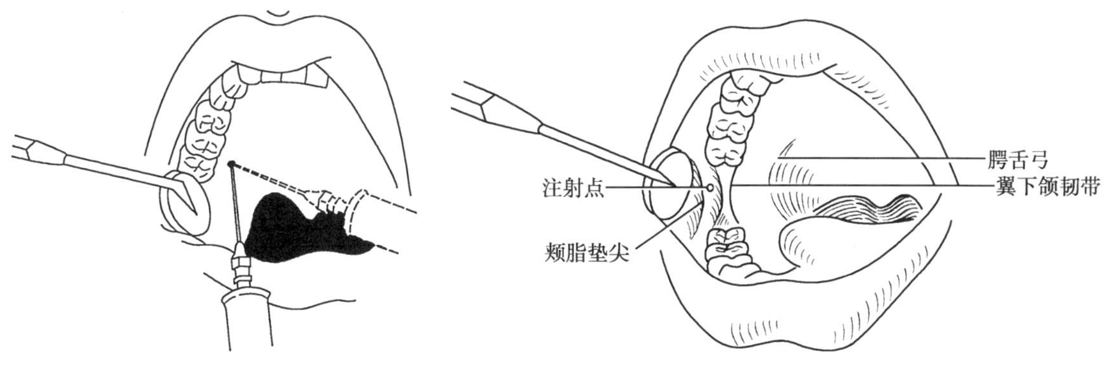

图 3-6-4　腭前神经阻滞麻醉

图 3-6-5　下牙槽、舌、颊神经阻滞麻醉进针标志

阻滞麻醉（视频）

麻醉范围：同侧下颌牙、牙周膜、牙槽骨、唇/颊与舌侧牙龈、下唇、口底黏膜及舌前 2/3 部分。

三、局麻的并发症及其防治

局麻并发症包括全身并发症和局部并发症。全身并发症主要有晕厥、过敏反应、中毒等，局部并发症主要有注射区疼痛、血肿、感染、注射针折断、暂时性面瘫、暂时性牙关紧闭、暂时性复视或失明等。本节仅介绍晕厥、过敏反应、中毒、注射区疼痛、血肿和感染并发症。

1. 晕厥　是一种突发性、暂时性意识丧失。通常是由于一过性中枢缺血所致，可由紧张、恐惧、饥饿、疲劳、疼痛、全身健康状况差等因素诱发。患者出现头晕、胸闷、恶心、面色苍白、全身冷汗、脉快而弱、呼吸困难等症状。重者可有血压下降或短暂意识丧失。

防治原则：术前检查患者全身及局部情况，给予相应治疗。麻醉前做好术前安抚工作，消除患者紧张情绪，避免空腹拔牙或手术。一旦发生晕厥，应立即停止注射，迅速放平座椅，头低脚高，松开衣领，保持呼吸通畅，可用芳香氨乙醇或氨水刺激呼吸，严重者可针刺人中穴、吸氧和静脉注射高渗葡萄糖液。

2. 过敏反应　过敏反应可分为延迟反应和即刻反应。延迟反应常是血管神经性水肿，偶见荨麻疹、药疹、哮喘和过敏性紫癜。即刻反应是用极少量药后，立即发生极严重的类似中毒的症状，突然惊厥、昏迷、呼吸心搏骤停而死亡。

防治原则：术前详细询问有无酯类局麻药物过敏史，有过敏史者或过敏体质者，宜选用利多卡因，并预先作皮内过敏试验。局麻时如出现过敏症状，应立即停止注射，放平椅位，轻者给予脱敏药物，如钙剂、异丙嗪、糖皮质激素肌内或静脉注射，吸氧。重者应立即注射肾上腺素，吸氧；如出现抽搐或惊厥，应立即静脉注射地西泮或硫喷妥钠；如呼吸心搏停止，则按心肺复苏的原则迅速抢救。

3. 中毒　当单位时间内进入血液循环的局麻药量超过分解速度时，血内浓度升高，达到一定的浓度时会出现中毒症状。中毒反应的轻重与麻药剂量、麻药注射速率、是否注入血管等有关。中毒症状轻者表现为烦躁不安、多语、颤抖、恶心、呕吐、多汗、呼吸急促。严重者可出现全身抽搐、发绀、脉搏细弱、血压下降、神志不清，甚至呼吸、心搏停止。

防治原则：用药前应熟悉麻醉药物毒性、一次最大用药、推注速度等。坚持回抽无血再缓慢注射麻药。一旦发生中毒反应，应立即停止注射。轻者置患者于平卧位，松解衣领，保持呼吸通畅。待麻药在体内分解后症状可自行缓解；重者采取给氧、补液、抗惊厥、应用激素及升压药等抢救措施。

4. 注射区疼痛　最常见于麻药变质或混入杂质或未配成等渗溶液，另外注射针头钝而弯曲或有倒钩易导致局部组织或神经的损伤。

防治原则：注射前认真检查麻醉剂和注射用器械，注射中注意无菌操作，避免同一部位反复注射。如发生疼痛、炎症反应，可局部热敷理疗，给予消炎、止痛药物，或进行局部封闭。

5. 血肿　注射过程中针尖刺破血管导致血肿，常见于上牙槽后神经、眶下神经阻滞麻醉。表现为

局部迅速肿胀,黏膜或皮下出现紫红色瘀斑,数日后转为黄绿色,缓慢吸收消失。

防治原则:注射针尖不能有倒钩,注射时不要反复穿刺。若局部已出现血肿,应立即压迫止血并给予冷敷,酌情给予抗生素及止血药物,48h 后局部热敷或理疗可促进血肿吸收。

6. 感染　注射针被污染、消毒不严或注射针穿过感染灶,均可将感染带入深层组织引起间隙感染。主要表现有局部红、肿、热、痛、张口受限或吞咽困难,偶有发热等全身症状。

防治原则:严格遵守无菌操作规程,注射针避免通过感染区。已发生感染者应按炎症的治疗原则处理。

第二节　牙拔除术

牙拔除术(exodontia)在强调以保存天然牙为主要目标的当代口腔医学,仍是临床上口腔疾病的重要治疗手段之一,对于经过治疗仍无法保留,对局部或全身健康状况产生不良影响的患牙,均应尽早拔除。

一、适应证与禁忌证

(一)适应证

牙拔除术的适应证是相对的,随着口腔医学的发展,拔牙的适应证也在不断变化,因此对待拔牙要务必慎重。

1. 牙体疾病　牙体组织龋坏或破坏严重,用现有修复手段无法修复者。

2. 根尖周病　已不能用根管治疗、根尖切除或牙再植术等方法治疗者。

3. 牙周病　晚期牙周病,牙齿松动达Ⅲ度,牙周骨组织已大部破坏,常规治疗无法保证牙齿的稳固者。

4. 牙外伤　冠延长后无法保留的冠折牙,根中 1/3 折断牙,根尖 1/3 折断经治疗和观察后无法保留的牙齿,及无法保留的隐裂牙、纵折牙。

5. 错位牙　不能用正畸、修复等方法恢复,严重影响功能、美观、相邻组织健康者。

6. 额外牙　影响正常牙萌出,易造成错𬌗畸形者。

7. 阻生牙、埋伏牙　反复引起冠周炎,无法正常萌出,或引起邻牙牙根龋坏或吸收者。

8. 滞留乳牙　影响恒牙正常萌出或根尖外露造成创伤性溃疡者。

9. 病灶牙　引起颌面部炎症,如颌骨骨髓炎、牙源性上颌窦炎等的病灶牙。

10. 治疗需要　因正畸或义齿修复需要拔除的牙;囊肿或良性肿瘤累及的牙,可能影响治疗效果者;恶性肿瘤放疗区的牙。

(二)禁忌证

牙拔除术的禁忌证也是相对的。应根据患者全身和局部情况,慎重考虑后作出决定。

1. 心血管系统疾病　重症高血压、近期心肌梗死病史、心绞痛发作频繁、心功能Ⅲ~Ⅳ级、心脏病合并高血压者不宜或暂缓拔牙。血压高于 180/100mmHg 应先行治疗后再拔牙,高血压患者术前给予镇静、降压药;风湿性、先天性心脏病患者,拔牙术前、术后应用抗生素预防细菌性心内膜炎;冠心病患者拔牙前服用扩张冠状动脉药物,备急救药品,请心内科医师协助,防止意外发生。

2. 血液系统疾病　严重贫血、出血性疾病、白血病等,拔牙后可能出现出血不止或败血症等严重并发症,通常应避免拔牙。如必须拔除时,应首先控制病情,拔牙后应继续治疗,严格预防术后出血和感染。

3. 糖尿病　糖尿病患者拔牙术后发生感染的可能性高于正常人,拔牙时空腹血糖应控制在 8.88mmol/L(160mg/dl)以下,拔牙前、后应用抗生素预防感染。

4. 甲状腺功能亢进　拔牙可能导致甲状腺危象,危及生命,因此应将基础代谢率控制在+20%以下,脉搏不超过 100 次/min,方可拔牙。

5. 肝肾疾病　各类急性肾病、急性肝炎均应暂缓拔牙。慢性肾病,如处于肾功能代偿期,无临床症状,可以拔牙,注意预防感染。慢性肝炎患者拔牙前给予足量维生素 K、维生素 C 及其他保肝药物,术中局部加用止血药物。

6. 月经期与妊娠期　妇女月经期可能出现代偿性出血，一般应暂缓拔牙。妊娠期前3个月可能导致流产，后3个月可能造成早产，应避免拔牙，如必须拔除患牙，一般选择在孕中4~6个月进行，相对较为安全。

7. 急性炎症期　急性炎症期是否可以拔牙应根据炎症的性质、炎症部位、炎症发展阶段、手术难度、全身健康情况等决定。容易拔除的牙齿或拔除有利于炎症的引流和控制，可在抗生素控制下拔牙。急性第三磨牙冠周炎、腐败坏死性龈炎、急性传染性口炎、年老体弱者等应暂缓拔牙。

8. 恶性肿瘤　位于恶性肿瘤范围内的牙，应与肿瘤一同切除，避免拔牙造成肿瘤扩散或转移。放射治疗照射部位的患牙，应在放疗前7~10d拔牙，放疗中及放疗后3~5年内不能拔牙，以免发生放射性颌骨骨髓炎。

9. 其他　长期抗凝药物治疗患者，应停药待凝血酶原时间接近正常时方可拔牙，如停药可能发生栓塞，则不主张停药，术中局部采取缝合、加压填塞、冷敷等手段控制出血；长期肾上腺皮质激素治疗患者，术前加大皮质激素用量，减少拔牙创伤；帕金森、癫痫或不能合作患者，可考虑全麻下拔牙。

二、拔牙前准备

1. 患者的思想准备　重视患者精神和情绪上的准备，进行必要的解释，消除顾虑，减轻恐惧情绪，以争取患者的合作和主动配合。

2. 术前检查　拔牙前详细询问病史，包括麻醉史、拔牙或手术史、药物过敏史、全身状况等。进行全面口腔检查，仔细核对牙位、数目，拍摄X片，判断拔牙难度，并制定相应对策。

3. 患者体位　患者采用坐位。拔上颌牙时，患者头部稍后仰，使张口时上颌牙的𬌗平面约与地平面成45°角。拔下颌牙时，应使患者大张口时下颌牙𬌗平面与地面平行。拔除上颌牙和下颌后牙时，术者应立于患者的右前方，拔除下前牙时，术者应位于患者的右后方。

4. 术区准备　患者口内如牙结石较多，口腔卫生差，应先进行洁治。术区及麻醉穿刺区以1%或2%碘酊消毒，面积不宜过大。复杂牙拔除需切开缝合者，应用75%乙醇消毒口周及面下1/3，颈前和胸前铺无菌巾。

5. 器械准备　除常规口腔检查器械外，还需根据牙位选择合适的牙钳及牙挺，并准备牙龈分离器、刮匙。准备作翻瓣、去骨并修整牙槽突时，应准备手术刀、骨膜分离器、骨凿、骨钳、骨锉、持针器、组织镊、剪及缝针、缝线等。

牙钳与牙挺

牙钳是牙拔除术所使用的最基本器械，也是创伤最小的拔牙器械，一般作为牙拔除术的首选器械。牙钳由钳柄、关节、钳喙三部分构成。牙钳按形态可分为直钳、反角式钳、刺枪式钳、直角鹰嘴式钳；按钳喙形态可分为对称型和非对称型；按适用牙位可分为下前牙钳、上前磨牙钳、上根钳等。

牙挺适用于牙钳无法直接夹持的患牙或牙根，对牙槽突创伤较大，也是拔牙的主要器械。牙挺由刃、杆、柄三部分组成。牙挺按功能可分为牙挺、根挺和根尖挺，按形状可分为直挺、弯挺和三角挺。牙挺的工作原理包括杠杆、楔和轮轴原理。使用牙挺时要注意保护邻牙和周围软硬组织。

三、拔牙的基本步骤

常规消毒，核对牙位，进行麻醉后，应仔细观察患者反应，待麻醉显效后，按以下步骤进行：

（一）分离牙龈

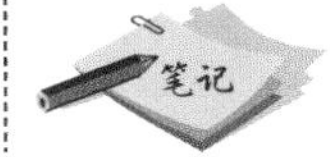

用牙龈分离器械紧贴牙面，沿牙颈部分离牙龈直达牙槽嵴顶，使牙龈与牙颈部彻底分离，以避免

拔牙时撕裂牙龈致术后牙龈出血。

（二）挺松患牙

对阻生牙、坚固牙、死髓牙、牙冠有较大范围充填物或冠部破坏大的患牙，应先用牙挺将牙挺松至一定程度，然后改用牙钳。

（三）安放牙钳

选择正确的牙钳，张开钳喙，紧贴牙面插入龈沟间隙内，尽量向根方推入，夹紧患牙，再次核对牙位是否正确。

（四）拔除患牙

拔牙主要应用三种力：摇动、扭转和牵引。摇动主要用于下颌前牙、上下颌前磨牙和磨牙，摇动时不要过急、过猛；扭转仅适用于圆锥形根的上颌前牙；牵引是在摇动或扭转的基础上，牙松动后，将牙拔除的最后一个步骤，牵引应向阻力小的方向进行，并防止用力过大造成意外损伤。

牙拔除术（视频）

（五）拔牙后的处理

检查牙齿是否完整，尤其是多根牙，应检查牙根数目是否符合，如果发现断根，应行牙根拔除术。检查牙龈有无撕裂，如有明显撕裂，应立即缝合，避免术后出血。用刮匙探查拔牙窝，如有异物（牙石、碎牙片、碎骨片等）及炎性肉芽组织应刮除，使鲜血充满牙槽窝。用手指垫纱布或棉球做颊舌侧压迫，使牙槽窝复位，有利于创口愈合和后续义齿修复。横架于拔牙窝颊舌侧牙槽突上放置纱布卷，嘱患者咬紧，30min 后再吐出。

（六）拔牙后注意事项

1. 拔牙后勿用舌头舔拔牙创口，更不宜吸吮创口。

2. 拔牙后当日不能漱口、刷牙，次日可刷牙，但勿触及拔牙创，预防出血。

3. 拔牙 2h 后可适量进软食，食物不宜过热，避免用拔牙侧咀嚼。

4. 拔牙当天有少量渗血或唾液带血丝，属正常现象，如拔牙后有大量鲜血不断流出，应及时就诊。

5. 拔牙后创口可感觉疼痛，可服用止痛药。如疼痛日趋加重，可能继发感染，应及时进行相应处理。

6. 拔牙后一般不给予抗生素，如为复杂或阻生牙拔除，可在拔牙术前、术后给予抗生素预防感染。

四、各类牙拔除方法

1. 上颌切牙　上颌切牙均为圆锥形单根，唇侧骨板较薄。拔除时用摇动及旋转力量，先向唇侧摇动，然后施以旋转力向前下方顺势牵引拔出。

2. 上颌尖牙　上颌尖牙牙根粗壮且长，牙根略呈锥形，比较牢固，其唇侧骨板较薄。拔牙时应先使用摇动力量以扩大牙槽窝。然后再加用旋转力量并向唇侧向下将其拔除。

3. 上颌前磨牙　均为扁根，上颌第一前磨牙有半数以上为颊、腭双根，较细，易折断。拔牙时应向颊腭侧控制用力慢慢摇动，并沿牙长轴向颊侧方向拔出，不可使用旋转力。

4. 上颌第一、二磨牙　通常为 3 根，颊侧两根较小，腭侧根粗长。第一磨牙根分叉大，拔除较为困难。第二磨牙的 3 根较细，分叉小，有时相互融合，拔除相对较易。颊侧骨板较腭侧骨板薄，拔除时先将牙挺松，再作颊腭向摇动，向颊侧牵引拔出。

5. 上颌第三磨牙　牙根变异较大，多融合为锥形并略向远中弯曲，颊侧骨板薄，拔除较易。可用牙挺向远中方向挺出。应防止用力过猛发生断根，一旦断根取出困难。

6. 下颌切牙及尖牙　均为单根，切牙根短、细而扁平，尖牙牙根较粗大，唇侧牙槽骨壁较薄。拔牙时主要向唇侧摇动，松动后顺势拔出。注意防止用力过猛，伤及上前牙。

7. 下颌前磨牙　下颌前磨牙牙根多较直并略呈锥形，有时较细，颊侧骨板较薄。拔除时颊舌向摇动，亦可施加旋转力，向颊侧殆面牵引拔出。

8. 下颌磨牙　多为近、远中两个扁平根，根向远中弯曲，一般较粗大。有时可为 3 根，此时根较细，容易折断。牙根周围骨壁坚实，拔除时阻力较大，宜先挺松患牙，再用牙钳反复作颊、舌向摇动，并向阻力小的方向牵引拔出。下颌第三磨牙的形态与位置变异较大，拔除的难易程度有很大差异，拔除

前应常规拍摄根尖 X 片或全口曲面断层片。

五、特殊牙拔除方法

（一）牙根拔除法

牙根拔除术包括残根和断根的拔除。残根、断根原则上均应拔除，但当断根短小（5mm 以下），根周组织无明显病变，取根创伤过大或可能造成神经损伤、上颌窦穿孔等并发症时，可不予拔除，术后注意观察。

1. 根钳拔除法　适用于高位残根、牙颈部折断的断根，或虽折断部位低于牙槽嵴，但在去除少许牙槽骨壁后，仍能以根钳夹住断根者。用根钳夹持牙根时，应尽可能推进根钳，使之能夹住较多的牙根，避免用力时滑脱或将根夹碎，圆根采用扭转，扁根采用摇动的方法拔出。

2. 牙挺取出法　根的折断部位较低，根钳不能夹住时，应使用根挺拔除。拔除时选择合适的薄刃牙挺，从断面高的一侧插入牙根与骨壁之间，边楔入边旋转以挤出牙根。如根周间隙狭窄，牙挺插入困难，可用骨锤轻叩，增隙后挺出。如系多根相连，可用涡轮钻或骨凿分根后逐个取出。

3. 翻瓣去骨法　适用于死髓牙根和根端肥大者。在牙根颊侧牙龈作梯形或角形切口，直达骨面，翻开黏骨膜瓣，去除部分骨壁显露牙根后挺出，黏骨膜瓣复位缝合。

（二）阻生牙拔除法

常见阻生牙为下颌第三磨牙、上颌第三磨牙及上颌尖牙。下颌第三磨牙因其牙根形态和阻生类型不同，手术的难易程度差异很大，其中低位和水平阻生牙拔除术是一项复杂的手术，要重视术前检查、阻力分析、手术方案制定。在操作上往往需要完成切开、翻瓣、凿骨、劈冠、挺出、缝合等程序，拔除时应严格遵守无菌原则。

1. 挺出法　适用于垂直、颊向、舌向、近中及远中倾斜阻生牙。利用牙挺挺动阻生牙，在无阻力的情况下将牙挺出。

阻生牙拔除（视频）

2. 劈开拔除法　主要用于解除根部骨阻力。适用于近中、水平阻生，邻牙或牙槽骨有阻力者，牙已松动或发育沟不明显者不宜使用该法。常用的劈开方向为正中劈开，将骨凿置于发育沟处，凿的长轴与牙的长轴一致，牙齿劈开分两部分取出。

3. 涡轮钻法　使用严格消毒的特制机头和加长钻针，利用其无振动、创伤小的优点进行去骨和牙体切割，可缩短手术时间，减少术后并发症，目前已基本取代劈开法。操作时注意勿损伤牙周黏膜，切割不要过深，以免损伤下牙槽神经及造成皮下气肿（图 3-6-6）。

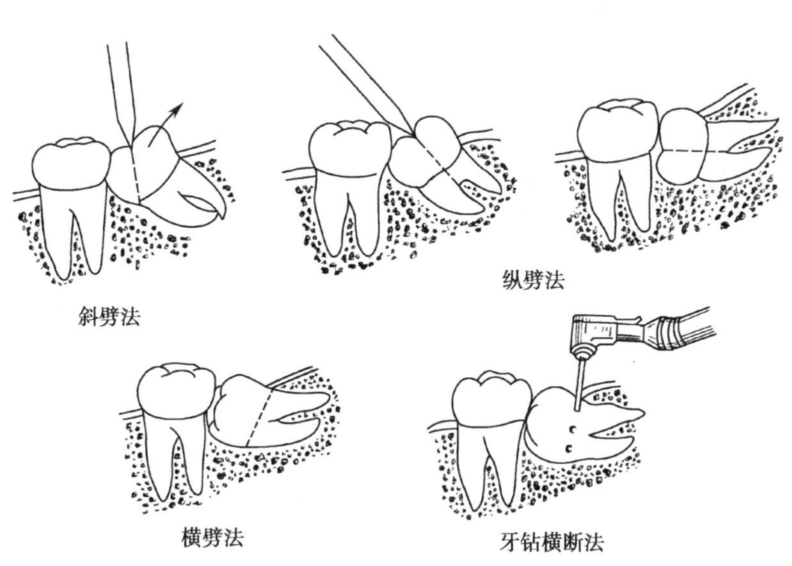

图 3-6-6　下颌阻生第三磨牙劈开方法

外科动力系统在拔牙术中的应用

1933 年 Pell 提出仅去除少量骨，将牙劈开后再分块拔除，即经典的凿骨劈冠法。但该方法力量难以控制，操作性差，易造成比较严重的术中并发症，并且由于锤击的震动较大，给患者带来生理和心理上的痛苦。为了减轻这种痛苦，1958 年 Kilpatrick 首次将涡轮机应用到阻生牙的拔除，该方法减小了手术过程中的冲击力，从而减小了患者的恐惧，也使手术操作更加可控。但涡轮机也有一些缺点，如：无法达到深部手术部位、容易对软组织造成误伤、较强的高速气流易造成术后皮下气肿等。针对以上问题，有些学者尝试用种植机、超声骨刀等设施进行阻生牙的拔除，但由于其设备昂贵、切割效率太低等原因而使其使用受到限制。20 世纪 90 年代，国外将外科动力系统用于牙的拔除。用于牙拔除的外科动力设备包括动力源、手机和切割钻，在操作时还需颊拉钩、吸引器、分离器、橡胶咬合垫等辅助设备。该方法不仅避免了凿骨劈冠和涡轮机拔牙的缺点，还提高了牙拔除的效率，极大地减少了手术并发症的发生率，因而现已被广泛推广使用。

第三节　拔牙创的愈合

早在 1923 年，Euler 在犬的体内就进行了拔牙创愈合的研究，此后在许多动物和灵长目动物体上又作了大量的研究。1932 年，Steinhardt 第一次作了人体拔牙创愈合的观察。综合实验研究和临床观察的结果，可将拔牙创的正常愈合分为 5 个阶段。

1. 拔牙创出血和血凝块形成　拔牙后，由于根尖血管和牙周组织的撕裂，牙槽窝内出血。15~30min 后出血停止，拔牙窝内形成血凝块。此血块的存在有保护创口、防止感染、促进创口正常愈合的功能。

2. 血块机化、肉芽组织形成　拔牙后数小时，牙龈组织收缩，这也是保护血块和促进愈合的机制。约 24h 后，来自牙槽骨壁的成纤维细胞向血块内生长；同时来自邻近血管的内皮细胞增殖，形成血管芽，并连成毛细血管网。约 7d 左右血块被肉芽组织所替代，这时牙槽突开始破骨性吸收。

3. 结缔组织和上皮组织替代肉芽组织　拔牙后 3~4d，更成熟的结缔组织开始替代肉芽组织，至 20d 左右基本完成。拔牙后 3~4d，上皮自牙龈边缘开始向血凝块表面生长，但在 24~35d 乃至更长的时间内，上皮组织的生长仍未完成。

4. 原始的纤维样骨替代结缔组织　术后 5~8d 开始形成新骨，不成熟的纤维状骨逐渐充填拔牙窝。在牙槽突的边缘骨吸收继续进行，当拔牙窝充满骨质时，牙槽突的高度将降低。约 38d 后，拔牙窝的 2/3 被纤维样骨质充填，3 个月后才能完全形成骨组织。这时骨质的密度较低，X 线检查仍可看到牙槽窝的影像。

5. 成熟的骨组织替代不成熟骨质　牙槽突的改建早在术后 3d 就开始了，40d 后拔牙窝内逐渐形成多层骨小梁一致的成熟骨，并有一层骨密质覆盖这一区域。牙槽突受到功能性压力后，骨小梁的数目和排列顺应变化而重新改造。3~6 个月后重建过程基本完成，出现正常骨结构。

以上是拔牙创正常愈合的基本过程，此过程因拔牙和牙槽突的情况不同而变化很大。拔牙创的愈合与局部解剖位置、组织修复能力、机体代谢功能和基因差异等因素有关。随着口腔种植技术的广泛应用，临床对拔牙创愈合过程更为重视，如何保持拔牙后牙槽嵴形态、维持骨量及牙龈软组织外形是近年来关注的重点，这将关系到种植修复的远期疗效和美学效果。

第四节　牙拔除术的并发症及防治

一、术中并发症及防治

1. 软组织损伤　包括口腔黏膜损伤、牙龈撕裂、下唇损伤、软组织穿刺伤及翻瓣时黏骨膜瓣撕裂。

防治：拔牙前仔细分离牙龈，使用牙钳时避免夹住牙龈，注意做好防护。一旦出现软组织损伤，应视情况予以缝合，防治术后出血。

2. 牙根折断　牙根折断是拔牙术的常见并发症。断根与牙根弯曲、细长、与牙槽骨粘连、拔牙操作不当等有关。

防治：拔牙前拍摄X片，熟悉牙根解剖形态，按照规范进行拔牙操作。如发生断根，一般应予以拔除。

3. 牙槽骨损伤　牙槽骨与牙根粘连、拔牙时用力不当均可造成牙槽骨折断。多见于拔除上、下颌第三磨牙或上颌尖牙。

防治：掌握拔牙的力度，不要使用蛮力，强行拔除；做好拔牙前检查和设计。如牙槽骨已折断，可去除小骨片，大骨片与牙龈相连时可复位后缝合牙龈。去除牙槽骨板后，牙槽骨的形态不利于后续义齿修复，故应注意预防。

4. 口腔上颌窦交通　上颌第二前磨牙，及第一、二磨牙的牙根与上颌窦底间距离很近，仅有一层菲薄骨板或仅隔黏膜。在取该处断根时，易将断根推入上颌窦，或根尖有炎症，拔牙后出现口腔与上颌窦相通。

防治：术前拍摄X片，做好术前检查和设计，尽量避免断根；根尖有肉芽组织时，刮匙搔刮牙槽窝务必轻柔；如出现断根，注意使用牙挺的用力方向不可垂直。断根一旦进入上颌窦内，一般很难取出。可尝试用生理盐水冲洗或用细长纱条填塞后，向外抽拉等方法带出断根，必要时考虑手术取出。

5. 邻牙或对颌牙损伤　使用牙钳、牙挺不当，用力过猛，钳喙损伤邻牙或失控击伤对颌牙。

防治：操作中合理使用支点，邻牙不能受力，用左手协助固定牙钳，控制用力方向。

6. 其他损伤　如下颌骨骨折、颞下颌关节脱位、神经损伤、术中出血等。

防治：拔除下颌阻生牙使用骨锤和牙挺时，切勿使用暴力，做好防护措施，避免下颌骨骨折和颞下颌关节脱位；拔牙前熟悉神经解剖，翻瓣时避免切断神经，如不慎切断神经应立即行神经吻合术；拔牙前详细了解患者有无出血史和拔牙禁忌证，如术中出血较多，应压迫止血，给予对应处理。

二、术后并发症及防治

1. 出血　拔牙半小时后仍有明显新鲜出血或拔牙当日已经止血，次日后再发生出血者，均称为拔牙后出血。绝大多数为局部原因，如炎症期拔牙、软组织撕裂、牙槽窝内残留肉芽组织、牙槽内小血管破裂、血凝块保护不佳而脱落等。

防治：一旦发生出血，首先应安慰患者，消除其恐惧心理。局部止血方法包括重新压迫、局部放置明胶海绵或止血药、碘仿纱条填塞、创口拉拢缝合等。怀疑牙槽窝内有肉芽组织或异物时，应在局麻下彻底清除后加压止血。如与全身因素有关，请相关科室协助诊治。

2. 拔牙后感染　拔牙创感染多见于翻瓣去骨术，异物残留，如碎牙片、牙石、残留的肉芽组织等均可导致感染发生。

防治：严格遵循无菌操作规程，尽量减少拔牙创伤；拔牙后应彻底清创，除去拔牙窝内异物；局部有感染灶者严禁暴力搔刮，避免造成感染扩散。

3. 干槽症(dry socket)　以下颌后牙多见，特别是下颌阻生第三磨牙拔除术后常见。其发病机制和病因尚不十分清楚，目前认为其病因是综合性因素，而非单一因素，包括感染、创伤、解剖及纤维蛋白溶解等学说。

临床表现：拔牙2~3d后出现剧烈疼痛，并向耳颞部、下颌下区或头顶部放射，一般镇痛药物不能止痛。拔牙窝内可见空虚或有腐败变性的残留血凝块，伴有恶臭。下颌下淋巴结肿大、压痛。

防治：预防干槽症的关键为严格遵守无菌原则，减少手术创伤，缩小创口，清除残余感染物，保护拔牙窝内血凝块。一旦发生干槽症，处理原则为彻底清创，隔离外界刺激，促进肉芽组织生长。彻底清创必须在阻滞麻醉下进行，用3%过氧化氢液清洗，小棉球反复擦拭拔牙窝直至完全清洁。然后用过氧化氢液和生理盐水交替冲洗，拔牙窝内用碘仿纱条紧密填塞，8~10d后取出，1~2个月后牙槽窝才能长满结缔组织。目前临床预防干槽症的常用方法为拔牙后牙槽窝内置入碘仿海绵，具有一定的效果。

本章小结

口腔局部麻醉及牙拔除术是口腔颌面外科基本理论和常规操作，也是口腔科医师必须掌握的基本技术。本章要求掌握口腔局部麻醉并发症及其防治；牙拔除术的适应证与禁忌证、并发症；牙拔除术后注意事项。熟悉拔牙术中、术后的并发症；口腔局部麻醉常用的方法；拔牙基本操作方法、一般牙的拔除方法。了解常用的局部麻醉药物；拔牙前的准备、特殊牙的拔除方法。通过本章学习，应具备口腔麻醉的基本理论和一般操作，并能利用所学的知识，向患者介绍口腔麻醉与牙拔除术可能出现的并发症和注意事项，能够对患者进行麻醉和拔牙术后指导，同时具备与患者进行充分医患沟通和正确心理疏导的能力。

病例讨论

030605

病例讨论

患者男性，35 岁，4d 前拔除右下第三磨牙后创口一直疼痛，伴张口受限，不发热，当地门诊进行抗炎、止痛药物治疗，未见好转，疼痛持续加剧。

检查可见：右下后牙区牙龈轻度肿胀，右下颌第三磨牙拔牙创内血块不完整，呈黑褐色，有恶臭味，探诊检查拔牙创疼痛剧烈，无活动出血。

（刘　博）

扫一扫，测一测

思考题

1. 试述口腔局部麻醉的局部并发症及其防治。
2. 试述牙拔除术的基本操作步骤。

第七章 口腔颌面部损伤

学习目标

1. 掌握:口腔颌面部损伤的特点;口腔颌面部软组织损伤清创处理原则;牙及牙槽骨损伤的诊断和处理;颌骨骨折的临床表现、诊断和处理原则。

2. 熟悉:口腔颌面部损伤的急救处理原则、窒息及出血的紧急处理措施;颧骨与颧弓骨折的临床表现与处理原则。

3. 了解:软组织损伤的分类与临床表现;颌面部损伤的护理要点。

4. 能够把所学的口腔颌面部损伤的理论知识运用到实际中,提高临床诊断和治疗能力。

5. 培养良好的职业道德和行为规范,养成科学严谨的工作态度和实事求是的工作作风,训练一定的临床思维能力。

口腔颌面部处在人体的暴露部位,容易受到外来各种致伤因素的作用而引起损伤,和平时期多因交通事故、工伤和生活中的意外所致,战争时期常以火器伤为主。

由于在口腔颌面部损伤时常伴随有身体其他部位的损伤或有危及生命的并发症,应提高警惕,对伤员作全面细致的检查,并迅速判断伤情,根据轻重缓急以抢救生命为前提,决定救治措施的先后顺序。

第一节 口腔颌面部损伤的特点

一、口腔颌面部血供丰富

口腔颌面部受伤后出血多、易形成血肿,组织水肿反应快而重,可因水肿、血肿压迫而影响呼吸道的通畅,甚至引起窒息。另一方面也因血液供应丰富,组织再生修复能力及抗感染能力较强,创口容易愈合。因此,在清创术中可尽量保留组织,争取初期缝合。

二、腔窦多易发生感染

口腔颌面部有口腔、鼻腔、上颌窦等腔窦,存在有大量病原体,若与伤口相通,则容易发生感染。

三、毗邻重要器官易损伤

口腔颌面部与颅脑相通,损伤时常易并发脑震荡、脑挫伤、颅内血肿和颅底骨折等颅脑损伤。口腔颌面部损伤还可伴有涎腺损伤导致涎瘘,面神经、三叉神经损伤引起面瘫、三叉神经分布区麻木等。

四、伴有咬合关系紊乱

因为口腔中有牙齿的存在，口腔颌面部损伤者当发生颌骨骨折移位时，引起咬合关系错乱而影响张口与进食等功能。

五、面部畸形和功能障碍

口腔颌面部特殊组织器官集中，在鼻、唇、眶、颊等部位开放性损伤时，如处理不当常可发生不同程度的组织器官变形、移位，给患者造成严重的心理创伤。因此，防止伤后畸形，保证面部外形和功能的修复非常重要。

第二节 口腔颌面部损伤的急救

口腔颌面部损伤常常会伴发一些危及生命的并发症，如窒息、出血、休克、颅脑损伤及胸腹伤等，应及时抢救或请相关科室协助抢救。

一、窒息的急救

窒息（asphyxia）通常可分为阻塞性窒息和吸入性窒息两类。

阻塞性窒息（obstructive asphyxia）：异物阻塞（血凝块、游离组织块、呕吐物、碎骨片、脱落牙等）、组织移位（下颌骨骨折后舌后坠、上颌骨块后下方移位）、肿胀压迫（口底、舌根、咽腔周围组织水肿或血肿），均可造成阻塞性窒息（图 3-7-1）。

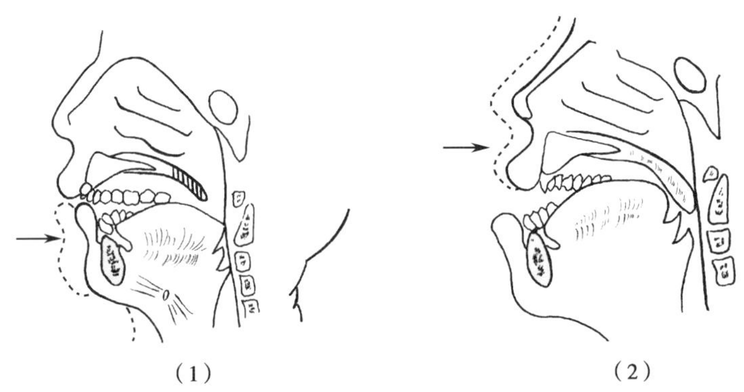

图 3-7-1 组织移位引起窒息

（1）下颌骨后移位和舌后坠堵塞咽腔；（2）上颌骨骨折段向下后方移位，软腭下坠堵塞咽腔。

吸入性窒息（inspiratory asphyxia）：主要见于昏迷患者，直接将血液、唾液、呕吐物或其他异物吸入气管、支气管或肺泡内而引起窒息。

窒息急救的关键在于及早发现和及时处理。患者一旦出现窒息症状，应立即将患者头部放低取头侧位，判明窒息种类与原因，迅速投入急救。

1. 阻塞性窒息的急救 如因异物阻塞，立即取出异物；如舌后坠，应迅速将舌牵出解除窒息并在舌体中线用粗丝线贯穿缝合固定于口腔外，持续牵拉舌体（图 3-7-2）；如因上颌骨骨折块下垂移位，应在清理口腔内异物后就地取材，用筷子、木棒等横放于前磨牙处使上颌骨上提，并将两端悬吊固定在头部绷带上（图 3-7-3）。因水肿压迫呼吸道的患者，可经口或鼻插入通气导管，以解除窒息。

2. 吸入性窒息的急救 应果断进行环甲膜切开术或气管切开术，迅速吸出气管内异物，恢复呼吸道通畅。

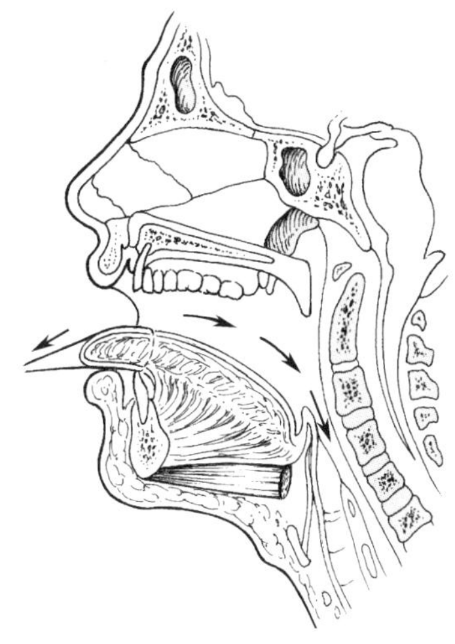

图 3-7-2　用粗丝线将舌拉出口外以解除窒息

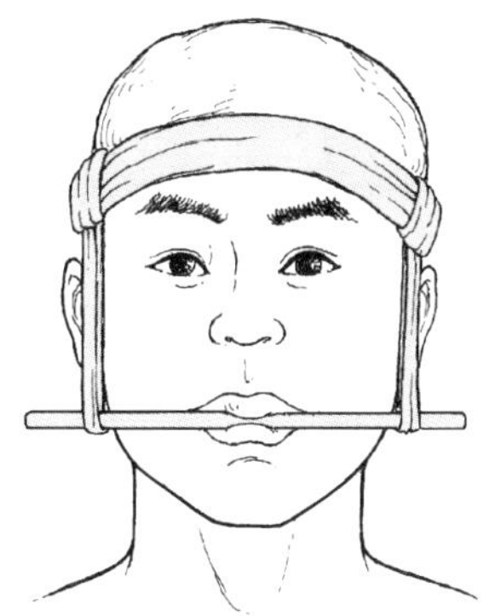

图 3-7-3　简易上颌悬吊法

附：

环甲膜穿刺术(thyrocricocentesis)

适应证：急性喉阻塞，严重呼吸困难，来不及建立人工气道。

手术步骤：

1. 伤员取仰卧位，去掉枕头，肩部垫起，头部后仰。

2. 在环状软骨与甲状软骨之间正中处可触及一凹陷，即环甲膜，此处仅为一层薄膜，与呼吸道相通，为穿刺位置。

3. 局部常规消毒后，以1%利多卡因1ml局部麻醉。

4. 术者左手手指消毒后，以示指、中指固定环甲膜两侧，右手持注射器从环甲膜垂直刺及，当针头刺入环甲膜后，即可感到阻力突然消失，并能抽出空气，患者可出现咳嗽反射。注意：穿刺时进针不要过深，避免损伤喉后壁黏膜。

5. 注射器固定于垂直位置可注入少量表面麻醉剂，如丁卡因等。然后再根据穿刺目的进行其他操作，如注入药物或换15~18号大针头刺入，以解除气道阻塞造成的通气障碍等。

环甲膜穿刺是临床上对于有呼吸道梗阻、严重呼吸困难的患者所采用的急救方法之一。它可为气管切开术赢得时间，是现场急救的重要组成部分。通过穿刺建立一个新的呼吸通道，暂时缓解患者呼吸困难和或窒息。术前向患者说明施行环甲膜穿刺术的目的，消除不必要的顾虑。

环甲膜切开术(thyrocricotomy)

环甲膜切开术为在环状软骨与甲状软骨之间横行切开其膜状连接而进入声门下区的手术方法，是紧急抢救患者的临时措施，插管不宜超过48h，故应在48h内行常规气管切开术。

适应证：同环甲膜穿刺术。

手术步骤：

1. 伤员取头后仰位。

2. 局部常规消毒后行局麻。

3. 用左手示指摸清环甲膜间隙，用尖刀做横切口切开皮肤，再用中指、拇指固定甲状软骨翼板。用尖刀或锐头弯剪刀横行切开皮肤、皮下组织和环甲膜，为1~1.5cm，直至喉腔。

4. 以刀柄撑开切口，解除呼吸困难，随即插入气管套管或硬的橡胶管，保持呼吸道通畅。

5. 用绷带将气管套管板的两侧固定于颈部，以防滑脱。

气管切开术(tracheotomy)

气管切开术是从颈部切开气管前壁，插入气管套管，从而解除窒息的一种手术方法。

手术步骤：

1. 体位 尽可能仰卧，颈部保持正中位，垫高肩部，使颈部延伸，气管牵长，并向前部突出。

2. 气管的定位与暴露 术者用左手拇指及中指将喉及气管固定在颈前正中线上，使喉、气管充分向前突出，同时将喉、气管两侧大血管向后推。用左手示指摸清气管的部位。在左手示指的指引下，用刀沿颈前正中线，自甲状软骨下缘一直切至胸骨上窝，将皮肤及皮下组织切开分离，其切口深达气管前壁。术者用左手示指触摸气管环，如遇有血管或甲状腺峡，则应将其推开或向下牵拉，使之能摸清气管1~2环。

3. 切开气管 以手指触摸验明甲状软骨、环状软骨，向下确认第3、4环后，便可准备切开。周围软组织彻底止血，准备好吸引器、合适的导管，套入管芯，系好两侧的导管系带。通过气管环间隙注入少量麻醉剂，以减少切开后的剧烈咳嗽。用11号尖刀片或1号弯刀在3~5气管环正中自下向上挑开气管2~3个环。注意不能刺入太深，以免损伤气管后壁和食管前壁，形成气管、食管瘘。第1气管环必须保持完整，亦不能切开第1气管环和环状软骨，过高易损伤环状软骨而导致喉狭窄，过低有损伤头臂干而导致大出血和损伤胸膜顶而出现气胸的危险。

切开气管软骨后，迅速用气管撑开器或止血钳插入气管切口，将切口撑开，以解除呼吸困难，吸净血液及分泌物，置入气管套管。抽去管芯，并验证导管内是否有呼吸气流。插妥后置入内管，系好导管系带，不可过紧或过松，以免脱出。

4. 如切口过长，可在导管上方将皮肤缝合1~2针，导管下方的切口不宜缝合，以免导管周围漏出的气体进出皮下形成皮下气肿。在系带板与皮肤间放一剪口的纱布块，盖住伤口，导管口覆盖1~2层盐水纱布，以便湿润吸入的空气。

术后护理：气管切开术后护理的重点在于维持气道的通畅、清洁和可靠固定。

二、出血的急救

应根据出血部位、出血性质（动脉喷血、静脉出血、毛细血管渗血）以及现场条件立即采取相应的止血方法。

1. 指压止血 在紧急情况下，将出血部位主要动脉的近心端用示指或拇指压迫在骨面上，达到暂时止血的目的。如在耳屏前压迫颞浅动脉，达到颞、额和头顶部止血的目的；在下颌骨下缘、咬肌前方处压迫颌外动脉，以止颜面部出血；当头部、颜面部严重出血时，可在下颌角下方、胸锁乳突肌前缘压迫颈总动脉于第6颈椎横突上（图3-7-4）。但此操作有时可导致心律失常甚至心搏骤停，因此，除非情况紧急一般不宜采用，且不可同时压迫双侧、每次压迫不超过3~5min。

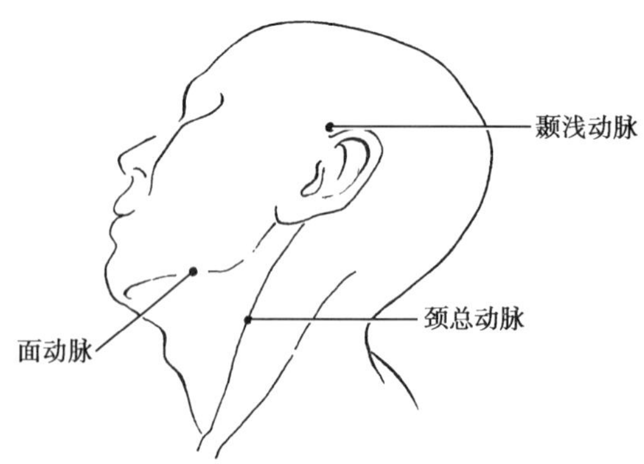

图3-7-4 指压止血部位示意图

2. 包扎止血 对深部有坚硬骨骼支撑的软组织出血，采用绷带加压包扎方法能有效止血，一般用于毛细血管、小静脉及小动脉的出血。先用多层消毒纱布覆盖伤口，再用绷带加压包扎。包扎时，要注意防止骨折移位或压迫呼吸道。

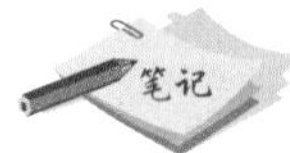

3. 结扎止血 对开放性伤口最常用而可靠的止血方法，可直接钳夹结扎伤口内活动出血的血管。

颌面部严重出血，如局部不能妥善止血时，需结扎患侧颈外动脉。

4. 药物止血　适用于组织渗血、小静脉和小动脉出血。局部可采用止血粉、止血纱布、明胶海绵等敷于创面压迫止血。酚磺乙胺、氨基己酸、氨甲苯酸等全身使用的止血药可作为辅助用药。

在抢救过程中，除窒息、出血外，还必须注意有无颅脑损伤以及因失血、创伤疼痛所引起的休克。

三、包扎

正确完好的包扎是颌面部损伤急救的重要措施之一，有压迫止血、止痛、暂时固定、防止骨折片进一步移位、缩小伤口、保护创面、减少污染等作用。常用的包扎方法有十字绷带交叉包扎法和四尾带包扎法。

第三节　口腔颌面部软组织损伤

口腔颌面部软组织损伤占颌面部损伤的首位，可单独发生，也可与颌面骨骨折同时发生，通常根据体表组织有无开放性伤口，分为闭合性损伤和开放性损伤两大类。

一、闭合性损伤

体表组织（皮肤、黏膜）的完整性未被破坏，多为钝器打击或碰撞摩擦所致，包括擦伤和挫伤。

擦伤仅为皮肤表层的破损，多发生于面部突出部位（如颧部、额部、颊部等），创面渗血并常有泥沙等异物嵌入。处理原则为清洗消毒创面，去除异物，防止感染。

挫伤为皮下及深部组织遭受损伤而无开放性伤口。伤情差异大，轻者可仅为皮下组织受损，严重者可并发骨折及较大神经、血管断裂。临床表现为疼痛，肿胀，瘀斑，血肿及受损组织器官的功能障碍。

治疗原则是止血，镇痛，防止感染和恢复功能。如有血肿形成，早期宜采用冷敷和包扎止血。对较大的血肿，应在严密消毒下穿刺抽吸血液，再行加压包扎。

二、开放性损伤

有皮肤或黏膜伤口并与深层组织相通的损伤。根据致伤因素和伤口特点，可分为刺伤、切割伤、挫裂伤、剁碎伤、咬伤等。伤情及处理的难易程度差异很大，如较为单纯的切割伤，伤口整齐，较为清洁，组织无缺损，处理亦较简单。刺伤虽然创口小而整齐，但伤口较深不易清洁，有时还伴有血管、神经损伤，增加了处理难度。挫裂伤多为交通事故、工业外伤所致，伤情严重、创面大、伤口不整齐、常有大块组织缺损及合并颌骨损伤，处理较复杂。

口腔颌面部开放性损伤常可伤及舌、鼻、腮腺、面神经等组织器官，伤情较为复杂，在患者机体状态允许的情况下，应尽早施行清创缝合术。

1. 彻底冲洗伤口　无菌纱布保护创口，用肥皂水、生理盐水洗净伤口周围的皮肤，再用1%~3%过氧化氢液和生理盐水反复冲洗、擦拭伤口，尽可能清除伤口内细菌、泥沙、组织碎片或其他异物。

2. 清理伤口　用2%碘酊消毒皮肤、铺巾。术中尽量保留可存活的组织，对破碎的创缘略加修整，大部游离组织亦尽量保留，争取原位缝合。

3. 缝合　缝合时用小针细线，要求对位精确平整，对眼、耳、唇、眉处更要仔细对齐解剖标志，以免造成畸形和功能障碍。缝合要求针距3.0~4.0mm，创口边缘距2.0~3.0mm。组织水肿严重、拉拢缝合张力过大的伤口可用减张缝合。对颊部大面积全层组织缺损，不应勉强拉拢缝合，可将皮肤与黏膜直接缝合，消灭创面，所遗留的缺损待后期进行整复治疗（图3-7-5）。舌体损伤时，应尽量保持舌的长度，切忌将舌尖向后折转缝合，以免造成舌体缩短，产生语言障碍（图3-7-6）。总之，应根据各部位的解剖特点，注重体现尽量恢复患者面部形态和器官功能的原则。

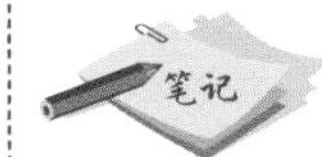

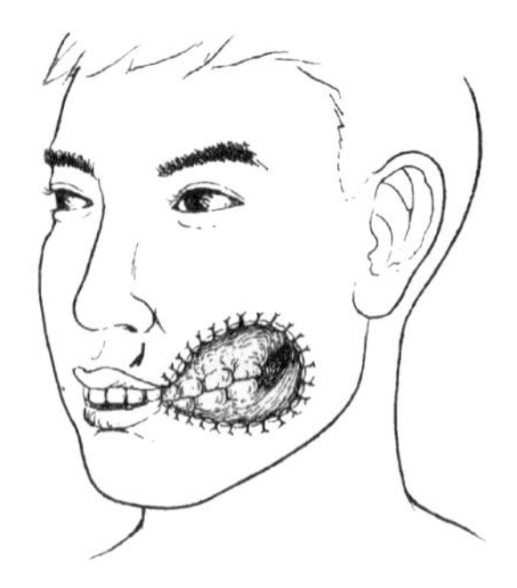

图 3-7-5　颊部全层缺损的缝合法

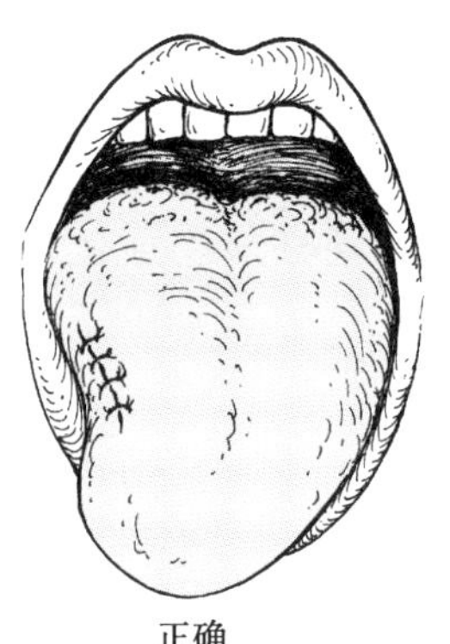

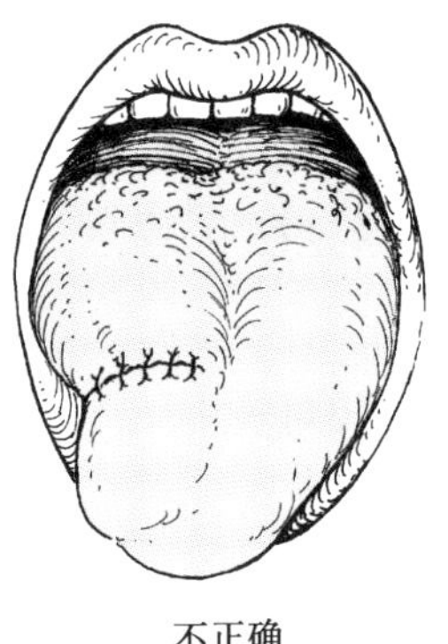

图 3-7-6　舌损伤的缝合

第四节　口腔颌面部硬组织损伤

一、牙和牙槽突损伤

（一）牙损伤

牙损伤(dental injury)可分为牙挫伤、牙脱位及牙折3类,单纯牙损伤常见于跌打和碰撞等原因,多见于上前牙,常伴有牙槽骨的损伤。

1. 牙挫伤　由于直接或间接的外力作用,使牙周膜和牙髓受损而产生充血、水肿,主要表现为牙松动、疼痛、伸长,有牙周膜炎或牙髓炎的症状和体征。

治疗:对较轻的牙挫伤可不做处理,只需注意暂时不用患牙,一般可自行恢复。如牙周膜损伤比较严重,应做简单的结扎固定,或适当磨改对颌牙,以减少与患牙的接触。如牙髓受损,应做根管治疗。

2. 牙脱位　在较大暴力的撞击下可使牙部分或全部脱位,临床上出现牙松动、倾斜、伸长和疼痛,妨碍咬合。部分脱位的牙可向外脱出,也可向内嵌入骨中;完全脱位的牙则牙完全脱离牙槽窝,或仅以软组织相连。

治疗:部分脱位的牙,应使牙恢复到正常位置,并结扎固定3周左右;完全脱位的牙,只要离体时间不长,应尽快将其充分清洗和抗生素溶液浸泡后,重新植入牙槽窝并与邻牙一起结扎固定。同时还应降低咬合。

3. 牙折　可分为冠折、根折及冠根联合折断(图3-7-7)。

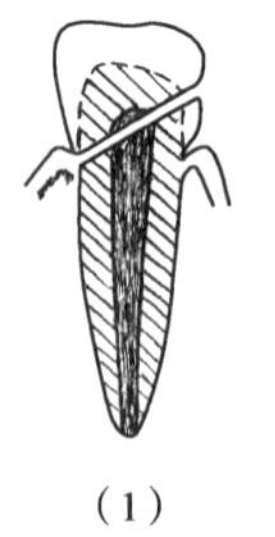

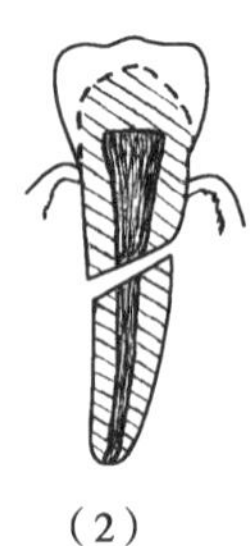

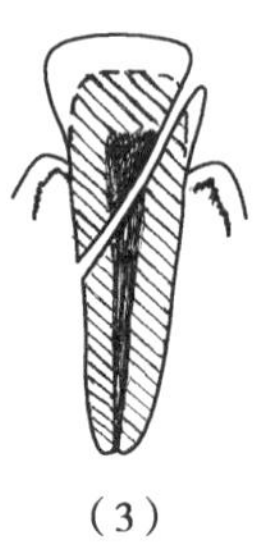

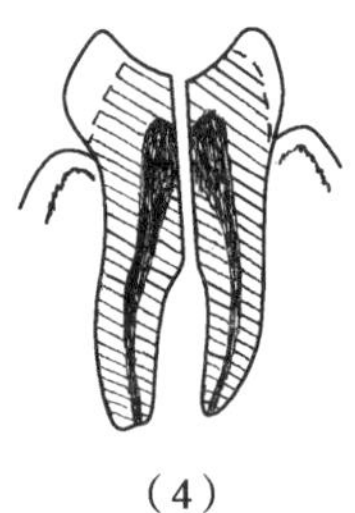

图 3-7-7　牙折的分类

(1)冠折;(2)根折;(3)冠根联合斜折;(4)冠根联合纵折。

(1) 冠折:牙冠轻微折损而无刺激症状,可不做特殊处理。如断端尖锐,可将其调磨圆钝。如牙髓有明显的刺激症状并影响形态和功能,可做牙冠修复。如冠折已穿通牙髓,需要先进行根管治疗,再进行牙冠修复。

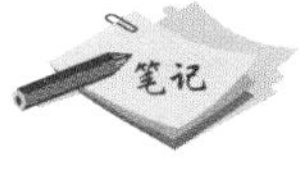

(2) 根折:近牙颈部的根折,应在根管治疗后行桩冠修复;根中部的折断不能保留,应拔除;根尖1/3折断,牙松动,应及时结扎固定。

（3）冠根联合折：冠根联合斜折牙，如有条件可行根管治疗后用全冠修复。

脱落牙正确的处理和保存方法

牙齿受伤脱落后，如果没有被污染，应立即把牙齿放入原来的牙槽窝位置；如果牙齿已落地污染了，应该用自来水冲洗，但不要用器具搔刮牙根表面，或用手触摸牙根部分，根面的新鲜血液和组织可以帮助牙周愈合，再放入原来的牙槽窝位置，对牙周膜的损伤最小，预后也最理想；如果不能放回牙槽窝的，可以把它放在盛有口腔唾液、矿泉水、盐水、牛奶甚至自来水的杯子里，切忌干燥保存，并尽快到专业的口腔医院或口腔科就诊。如果在半小时内进行再植，90%以上的再植牙可以避免牙根吸收。脱落后到再植的时间越长，发生再植的失败概率越高。

（二）牙槽突骨折

牙槽突骨折（alveolar fracture）常是外力直接作用于牙槽突所致，多见于上颌前部。可单独发生，也可与颌面部其他损伤同时发生。临床上常伴有唇和牙龈的撕裂、肿胀、牙松动、牙折或牙脱落。当摇动损伤区的牙时，可见邻近数牙及骨折片随之移动。骨折片可移位而引起咬合错乱。

治疗：在局麻下将牙槽突及牙复位到正常解剖位置，然后利用骨折邻近的正常牙列，采用牙弓夹板、金属丝结扎和正畸托槽方丝弓等方法固定骨折。注意牙弓夹板和正畸托槽的放置均应跨过骨折线至少3个牙位，才能固定可靠。牙槽突骨折如伴有牙脱位及牙髓坏死，应和牙髓病专科医师共同处理。

二、颌骨骨折

颌骨骨折（fractures of the jaws）在临床表现及处理原则上既有一般骨折的共性，又有其特殊性，最大的不同就是上、下颌牙齿形成的咬合关系。下颌骨骨折发生率高于上颌骨。

【临床表现】

（一）上颌骨骨折（fractures of the maxilla）

上颌骨骨质疏松、血供丰富、愈合能力强，如不及时处理，易发生错位愈合。上颌骨邻接骨缝多且多窦腔，因而形成某些薄弱环节。临床上最常见的是横断性骨折。Le Fort按骨折的好发部位及骨折线的高低位置，将其分为3型（图3-7-8）。

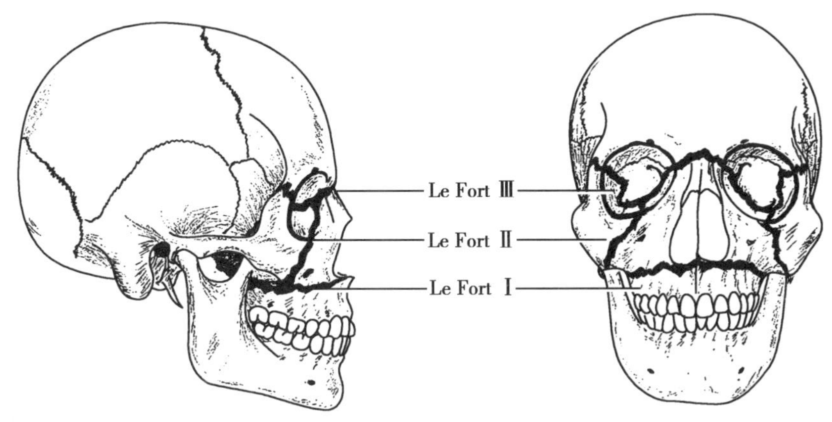

图3-7-8 上颌骨骨折的类型

Le Fort Ⅰ型骨折（低位骨折或水平骨折）：骨折线从梨状孔处沿牙槽突上方向两侧水平延伸至上颌翼突缝。

Le Fort Ⅱ型骨折（中位骨折或锥形骨折）：骨折线横过鼻梁向两侧越过眶内侧壁、眶底及颧上颌缝，沿上颌骨侧壁至翼突。

Le Fort Ⅲ型骨折（高位骨折或颅面分离骨折）：骨折线横过鼻梁、眶部及颧额缝向后达翼突，使上

颌骨、颧骨与颅骨完全分离。

上述 3 型仅属典型的概括性表现，但由于暴力的种类及方向不同，临床实际发生的情况还多有变化，通常的临床表现如下。

1. 骨折块移位　上颌骨无强大咀嚼肌附着，骨折块多随外力的方向或因重力下垂而发生移位，一般向后下方移位。高位骨折形成颅面分离而导致面中部拉长和凹陷。

2. 咬合关系错乱　骨折段的移位必然引起咬合关系错乱。上颌骨与翼突同时骨折时，由于翼内肌向下牵拉，常出现后牙早接触，前牙呈开𬌗的典型表现。

3. 眼部及眶周变化　上颌骨骨折时眶内及眶周常伴有组织内出血、水肿，形成特有的眼镜症状，表现为眶周瘀斑，睑及球结膜下出血，呈青紫色眼圈，或有眼球移位而出现复视。

4. 颅脑损伤　上颌骨骨折时可伴有颅脑损伤或颅底骨折，出现脑脊液漏。如中位骨折波及筛窦达颅前窝时，出现脑脊液鼻漏；高位骨折时，可发生脑脊液耳漏。

（二）下颌骨骨折（fractures of the mandible）

下颌骨处在面部突出部位，易遭受损伤而导致骨折发生率高。骨折可为单发、多发及粉碎性骨折。好发部位在正中联合部、颏孔区、下颌角和髁突颈部（图 3-7-9）。

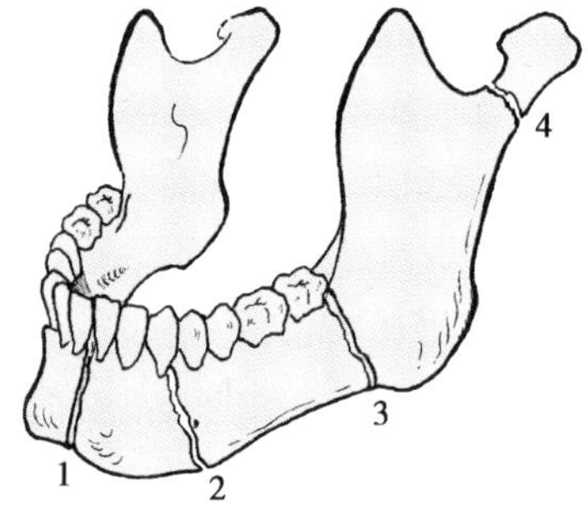

1. 颏正中骨折；2. 颏孔区骨折；3. 下颌角骨折；4. 髁突颈部骨折。

图 3-7-9　下颌骨骨折的好发部位

1. 骨折段移位与咬合错乱　影响下颌骨骨折后骨折段移位的因素有：骨折的部位、外力的大小和方向、骨折线方向和倾斜度、骨折段是否有牙以及附着肌群的牵拉作用等，不同的骨折部位以及不同方向的肌群牵拉可出现不同情况的骨折段移位。

（1）正中骨折：单发骨折的骨断端两侧受颏舌骨肌、下颌舌骨肌牵拉的力量基本相等，通常无明显错位。

（2）颏孔区骨折：后骨折段因受升颌肌群的牵引，向上、内方移位，前骨折段主要受降颌肌群牵拉，向下、后方移位并偏向患侧（图 3-7-10）。

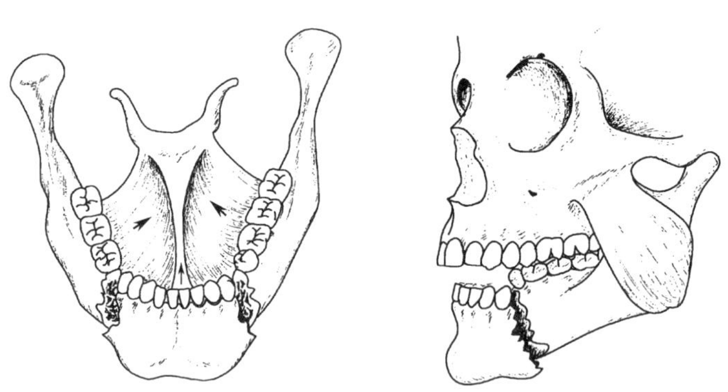

图 3-7-10　下颌颏孔区骨折时骨折片移位情况

（3）下颌角骨折：骨折线如果位于咬肌与翼内肌附着之内，可不发生移位。如骨折线位于咬肌附着前方，则体部向下、内方移位，升支部向上、前方移位。

（4）髁突颈部骨折：单侧骨折时，断离的髁状突被翼外肌牵拉向前内方，患侧下颌支受升颌肌群牵拉向上移位，出现患侧后牙早接触；双侧的髁状突颈部骨折则出现双侧后牙早接触、前牙开𬌗（图 3-7-11）。

2. 骨折段异常活动和疼痛　骨折后，骨折线部位可出现异常动度，同时伴有异常摩擦感和摩擦音，患者有明显疼痛。

3. 功能障碍　表现为不同程度的咀嚼、呼吸、吞咽和语言等功能障碍。

4. 下唇麻木　下颌骨骨折如伴有下牙槽神经损伤，可出现患侧下唇麻木。

【诊断】

详细询问病史，了解致伤原因，认真进行检查，结合临床症状，诊断并不困难。对于间接暴力（对

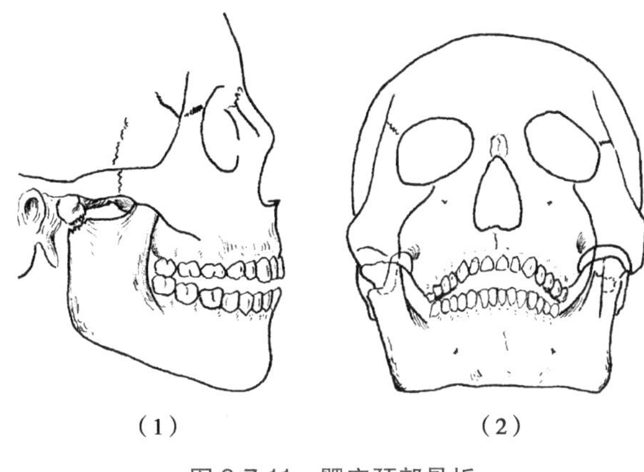

图 3-7-11　髁突颈部骨折
（1）单侧髁突骨折；（2）双侧髁突骨折引起开𬌗。

冲力）引起的骨折应引起重视，如临床经常发生的下颌骨一侧颏孔区骨折合并对侧髁状突颈部骨折，应避免漏诊。颌骨 X 片及 CT 检查有助于诊断。

【治疗】

治疗原则：尽早进行复位和固定，恢复咬合关系与咀嚼功能。同时注意防治感染、镇痛、合理营养、增强全身抵抗力等，为骨创愈合创造条件。在有并发症发生时，要在全身情况稳定后再进行局部处理，切勿轻重倒置，延误主要病情。

1. 复位　恢复患者外伤前的咬合关系是颌骨骨折正确复位的标志。根据骨折的不同情况，可选用手法复位、牵引复位和切开复位。新鲜的单纯性骨折可直接进行手法复位。复杂性骨折或超过两周的陈旧性骨折手法复位较难成功，多需进行牵引复位。已有纤维性愈合的陈旧性骨折常用手术方法进行切开复位。

2. 固定　在正确复位的前提下，可靠的固定是骨创正常愈合的保障。

（1）单颌固定：利用结扎丝将牙弓夹板栓结在骨折线两端稳固的牙齿上，使骨折段密合以达到固定目的。此法操作简便，对语言、进食、口腔清洁影响小，有利于功能运动。但由于固定力较弱，只适用于牙槽突骨折、无明显错位或复位后稳定的单纯骨折。

（2）颌间固定：利用患者健康的颌骨来牵引和固定折断的颌骨，使骨创在正常咬合关系的位置上愈合。适用于单纯上颌骨骨折、下颌骨骨折及上下颌骨联合骨折。缺点是在固定的 4~6 周内，因上、下颌骨被固定在一起，造成张口受限，进食、语言不便，也不利于口腔的清洁。

常用的方法有小环结扎法、钢丝颌间结扎法和带钩牙弓夹板颌间固定法。

（3）坚强内固定：切开复位时或在开放性骨折清创后，直视折断的颌骨，在断端两侧利用微型钛板固定。适用于新鲜骨折、陈旧性骨折、粉碎性骨折和无牙的颌骨骨折。坚强内固定方法效果好，使用方便，术后可大大减少颌间固定的时间，不影响术后患者进食，是临床应用最广泛的固定方法之一（图 3-7-12）。

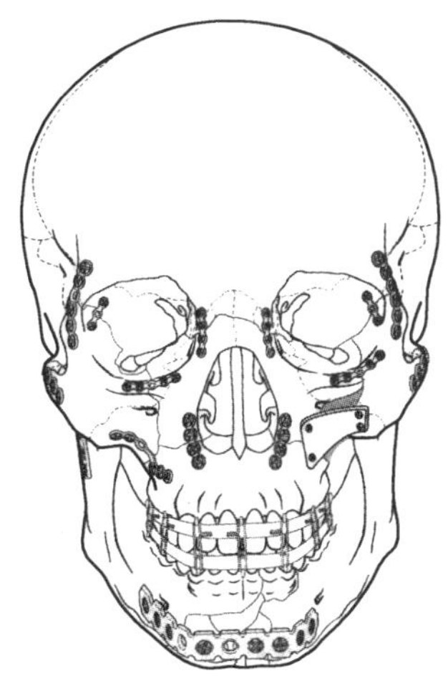
图 3-7-12　颌骨骨折的坚固内固定法

上颌骨骨折（视频）

（4）颅颌固定：适用于上颌骨折和上、下颌联合骨折，目前已很少使用。

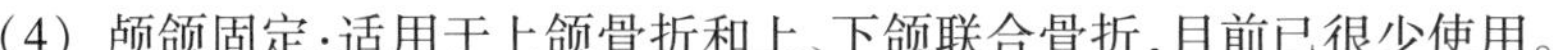

带钩牙弓夹板颌间固定

带钩牙弓夹板颌间固定是最常用的传统的颌间固定方法，将成品带钩牙弓夹板用金属结扎丝分别固定在上、下颌稳固的牙齿上，然后用橡皮圈套在上、下颌牙弓夹板的挂钩上，既可进行颌间牵引复位，也可作为颌间固定的方法；如只作为颌间固定的方法，也可用金属结扎丝将上、下颌的牙弓夹板直接拴接在一起。

三、颧骨与颧弓骨折

颧骨、颧弓位于面部突出部位，遭受外力直接打击时易发生骨折，尤以颧弓骨折更为多见。

【临床表现】

1. 局部塌陷　由于骨折移位使患侧颧部塌陷，导致面部畸形，但受伤数小时后，往往被软组织肿胀所掩盖，待肿胀消退后凹陷再显现，易发生漏诊。

2. 张口受限　因颧弓骨折段内陷移位，压迫颞肌或喙突运动而致张口受限。

3. 复视　颧骨骨折移位后，可因眼球移位、外展肌渗血和局部水肿及撕裂的眼下斜肌嵌入骨折线中，限制眼球运动等原因而发生复视。

4. 神经症状　骨折片移位可造成眶下神经的损伤，使神经支配区域有麻木感，如同时损伤面神经颧支，可发生眼睑闭合不全。

5. 眶区瘀斑　颧骨眶壁损伤后局部出血，渗入眶周皮下、眼睑和结膜下所致。

【治疗】

凡有张口受限、复视的颧骨颧弓骨折均应进行复位。虽无功能障碍但有明显畸形者，也可考虑手术复位后内固定(图 3-7-13)。

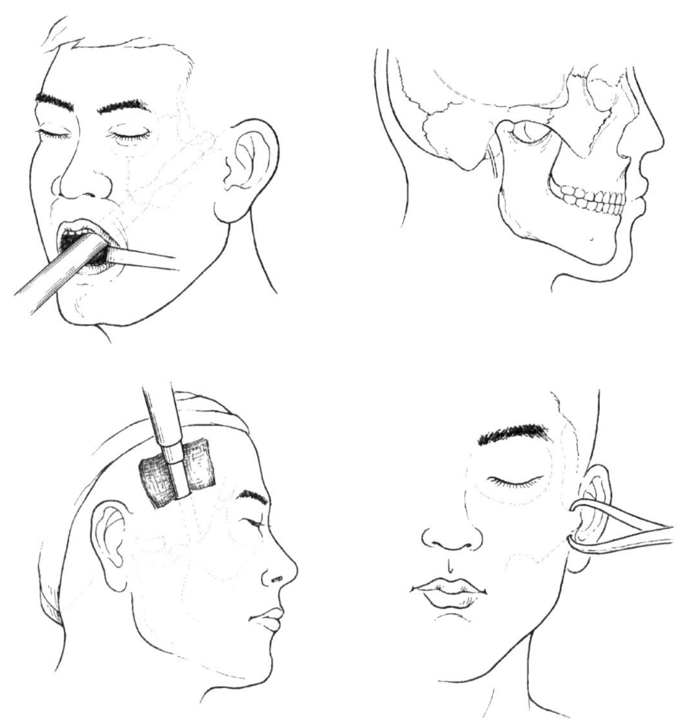

图 3-7-13　颧骨、颧弓骨折复位法

1. 口内切开复位法　前庭沟入路：自上颌第一磨牙远中沿前庭沟向后作 1cm 长切口，切开黏膜及黏膜下组织达骨膜，用骨膜分离器从切口伸入颧骨和颧弓的深面，向外、向前和向上提撬；另一只手的手指放在颧面部感觉复位情况。复位后缝合口内切口。

2. 颞部发际切开复位法　在患者伤侧颞部发际内作长约 2cm 切口，切开皮肤、皮下组织和颞筋膜，显露颞肌。在颞筋膜与颞肌之间插入骨膜剥离器至颧弓或颧骨的深面，用力将骨折片向前、外方复位。

3. 面部小切口进路　如果伤员有开放性伤口，或骨折局部有瘢痕存在，可利用伤口和原瘢痕进路，在直视下对骨折进行复位与固定。

4. 头皮冠状切口复位固定法　切口自一侧耳屏前向上，经颞部转向额部发际线后 2~3cm 至对侧耳屏前，在头皮帽状腱膜下向前锐性分离，在距眶上缘 2cm 处切开骨膜，在骨膜下分离至眶上缘，显露颧额缝、颧骨和鼻骨。用小骨凿凿开眶上孔两侧的骨质，解脱眶上神经血管束。两侧颞部沿颞肌筋膜向下分离至颧弓，并切开骨膜；沿骨膜下显露颧弓和颧骨，并保护好面神经颧支。这种切口结合口内

前庭沟切口，显露充分，便于在直视下复位与固定骨折，避免了面部多处切口和术后瘢痕，特别适用于额、鼻、眶颧区多发性、陈旧性骨折。

术后注意事项：①颧弓骨折的复位标准是患者不再有张口受限和恢复患者颧面部正常外形。②对于非稳定性固定，术后应注意保护受伤部位不要受压，尤其夜间睡眠时应注意，避免受伤部位再次受到撞击。

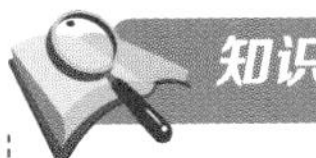

火器伤的处理

火器伤的特点是组织缺损大、伤情较重、贯通伤较多、组织内异物存留多、污染重。

火器伤应先处理口腔内侧深面的创口，后处理口腔外侧表浅的创口，尤其要注意清除异物。创缘的修整比一般清创术应彻底些，对失去活力的组织应切除。对深部盲管伤，均应放置引流。如为爆炸伤，由于软组织创缘常有烧灼及震荡伤，应作定向缝合，局部用高渗盐水或呋喃西林液湿敷引流，待坏死组织分解脱落后，再作二次拉拢和延期缝合。过早做严密缝合，反而易促使感染扩散，创口开裂。清创术后应常规注射破伤风抗毒素 1 500U，并应使用大量有效的抗生素以防治感染。

第五节 口腔颌面部损伤的护理

对于口腔颌面部损伤的患者，在进行各种治疗的同时，细致而合理的护理是促进伤口愈合、减少并发症的重要环节，必须加以高度重视。

1. 心理护理 要鼓励患者保持良好的思想情绪，树立信心，正确对待伤情，积极配合治疗。

2. 体位 伴有脑脊液漏的患者取平卧位，脑震荡患者绝对卧床。口腔颌面部损伤患者经急救处理后，在转移时须采取俯卧位或侧卧位，将头偏向健侧，便于分泌物流出，以防窒息。一般取半卧位，头偏向健侧，以利于血液回流，减轻局部组织水肿。

3. 伤情护理 密切观察患者生命体征，意识和瞳孔变化。颌面部伤口缝合后予以暴露或适度加压包扎，注意伤口和包扎情况。对于颌骨骨折患者，每天检查与固定情况，要注意观察口内的夹板、结扎丝有无松脱、折断、移位，有无牙龈、唇颊黏膜损伤等，发现异常及时处理。

4. 口腔护理 保持口腔清洁，进食后清洁口腔，对有口腔黏膜破损和颌骨骨折的患者尤为重要。患者每日洗漱时，应注意避开伤口处，以免引起感染。可用 1% 过氧化氢溶液、生理盐水冲洗或擦拭，清除口腔内分泌物，每天 2~3 次。能自理的患者，应鼓励其多含漱。

5. 饮食护理 损伤本身以及必要的处理，如颌间固定等，患者不能正常张口、咀嚼和进食，因此应给予足够热量、高蛋白、高纤维素和高矿物质的流质、半流质或软食，根据损伤的部位和伤情不同可采用喂食、口饲或鼻饲等方法，随着伤情好转，逐步尽快恢复正常饮食。

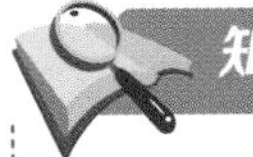

口腔护理注意事项

在为外伤做口腔护理时，应患者将头偏向一侧，颌下围上治疗巾，器械盘放在口角处。用棉签或用镊子夹持棉球蘸漱口剂（1%~3%过氧化氢溶液）轻轻擦拭。

做口腔护理所用的物品需经消毒后方可给患者使用，遵守无菌技术操作原则，操作时动作要轻巧、细致，保持口腔黏膜的完整，避免不必要的损伤。使用的棉球一定要夹紧，防止棉球遗留在患者的口腔中。同时注意棉球不要过湿，以免溶液被吸入呼吸道。

做口腔护理时还应注意观察口腔黏膜的变化，如有无充血、炎症、糜烂、溃疡、肿胀及舌苔颜色的异常变化等。

病例讨论

病例讨论

某患者被他人拳击伤及右上中切牙，自觉患牙伸长和松动并有咬合痛，检查见右上中切牙无明显移位，叩(+)~(++)，Ⅱ度松动。

本章小结

口腔颌面部血液循环丰富，上接颅脑，下连颈部，是消化道和呼吸道的起端。颌面部骨骼及腔窦较多，有附着于颌上，口内则含有舌；面部有表情肌和面神经；还有颞下颌关节和唾液腺；它们行使着表情、语言、咀嚼、吞咽及呼吸等功能。这些解剖生理特点与口腔颌面部损伤的特点、临床表现和诊治原则密切相关，本章作了重点讲解。

对口腔颌面部损伤患者进行抢救时，可能伴随窒息、大出血、休克、颅脑损伤等一些危及生命的并发症，必须根据伤员状态，以抢救生命为重，此时应首先对危急情况进行紧急处理。在全身情况稳定后再针对口腔颌面部损伤进行处理，口腔颌面部软组织损伤的处理主要是及时进行清创缝合术，进行清创缝合时应按清创处理原则和方法进行，不同类型、不同部位的损伤在处理上各有特点。

口腔颌面部硬组织损伤的伤员治疗方法可分为全身治疗和局部治疗。牙、牙槽骨损伤及上、下颌骨骨折各有其特点，因而临床表现和处理各有不同。颌骨骨折局部治疗主要是进行准确复位和可靠固定，以恢复伤前的咬合关系与咀嚼功能为原则。颧骨与颅面多个骨相连，受到外力作用时常常在骨缝连接处发生骨折，对颧骨颧弓骨折的治疗应注意张口受限的解除和恢复患者颧面部的正常外形。

（范珍明）

扫一扫，测一测

思考题

1. 简述口腔颌面部的解剖生理特点与损伤特点的关系。
2. 简述颌骨骨折的治疗原则。
3. 简述阻塞性窒息可根据阻塞的原因采取哪些相应的措施。

第八章　口腔颌面部肿瘤

学习目标

1. 掌握：口腔颌面部囊肿、良性肿瘤和瘤样病变的临床表现、诊断及治疗。
2. 熟悉：口腔颌面部恶性肿瘤的临床特点、诊断及治疗原则。
3. 了解：口腔颌面部良性肿瘤和恶性肿瘤的组织来源和预防措施。
4. 能够利用所学理论知识结合临床实践，提高对口腔颌面肿瘤的早期诊断能力。
5. 能够在基层广泛宣传口腔颌面部肿瘤的危害，普及预防口腔颌面部恶性肿瘤的知识；开展防癌普查或易感人群的监测。

肿瘤（tumor）是由于内在和外界致病因素长时间作用于人体组织细胞，使细胞的遗传物质——脱氧核糖核酸（DNA）发生突变，导致对细胞的生长和分裂失去控制，而发生异常增生和功能失调所造成的一种疾病。肿瘤是严重危害人们生命和健康的常见病和多发病，已成为当今人类死亡的最常见原因之一。

口腔颌面部肿瘤系头颈肿瘤的重要组成部分，口腔颌面部肿瘤因包括囊肿、瘤样病变，所以良性肿瘤多于恶性肿瘤，口腔颌面部恶性肿瘤以上皮组织来源最多，以鳞状上皮细胞癌最为常见，占口腔颌面部恶性肿瘤的 80%以上。吸烟、过度饮酒、不良饮食习惯、感染等是头颈部恶性肿瘤的危险因素。从世界范围看，头颈部恶性肿瘤的发病率较高。

口腔颌面部恶性肿瘤多发生于男性，国内统计男女构成比约为 2∶1。口腔颌面部恶性肿瘤发生的年龄，国内统计资料均以 40~60 岁为最高峰，而西方国家则多发生于 60 岁以上。口腔颌面部良性肿瘤多见于牙龈、口腔黏膜、颌骨与颜面部。恶性肿瘤在我国以舌癌多见，其次是颊黏膜癌、牙龈癌、腭癌等，癌瘤的好发部位与地区、气候、种族、生活习惯等均有一定关系。

早期发现、早期诊断、早期治疗是根治恶性肿瘤的关键。对口腔颌面部恶性肿瘤，应根据肿瘤的性质及其临床表现，结合患者机体状况，采取相应的治疗原则与方法。良性肿瘤以手术切除为主，恶性肿瘤则采取以手术为主的综合序列治疗。手术时既要注意遵循肿瘤外科原则，做到根治性治疗，又要兼顾患者外观与功能的修复。

目前，口腔颌面部肿瘤患者的 5 年生存率为 50%~60%，效果尚不能令人满意，因此肿瘤工作必须贯彻“预防为主”的方针，做到以下几点：消除或减少致癌因素（吸烟、酗酒和各种慢性长期不良刺激等）；及时处理癌前病损（白斑、红斑、扁平苔藓等）；加强防癌宣传；开展防癌普查或易感人群的监测。

第一节　口腔颌面部囊肿

口腔颌面部囊肿较多见，临床上根据其发生的部位，将其分为软组织囊肿与颌骨囊肿两大类。

一、软组织囊肿

口腔颌面部常见的软组织囊肿有皮脂腺囊肿、皮样表皮样囊肿、甲状舌管囊肿、鳃裂囊肿、唾液腺

囊肿（黏液腺囊肿、舌下腺囊肿、腮腺囊肿等），其中以黏液腺囊肿，舌下腺囊肿尤为多见。

（一）皮脂腺囊肿

中医称“粉瘤”。主要为由皮脂腺排泄管阻塞，皮脂腺囊状上皮被逐渐增多的内容物膨胀而形成的潴留性囊肿。囊内为白色凝乳状皮脂腺分泌物。

【临床表现】

皮脂腺囊肿好发于面颊部及额部。生长缓慢、周界清楚。小则如豆，大则可至小柑橘样大小。呈圆形位于真皮或皮下组织内，向皮肤表面突出。囊壁与皮肤紧密粘连，中央可有一小色素点。皮脂腺囊肿呈圆形，与周围组织界限明显，质地软，无压痛，可以活动。一般无自觉症状，如继发感染时可有疼痛、化脓，此类囊肿可以恶变为皮脂腺癌。

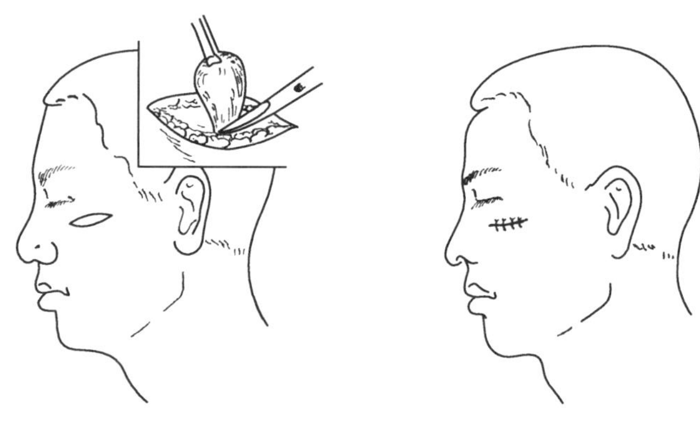
图 3-8-1　皮脂腺囊肿摘除术示意图

【治疗】

在局麻下手术切除。沿颜面部皮纹方向做梭形切口，应切除包括与囊壁粘连的皮肤。切开皮肤后锐性分离囊壁，将囊肿全部摘除，然后缝合（图 3-8-1）。如囊肿并发感染时，应切开排出脓液和豆渣样物质，并用苯酚等腐蚀剂烧灼囊腔，待囊壁腐蚀脱落后多可愈合。

（二）皮样或表皮样囊肿

皮样或表皮样囊肿为胚胎发育时期遗留于组织中的上皮细胞发展而形成的囊肿；后者也可以由于损伤或手术使上皮细胞植入而形成。皮样囊肿囊壁较厚，由皮肤和皮肤附件所构成。囊腔内无皮肤附件者，则为表皮样囊肿。

【临床表现】

多见于儿童和青年，皮样囊肿常位于口底、颏下；表皮样囊肿好发于眼睑、额、鼻、眶外侧、耳下等部位。囊肿生长缓慢，呈圆形，边界清，位于黏膜或皮下较深部位或口底肌肉之间。囊肿表面光滑，与周围组织皮肤或黏膜多无粘连。触诊时质地柔韧，有面团样的感觉。

皮样或表皮样囊肿一般无自觉症状，但位于口底正中，下颌舌骨肌、颏舌骨肌或颏舌肌以上的囊肿，则多向口内发展；囊肿体积增大时可以将舌推向上方，使舌体抬高，影响语言，甚至发生吞咽和呼吸功能障碍；位于下颌舌骨肌或颏舌骨肌以下者，则主要向颏部发展。

【治疗】

手术摘除。在口底下颌舌骨肌、特别是颏舌肌或颏舌肌以上的囊肿，应在口底黏膜上做弧形切口，切开黏膜，显露囊壁。因囊壁较厚，故可用手指或钝器分离囊肿，完整摘除；如囊肿位于下颌舌骨肌以下，应在口外颏下部皮肤做弧形切口。颜面部表皮样囊肿，应沿皮纹在囊肿皮肤上做切口，切开皮肤及皮下组织，显露囊壁，然后将囊肿与周围组织分离，完整摘除，分层缝合。

（三）甲状舌管囊肿

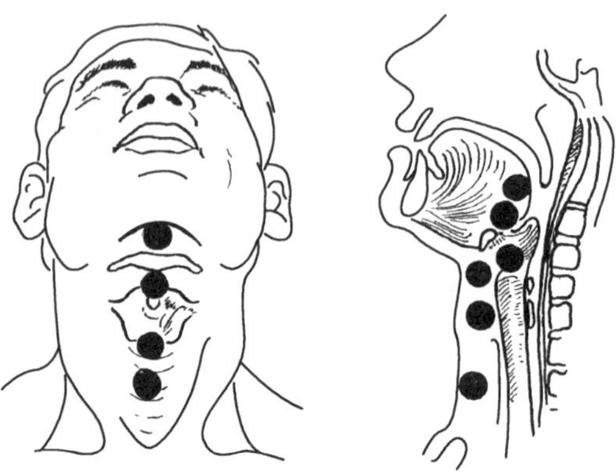
图 3-8-2　甲状舌管囊肿可能发生的部位示意图

甲状舌管囊肿源自胚胎时期退化不全的甲状舌管上皮残余。

胚胎发育第 6 周时，甲状舌管自行消失，在起始点处仅留一浅凹即舌盲孔。如甲状舌管不消失时，由残存上皮分泌物聚积可形成先天性甲状舌管囊肿。

【临床表现】

多见于 1~10 岁的儿童，亦可见于成年人。囊肿可发生于颈正中线，自舌盲孔至胸骨切迹间的任何部位（图 3-8-2），但以舌骨上、下部为最常见。生长缓慢，呈圆形，质软，界限清楚，与表面皮肤及周围组织无粘连。位于舌骨以下的囊肿，

在舌骨体与囊肿之间可扪得坚韧索条与舌骨体粘连，故可随吞咽及伸舌等动作而移动。通常无自觉症状。如囊肿发生于舌盲孔附近，可使舌根肿胀，引起吞咽、语言及呼吸困难。囊肿继发感染自行破溃，或误诊为脓肿行切开引流则形成甲状舌管瘘。穿刺检查可见透明的黏稠液体或微混浊的黄色液体。

【治疗】

手术彻底切除囊肿或瘘管，否则容易复发。手术的关键是，切除囊肿或瘘管外，一般应将舌骨中份一并切除，以减少复发。

（四）鳃裂囊肿

鳃裂囊肿是由胚胎发育期中的鳃裂残余上皮组织发生的一种先天性畸形。鳃裂囊肿的起源尚有不同的观点，多数认为系在鳃裂发育过程完成后有上皮组织残留，残留的上皮组织形成囊肿和瘘。临床上第二鳃裂来源最多见，其次是第一鳃裂来源。可发生与任何年龄，但常见于20~50岁。

【临床表现】

第二鳃裂囊肿常位于颈上部，大多在舌骨水平，胸锁乳突肌上1/3前缘附近。囊肿表面光滑、质软，有波动感，与皮肤无粘连，患者多无自觉症状，如发生上呼吸道感染后可以骤然增大，则感觉不适，鳃裂囊肿穿破后，可以长期不愈，形成鳃裂瘘。

鳃裂囊肿可根据病史、临床表现及穿刺检查做出诊断。作穿刺抽吸时，可见有黄色或棕色的、清亮的、含或不含胆固醇的液体。鳃裂囊肿可以恶变，或在囊壁上查到原位癌。

【治疗】

外科手术彻底切除囊肿和瘘管，以免复发。如继发感染者，则全身抗感染治疗，局部切开引流，待炎症消退后再行手术治疗，如为癌变者，则应按恶性肿瘤治疗。

（五）黏液囊肿

【临床表现】

黏液囊肿是最常见的涎腺囊肿，好发于下唇及舌尖腹侧，囊肿位于黏膜下，呈半透明、浅蓝色小泡，状似水泡。大多为黄豆至樱桃大小，质地软而有弹性。囊肿易被咬破，流出蛋清样透明黏稠液体，囊肿消失，但不久又复肿大，反复破损后可表现为厚的白色瘢痕状突起，囊肿透明度减低。

黏液腺囊肿摘除术（视频）

【治疗】

常采用手术切除。和囊肿相连的腺体应一并切除，以防复发。

（六）舌下腺囊肿

舌下腺囊肿是由于舌下腺导管阻塞或腺体损伤、涎腺分泌潴留而成。

【临床表现】

最常见于青少年，临床上可分为三种类型。

1. 单纯型　为典型的舌下腺囊肿表现，占舌下腺囊肿的大多数。常位于舌下口底一侧，囊肿呈浅紫蓝色，扪之柔软、有波动感，俗称“蛤蟆肿”。较大的囊肿可将舌抬起，状似“重舌”，囊肿增大时可引起吞咽、语言困难。损伤破裂时可流出黏稠而略带黄色或蛋清样液体，囊肿暂时消失，数日后创口愈合，囊肿又长大如前。

2. 口外型　又称潜突型。主要表现为颌下区肿物，而口底囊肿表现不明显。触诊柔软，与皮肤无粘连，不可压缩，低头时肿物稍增大。易误诊为颌下腺囊肿。

3. 哑铃型　为上述两种类型的混合。

【治疗】

将舌下腺与囊肿一并切除，以达到根治的目的。对于口外型舌下腺囊肿，可全部切除舌下腺后，将囊腔内囊液吸净，在颌下区加压包扎，而不必作颌下切口摘除囊肿。对全身情况不能耐受舌下腺切除的患者及婴儿，可作袋形缝合术。待全身情况好转或婴儿长至4岁后再行舌下腺切除。

二、颌骨囊肿

颌骨囊肿可根据组织来源和发病部位分类。由成牙组织或牙的上皮或上皮剩余演变而来的，称为牙源性颌骨囊肿，临床上最常见。由胚胎时期的残余上皮所致的囊肿和由损伤所致的血外渗液囊肿以及动脉瘤样骨囊肿等称为非牙源性颌骨囊肿。

（一）牙源性颌骨囊肿

1. 根端囊肿　为最常见的颌骨囊肿，是由于根尖肉芽肿慢性炎症刺激引起牙周膜内的上皮残余增生而致。

2. 始基囊肿 发生于成釉器发育的早期阶段，釉质和牙本质形成之前。

3. 含牙囊肿 发生于牙冠或牙根形成之后，可来自一个或多个牙胚。

4. 角化囊肿 系来源于原始的牙胚或牙板残余。

【临床表现】

牙源性颌骨囊肿多发于青壮年，可发生于颌骨的任何部位。根端囊肿多发生于前牙；始基囊肿、角化囊肿则好发于下颌第三磨牙区及下颌支部；含牙囊肿除下颌第三磨牙区外，上颌尖牙区也是好发部位。

囊肿一般生长缓慢，颌骨病变部位呈无痛进行性膨隆，可导致面部畸形。扪诊可有乒乓球样感。上颌囊肿可突入上颌窦或鼻腔，使鼻唇沟消失，眶下缘上移。下颌骨囊肿发展很大时，可引起病理性骨折。囊肿穿刺可抽出草黄色囊液，镜下可见胆固醇结晶，角化囊肿内容物则多见黄、白色皮脂样物。X线检查囊肿为圆形或椭圆形透光阴影，边缘整齐，周围常呈现一白色骨质反应线。

【治疗】

手术摘除。多从口内切口，若囊肿位于下颌体、下颌角或下颌支，则从口外作切口。上颌囊肿如果范围较广，手术时与上颌窦穿通，或上颌窦有炎症时，均应同时行上颌窦根治术。对位于囊腔内的牙齿，根据情况应于术前行根管治疗，术中截断位于囊腔内的牙根，必要时也可拔除。对于较大囊肿摘除后残留的骨腔，可植入自体骨或异体脱矿骨，也可植入生物材料（如羟基磷灰石颗粒），从而达到消灭死腔、促进创口愈合的目的。

根尖囊肿刮除术（视频）

角化囊肿易复发，偶可恶变，因此手术要求更彻底。在刮除囊壁后用苯酚或硝酸银等腐蚀剂涂抹骨创，或加用冷冻疗法，以消灭子囊，防止复发。对于病变范围大、多次复发或多房性角化囊肿，可采用包括正常骨质的切除术，或下颌骨部分切除后立即植骨整复缺损。

（二）非牙源性颌骨囊肿

【临床表现】

多见于青少年，可发生于面部不同部位。主要表现为颌骨骨质的膨胀，根据不同部位可出现相应的局部症状。

1. 球上颌囊肿 发生于上颌侧切牙与尖牙之间，牙齿常被排挤而移位。X片上显示囊肿阴影在牙根之间，而不在根尖部位。

2. 鼻腭囊肿 位于切牙管内或附近（来自切牙管残余上皮）。X片上可见到切牙管扩大的囊肿阴影。

3. 正中囊肿 位于切牙孔之后，腭中缝的任何部位。X片上可见缝间有圆形囊肿阴影。

4. 鼻唇囊肿 位于上唇底和鼻前庭内。囊肿在骨质的表面。X片上骨质无破坏现象。

【治疗】

及时早期手术治疗，手术方法与牙源性囊肿相同，但一般均从口内进行手术，无须从口外切口。

第二节 良性肿瘤和瘤样病变

一、牙龈瘤

牙龈瘤是一个以形态及部位命名的诊断学名词，来源于牙周膜及颌骨牙槽突结缔组织的炎性增生物或类肿瘤样病变，多为机械刺激及慢性炎症刺激形成的反应性增生物，亦与内分泌有关。牙龈瘤非真性肿瘤，但具有肿瘤的外形及生物学行为。

根据病理组织结构的不同，牙龈瘤通常可分为肉芽肿型、纤维型及血管型3类。

【临床表现】

好发于中青年，女性多于男性。一般生长较缓慢，血管型牙龈瘤在女性妊娠期可迅速增大。多发于唇、颊侧牙龈乳头部，以前磨牙区为最常见，呈圆球或椭圆形息肉状物，有的呈分叶状，有蒂，肿物长大可覆盖部分牙体和牙槽突，表面可见牙压痕或溃疡，易被咬伤而发生溃疡、伴发感染。随着肿块的增长，可以破坏牙槽骨壁，X线摄片可见骨质吸收牙周膜增宽的阴影，牙齿可能松动、移位。

【治疗】

可在局麻下手术切除。切除必须彻底，否则易复发。一般应将病变所波及的牙齿同时拔除。对孕妇应观察，若分娩后仍未消退者，再行手术切除。

二、成釉细胞瘤

成釉细胞瘤为颌骨中心性上皮肿瘤，在牙源性肿瘤中较常见。

【临床表现】

多发于青壮年，以下颌体及下颌角为常见，可造成颌面部畸形。肿瘤侵犯牙槽骨或颌骨皮质时，可造成牙齿松动、移位或脱落，甚至病理性骨折。肿瘤可穿破骨板侵入口内软组织，此时可见肿瘤表面有对颌牙压痕或溃疡，继发感染可出现疼痛、化脓等。当肿瘤压迫下牙槽神经时，患侧下唇及颊部可出现麻木不适。X 片显示大小不等的囊腔或蜂窝型影像，常有半月形切迹。邻近牙根端可见锯齿或截根状吸收且常移位。

【治疗】

主要为外科手术治疗。因成釉细胞瘤有局部浸润周围骨质的特点，需将肿瘤周围的骨质至少在 0.5cm 处切除。否则，治疗不彻底将导致复发；而多次复发后又可能变为恶性。

成釉细胞瘤是临界瘤，如手术前不能与颌骨囊肿或其他牙源性肿瘤鉴别，可于手术时作冷冻切片检查，以明确诊断。如有恶性变时，应按恶性肿瘤手术原则处理。

三、血管瘤

血管瘤又称为婴幼儿血管瘤，是婴幼儿最常见的血管源性良性肿瘤，多见于婴儿出生时或出生后 1 个月之内。以女性多见，男女之比为 1∶(3~5)。血管瘤的生物学行为是可以自发性消退，其病程可分为增生期、消退期和消退完成期。

【临床表现】

肿瘤常在新生儿期出现，2~3 个月后即进入增生期。最初表现为毛细血管扩张，周围是晕状白色区域，为一“蚊叮样”红斑，以后迅速生长，并快于身体发育速度，迅速增大、变厚。增生期迅即变为红斑并高出皮肤，高低不平似杨梅状。随婴儿第一生长发育期，约在 4 周以后快速生长，此时常是家长最迫切求治的时期。如生长在面部，不仅可招致畸形，还可影响运动功能，诸如闭眼、张口运动等；有的病例还可在瘤体并发或继发感染。快速增生还可伴发于婴儿的第二生长发育期，即 4~5 个月时。一般在 1 年以后即进入静止消退期。

【治疗】

由于血管瘤有明显的自然消退趋势，绝大多数病例仅应定期随访观察等待，只有当血管瘤累及重要组织危及生命、有活动性出血及 5 年随访无消退迹象者，可给予包括激素治疗、激光治疗、硬化剂注射、外科手术切除等的治疗。

四、脉管畸形

脉管畸形来源于血管或淋巴管的畸形。

【分类及临床表现】

1. 静脉畸形　传统分类称为海绵状血管瘤。好发于颊、颈、眼睑、唇、舌或口底部。位置深浅不一，如果较深，则皮肤或黏膜颜色正常；表浅病损则呈现蓝色或紫色。边界不太清楚，扪之柔软，可以被压缩，有时可扪及静脉石。当头低位时，病损区域充血膨大；恢复正常位置后，肿胀亦随之缩小，恢复原状，此称为体位移动试验阳性。静脉畸形体积大时，可引起颜面部畸形及功能障碍。若发生继发感染，则可引起疼痛、肿胀、表面皮肤或黏膜溃疡，并有出血的危险。

2. 微静脉畸形　俗称葡萄酒色斑。多发于颜面部皮肤，常沿三叉神经分布区分布。呈鲜红或紫红色，与皮肤表面平，周界清楚。其外形不规则，大小不一。以手指压迫病损，表面颜色退去；解除压力后，血液立即又充满病损区，恢复原有大小和色泽。

3. 动静脉畸形　传统分类称为蔓状血管瘤。多见于成年人。常发生于颞浅动脉所在的颞部或头皮下组织中。病损区域高起呈念珠状，表面温度较正常皮肤为高。患者可能自己感觉到搏动；扪诊有震颤感，听诊有吹风样杂音。

4. 淋巴管畸形　常见于儿童及青年，好发于舌、唇、颊及颈部。按其临床特征及组织结构可分为微囊型与大囊型两类。

（1）微囊型：包括以前分类中所称为毛细管型及海绵型淋巴管瘤。在皮肤或黏膜上呈现孤立的或多发性散在的小圆形囊性结节状或点状病损，无色、柔软，一般无压缩性，边界不太清楚。发生在唇、下颌下及颊部者，有时可使患处显著肥大畸形。发生于舌部者常呈巨舌症。

（2）大囊型：以前分类中称为囊肿型或囊性水瘤。主要发生于颈部锁骨上区。病损大小不一，表面皮肤色泽正常，呈充盈状态，扪之柔软，有波动感。体位移动试验阴性，但透光试验为阳性。

5. 混合型脉管畸形　存在1种类型以上的脉管畸形时都可称为混合型脉管畸形。

【治疗】

根据病变类型、位置、范围、大小及患者年龄诸因素而定。目前的治疗方法包括外科切除、硬化剂注射、激光治疗、放射治疗、激素治疗、低温治疗、微波热凝治疗以及血管栓塞治疗等。一般采用综合疗法。

五、涎腺多形性腺瘤

涎腺多形性腺瘤又名混合瘤，在唾液腺肿瘤中最常见。多发于腮腺，其次为颌下腺，舌下腺极少见。发生于小唾液腺者，以腭部最常见。一般认为，多形性腺瘤由肿瘤性上皮和黏液样或软骨样间质组成。

【临床表现】

多形性腺瘤生长缓慢，常无自觉症状，病史较长。肿瘤界限清楚，质地中等，呈结节状，高起处常较软，低凹处较硬。一般可活动，但位于硬腭或颌后区者可固定而不活动。一般不引起功能障碍。

当肿瘤生长突然加速，并伴有疼痛、面神经麻痹等症状时，应考虑恶变。

【治疗】

手术切除，不能做单纯肿瘤摘除，而应作肿瘤包膜外正常组织处切除。腮腺肿瘤应保留面神经，下颌下腺肿瘤应包括下颌下腺一并切除。

第三节　口腔颌面部恶性肿瘤

在我国，口腔颌面部的恶性肿瘤以癌为最常见，肉瘤较少。在癌瘤中又以鳞状细胞癌为最多见，一般占80%以上，口腔颌面部鳞状细胞癌多发于40~60岁成年人，男性多于女性，部位以舌、颊、牙龈、腭、上颌窦为常见。鳞癌常向区域淋巴结转移，晚期可发生远处转移。鳞癌早期可表现为黏膜白斑，表面粗糙；以后发展为乳头状或溃疡型，或二者混合出现，其中又以溃疡型为最多见；有时呈菜花状，边缘外翻。

按照病理分化程度，鳞癌一般可分为3级：Ⅰ级分化较好，Ⅲ级分化最差；未分化癌的恶性程度最高。

口腔颌面部鳞状细胞癌的治疗是以手术为主的综合治疗。早期高分化鳞癌可考虑放疗、单纯手术切除或冷冻治疗。晚期鳞癌可根据不同条件采用放疗加手术，或化疗、手术加放疗的综合方案。还可以配合生物治疗、激光治疗、高温治疗及中药治疗等。

手术治疗包括原发灶切除及颈淋巴结的处理（颈淋巴结清扫术）。原发灶切除应在病灶外10mm以上楔形切除。累及口底及下颌骨的口腔癌应行一侧舌、下颌骨及颈淋巴结清扫术。一般而言，已侵犯口底但下颌骨舌侧黏膜未侵犯者，可行下颌骨矩形切除；若下颌骨舌侧黏膜已侵犯者，则行下颌骨部分切除，切除范围自颏孔（或中线）至下颌角部之下颌体。对侧有转移时应行双侧颈淋巴结清扫术。近年来由于综合治疗手段的增多，多倾向于适当限制手术“根治”的范围，以保持机体功能，保护劳动力，提高生活质量，称为保存性功能外科；由于口腔颌面肿瘤术后缺损立即整复手段的充分应用，保证了肿瘤最大限度地根治，并使患者获得一定功能与外形的恢复，此也称之为修复性功能外科。

一、舌癌

为最常见的口腔癌，按解剖学定义划分应分为舌体癌（舌前2/3）与舌根癌（舌后1/3）两类。多数为鳞癌，特别是舌前2/3部位，腺癌较少见，多位于舌根部。

【临床表现】

40岁以上中老年男性多见，但近年有女性增多及发病年龄年轻化趋势。舌癌多发生于舌缘，其次为舌尖、舌背及舌根等处，常为溃疡型或浸润型，外生型多来自乳头状瘤恶变。患者主诉常为舌痛，有时放射至颞部或耳部。一般恶性程度较高，生长较快，浸润性较强，可波及舌肌致舌运动受限，发生语音、进食及吞咽障碍。晚期舌癌可超越中线，侵及口底、颌骨及咽侧壁，使全舌固定。

舌癌常发生早期淋巴结转移,转移部位以颈深上淋巴结群最多,其次为颌下淋巴结、颈深中淋巴结群、颏下淋巴结及颈深下淋巴结群。累及中线或原发于舌背者可发生双侧淋巴结转移。转移率及转移淋巴结个数随肿瘤大小及浸润深度而逐渐增加。舌癌可发生远处转移,一般多转移至肺部。

【治疗】

应以综合疗法为主。对于早期舌癌病例,一般主张手术根治,颈部行Ⅰ期或Ⅱ期颈清术,晚期病例则应采取综合治疗方案,一般主张先行诱导化疗,再手术,术后放疗。由于舌癌的颈淋巴结转移率较高,并早期转移,一般主张做选择性,肩胛舌骨上或功能性颈淋巴清扫术。

二、牙龈癌

在口腔鳞癌中,牙龈癌构成比一般居第 2 或第 3 位。牙龈癌多为分化较高的鳞癌,其病因可能与口腔卫生不良、不良修复体的慢性刺激有关。

【临床表现】

多见于 40~60 岁成年人,男性多于女性,下颌多于上颌,好发于前磨牙及磨牙区。临床上可表现为溃疡型或外生型,但溃疡型多见。多起源于牙间乳头或龈缘,溃疡浅表,呈淡红色,一般生长缓慢。早期可侵犯牙槽突及颌骨,引起牙松动或脱落。上颌牙龈癌可侵犯上颌窦及腭部;下颌牙龈癌则可侵及口底及颊部,如侵及磨牙后区则引起张口受限。

下颌牙龈癌较上颌牙龈癌更易发生转移,一般先转移至颌下及颏下淋巴结,晚期则可转移至颈深淋巴结。

【治疗】

以外科手术为主。因绝大多数的牙龈癌为高分化鳞状上皮细胞,对放射治疗不敏感。手术应根据肿瘤侵犯情况,切除部分牙槽骨。

三、颊黏膜癌

颊黏膜癌系指原发于上下颊沟之间、翼颌韧带之前并包括唇内侧黏膜的癌肿,其 90%以上来自口腔黏膜鳞状上皮,多为分化中等的鳞状细胞癌,少数为腺癌。

【临床表现】

好发于 40~60 岁男性,病损早期多呈溃疡型,早期可无明显症状及张口受限。一旦侵入颊肌则浸润生长加快,晚期可穿破颊肌和面部皮肤,引起张口受限,亦可蔓延至牙龈和颌骨。

颊黏膜癌可发生区域淋巴结转移,常见转移部位为颌下及颈深上淋巴结。

【治疗】

应行外科手术和综合治疗,术后洞穿性缺损可待肿瘤控制后施行整复手术,也可以用皮瓣转移立即整复。

四、口底癌

系指原发于口底黏膜的癌肿,绝大多数为鳞状细胞癌。

【临床表现】

好发于 40~60 岁男性,以舌系带两侧最常见。早期多呈溃疡型,以后侵及深层组织,引起自发性疼痛、流涎、舌运动受限,出现语言及吞咽困难。晚期可侵犯口底诸肌群及多个解剖区域,导致舌完全固定于口内等相应症状。

早期易发生颈淋巴结转移,转移部位以颏下、颌下及颈深上淋巴结多见。

【治疗】

手术治疗。较晚期的病例,如肿瘤侵及下颌骨或有颈部淋巴转移时,应施行口底部、下颌骨、颈淋巴联合根治术。对双侧颈淋巴结转移的患者,可同时或分期行颈淋巴结清扫术。

五、唇癌

唇癌为发生于唇红缘黏膜的癌。主要为鳞癌,腺癌很少见。

【临床表现】

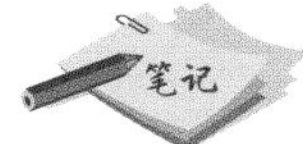

多发生于下唇。早期为疱疹状结痂的肿块,或局部黏膜增厚,随后出现火山口状溃疡或菜花状肿块。

【治疗】

外科手术治疗、放射治疗、激光治疗或低温治疗等均有良好的疗效;但对晚期病例及有淋巴结转移者则应用外科治疗。原发灶切除后,可用邻近组织瓣立即整复。

本章小结

口腔颌面部肿瘤包括口腔颌面部囊肿、良性肿瘤和瘤样病变、口腔颌面部恶性肿瘤。口腔颌面部囊肿主要分为软组织囊肿和颌骨囊肿,颌骨囊肿中以根端囊肿最为常见,角化囊肿易复发,偶可恶变;良性肿瘤和瘤样病变以牙龈瘤、成釉细胞瘤、血管瘤、脉管畸形较为常见,涎腺多形性腺瘤在唾液腺肿瘤中最常见;恶性肿瘤在我国以舌癌、颊黏膜癌、牙龈癌为主。口腔恶性肿瘤与癌前病变关系密切,早发现、早诊断、早治疗是治疗恶性肿瘤的关键。良性肿瘤以手术切除为主,恶性肿瘤则采取以手术为主的综合序列治疗。

病例讨论

030803

病例讨论

患者男,45 岁,主诉:右下颌区无痛性肿胀 3 年。现病史:3 年前发现右下颌体部逐渐膨大,生长缓慢,无疼痛,不发热。近期感觉患侧下唇及颊部麻木不适,张口受限,在当地抗炎治疗,未见好转,遂来就诊。全身情况:健康。查体右下颌角膨隆畸形,右下第一、二磨牙松动。X 片示:右下颌角部阴影约 3cm×4cm 大小,可见多房性透光区,边缘呈半月切迹,右下第一、二磨牙牙根吸收,下颌骨下缘受累。

030804

扫一扫,测一测

思考题

1. 简述牙源性颌骨囊肿的类型有哪些?
2. 简述脉管畸形的类型和临床表现?

030805

思路解析

第九章　口腔正畸学、口腔种植外科及口腔修复学

学习目标

1. 掌握：错殆畸形发生的病因及临床表现；口腔种植手术原则；口腔修复学的工作内容。
2. 熟悉：错殆畸形患病率及其危害；口腔种植体的分类；牙体缺损、牙列缺损、牙列缺失的修复。
3. 了解：错殆畸形的矫治方法及矫治器；口腔种植治疗的程序。
4. 具备对错殆畸形患者进行初步诊断，明确患者病因的能力；对种植外科及口腔修复学有基本的认识。
5. 能利用所学知识进行医患沟通，并进行口腔卫生宣教。

第一节　口腔正畸学

口腔正畸学(orthodontics)是口腔医学的一个分支学科，它的学科内容是研究错殆畸形(malocclusion)的病因机制、诊断分析及其预防和治疗。错殆畸形是指儿童在生长发育过程中，由先天的遗传因素或后天的环境因素，如疾病、口腔不良习惯、替牙异常等导致的牙齿、颌骨、颅面的畸形，如牙齿排列不齐、上下牙弓的殆关系异常、颌骨大小形态位置异常等。

一、错殆畸形的患病率

中华口腔医学会正畸专业委员会于2000年组织了对全国7个地区的25 392名乳牙期、替牙期和恒牙初期组儿童与青少年以个别正常殆为标准的错殆畸形患病率调查。这次调查同一了调查标准，又是大样本，因而保证了调查结果的可靠性。调查结果按Angle错殆分类法进行错殆畸形的分类统计，由傅民魁等发表的调查结果：乳牙期为51.84%，替牙期为71.21%，恒牙初期为72.92%。

对于错殆畸形的矫治标准应该是个别正常殆，而不是理想正常殆。错殆畸形的矫治目标是平衡、稳定和美观。

个别正常殆(individual normal occlusion)　凡轻微的错殆畸形，对于生理功能无大妨碍者，都可列入正常殆范畴。这种正常范畴内的个体殆，彼此之间又有所不同，故称之为个别正常殆。

理想正常殆(ideal normal occlusion)　是Angle提出来的，即保存全副牙齿，牙齿在上下牙弓上排列的很整齐，上下牙的尖窝关系完全正确，上下牙弓的殆关系非常理想，称之为理想正常殆。

二、错殆畸形的危害性

1. 局部危害性

(1) 影响牙颌面的发育：在儿童生长发育过程中，由于错殆畸形将影响软硬组织的正常发育。如

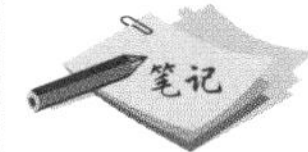

前牙反𬌗(俗称“地包天”)(图 3-9-1)不及时治疗则下牙弓限制上颌骨的发育,而下颌没有上下牙弓的协调关系而过度向前发育,这样形成颜面中 1/3 凹陷和下颌前突畸形,随着错𬌗畸形的严重,颜面呈现新月状面型。一侧后牙反𬌗或错𬌗造成面部发育不对称。

(2) 影响口腔的健康:错𬌗的牙齿拥挤错位由于不易自洁而好发龋病及牙龈、牙周炎症,同时常因牙齿错位而造成牙周损害。

(3) 影响口腔功能:严重的错𬌗畸形可以影响口腔正常功能,如前牙开𬌗造成发音的异常;后牙锁𬌗可影响咀嚼功能;严重下颌前突则造成吞咽异常;严重下颌后缩则影响正常呼吸。

(4) 影响容貌外观:各类错𬌗畸形可影响容貌外观,可呈现开唇露齿、双颌前突、长面或短面畸形。

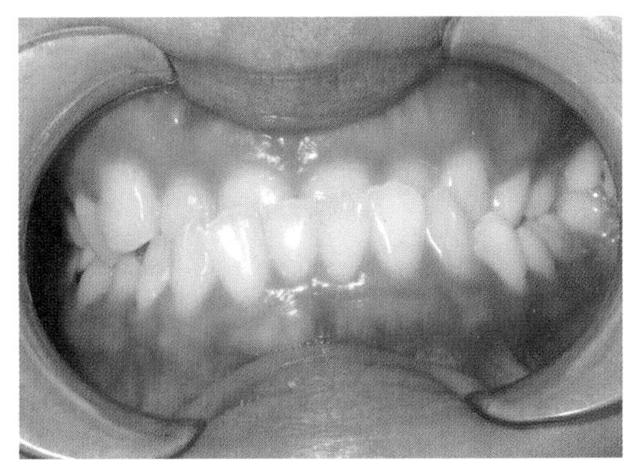

图 3-9-1 前牙反𬌗

2. 全身危害 错𬌗畸形不但对牙𬌗颅面的局部造成危害对全身也可造成危害,如因咀嚼功能引起消化不良及胃肠疾病,此外,由于颜面的畸形对于患者可造成严重的心理和精神障碍。

三、错𬌗畸形的病因

总体上讲,错𬌗畸形的病因分为遗传因素和环境因素两大类。遗传(heredity)是指子代继承和保留亲代所具有的内部结构、外部形态和生理功能等方面的特征,即表现为子代与亲代之间具有的相似性。同时,子代与亲代之间,子代的个体之间又不完全相同而表现出各自的特殊性和差异性,这种现象就是变异(variation)。

1. 遗传因素 遗传因素对错𬌗畸形的影响主要表现在种族演化和个体发育两个方面。

(1) 种族演化:错𬌗畸形是随着人类的种族演化而发生和发展的。具体机制如下:

1) 颅面比例和形态因生存环境变迁而发生改变。

2) 咀嚼器官因食物结构变化而出现退化。

3) 咀嚼器官的退化出现不平衡的现象。

(2) 个体发育:从个体发育的角度来看,双亲将其所具有的错𬌗畸形特性遗传给子女,使子女的颌面形态与父母相似;但同时,不是所有子女的颌面形态都像父母,这又与变异有关。

2. 环境因素 可分为先天因素和后天因素。

(1) 先天因素

1) 母体因素:妊娠期母体营养不良,包括缺少胎儿生长发育所必需的各种矿物质及维生素等。妊娠初期患病,如风疹、中毒、内分泌失调、梅毒等。妊娠期间母体如受外伤、大剂量放射线照射,也可引起胎儿的发育畸形。

2) 胎儿因素:胎儿在子宫内的正常生长发育有赖于正常范围内的宫腔压力。因某些病变、创伤或体位等生理原因造成宫内压力异常,可导致颜面畸形。

3) 常见的发育障碍及缺陷:多生牙、先天缺失牙、牙齿大小和形态的异常、舌形态异常、唇系带异常。

(2) 后天因素

1) 全身性疾患:某些急慢性疾病、内分泌功能异常、营养不良。

2) 乳牙期及替牙期的局部障碍:乳牙早失、乳牙滞留、乳牙下沉、乳尖牙磨耗不足、恒牙早失、恒牙早萌、恒牙萌出顺序异常、恒牙异位萌出。

3) 功能因素:吮吸功能异常、咀嚼功能异常、呼吸功能异常、异常吞咽、肌功能异常。

知识拓展

口呼吸导致错䝼畸形的机制：因鼻腔疾患（如增殖腺肥大）而用口呼吸时，会导致下颌骨下垂以及面部肌张力的增加，舌体也被牵引向下，上颌牙弓内侧失去舌肌力量的支持，而牙弓外侧却受到来自颊肌的异常压迫，内外动力平衡失调，上颌牙弓的宽度得不到正常发育；同时，由于气流从口腔通过，腭顶的正常下降也受到阻碍。因此，由口呼吸导致的错䝼畸形可以表现为：牙弓狭窄、腭盖高拱、上牙列拥挤或上颌前突、下颌后缩等。

4）口腔不良习惯：吮指习惯、吐舌习惯、唇习惯（包括咬下唇，咬上唇和覆盖下唇习惯）、偏侧咀嚼习惯、咬物习惯、不良的睡眠姿势。

四、错䝼畸形的临床表现

错䝼畸形的表现多种多样，有简单的也有复杂的。

1. 个别牙齿错位　包括牙齿的唇向错位、颊向错位、舌向错位、腭向错位、近中错位、远中错位、高位、低位、转位、异位、斜轴等。

2. 牙弓形态和牙齿排列异常

（1）牙弓狭窄、腭盖高拱。

（2）牙列拥挤（图 3-9-2）。

（3）牙列间隙。

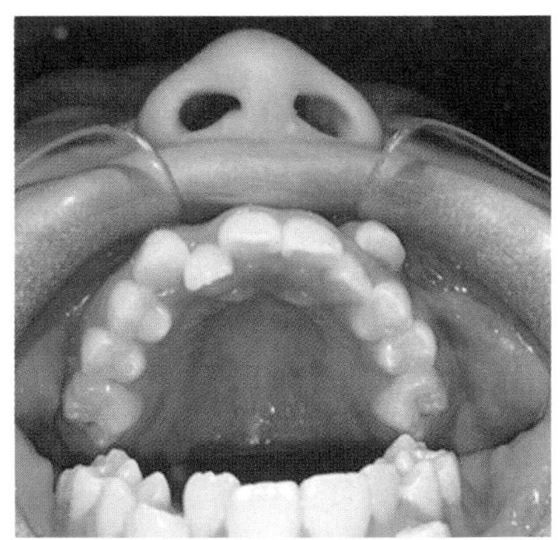

图 3-9-2　牙列拥挤

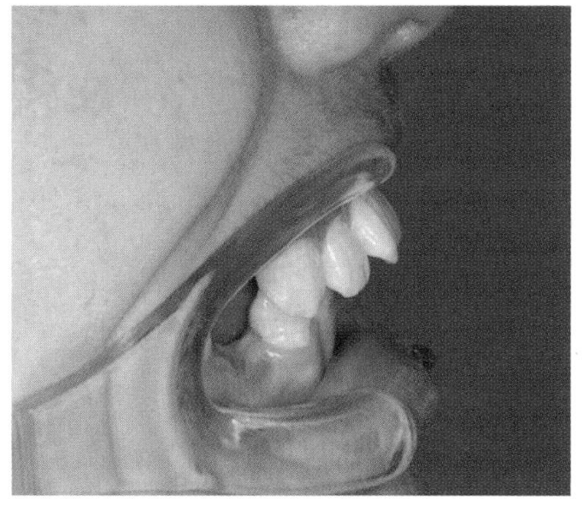

图 3-9-3　前牙深覆盖

3. 牙弓、颌面、颅面异常

（1）前牙反䝼。

（2）前牙反䝼，近中错䝼，骨性下颌前突。

（3）前牙深覆盖，远中错䝼，上颌前突（图 3-9-3）。

（4）上下牙弓前突，双颌前突。

（5）一侧反䝼，颜面不对称。

（6）前牙深覆䝼，面下 1/3 高度不足（图 3-9-4）。

（7）前牙开䝼，面下 1/3 高度增（图 3-9-5）。

五、矫治方法及矫治器

1. 矫治方法

（1）预防矫治：在牙颌颅面的胚胎发育和后天发育过程中，各种先天后天环境因素均可影响其发育而造成错䝼畸形，而采用各种预防措施来防止各种错䝼畸形的发生，是预防矫治的主要内容。

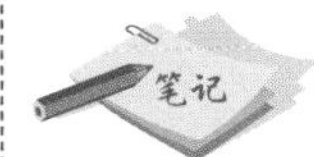

（2）阻断矫治：当错䝼畸形发生的早期，通过简单的方法进行早期矫治，阻断错䝼畸形向严重发

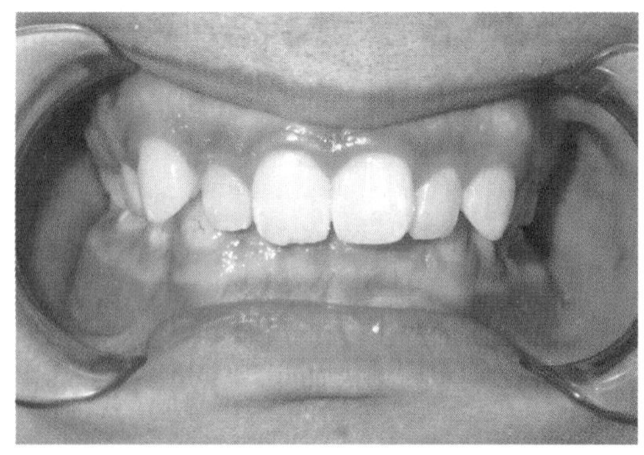

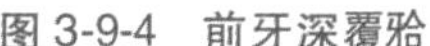
图 3-9-4 前牙深覆𬌗

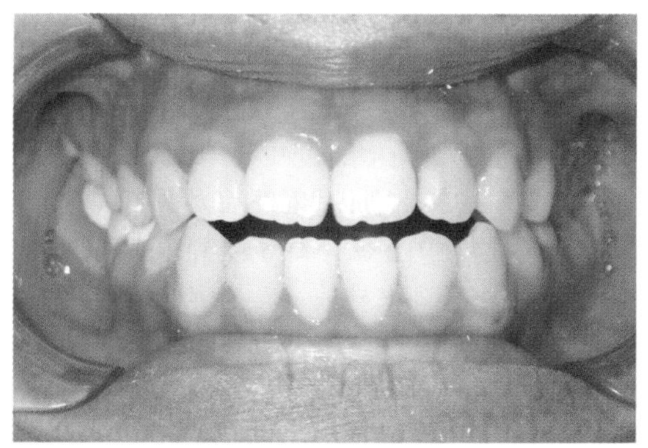

图 3-9-5 前牙开𬌗

展，将牙颌面的发育导向正常称阻断矫治。

（3）一般矫治：一般矫治是口腔正畸矫治中最多见的，根据不同牙颌面畸形选用各类矫治器，如活动矫治器、固定矫治器、功能矫治器等。一般矫治器方法比较复杂，应由口腔正畸专科医师进行。

（4）外科矫治：外科矫治是指对生长发育完成后的严重的骨源性错𬌗畸形需采用外科手术的方法来矫治其错𬌗称为正颌外科（orthognathic surgery）。

2. 矫治器

（1）固定矫治器：矫治器通过粘固剂将一些矫治附件粘固于牙面，通过矫治弓丝与牙齿上的矫治附件发生关系而来矫治牙齿。这种矫治器患者不能自行取下。目前世界上应用最为广泛的是方丝弓、直丝弓系列矫治器，固定矫治器的矫治功能完善（图 3-9-6）。

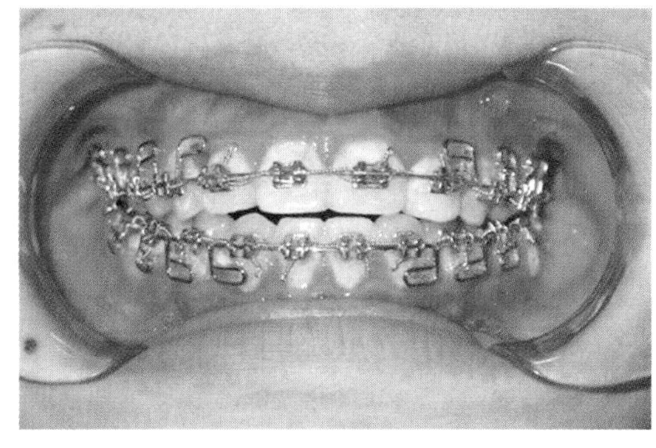

图 3-9-6 固定矫治器

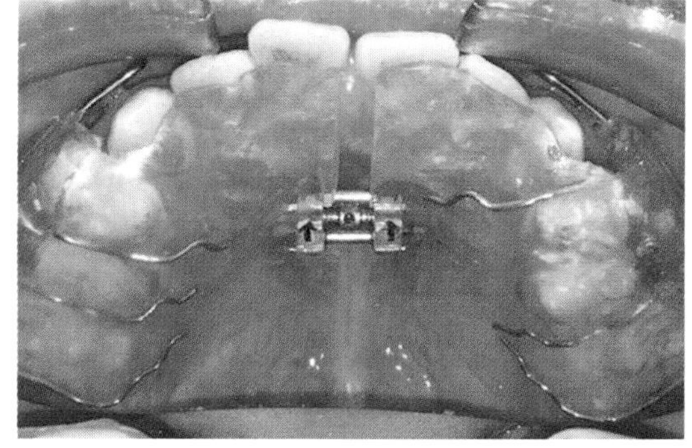

图 3-9-7 活动矫治器

（2）活动矫治器：活动矫治器由固位装置的卡环、邻间钩、基托、矫治弹簧等组成。患者可自行摘戴。这类矫治器目前较多用于预防性矫治及阻断性矫治。其矫治功能较为单纯（图 3-9-7）。

（3）功能性矫治器：功能性矫治器的主要特点是其矫治力主要来源于患者的口颌系统肌力，功能性矫治器绝大部分属于活动矫治器类，如肌激动器（activator）、双𬌗垫矫治器（twin-block appliance），但也有少数功能性矫治器，如 Herbst 矫治器。

第二节 口腔修复学

口腔修复学（prosthodontics）是应用符合生理的方法，采用人工装置修复口腔及颌面部各种缺损并恢复其相应生理功能，预防或治疗口颌系统疾病的一门临床科学。它是口腔医学的一个重要组成部分，是医学与多学科相结合产生的，属生物医学工程的范畴。用于修复口腔及颌面部缺损的、由人工制作的装置（如义齿、义颌、义耳等）统称为修复体。牙体缺损、牙列缺损及其畸形、牙列缺失及颌面部缺损是人类的常见病、多发病，其主要病因是龋病、牙周病、牙外伤、肿瘤和先天畸形等。龋病是危害人类健康的三大疾病之一，也是造成牙体缺损、缺失的主要原因。根据我国 2005 年全国第三次口腔健康流行病学的调查统计，35～44 岁年龄组和 65～74 岁年龄组的牙体缺损率分别为 10.47% 和 35.94%。

被调查的65~74岁老年人组中，牙列缺损率为77.89%牙列缺失率为10.51%，平均失牙9.86个，需要进行义齿修复治疗的占29.08%。35~44岁年龄组的牙列缺损率也高达36.4%。这些数据反映了国人口腔疾病发病状况，也反映了我国口腔修复工作者将面临的繁重任务。

一、口腔修复学的工作内容

口腔修复学的临床内容主要包括以下几个方面：

1. 牙体缺损或畸形的修复治疗　如牙体缺损、牙折的全冠、部分冠修复，牙体缺损的嵌体、贴面修复。

2. 牙列缺损的修复治疗　如缺牙的固定桥修复、可摘局部义齿修复及种植牙修复。

3. 牙列缺失的修复　如全口无牙的全口义齿修复和种植义齿全口修复。

4. 颌面缺损的修复治疗　如眼眶缺损、耳缺损及鼻缺损的义眶、义耳和义鼻修复，颌骨缺损的义颌修复等。

5. 牙周疾病的修复治疗　如牙周病松动牙的固定式夹板，可摘式夹板固定等。

6. 颞下颌关节疾患的修复治疗　如采用𬌗垫、咬合调整或𬌗重建治疗颞下颌关节紊乱病等。

二、牙体缺损的修复治疗

牙体缺损是指牙体硬组织不同程度的外形和结构的破坏、缺损或发育畸形，造成牙体形态、咬合和邻接关系的异常，影响牙髓和牙周组织甚至全身健康，对咀嚼、发音和美观将产生不同程度的影响。一般的牙体缺损可以采用充填的方法治疗，但如果牙体缺损严重，剩余牙体组织薄弱，无法为充填体提供良好的固位，剩余牙体本身和充填体无法达到足够的强度，或者为了达到更高的美观要求时，单纯用充填治疗不能获得满意的效果，就应采用修复治疗的方法。

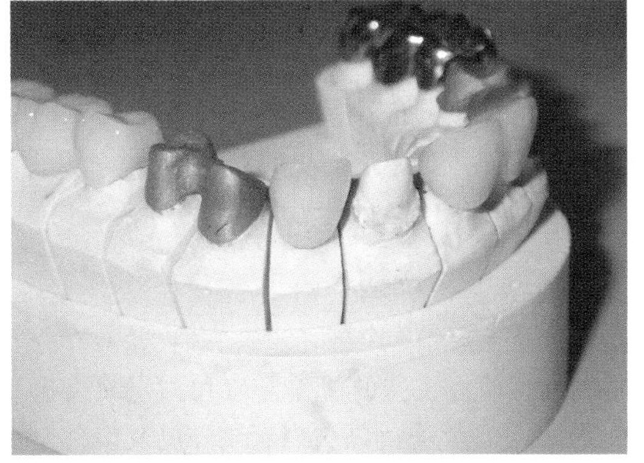

图 3-9-8　金属烤瓷全冠

针对牙体缺损修复的主要种类有嵌体、部分冠、贴面、全冠[金属全冠、金属烤瓷全冠(图3-9-8)、全瓷冠]、桩核冠等。

牙体缺损的修复应遵循以下原则：

1. 正确地恢复形态与功能。

2. 牙体预备过程中注意保护软硬组织健康。

3. 修复体的龈边缘设计应合乎牙周组织健康的要求。

4. 修复体应合乎抗力形与固位形的要求。

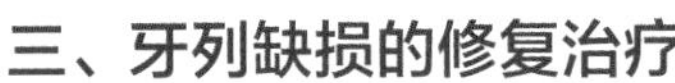

三、牙列缺损的修复治疗

牙列缺损是指在上颌或下颌的牙列内有数目不等的牙缺失，同时仍余留不同数目的天然牙。牙列缺损后，可以采用的治疗方法有固定义齿(固定桥)、可摘局部义齿、覆盖义齿、种植义齿等。

1. 固定局部义齿(固定桥)是修复牙列中一个或几个缺失牙的修复体，靠粘固剂、粘接剂或固定装置与缺牙两侧预备好的基牙或种植体连接在一起，从而恢复缺失牙的解剖形态与生理功能，由固位体、桥体、连接体三部分组成(图3-9-9)。

(1) 固位体：是固定桥粘固或粘接于基牙上的那部分构造，固定桥靠固位体与基牙连结在一起并将𬌗力通过固位体传递给基牙，应有良好的固位力与抗力。

(2) 桥体：是固定桥恢复缺失牙的形态和功能的部分，制作固定桥的目的便是做出桥体，以恢复缺失牙的形态与功能。

(3) 连接体：是桥体与固位体的连接部分。

2. 可摘局部义齿(removable partial dentures，RPD)　是利用天然牙、基托下黏膜和骨组织作支持，依靠义齿的固位体和基托来固位，用人工牙恢复缺失牙的形态和功能，用基托材料恢复缺损的牙槽嵴、颌骨及其周围的软组织形态，患者能够自行摘戴的一种修复体(图3-9-10)。

可摘局部义齿按义齿对承受力的支持方式分类

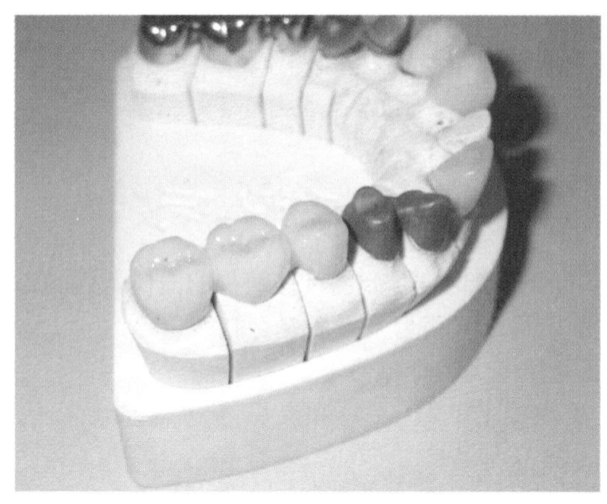
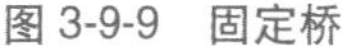

图 3-9-9　固定桥

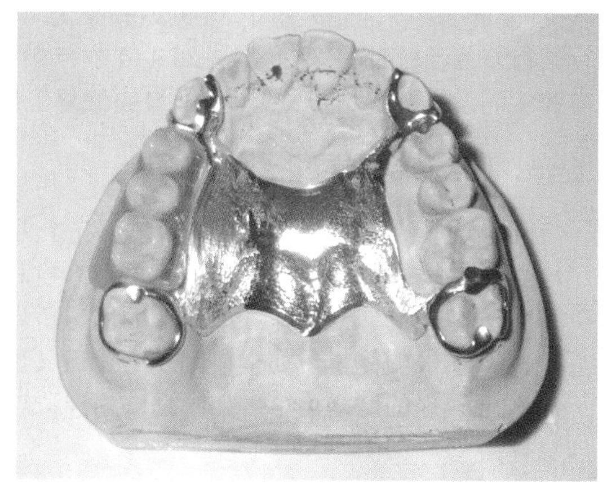

图 3-9-10　可摘局部义齿

（1）牙支持式义齿：缺隙两侧均有余留天然牙，两端基牙均设置支托，义齿所承受的力主要由天然牙承担。适用缺牙少、基牙稳固的病例，其修复效果好。

（2）黏膜支持式义齿：义齿所承受的力主要由黏膜及其下的牙槽骨负担，常用于缺牙多、余留基牙条件差，或咬合关系差的病例。

（3）混合支持式：义齿承受的力由天然牙和黏膜、牙槽嵴共同负担，基牙上设支托，基托适当伸展，适用于各类牙列缺损，尤其是游离端缺牙的病例，此为临床上最常用的形式。

四、牙列缺失的修复治疗

牙列缺失是指整个牙弓上不存留任何天然牙或牙根，又称无牙颌。全部牙齿缺失后，通常有普通总义齿、种植体支持的覆盖义齿和固定义齿这几种修复方法。为牙列缺失患者制作的义齿称全口义齿，俗称总义齿（图 3-9-11）。全口义齿由基托和人工牙两部分组成。全口义齿靠义齿基托与黏膜紧密贴合及边缘封闭产生的吸附力和大气压力产生固位，吸附在上下颌牙槽嵴上，借基托和人工牙恢复患者的面部形态和功能。

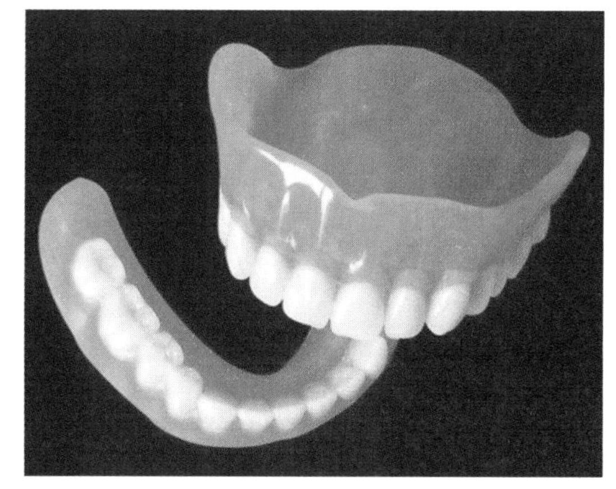

图 3-9-11　全口义齿

第三节　口腔种植外科

口腔种植学是 20 世纪 30 年代发展起来的一门独立的新兴分支学科，主要包括种植外科、种植义齿修复、种植材料、种植力学及种植生物学等内容。有人将口腔种植学的发展与成熟称为口腔医学领域中的一场革命，赞誉它为人们提供了类似于天然牙列的“第三副牙齿”。它的发展与成熟不仅给牙列缺损与缺失患者带来福音，而且有力推动了口腔医学的发展。牙种植体的出现最早可追溯到古埃及，人们在出土的人类颌骨化石中发现镶有宝石或黄金成牙体形状的植入物，具体的应用目的尚无从考证，但它却成了牙种植体的原始雏形，真正牙种植体的历史应从 20 世纪 30 年代开始。瑞典 Brånemark 教授在实验的基础上证实纯钛具有良好的生物相容性，提出了种植体的骨结合理论，种植体-骨界面的正常愈合即骨结合（osseointegration）。所谓骨结合即指光镜下埋植在活骨的种植体与骨组织直接接触，其间不存在骨以外，如结缔组织等组织。

一、种植体的分类

1. 口腔种植体按其材料不同，分为：

（1）金属与合金材料类:包括金、316L 不锈钢(铁-铬-镍合金)、铸造钴铬钼合金、钛及合金等。

（2）陶瓷材料类:包括生物惰性陶瓷、生物活性陶瓷、生物降解性陶瓷等。

（3）碳素材料类:包括玻璃碳、低温各向同性碳等。

（4）高分子材料类:包括丙烯酸酯类、聚四氟乙烯类、聚枫等。

（5）复合材料类:即以上两种或两种以上材料的复合,如金属表面喷涂陶瓷等。

2. 口腔种植体按种植方式和植入部位,分为

（1）骨内种植体:种植体位于颌骨内。

（2）骨膜下种植体:种植体位于粘骨膜下的骨面上。

（3）根管内种植体:种植体位于经根管治疗的根管内。

（4）穿骨种植:种植体从下颌骨下缘植入颌骨,穿出牙槽嵴顶粘骨膜。

二、口腔种植手术的原则

1. 手术的无创性　手术对种植床周围骨组织的损伤主要包括两方面,机械损伤及热灼伤。

2. 牙种植体表面无污染　主要的污染有细菌污染、脂类及异种蛋白污染、异种金属元素的污染。

3. 牙种植体的早期稳定性　牙种植体的早期稳定性是界面实现骨结合基本的愈合环节。在制备种植窝时应注意种植窝的精确性,采用逐级扩大的方式。

4. 种植体愈合的无干扰性　指牙种植体在骨愈合过程中不受口腔微生物环境及过早咬合力等不利因素的影响。

5. 受植区的要求　种植体唇颊、舌腭侧骨质应健康且厚度不能少于 1.5mm,种植体之间不能少于 3mm,种植体与天然邻牙之间的距离不能少于 2mm。种植体末端距离下颌管不能少于 2mm。一般种植体的长度不应少于 8~10mm。

三、口腔种植治疗的程序

以两端式两次法骨水平种植体为例,手术分为三期:

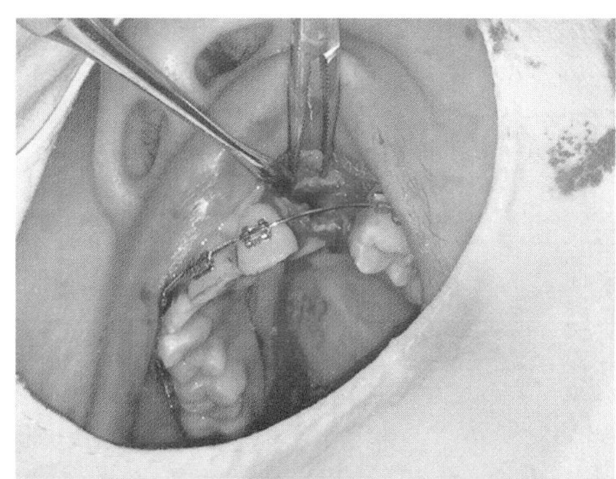
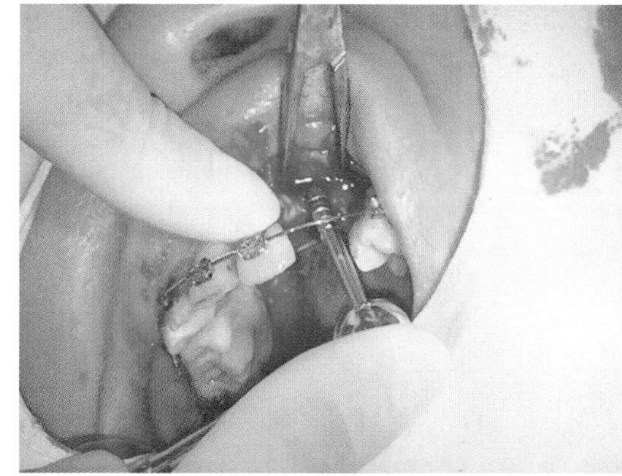
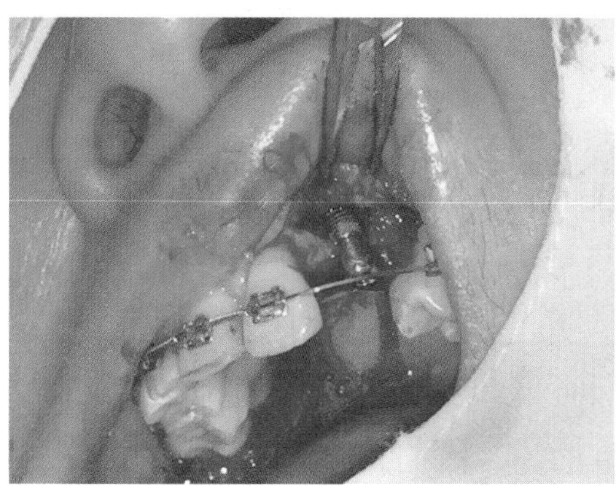
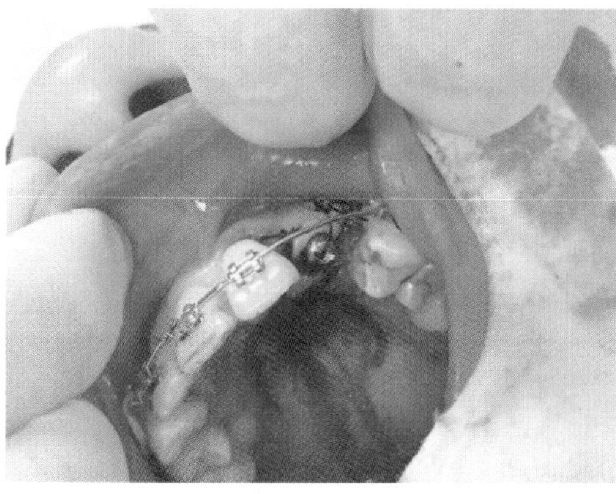

图 3-9-12　口腔种植治疗的程序

1. 第一期手术 种植体固位钉植入缺牙部位的牙槽骨内。术后7~10d拆线，待创口完全愈合后，原来的活动义齿基托组织面经调整缓冲后，可继续佩戴。

2. 第二期手术 一期手术后3~4个月种植体完成骨结合后，即可安装与龈衔接的愈合基台。第二期手术后14~30d即可取模，制作种植桥架及义齿。

3. 复诊 种植义齿修复后，第一年每隔3个月复查1次，以后每年至少复查2次(图3-9-12)。

本章小结

本章重点讲解了导致错殆畸形的常见病因，分为遗传因素和环境因素两个方面；错殆畸形对牙颌面的发育、口腔健康、口腔功能及容貌外观的危害性；简要讲解了错殆畸形的患病率、临床表现以及常见的四种矫治方法和三种矫治器；并简单介绍了口腔种植体的分类、种植手术的原则等，以及牙体缺损、牙列缺损、牙列缺失的修复方法。本章内容较为简单，旨在让同学们应通过对本章知识的认真学习，能够对口腔正畸学、口腔种植外科以及口腔修复学的内容有一定程度的认识。

病例讨论

患者女，13.7岁，生长发育高峰期后。

主诉："地包天"及牙齿不齐。

继往史：曾有咬上唇不良习惯。

家族史：母亲牙齿排列不齐，父亲有下颌前突。

临床检查：恒牙列，磨牙关系、尖牙关系为近中关系，下颌不能退到对刃。前牙反覆盖、反覆殆Ⅰ度，上颌拥挤度Ⅱ度，牙弓形态为上牙弓狭窄，下牙弓基本正常，spee曲线略深，上颌中线正，下颌中线左偏，正面观颏部左偏，不对称。侧面观呈凹面型。TMJ无明显异常，无弹响及疼痛，开口度、开口型正常，无舌及其他软组织异常，口腔卫生状况较差。

全口曲断片：牙齿数目形态正常，牙周组织正常。

030901

病例讨论

（常 新）

扫一扫，测一测

思考题

1. 简述口呼吸引起错牙殆畸形的机制和类型。
2. 牙体缺损的修复应遵循的原则。

第十章 口腔预防保健

学习目标

1. 掌握:龋病的预防和控制措施。
2. 熟悉:牙周病的预防和控制措施。
3. 了解:窝沟封闭的理念和菌斑的控制方法。
4. 学会刷牙等口腔保健方法,能够运用所学知识开展口腔健康教育。
5. 能够具备在社区和基层广泛开展口腔预防保健工作的能力。

口腔预防医学(preventive dentistry)是一门发展迅速的口腔科学分支学科,与口腔医学的各个领域都有着密切的内在联系,是口腔科学(基础口腔医学、临床口腔医学、预防口腔医学)三大组成部分之一。口腔预防医学以研究人群的集体预防措施为主要对象,以研究个人预防保健方法为基本要素,通过研究,发现并掌握预防口腔疾病发生与发展的规律,促进整个社会口腔健康水平的提高。通过预防或减少口腔疾病的发生和发展,达到促进良好的口腔健康与功能,维持口腔结构尽可能长期处于一种适当的健康状态。包括初级预防:如氟化物应用、饮食控制、封闭窝沟、保护牙髓;二级预防(干预):牙体外科、牙周病学、正畸学及其他领域问题的早期诊断与适当治疗;三级预防(修复):固定与活动修复学方面的功能恢复与康复。我国的口腔预防工作起步相对较晚,基础还很薄弱,患病情况仍十分严重。为了促进全民口腔健康,预防口腔疾病,卫生部于1989年成立了"全国牙病防治指导组",并把每年的9月20日定为"全国爱牙日",通过开展各种社会活动普及牙病防治知识,增强口腔健康观念和自我口腔保健意识,建立口腔健康行为,从而提高全民族的口腔健康水平,现已取得显著成效。

第一节 龋病的预防与控制

龋病是以细菌为主的多种因素作用下,牙齿硬组织发生的慢性进行性破坏的一种感染性疾病,是人类最常见的口腔疾病,也是导致牙齿缺损的主要原因之一。由于龋病不是一种致命的疾病,且早期无明显症状,不易受到人们的重视,若未及时治疗可发展为牙髓病、根尖周病、颌骨炎症等疾病;随着龋损范围的扩大还可逐渐造成牙冠缺损,成为残根,终至牙齿丧失,破坏咀嚼器官的完整性;乳牙龋还可影响儿童牙颌系统的生长发育;此外,龋病及其继发病作为口腔病灶,可引起远隔脏器疾患。

龋病是一种多因素疾病,必须采取综合性的预防措施,才能取得较为理想的效果。龋病的预防方法包括控制菌斑、合理膳食、使用氟化物三方面。

一、控制菌斑

菌斑是引起龋病的重要因素,有效地控制菌斑是预防龋病发生的关键。控制菌斑方法有机械方法(如刷牙、使用牙线等)、化学方法(如氯己定)和生物学方法(如中草药)等。

1. 刷牙　刷牙能清除口腔食物残渣、软垢和部分牙面上的菌斑，还能按摩牙龈，去除口腔环境中的致病因素，增强组织的抗病能力，减少口腔疾病的发生，是机械性去除菌斑最常用的有效方法。

（1）牙刷的选择：牙刷的刷头应大小合适，以便在口腔内转动自如。刷毛软硬度要适宜，太硬容易损伤牙龈，过软又难以起到清洁的作用。一般人采用中度硬的刷毛，儿童、老年人、牙周病患者宜选用刷毛较软的牙刷。牙刷应每人一把，防止疾病交叉感染。使用后应用清水多次冲洗牙刷，并将刷毛上的水分甩干，刷头向上，置于通风干燥处，通常建议三个月左右更换一次，如出现刷毛弯曲变形则应立即更换。

（2）刷牙方法：刷牙的方法有很多种，如巴斯刷牙法（水平颤动法）、垂直颤动法和圆弧法等，目前国际最受推荐的是巴斯刷牙法。

（3）刷牙次数和刷牙时间：每天最好在餐后和睡前各刷牙 1 次，如做不到每次餐后刷牙，则至少要做到早、晚各刷牙 1 次，饭后漱口。尤其是睡前刷牙极为重要，必须坚持。每次刷牙时间一般提倡在 3min 左右。

2. 化学方法　氯己定（又名洗必泰）是常用的广谱杀菌剂，对变形链球菌等主要致龋菌作用显著，可通过局部含漱，涂搽或冲洗等方法，控制菌斑的形成。

3. 生物学方法　很多中草药和植物抗菌剂对菌斑的控制也有一定的效果。如甘草、五倍子、红花、厚朴等天然植物抗菌剂，能够抑制菌斑黏多糖形成，阻止细菌在牙面附着，减少菌斑的形成。

常用刷牙方法

一、巴斯刷牙法

将刷头放置于牙颈部，刷毛指向牙根方向，与牙长轴大约呈 45°角，轻微加压，使刷毛部分进入牙龈沟内，部分置于牙龈上，做前后方向短距离水平颤动 10 次，每次刷 2~3 颗牙，随后移至下一组重复进行，注意与前一部位保持有重叠的区域，以免遗漏。刷咬合面时，刷毛指向咬合面，稍用力作前后短距离颤动。

二、竖刷法

将刷毛呈 45°角指向根尖方向，一部分紧贴牙面，一部分紧贴牙龈，轻压刷毛，使之屈曲后沿着牙龈至切端方向拂刷，即上牙自上而下，下牙自下而上，每个部位重复 10 次左右。

三、圆弧刷牙法

年幼儿童在闭口的情况下，牙刷进入颊间隙，刷毛轻度接触上颌最后磨牙的牙龈区，用较快、较宽的圆弧动作，很少的压力从上颌牙龈拖拉至下颌牙龈。前牙切缘对切缘接触，作连续的圆弧形颤动，舌侧面与腭侧面需往返颤动。

二、合理营养，限制蔗糖的摄取

1. 加强牙颌系统生长发育期的营养　注意钙、磷、维生素及微量元素（氟）的供应。

2. 注意食物的物理性质　应多吃一些较粗糙和有一定硬度的食物，增加自洁作用，按摩牙龈，促进颌骨发育。

3. 控制蔗糖的摄入量　食物中的碳水化合物尤其是蔗糖的摄入量与龋病的发生呈正向相关，适当控制其摄入量，进食后及时刷牙、漱口，可以有效减少龋病的发生。利用糖代用品来减少蔗糖的使用也是预防龋病的手段之一，如木糖醇、山梨醇和甜菊糖等。

三、氟化物防龋

大量研究证明，全身和局部使用氟化物能有效预防龋病的发生。目前普及的使用方法主要是公共饮水氟化和使用含氟牙膏，常用的氟化物制剂有氟化钠（NaF）、氟化亚锡（SnF2）等。针对青少年还可使用局部涂氟或氟水含漱等方法加强防龋作用，对新萌出的牙齿效果尤佳。使用过程中应注意避免过量用氟，以免摄入过多引起中毒现象。

四、窝沟封闭

窝沟封闭又称点隙裂沟封闭(pit and fissure sealant)，是指不去除牙体组织，在面、颊面或舌面的点隙裂沟涂布一层黏接性树脂，保护牙釉质不受细菌及代谢产物侵蚀，达到预防龋病发生的一种有效防龋方法。用于窝沟封闭的高分子材料称为窝沟封闭剂，按固化方式不同，分为光固化封闭剂和自凝固化封闭剂。

窝沟封闭的适应证：窝沟深以及颊、舌面的点隙；对侧同名牙有龋坏或已充填，应对该完整的牙齿进行封闭；存在于点隙、裂沟的早期龋损，脱落后的重新封闭。窝沟封闭还可适用于龋病高度易感的成年人。对残疾患者以及有全身疾病的患者，也是一种有效的口腔预防性保健措施。

窝沟封闭时机：牙齿萌出到位即适宜作窝沟封闭，一般是萌出后 4 年之内。从年龄上讲，3～4 岁是封闭乳磨牙的最佳年龄；6～7 岁是封闭第一恒磨牙的适宜年龄；11～13 岁是封闭第二恒磨牙和前磨牙的时机。总之，封闭的最佳时机是牙齿完全萌出，龋齿尚未发生的时候。

第二节　牙周疾病的预防与控制

牙周病是口腔常见疾病之一，也是导致牙齿丧失的重要原因。牙周病的发生是由局部因素和全身因素共同作用引起的。局部因素包括：菌斑、牙石、软垢、咬合创伤、食物嵌塞、不良习惯、不良修复体、错𬌗畸形等；全身易感因素包括：内分泌因素、遗传因素、宿主的免疫炎症反应等。

牙周病的预防与控制应针对致病因素，从以下几方面着手：①以健康教育为基础，增强人群牙周病预防的意识，提高自我口腔保健和维护牙周健康的能力；②养成良好的口腔卫生习惯，去除致病微生物，使牙周支持组织免遭破坏；③提高宿主的防御能力，保持健康的生理和心理状态；④维持牙周治疗的疗效。实践证明，在定期作口腔保健的基础上，进行日常自我菌斑控制是预防牙周病发生和控制其发展的最有效方法。

一级预防：是最积极、有效的预防措施。是指在牙周组织受到损害之前防止致病因素的侵袭，或致病因素已侵袭到牙周组织，但在尚未引起牙周病损之前立即将其去除。通过对人群进行口腔健康教育和指导，帮助人们建立良好的口腔卫生习惯，掌握正确的刷牙方法，培养自我保健意识，定期进行牙周组织的常规检查(最好每 6 个月 1 次)，去除各种致病因素，及早发现问题并及时处理。

二级预防：也称“三早预防”，即早发现、早诊断、早治疗，通过定期检查在发病初期，并及时采取措施控制疾病发展。对局限于牙龈的病变，及时采取专业性洁治，去除菌斑和牙石，控制其进一步发展；对牙周炎患者采用龈上洁治术或饮下刮治术等方法去除病因，消除牙周袋。二级预防需要患者长期坚持配合方可达到预期效果。

三级预防：三级预防属治疗范畴，旨在用各种药物和牙周手术方法最大限度地治愈牙周组织病损，防止功能障碍，恢复失牙，重建功能，并通过随访、精神疗法和口腔健康的维护，维持其疗效，预防复发。

预防牙周疾病的方法有：刷牙，使用牙线和牙间刷及橡胶按摩器；龈上洁治术；根面平整术；药物方法；改善食物嵌塞；破除不良习惯；预防和矫治错𬌗畸形等。

第三节　特殊人群的口腔保健

不同人群的口腔疾病具有不同特点，口腔保健的需求和方法也不尽相同。开展工作时需要结合实际情况，有针对性的制订口腔预防保健计划和项目方可获得理想效果。

一、妊娠期妇女的口腔保健

妊娠期妇女口腔保健的内容如下：

1. 坚持口腔健康教育，提高妊娠期妇女的口腔保健意识，并指导她们掌握正确的口腔保健方法，局部用氟，有效刷牙，彻底清除菌斑，特别应加强进餐后的口腔卫生实践。

2. 定期进行口腔健康检查，妊娠期妇女最常见的口腔问题是牙龈炎，重点做好妊娠期龈炎的防治，及早发现口腔问题并适时处理，促进孕妇口腔健康。妊娠期前3个月为易发生流产的时期，口腔医疗一般仅限于处理急症，要注意避免X线照射；妊娠4~6个月是治疗口腔疾病的适宜时期，牙科治疗最好在此阶段完成，但也应注意在保护措施下使用牙科X线检查，不要照射盆腔和腹部；妊娠期后3个月则应避免全身麻醉，需用急症处理时仅选择局麻，缓解孕妇紧张情绪，避免发生早产。

3. 建立良好的生活习惯，使用药物宜慎重，避免有害因素侵袭，影响胎儿正常生长发育。

4. 孕妇合理营养，平衡膳食，尤其是在胎儿牙齿发育阶段极为重要。

二、婴幼儿的口腔保健

婴幼儿的口腔保健指导主要是帮助父母认识到婴儿口腔健康的重要性以及在生命早期如何建立良好的行为习惯，为孩子未来的健康打好基础。另外，帮助父母了解婴幼儿可能出现的口腔问题，如龋病、口腔黏膜感染、创伤性溃疡等，并观察有无颌面部畸形、上皮珠、早萌牙等。指导家长学会正确的口腔清洁方法，在每次哺乳之后，用清洁纱布裹住手指或用乳胶指套牙刷轻柔擦洗口腔组织与牙龈，至第一颗牙萌出之后，改用软毛小牙刷帮助刷牙。避免喂食含有蔗糖的食物，1岁以后停止使用奶瓶，预防奶瓶龋。母乳是婴儿最好的天然食品，但应注意哺乳姿势。

三、学龄前儿童的口腔保健

1. 家庭口腔保健　家庭口腔保健对儿童口腔健康尤为重要，父母的示范作用能够帮助子女尽快建立良好的口腔卫生习惯。口腔医生应指导父母教会和帮助儿童刷牙，选用软毛小头的尼龙牙刷。3~6岁预防项目主要是培养儿童建立口腔卫生习惯，掌握刷牙方法。6岁左右时父母应继续帮助儿童维持早期建立的口腔卫生习惯，保护好新萌出的恒牙。

2. 幼儿园口腔保健　幼儿园是开展儿童口腔保健的另一个重要场所，应注意以下几方面：①做好口腔健康教育工作，举办培训班，对幼儿园教师进行培训，使他们掌握口腔预防保健的基本知识和基本技能。②做好儿童口腔保健工作，定期组织对儿童进行口腔检查，开展局部用氟等预防措施。③培养儿童良好的口腔卫生习惯。④每日三餐搭配合理，饮食营养均衡，限制蔗糖的摄入量。⑤与家长配合，共同促进儿童口腔健康。

四、中小学生口腔保健

学生处于牙颌系统的快速增长期、口腔疾病的高发期、口腔健康观念与行为的形成期，因此是口腔保健发展的重要时期。学生口腔保健的具体内容：①检测学生健康状况，包括定期口腔健康检查与检测。②对学生进行健康教育，包括口腔健康教育。③培养学生良好的卫生习惯，包括刷牙和饮食卫生习惯。④常见病的防治。⑤身体意外伤害的预防。口腔健康教育内容包括：口腔的生理卫生知识，牙的形态与功能，乳牙与恒牙的萌出与构造；口腔常见疾病，龋病、牙周病、前牙外伤、错𬌗畸形；口腔疾病的预防与治疗，牙菌斑与牙结石、牙刷、牙膏、刷牙方法，食物、饮食习惯与口腔健康，氟化物与窝沟封闭，其他口腔卫生用品。

五、老年人口腔保健

老年人是开展口腔保健的一个重要的特定人群，老年人口腔的主要问题是牙根面龋、无牙颌与不健康的牙周与黏膜组织。在开展工作是，应将口腔保健与全身保健相结合，综合考虑和制定预防、治疗、修复和康复等各方面的解决方案。

老年口腔卫生保健具体包括以下几方面。

1. 提高自我口腔保健能力　选用保健牙刷和含氟牙膏，早晚刷牙；推荐使用间隙刷，或者使用牙线洁牙；合理剔牙与漱口；纠正不良卫生习惯与生活方式；保护基牙。

2. 改善膳食营养状态　要严格限制各种甜食，多吃新鲜蔬菜与瓜果，合理安排膳食，保持良好的饮食习惯，改善口腔功能，有利于营养摄取。

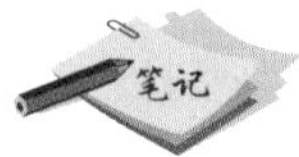

3. 定期口腔健康检查　每半年至一年检查一次，有条件的最好3个月检查一次，发现问题及时

处理。

4. 康复口腔基本功能　要使口腔内的余牙保持健康,一是由专业人员帮助洁治和治疗,然后通过个人口腔保健活动来保持;其次是及时修复缺失牙,减轻余牙的咀嚼力负担,恢复口腔的基本功能;同时要保护好义齿,餐后洗净,睡前摘下,清水浸泡以防变形。

第四节　口腔健康教育

健康(health)不仅是没有疾病或虚弱,而是身心健康、社会幸福的完美状态。口腔健康是整体健康的组成部分,应具有良好的口腔卫生,健全的口腔功能以及没有口腔疾病。1981 年,WHO 制定的口腔健康标准是"牙清洁、无龋洞、无疼痛感、牙龈颜色正常、无出血现象。"

1. 口腔健康教育　口腔健康教育是健康教育的一个分支。WHO(1970)指出:牙科健康教育的目的是使人认识到并能终生保持口腔健康。它是以教育的手段促使人们主动采取利于口腔健康的行为,如通过有效的口腔健康教育计划或教育活动调动人们的积极性,通过行为矫正、口腔健康咨询、信息传播等,以达到建立口腔健康行为的目的。口腔健康教育不能代替预防方法,它是让人们理解和接受各种预防措施所采取的教育步骤,使人们懂得并相信这些道理,从而转变态度,主动使自己的行为向健康行为转化。

2. 口腔健康促进　口腔健康促进是整体健康促进的一部分。WHO(1984)指出,健康促进是指"为改善环境使之适合于保护健康或使行为有利于健康所采取的各种行政干预、经济支持和组织保证等措施。"

口腔健康教育的方法一般有 4 种:个别交谈;组织小型讨论会;借助大众传播渠道;组织社区活动。

第五节　口腔保健实践中的感染与控制

由于口腔疾病的传染性、普遍性和口腔临床工作的特殊性,给疾病的传播提供了便利条件。因此,通过多种传播途径带来的各种感染问题已日趋明显。

一、口腔临床感染的传播方式与途径

1. 经污染器械伤害传播　污染器械刺伤是口腔医务人员的主要危险,在任何时候处理污染的针头及尖锐器械时都应十分谨慎。

2. 经术者手部创口传播　研究发现,牙科医生不戴手套处置患者、接触口腔病损是引起交叉感染的重要原因,在接触血液和唾液时,手部皮肤的很多细微创口都可成为感染源的侵入途径。

3. 空气飞溅传播　由高速手机、气水枪、超声波洁牙机形成的飞沫通常直径为 5μm 或更小,微滴可悬浮在空气中很长一段时间,可经呼吸道进入支气管。因此,口腔医生、助手和洁牙员进行治疗时应戴面罩,患者治疗前应漱口,诊室应安装医用空气消毒器。

由接触传播的疾病主要有乙型肝炎、艾滋病、疱疹、淋病和梅毒等,经由空气传播的疾病有水痘、麻疹、风疹、流行性腮腺炎、流感等。

二、采取的策略

1. 所有感染者必须进行检查、筛选与评价。
2. 口腔医务人员必须进行个人防护。
3. 采用无菌技术。
4. 应用消毒剂进行严格消毒处理。

三、个人保护措施

经常正确使用肥皂和流水洗手,注射乙型肝炎疫苗,做好个人防护屏障(手套、口罩、保护性眼镜和保护性工作服等),操作时避免器械损伤。

本章小结

口腔预防保健是通过预防和减少口腔疾病的发生和发展，达到促进良好的口腔健康和功能，是提高人们口腔健康和身心健康的重要途径。龋病是最常见的口腔疾病，对龋病的防治可采用多种措施的综合应用，如刷牙、使用氟化物、窝沟封闭等方法已经广泛使用。牙周疾病现已被列为影响人类健康的三大疾病之一，对不同程度的牙周病患者开展三级预防非常必要，能够有效减少牙周组织的损伤。在开展口腔健康教育时，努力提高全民的口腔健康意识，并重点指导特殊人群学会口腔基本保健方法。医务工作者更应熟悉口腔医疗保健中常见的感染传播方式，做好个人防护和交叉感染的控制。

（王 锐）

扫一扫，测一测

思考题

1. 简述龋病的预防措施。
2. 窝沟封闭的适应证有哪些？
3. 牙周病的发病因素有哪些？

笔记

参考文献

[1] 顾长明,杨家瑞.口腔内科学[M].3版.北京:人民卫生出版社,2015.
[2] 张志愿,俞光岩.口腔科学[M].8版.北京:人民卫生出版社,2013.
[3] 樊明文.牙体牙髓病学[M].4版.北京:人民卫生出版社,2014.
[4] 孟焕新.牙周病学[M].4版.北京:人民卫生出版社,2012.
[5] 杜凤芝,熊均平.口腔内科学[M].北京:中国医药科技出版社,2015.
[6] 陈谦明.口腔黏膜病学[M].4版.北京:人民卫生出版社,2015.
[7] 张志愿.口腔颌面外科学[M].7版.北京:人民卫生出版社,2012.
[8] 张志愿.口腔科学[M].8版.北京:人民卫生出版社,2013.
[9] 范珍明,张心明.口腔颌面外科学[M].北京:科学出版社,2014.
[10] 范珍明,毛静.眼耳鼻咽喉口腔科护理学[M].北京:人民卫生出版社,2017.
[11] 周学东,叶玲.中国口腔医学教育史[M].北京:高等教育出版社,2015.
[12] 王美青.口腔解剖生理学[M].7版.北京:人民卫生出版社,2012.
[13] 傅民魁.口腔正畸学[M].6版.北京:人民卫生出版社,2010.
[14] 傅民魁.口腔正畸专科教程[M].北京:人民卫生出版社,2007.
[15] 赵铱民.口腔修复学[M].7版.北京:人民卫生出版社,2014.

眼科常用中英文名词对照索引

Vogt-小柳原田综合征　Vogt-koyanagi-Harada syndrone　50

白内障　cataract　60
白内障超声乳化术　phacoemulsification　62
白内障囊内摘除术　intracapsular cataract extraction, ICCE　62
白内障囊外摘除术　extracapsular cataract extraction, ECCE　62
表层巩膜炎　episcleritis　44
表皮样囊肿　epidermiod cyst　101
并发性白内障　complicated cataract　64
病毒性结膜炎　viral conjunctivitis　29
玻璃体　vitreous body　4
玻璃体后脱离　posterior vitreous detachment, PVD　67
玻璃体积血　vitreous hemorrhage　67
玻璃体液化　liquifaction　67

彩色超声多普勒成像　color Doppler imaging, CDI　16
超声生物显微镜　ultrasound biomicroscopy, UBM　16
春季角结膜炎　vernal keratoconjunctivitis, VKC　31
磁共振成像　magnetic resonance imaging, MRI　16

D

单纯疱疹病毒性角膜炎　herpes simplex keratitis, HSK　41
倒睫　trichiasis　20
低视力　low vision　11
滴眼液　eyedrops　9
动脉硬化性视网膜病变　arteriosclerotic retinopathy　75
钝挫伤　blunt trauma　81

房水　aqueous humor　4
飞蚊症　muscae volitants; floaters　69
非共同性斜视　non-concomitant strabismus　96
非增生性糖尿病性视网膜病变　nonproliferative diabetic retinopathy, NPDR　75

G

干眼　dry eye　35
高血压性视网膜病变　hypertensive reinopathy　75
巩膜　sclera　3
巩膜炎　scleritis　44
共同性内斜视　concomitant esotropia　95
共同性外斜视　concomitant exotropia　96
共同性斜视　concomitant strabismus　95
光感　light perception, LP　11
光学相干断层扫描　optical coherence tomography, OCT　16
过敏性结膜炎　allergic conjunctivitis　31

海绵状血管瘤　cavernous hemangioma　101
核性白内障　nuclear cataract　61
横纹肌肉瘤　rhabdomyosarcoma　102
虹膜　iris　3
后弹力层膨出　descementocele　39
后发性白内障　after-cataract　64
后囊下性白内障　subcapsular cataract　61
后葡萄膜炎　posterior uveitis　49
缓释控制装置　sustained-release devices　9
黄斑　macula lutea　4
黄斑中心凹　fovea centralis　4

基底细胞癌　basal cell carcinoma　21
急性泪囊炎　acute dacrocystitis　25
急性泪腺炎　acute dacryoadenitis　23
集合　convergence　89
计算机体层成像　computerized tomography, CT　16
继发性青光眼　secondary glaucoma　57
甲状腺相关性眼病　thyroid associated ophthalmopathy　100
睑板腺囊肿　chalazion　19
睑内翻　entropion　20
睑外翻　ectropion　20
睑腺炎　hordeolum　18
交感性眼炎　sympathetic ophthalmia, SO　50

角巩膜缘　limbus　3
角结膜干燥症　keratoconjunctivitis sicca　35
角膜　cornea　2
角膜白斑　corneal leucoma　39
角膜斑翳　corneal macula　39
角膜薄翳　corneal nebula　39
角膜穿孔　corneal perforation　39
角膜地形图　corneal topography　16
角膜共焦显微镜　corneal confocal microscopy　16
角膜后沉着物　keratic precipitates, KP　47
角膜浸润　corneal infiltration　38
角膜溃疡　corneal ulcer　39
角膜瘘　corneal fistula　39
角膜内皮镜　corneal specular microscopy　16
角膜葡萄肿　corneal staphyloma　39
角膜软化症　keratomalacia　42
角膜炎　keratitis　38
结膜　conjunctiva　4,27
结膜结石　conjunctival concretion　32
睫状体　ciliary body　3
睫状体平坦部玻璃体切割术　pars plana vitrectomy, PPV　69
近视　myopia　89
晶状体　lens　4

老年性白内障　senile cataract　60
老视　presbyopia　92
泪膜　tear film　35
泪器　lacrimal apparatus　4
泪腺多形性腺瘤　pleomorphic adenomas of the lacrimal gland　24
泪腺囊样腺癌　adenoid cystic carcinoma of the lacrimal gland　24
璃膜疣　drusen　74
鳞状细胞癌　squamous cell carcinoma　21

M

脉络膜　choroids　3
脉络膜恶性黑色素瘤　malignant melanoma of the choroid　50
慢性泪囊炎　chronic dacryocystitis　24
慢性泪腺炎　chronic dacryoadenitis　23
盲　blindness　11
免疫性结膜炎　immunologic conjunctivitis　31

年龄相关性白内障　age-related cataract　60
年龄相关性黄斑变性　age-related macular degeneration, AMD　74

盘状角膜炎　disciform keratitis　42
皮样囊肿　dermoid cyst　101
皮质性白内障　cortical cataract　60
葡萄膜　uvea　3
葡萄膜炎　uveitis　46

前房角　anterior chamber angle　3
前房角镜　gonioscope　14
前葡萄膜炎　anterior uveitis　47
青光眼　glaucoma　52
球结膜下出血　subconjunctival hemorrhage　32
屈光　refraction　88
屈光不正　refractive error　89
屈光不正性弱视　ametropic amblyopia　97
屈光参差　anisometropia　91
屈光参差性弱视　anisometropic amblyopia　97
屈光度　diopter, D　88

软镜　soft contact lens　89
弱视　amblyopia　97

散光　astigmatism　90
色觉　color vision　12
沙眼　trochoma　30
上睑下垂　ptosis　21
视杯或杯凹　optic cup　4
视觉诱发电位　visual evoked potential, VEP　16
视力　visual acuity　11
视路　visual pathway　6
视盘　optic disc　4
视乳头　optic papilla　4
视盘水肿　papilloedema　79
视神经萎缩　optic atrophy　79
视神经炎　optic neuritis　78
视网膜　retina　3
视网膜电图　electroretinogram, ERG　16
视网膜动脉阻塞　retinal artery occlusion, RAO　71
视网膜分支动脉阻塞　branch retinal artery occlusion, BRAO　72

视网膜分支静脉阻塞 branch retinal vein occlusion, BRVO 72
视网膜静脉周围炎 retinal periphlebitis 73
视网膜静脉阻塞 retinal vein occlusion, RVO 72
视网膜毛细血管前微动脉阻塞 precapillary arteriole occlusion 72
视网膜母细胞瘤 retinoblastoma, RB 76
视网膜色素变性 retinitis pigmentosa, RP 76
视网膜脱离 retinal detachment, RD 77
视网膜中央动脉阻塞 central retinal artery occlusion, CRAO 71
视网膜中央静脉阻塞 central retinal vein occlusion, CRVO 72
视野 visual field 11
手动检查 hand motion, HM 11

调节 accommodation 88
糖尿病性白内障 diabetic cataract 64
糖尿病性视网膜病变 diabetic retinopathy, DR 75

外伤性白内障 traumatic cataract 63
无光感 no light perception, NLP 11

细菌性角膜炎 bacterial keratitis 40
先天性白内障 congenital cataract 63
先天性青光眼 congenital glaucoma 58
斜视 strabismus 94
斜视性弱视 strabismic amblyopia 97
新生儿泪囊炎 neonatal dacrocystitis 25
形觉剥夺性弱视 from deprivation amblyopia 97
血管内皮生长因子 vascular endothelial growth factor, VEGF 73

炎性假瘤 inflammatory pseudotumor 100
眼部热烧伤 ocular burns 86
眼电图 electrooculogram, EOG 16
眼膏 ointments 9
眼睑 eye lids 4
眼科学 ophthalmology 1
眼眶 orbit 6
眼眶爆裂性骨折 orbital blowout fracture 102
眼眶蜂窝织炎 orbital cellulitis 100
眼眶脑膜瘤 meningioma of the orbit 101
眼内炎 endophthalmitis 69
眼内注射 intraocular injections 9
眼球突出 exophthalmos 99
眼外肌 extraocular muscle 4
眼外伤 ocular trauma 81
眼压 intraocular pressure, IOP 14
眼压测量 tonometry 14
眼周注射 periocular injections 9
翼状胬肉 pterygium 32
吲哚菁绿血管造影 indocyanine green angiography, ICGA 16
荧光素眼底血管造影 fundus fluorescein angiography, FFA 16
硬镜 rigid contact lens 89
拥挤现象 crowding phenomenon 97
原发性闭角型青光眼 primary angle-closure glaucoma, PACG 53
原发性急性闭角型青光眼 primary acute angle-closure glaucoma, ACG 53
原发性开角型青光眼 primary open angle glaucoma, POAG 55
原发性慢性闭角型青光眼 primary chronic angle-closure glaucoma 55
原发性青光眼 primary glaucoma 52
远视 hyperopia 90

早产儿视网膜病变 retinopathy of prematurity, ROP 73
增生性玻璃体视网膜病变 proliferative vitreo-retinopathy, PVR 68
增生性糖尿病性视网膜病变 proliferative diabetic retinopathy, PDR 75
粘连性角膜白斑 adherent leucoma 39
真菌性角膜炎 fungal keratitis 41
正视 emmetropia 89
指数 counting finger, CF 11
中间葡萄膜炎 intermediate uveitis 49
中心性浆液性脉络膜视网膜病变 central serous chorioretinopathy, CSC 74
猪囊尾蚴病 cysticercosis 69
准分子激光屈光性角膜切削术 photorefractive keraectomy, PRK 90
准分子激光原位角膜磨镶术 laser in situ keratomileusis, LASIK 90

耳鼻咽喉-头颈外科中英文名词对照索引

EB 病毒　Epstein-Barr virus　207

鼻出血　epistaxis　201
鼻窦囊肿　cyst of nasal sinus　205
鼻疖　furuncle of nose　191
鼻内翻性乳头状瘤　inverting papilloma　205
鼻内镜手术　nasal endoscopic surgery, NES　207
鼻前庭囊肿　cyst of nasal vestibule　204
鼻前庭炎　vestibulitis of nose　190
鼻腔易出血区　Little area　201
鼻息肉　nasal polyp　196
鼻息肉病　nasal polyposis　196
鼻真菌病　rhinomycosis　203
鼻中隔偏曲　deviation of nasal septum　200
变应性鼻炎　allergic rhinitis, AR　194

耵聍栓塞　impacted cerumen　164
窦口鼻道复合体　ostiomeatal complex, OMC　128, 208
多导睡眠描记术　polysomnography, PSG　156

耳郭假性囊肿　pseudocyst of auricle　164
耳郭外伤　injury of auricle　162

肥厚性喉炎　hypertrophic laryngitis　228
分泌性中耳炎　otitis media with effusion, OME　166

G

感觉异常　laryngeal paraesthesia　230
功能性鼻内镜鼻窦手术　functional endoscopic sinus surgery, FESS　208
鼓膜外伤　injury of tympanic membrane　163
鼓室硬化症　tympanosclerosis　177
光棒　light wand　236

喉癌　carcinoma of larynx　232
喉创伤　injuries of the larynx　223
喉感觉麻痹　laryngeal anaesthesia　230
喉麻痹　laryngeal paralysis　230
喉乳头状瘤　papilloma of larynx　231
喉息肉　polyp of larynx　229
喉阻塞　laryngeal obstruction　234
花粉症　pollinosis　194
环甲膜切开术　thyrocricotomy　237

J

急性鼻窦炎　acute rhinosinusitis　198
急性鼻炎　acute rhinitis　191
急性喉气管支气管炎　acute laryngotracheobronchitis　226
急性化脓性中耳炎　acute suppurative otitis media　169
急性会厌炎　acute epiglottitis　224
急性纤维蛋白性喉气管支气管炎　acute fibrinous laryngotracheobronchitis　227
急性阻塞性喉气管炎　acute obstructive laryngotracheitis　226
胶耳　glue ear　166

慢性鼻窦炎　chronic rhinosinusitis　199
慢性鼻炎　chronic rhinitis　192
慢性单纯性喉炎　chronic simple laryngitis　228
慢性喉炎　chronic laryngitis　228
慢性化脓性中耳炎　chronic suppurative otitis media　171
免疫治疗　immunotherapy　196

黏附分子　intercellular adhesion molecule, ICAM　195
黏膜囊肿　mucosa cyst　205
黏液囊肿　mucocele　205
颞骨骨折　fracture of temporal bone　163

P

皮肤点刺试验 skin prick test,SPT 195

Q

气管插管术 trachea intubation 235
气管切开术 tracheotomy 236

R

人乳头状瘤病毒 human papilloma virus,HPV 206

S

上颌窦牙源性囊肿 odontogentic cyst 205
声带息肉 polyp of vocal cord 229
声带小结 vocal nodules 229
数字减影血管造影 digital subtraction angiography, DSA 160

T

听骨链 ossicular chain 119
听性诱发电位 auditory evoked potentials,AEP 152

W

外耳道疖 furuncle of external acoustic meatus 165
外耳道炎 otitis externa 165
外耳道真菌病 otomycosis 166
萎缩性鼻炎 atrophic rhinitis 193
萎缩性喉炎 atrophic laryngitis 228

X

小儿急性喉炎 acute laryngitis in children 225

Y

咽鼓管 pharyngotympanic tube 119
癔症性失声 hysterical aphonia 231

Z

粘连性中耳炎 adhesive otitis media 176
阻塞性睡眠呼吸暂停低通气综合征 obstructive sleep apnea hypopnea syndrome,OSAHS 220

口腔科学中英文名词对照索引

B

变异 variation 332
表面麻醉 superficial or topical anesthesia 301

C

错殆畸形 malocclusion 331

D

单纯性疱疹 herpes simplex 280

F

复发性阿弗他溃疡 recurrent aphthous ulcer, RAU 282

G

干槽症 dry socket 309
个别正常殆 individual normal occlusion 331
根尖脓肿 apical abscess 276
根尖周炎 periapical periodontitis 275
骨结合 osseointegration 336
骨膜下脓肿 subperiosteal abscess 276

H

颌骨骨髓炎 osteomyelitis of the jaws 294
颌骨骨折 fractures of the jaws 317
化脓性涎腺炎 pyogenic sialadenitis 297
环甲膜穿刺术 thyrocricocentesis 313
环甲膜切开术 thyrocricotomy 313

J

肌激动器 activator 334
急性根尖周炎 acute periapical periodontitis 276
急性牙髓炎 acute pulpitis 274
计算机控制局部麻醉 computer controlled local anesthesia 301
疖 furuncle 296
浸润麻醉 infiltration anesthesia 301
局部麻醉 local anesthesia 300

K

可摘局部义齿 removable partial dentures, RPD 335
口底蜂窝织炎 cellulitis of the floor of the mouth 294
口腔扁平苔藓 oral lichen planus, OLP 285
口腔颌面部 oral and maxillofacial region 258
口腔颌面部感染 infection of oral and maxillofacial region 289
口腔颌面部间隙感染 facial space infection of maxillofacial region 292
口腔黏膜 oral mucosa 280
口腔念珠菌病 oral cantidosis 284
口腔修复学 prosthodontics 334
口腔预防医学 preventive dentistry 339
口腔正畸学 orthodontics 331
眶下间隙 infraorbital space 292

L

理想正常殆 ideal normal occlusion 331
利多卡因 lidocaine 300
路德维希咽峡炎 Ludwig's angina 294

M

慢性根尖周炎 chronic periapical periodontitis 276
慢性牙髓炎 chronic pulpitis 274

N

黏膜下脓肿 submucous abscess 276

Q

气管切开术 tracheotomy 313
龋病 dental caries 271

S

上颌骨 maxilla 259

手足口病　hand-foot-mouth disease, HFMD　287
双殆垫矫治器　twin-block appliance　334

T

唾液腺　salivary gland　297
唾液腺炎症　sialadenitis　297

W

窝沟封闭又称点隙裂沟封闭　pit and fissure sealant　341

X

下颌骨　mandible　260
下颌下间隙　submandibular space　293

Y

牙拔除术　exodontia　304
牙槽突骨折　alveolar fracture　317
牙髓炎　pulpitis　273
牙损伤　dental injury　316
牙龈炎　gingivitis　277
牙周炎　periodontitis　278
咬肌间隙　masseteric space　293
遗传　heredity　332
痈　carbuncle　296

Z

正颌外科　orthognathic surgery　334
智齿冠周炎　pericoronitis　290
肿瘤　tumor　323
阻塞性窒息　obstructive asphyxia　312
阻滞麻醉　block anesthesia　301